専門医のための
眼科診療クオリファイ

シリーズ総編集
大鹿哲郎
筑波大学
大橋裕一
愛媛大学

⑱

眼底OCTのすべて

編集
飯田知弘
東京女子医科大学

中山書店

シリーズ刊行にあたって

　21世紀はquality of life（生活の質）の時代といわれるが，生活の質を維持するためには，感覚器を健康に保つことが非常に重要である．なかでも，人間は外界の情報の80％を視覚から得ているとされるし，ゲーテは「視覚は最も高尚な感覚である」（ゲーテ格言集）との言葉を残している．視覚を通じての情報収集の重要性は，現代文明社会・情報社会においてますます大きくなっている．

　眼科学は最も早くに専門分化した医学領域の一つであるが，近年，そのなかでも専門領域がさらに細分化し，新しいサブスペシャリティを加えてより多様化している．一方で，この数年間でもメディカル・エンジニアリング（医用工学）や眼光学・眼生理学・眼生化学研究の発展に伴って，新しい診断・測定器機や手術装置が次々に開発されたり，種々のレーザー治療，再生医療，分子標的療法など最新の技術を生かした治療法が導入されたりしている．まさにさまざまな叡智が結集してこそ，いまの眼科診療が成り立つといえる．

　こういった背景を踏まえて，眼科診療を担うこれからの医師のために，新シリーズ『専門医のための眼科診療クオリファイ』を企画した．増え続ける眼科学の知識を効率よく整理し，実際の日常診療に役立ててもらうことを目的としている．眼科専門医が知っておくべき知識をベースとして解説し，さらに関連した日本眼科学会専門医認定試験の過去問題を"カコモン読解"で解説している．専門医を目指す諸君には学習ツールとして，専門医や指導医には知識の確認とブラッシュアップのために，活用いただきたい．

　　　　　　　　　　　　　　　　　　　　　　　　大鹿　哲郎
　　　　　　　　　　　　　　　　　　　　　　　　大橋　裕一

序

　眼科画像診断学には大きな波が押し寄せてきている．その筆頭に挙げられるのが光干渉断層計（optical coherence tomography；OCT）である．OCT には眼底撮影用と前眼部撮影用があるが，眼底撮影用 OCT の登場は網膜硝子体疾患と緑内障の診断に革命的変化をもたらし，眼科診療スタイルを大きく変えた．その有用性により，瞬く間に一般診療に普及し，多くの眼科医にとって不可欠のツールとなっている．比較的若い世代にとっては，OCT は眼科診療で当たり前の診断機器になっているのではないだろうか．

　研修医のときに，眼底病変を観察するときには，「その病変が病理学的にどうなっているのかを考えながら診察せよ」と教わった．OCT の登場と進化は，当時の眼科医の夢であった検眼鏡所見に対応した眼底の断面を組織切片をみるかのように観察することを可能にした．網膜硝子体界面病変や，各種疾患での感覚網膜の変化，さらには網膜下病変や脈絡膜の断層像を非侵襲的に取得できるようになり，病態の解釈，診断，治療方針の決定や効果判定に画期的な進歩がもたらされた．

　しかし一方で，OCT 画像に含まれている所見のすべてを診療に活かしているとはいいがたい．この所見はどう読影したらよいのか？　どのポイントを撮影したらよいのか？　OCT に関連した教育的講演は学会や講演会で人気を博し，多くの参加者が集まっている．OCT の読影を勉強したい，OCT を診療で活かすコツを教えてほしい，という要望の強さを示している．

　その一助になればと考え，"日常診療のなかで，OCT を撮影し，その所見を読影するときにすぐに相談できる本"を目指して本巻の編集を進めてきた．第 1 章のあと，第 2 章の健常所見を理解していただき，目の前の患者さんの OCT 所見と照らし合わせて比較していただきたい．第 3 章から第 11 章では，OCT の検査対象となるほぼすべての眼底疾患を網羅している．該当する項目の画像を見て，そして解説を読んでいただけたらと思う．最先端の研究を扱った項目もあるが，OCT の研究成果はすぐに診療に応用できる話題も多く，また知識としてもっていることで診療のレベルアップにもつながるはずである．あるいは，OCT 画像に隠されている眼底からのメッセージのなかに，新たな発見があるかもしれない．

　ようこそ，スキルアップした OCT 診療の世界へ！
　専門医認定試験のためだけでなく，幅広い層の先生方のお役に立てば望外の喜びである．
2013 年 7 月

東京女子医科大学眼科学教室／教授
飯田　知弘

専門医のための眼科診療クオリファイ
18 ■ 眼底 OCT のすべて

目次

1 OCT の総論

OCT 技術の種類	板谷正紀	2
[SQ] きれいな OCT 画像を撮るには，どのようにしたらよいでしょうか？	伊藤逸毅	10
脈絡膜 OCT／EDI-OCT　カコモン読解 23 一般 9	丸子一朗	16
脈絡膜 OCT／高侵達 OCT	生野恭司	21
ドップラ OCT と偏光 OCT	三浦雅博	26
術中 OCT	寺崎浩子	31
functional OCT	角田和繁, 鈴木 航	35

2 健常所見

健常所見の基礎　カコモン読解 23 臨床 7	柿木雅志, 大路正人	40
[CQ] 網膜外層所見と視力の関連について教えてください　カコモン読解 20 臨床 1　21 臨床 5	板谷正紀	47
[CQ] アーチファクトと読影の落とし穴について教えてください	石子智士	53
[CQ] 加齢によって OCT 所見はどのように変化するのか教えてください	寺尾信宏, 古泉英貴	59

3 網膜硝子体界面病変

特発性黄斑円孔	岸 章治	64
[CQ] 黄斑円孔の自然治癒について教えてください	岸 章治	68

[SQ]　"サイエンティフィック・クエスチョン"は，臨床に直結する基礎知見を，ポイントを押さえて解説する項目です．

カコモン読解　過去の日本眼科学会専門医認定試験から，項目に関連した問題を抽出し解説する"カコモン読解"がついています．（凡例：21 臨床 30 → 第 21 回臨床実地問題 30 問，19 一般 73 → 第 19 回一般問題 73 問）
試験問題は，日本眼科学会の許諾を得て引用転載しています．本書に掲載された模範解答は，実際の認定試験において正解とされたものとは異なる場合があります．ご了承ください．

[CQ]　"クリニカル・クエスチョン"は，診断や治療を進めていくうえでの疑問や悩みについて，解決や決断に至るまでの考え方，アドバイスを解説する項目です．

CQ	ガス下での円孔閉鎖の確認法について教えてください	山下敏史	71

黄斑上膜，偽黄斑円孔 `カコモン読解` 22臨床47 23臨床21 ………… 山根 真，門之園一明 73

硝子体黄斑牽引症候群 `カコモン読解` 22臨床49 ………………………………… 山田教弘 77

CQ	後部硝子体が病態に関与する黄斑疾患はありますか？	森 圭介	80

DONFL ………………………………………………………………… 香留 崇，三田村佳典 83

4 網膜剥離

中心性漿液性脈絡網膜症 `カコモン読解` 22臨床22 ……………………………… 松本英孝 86

裂孔原性網膜剥離 ……………………………………………………………… 桐生純一 92

CQ	RRD と CSC の違いについて教えてください	丸子一朗	97

乳頭ピット黄斑症候群 ………………………………………………………… 平形明人 100

5 加齢黄斑変性と類縁疾患

軟性ドルーゼン，網膜色素上皮剥離 `カコモン読解` 22臨床3 ………………… 森 隆三郎 108

滲出型加齢黄斑変性 …………………………………………………………… 鈴木三保子 113

ポリープ状脈絡膜血管症 ……………………………………………………… 髙橋寛二 116

    `カコモン読解` 21臨床23 ……………………………………………… 湯澤美都子 125

網膜血管腫状増殖 `カコモン読解` 22臨床20 …………………………………… 白神千恵子 127

萎縮型加齢黄斑変性 …………………………………………………………… 白木邦彦 133

EV	抗 VEGF 療法における管理法	湯澤美都子	137

CQ	黄斑下血腫がみられる疾患の鑑別について教えてください		
	`カコモン読解` 21臨床19	狩野麻里子	144

特発性脈絡膜新生血管 ………………………………………………………… 堀内康史 148

網膜色素線条 …………………………………………………………………… 沢 美喜 152

    `カコモン読解` 18臨床21 ……………………………………………… 堀内康史 155

6 網膜血管病変

糖尿病網膜症 …………………………………………………………………… 大谷倫裕 158

CQ	汎網膜光凝固後の網膜・黄斑部変化について教えてください	志村雅彦	168

網膜静脈閉塞症 ………………………………………………………………… 辻川明孝 172

網膜動脈閉塞症 `カコモン読解` 18臨床28 …………………………………… 飯島裕幸 177

EV	"エビデンスの扉"は，関連する大規模臨床試験など，これまでの経過や最新の結果報告を解説する項目です．

高血圧網膜症　カコモン読解 20臨床19	菅野幸紀	182
網膜細動脈瘤	辻川明孝	187
黄斑部毛細血管拡張症	古泉英貴	191

7 近視

近視網膜，強度近視	今村　裕	198
近視性中心窩分離症と黄斑円孔網膜剥離	城　友香理	203
近視性脈絡膜新生血管	森山無価	207
CQ 正視眼にみられる黄斑円孔網膜剥離について教えてください	佐藤孝樹，池田恒彦	213

8 緑内障，視神経疾患

OCT による乳頭解析	安樂礼子，富田剛司	216
網膜神経線維層厚測定	青山裕加，間山千尋	222
CQ 視神経疾患における OCT の有用性と注意点を教えてください	中村　誠	230

9 変性疾患

網膜色素変性	萩原　章，山本修一	236
若年網膜分離症　カコモン読解 23臨床26	池田史子	240
卵黄状黄斑ジストロフィ（Best 病）　カコモン読解 18臨床25	近藤峰生	246
Stargardt 病	石龍鉄樹	253
オカルト黄斑ジストロフィ　カコモン読解 23臨床23	角田和繁	256
小口病	山田喜三郎	262
CQ 眼底自発蛍光所見が診断に有用な黄斑変性疾患について教えてください	石龍鉄樹	265
EV occult macular dystrophy の発見から遺伝子同定まで	三宅養三	268

10 炎症性疾患

Vogt-小柳-原田病　カコモン読解 23臨床28	丸子一朗	272
ぶどう膜炎	園田康平	280
AZOOR complex	岸　章治	284
CQ AZOOR 診断における眼底自発蛍光の有用性について教えてください	藤原貴光	289

11 脈絡膜腫瘍

脈絡膜血管腫 ·· 古田　実　294

脈絡膜骨腫 ·· 飯島裕幸　298

脈絡膜悪性黒色腫 ·· 古田　実　302

眼内悪性リンパ腫 ·· 古田　実　307

12 機種一覧

機種一覧 ··· 板谷正紀　312

文献*　315

索引　331

---

*"文献"は，各項目でとりあげられる引用文献，参考文献の一覧です．

編集者と執筆者の紹介

シリーズ総編集	大鹿	哲郎	筑波大学医学医療系眼科
	大橋	裕一	愛媛大学大学院医学系研究科視機能外科学分野（眼科学講座）
編集	飯田	知弘	東京女子医科大学眼科学教室
執筆者 (執筆順)	板谷	正紀	久留米大学医学部眼科学講座
	伊藤	逸毅	名古屋大学大学院医学系研究科眼科学分野
	丸子	一朗	東京女子医科大学眼科学教室
	生野	恭司	大阪大学医学部眼科学教室
	三浦	雅博	東京医科大学茨城医療センター眼科
	寺崎	浩子	名古屋大学大学院医学系研究科眼科学分野
	角田	和繁	東京医療センター感覚器センター／理化学研究所脳科学総合研究センター
	鈴木	航	東京医療センター感覚器センター／理化学研究所脳科学総合研究センター／ 国立精神・神経医療研究センター神経研究所
	柿木	雅志	滋賀医科大学眼科学講座
	大路	正人	滋賀医科大学眼科学講座
	石子	智士	旭川医科大学医工連携総研講座
	寺尾	信宏	京都府立医科大学大学院医学研究科視覚機能再生外科学（眼科学教室）
	古泉	英貴	東京女子医科大学眼科学教室
	岸	章治	群馬大学医学部眼科学教室
	山下	敏史	鹿児島大学大学院医歯学総合研究科先進治療科学専攻感覚器病学講座 眼科学研究分野
	山根	真	横浜市立大学附属市民総合医療センター眼科
	門之園一明		横浜市立大学附属市民総合医療センター眼科
	山田	教弘	群馬大学医学部眼科学教室
	森	圭介	埼玉医科大学眼科学
	香留	崇	徳島大学大学院ヘルスバイオサイエンス研究部眼科学分野
	三田村佳典		徳島大学大学院ヘルスバイオサイエンス研究部眼科学分野
	松本	英孝	群馬大学医学部眼科学教室
	桐生	純一	川崎医科大学眼科学1教室
	平形	明人	杏林大学医学部眼科学教室
	森	隆三郎	日本大学医学部視覚科学系眼科学分野
	鈴木三保子		大阪大学医学部眼科学教室
	髙橋	寛二	関西医科大学眼科学教室
	湯澤美都子		日本大学医学部視覚科学系眼科学分野
	白神千恵子		香川大学医学部眼科学講座
	白木	邦彦	大阪市立大学大学院医学研究科視覚病態学
	狩野麻里子		福島県立医科大学医学部眼科学講座
	堀内	康史	群馬大学医学部眼科学教室
	沢	美喜	大阪大学医学部眼科学教室
	大谷	倫裕	群馬大学医学部眼科学教室
	志村	雅彦	東京医科大学八王子医療センター眼科
	辻川	明孝	京都大学大学院医学研究科感覚運動系外科学講座眼科学
	飯島	裕幸	山梨大学大学院医学工学総合研究部眼科学
	菅野	幸紀	福島県立医科大学医学部眼科学講座
	今村	裕	帝京大学医学部附属溝口病院眼科

城　友香理	大阪大学医学部眼科学教室
森山　無価	東京医科歯科大学大学院医歯学総合研究科眼科学／久喜総合病院眼科
佐藤　孝樹	大阪医科大学眼科学教室
池田　恒彦	大阪医科大学眼科学教室
安樂　礼子	東邦大学医療センター大橋病院眼科
富田　剛司	東邦大学医療センター大橋病院眼科
青山　裕加	東京大学大学院医学系研究科眼科学
間山　千尋	東京大学大学院医学系研究科眼科学
中村　誠	神戸大学医学部眼科学教室
萩原　章	千葉大学大学院医学研究院眼科学
山本　修一	千葉大学大学院医学研究院眼科学
池田　史子	群馬大学医学部眼科学教室
近藤　峰生	三重大学大学院医学系研究科臨床医学系講座眼科学
石龍　鉄樹	福島県立医科大学医学部眼科学講座
山田喜三郎	大分大学医学部眼科学講座
三宅　養三	愛知医科大学
園田　康平	山口大学大学院医学系研究科眼科学分野
藤原　貴光	岩手医科大学医学部眼科学講座
古田　実	福島県立医科大学医学部眼科学講座

1. OCTの総論

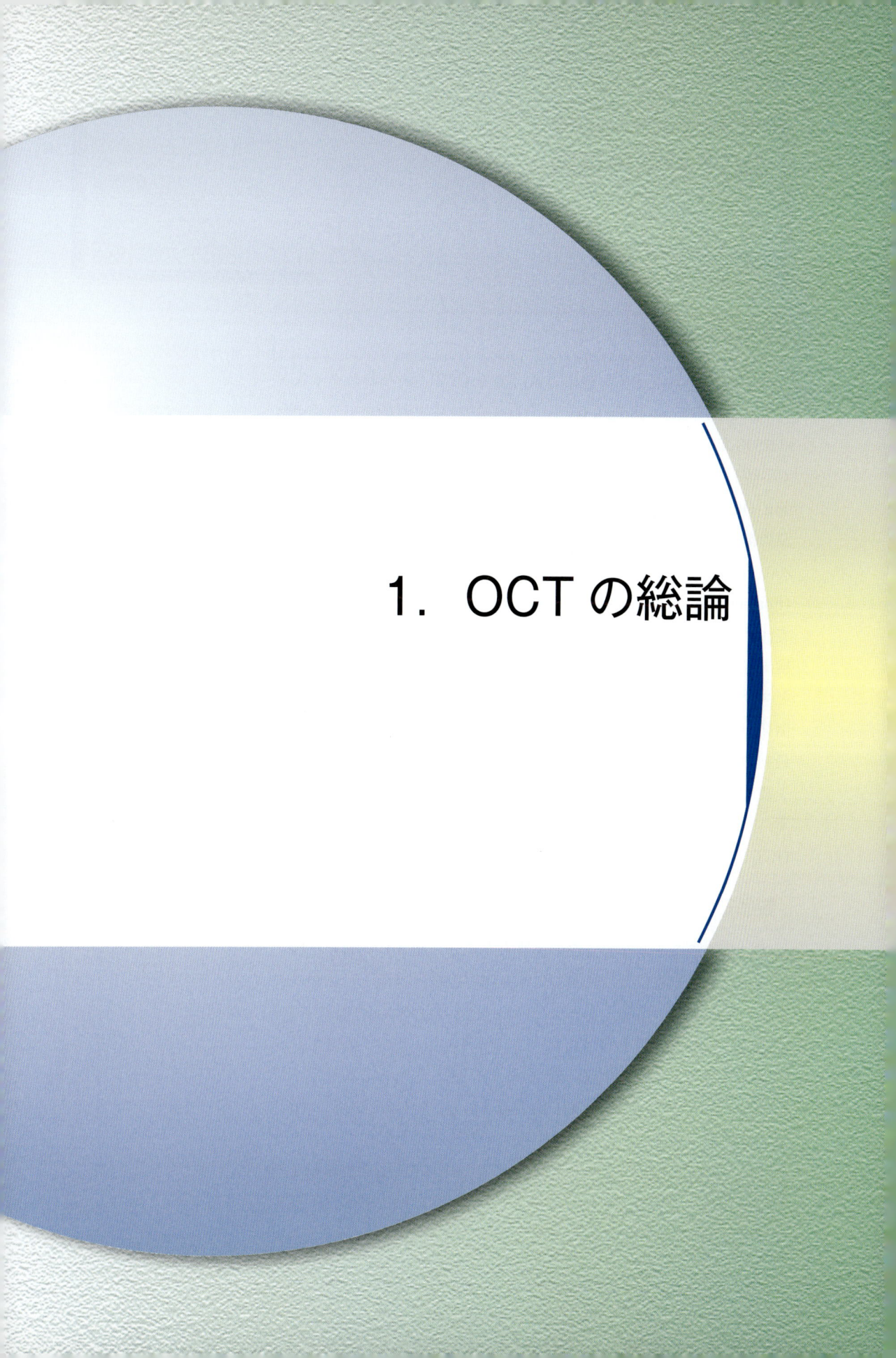

OCT技術の種類

検出技術の変遷

　OCTはタイムドメイン検出方式によるOCT，すなわちタイムドメインOCT（time-domain OCT；TD-OCT）により始まった．それは1996年のことである．2001年以降では，論文上で広帯域のフェムト秒レーザー光源を用いた同じTD方式である"ultrahigh-resolution OCT"による2～3μmの高分解能な画像が注目されたが，光源の高いコストのため製品として日の目をみることはなかった．2003年ころより，次世代のOCT技術としてフーリエドメイン（Fourier-domain）検出方式が圧倒的な高速化を可能にする技術として注目され，ARVO[*1]での演題が増加していく．フーリエドメイン検出方式には，スペクトラルドメイン（spectral-domain；SD）方式とスウェプトソース（swept-source；SS）方式があるが[1]，最初に開発が進んだのは前者である．そして，2006年にトプコンが世界で最初のSD-OCTである"3D OCT-1000"を市販するに至る．これを皮切りに10社近いメーカーからSD-OCTが市販され今日に至る．そして，2012年には，またもやトプコンから世界で最初のSS-OCTである"DRI OCT1"が市販されている．

[*1] ARVO
The Association for Research in Vision and Ophthalmologyの略．

文献はp.315参照．

製品での検出技術の種類

　光は粒子であるとともに波の性質も有する．眼底に入射し反射して返ってくる光波には，眼底の光軸方向の距離（＝深さ）と眼底の各点の反射強度の情報が含まれている．光波のもつコヒーレンス（可干渉性）という性質を利用して，この情報をとりだすのがOCTに共通する原理である．情報をとりだす方法によりタイムドメインOCTとフーリエドメインOCTに大別される．タイムドメインOCTは，光波の干渉を実空間（時間領域）で行う．これに対し，フーリエドメインOCTは，光波の干渉をフーリエ空間（周波数領域または波長領域）で行う．フーリエドメインOCTには，スペクトラルドメインOCTとスウェプトソースOCTがある[1]．

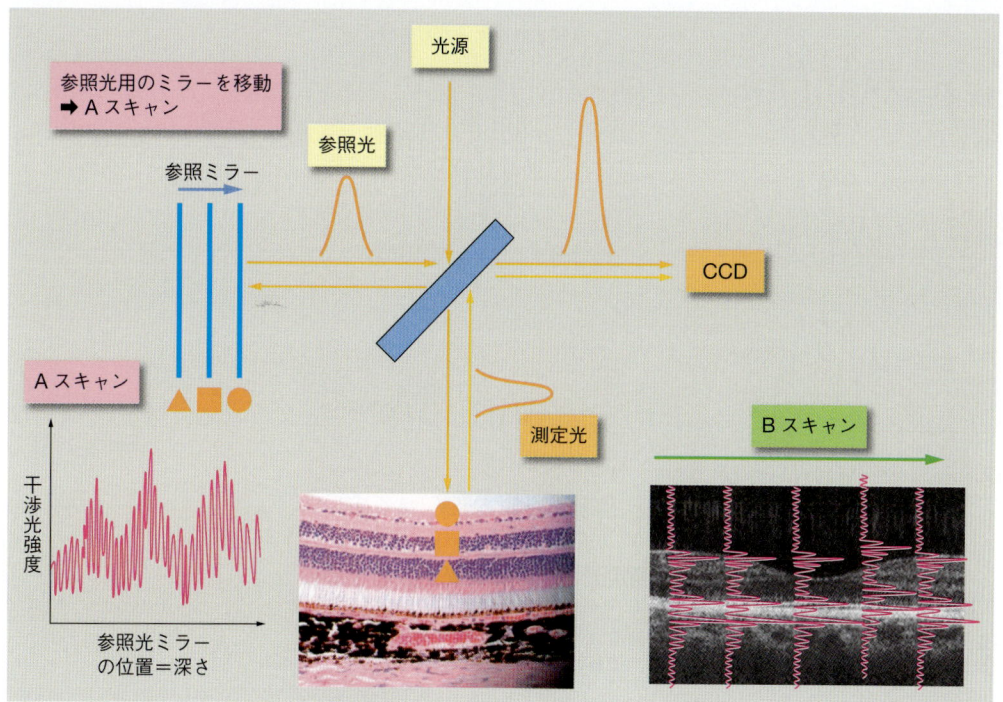

図1　タイムドメインOCTの原理図
測定光と参照光の光路長が一致すると干渉により振幅が増大し，CCDにとらえられる．これにより得た各点の距離と反射光強度のプロットがAスキャンである．Aスキャンをxy面方向にスキャンするとBスキャンが得られる．
CCD：charge coupled device

タイムドメイン対フーリエドメイン：タイムドメインにおける実空間の干渉とは，眼底から反射し返ってくる測定光と参照ミラーから返ってくる参照光の光路の長さ（**図1**）が同じとき，振幅が最大に増大し，長さが異なると振幅が低くなること（**図2**）を利用する．すなわち，増幅された大きな振幅の光波だけをCCD（charge coupled device）により検出すれば，その光波は参照ミラーの位置と同じであるため，距離がわかる．参照ミラーを動かしていくと眼底の深さ方向（z軸）の各点の距離が計測される．各点の光波の強度は干渉光強度に反映されるため，これをプロットするとAスキャンが得られる．このAスキャンをxy面方向へ動かして繰り返すとAスキャンの集合体であるBスキャンが得られ，干渉光信号強度を擬似カラーや白黒表示するとBスキャン画像になる．一方，フーリエドメインOCTの光波の干渉をフーリエ空間で行うということは，どういうことなのだろうか？　フーリエドメインOCTでは，参照ミラーは動かない（**図3**）．つまり，参照光と測定光の距離は異なり，干渉光の波長は長く変化している．干渉光をフーリエ変換してスペクト

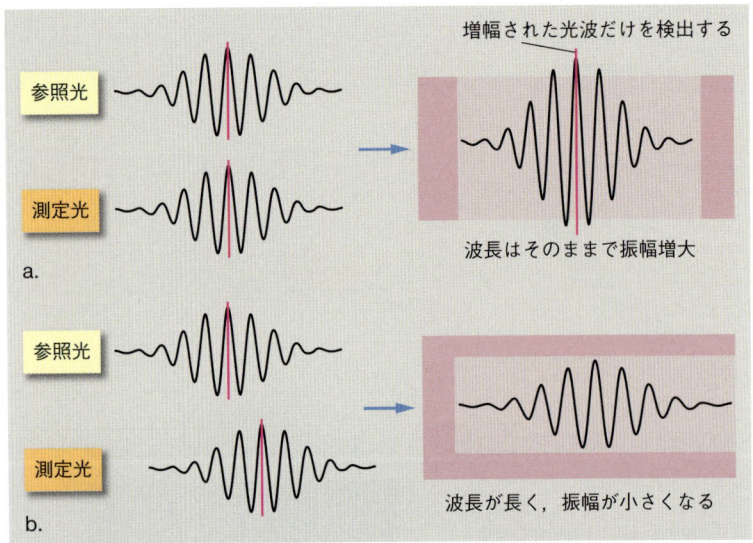

図2 タイムドメインOCTにおける測定光と参照光の光路差と干渉の関係
a. 測定光と参照光の光路が同じ長さのとき，波長はそのままで振幅が増大する．
b. 参照光と測定光の光路にズレがあるときは，波長は長くなるが振幅は小さくなる．

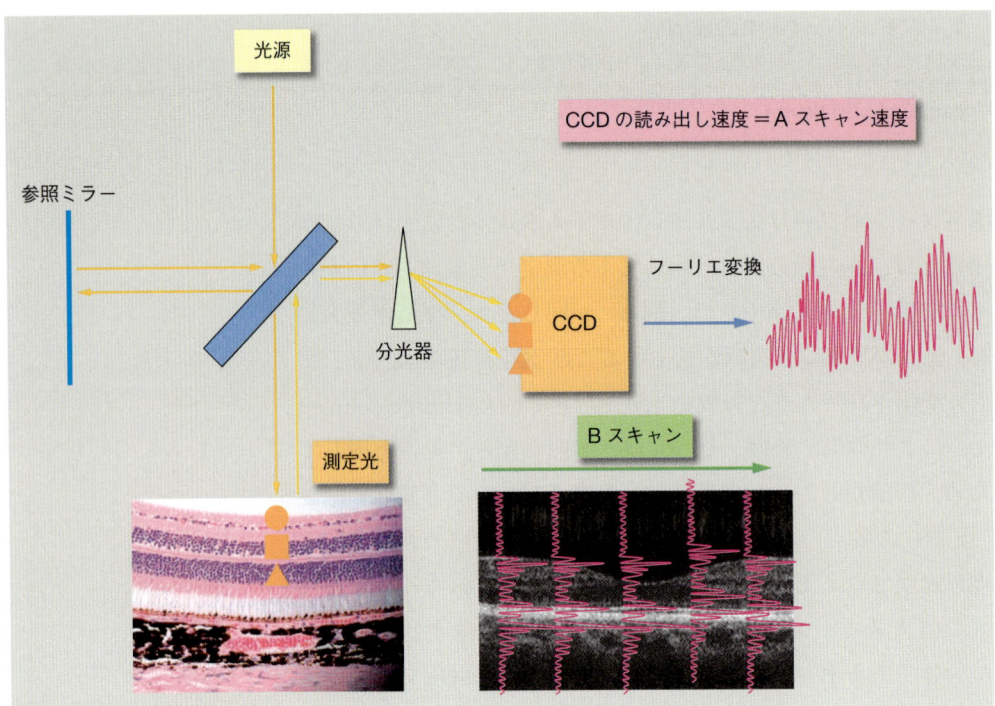

図3 スペクトラルドメインOCTの原理図
測定光と参照光でズレがある部分の干渉光は波長が変化しているので，スペクトル分解することで，この波長の変化を検出し距離と反射光強度のプロット図，すなわちAスキャンを算出できる．

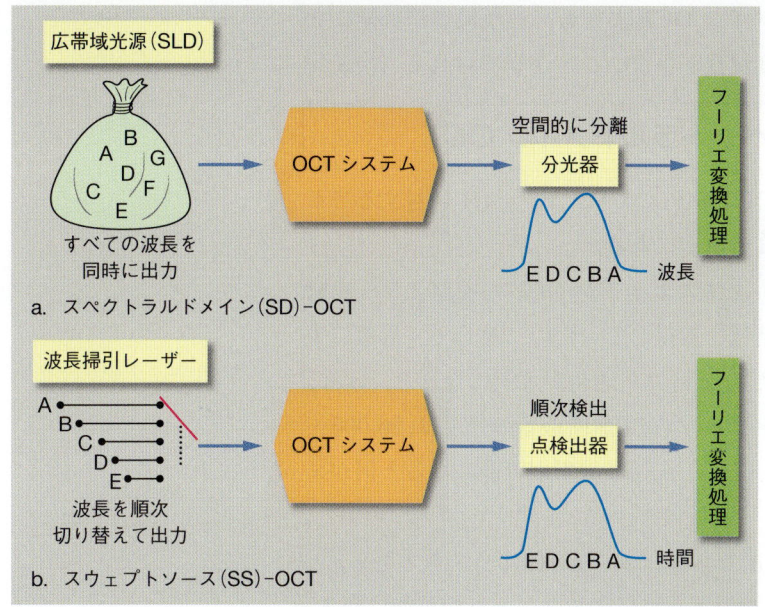

図4　スペクトラルドメイン OCT とスウェプトソース OCT の原理比較
スペクトラルドメイン OCT はタイムドメイン OCT と同様に，スーパールミネセントダイオード（superluminescent diode；SLD）を光源とし，発振する光には多様な波長の光が含まれ，眼底からの反射光である測定光も多様な波長の光を含む．これを分光器にかけて個々の波長に分離する．一方，スウェプトソース OCT は，波長掃引（swept-source；SS）レーザー，あるいはチューナブルレーザー（tunable laser）と呼ばれる特殊な光源を用いる．この光源は，波長を順次高速に切り替えて発振できるため後で分光する必要はなく，点検出器で検出できる．
（資料提供：トプコン　秋葉正博氏．）

ル分解することで各波長を分離し，波長の変化を計算することにより参照光と測定光の距離の差を算出し，眼底の深さ方向（z 軸）の各点の距離を得る．

スペクトラルドメイン対スウェプトソース：スペクトラルドメイン OCT とスウェプトソース OCT は，ともにフーリエドメイン OCT であるが，どこが違うのであろう？　それは，先述した波長を分離する方法の違いにある．スペクトラルドメイン OCT はタイムドメイン OCT と同様に，スーパールミネセントダイオード（superluminescent diode；SLD）を光源とし，発振する光には多様な波長の光が含まれ，眼底からの反射光である測定光も多様な波長の光を含む．これを分光器にかけて個々の波長に分離する（図4）．一方，スウェプトソース OCT は，波長掃引（swept-source；SS）レーザー，あるいはチューナブルレーザー（tunable laser）と呼ばれる特殊な光源を用いる．この光源は，波長を順次高速に切り替えて発振できるため，後で分光する必要はなく点検出器で検出できる．スウェプトソース OCT のスペクトラルドメイン OCT に対する優位性は，光源の開発

次第ではスペクトラルドメイン OCT よりも高速な撮影が可能になることと，深さ方向の感度減衰が少ないことが挙げられる（後述）．

現在の普及機器：スペクトラルドメイン OCT

スペクトラルドメイン OCT のタイムドメイン OCT に対するアドバンテージは，高速性と高分解能にある．

高速性：先述したように，タイムドメイン OCT が参照ミラーを動かして深さ方向の距離の情報を取得していたのに対して，計算により距離の情報が得られるため 2 桁の高速化が可能になった．現在，利用できるスペクトラルドメイン OCT 診断機器の速度は，26,000〜70,000 A-scan/sec である．では，高速な撮影が可能になると何がよくなるのであろう？

1. 三次元撮影と計測：高速であるため，短時間にラスタスキャンと呼ばれるテレビの走査線のような緻密なスキャンが可能になる．512 A-scan×128 B-scan, 256 A-scan×256 B-scan, 200 A-scan×200 A-scan などのラスタスキャン・プロトコールが用いられる．volume rendering を行うと網膜硝子体界面の病変などを立体的に観察することができる[2]．また，黄斑部網膜厚や黄斑部内層網膜厚の計測においては，計測のサンプリング・ポイントが多い（上記スキャンプロトコールでは 65,536，または 40,000）ため，正確かつ再現性のよい計測が可能になる．

2. スペックルノイズ除去：高速な撮影であるほど，固視微動の影響をあまり受けずに同じ部位で B スキャンを取得することが容易になり，スペックルノイズ除去に有利になる．スペックルノイズは，加算平均する B スキャンの数が多いほど効果的に除去できる．スペクトラルドメイン OCT になり，スペックルノイズ除去が実用化され，鮮明な網膜 10 層構造と病変の輪郭が観察可能となった[3]．

高い深さ分解能（axial resolution）：スペクトラルドメイン OCT の時代になると広帯域（波長幅が広いこと）のスーパールミネセントダイオードが普及し，利用可能になっていた．この光源の進歩が深さ分解能を 3〜7 μm へ向上させた．研究レベルでは波長 100 nm 前後の広帯域光源により 2〜3 μm が達成されている[4]．スペクトラルドメイン OCT の性能は，スペクトラルドメイン検出方式と進歩した光源のコラボレーションなのである．

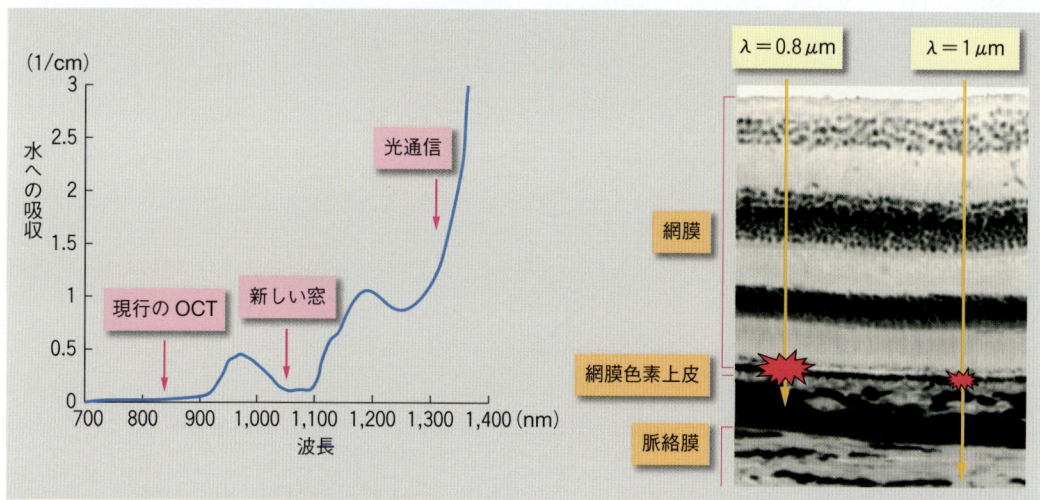

図5 光の波長と水による吸収の関係図
1 μm は長波長帯域のなかで水の吸収の谷間であり，眼底イメージングに適した新しい窓といえる．
（資料提供：トプコン 秋葉正博氏．）

現在の最先端機器：スウェプトソース OCT

　2012 年春，トプコンより世界初の swept-source OCT（SS-OCT）商用機 DRI OCT1 Atlantis が国内上市された．実は，DRI OCT1 Atlantis および研究に使用されている SS-OCT は，検出技術である SS 方式の利点に，SS 光源の中心波長が 1,050 nm（"1 μm" とも表現される）であることの利点が融合して，新しい臨床的魅力を生み出している．1,050 nm 前後の波長は，長波長のなかで一番水の吸収が少ないという性質があり，眼底イメージングに向いている（図 5）．

スウェプトソース OCT の利点

1. SS 光源の高速化により，SD-OCT より高速化が可能である．DRI OCT1 Atlantis は 100,000 A-scan/sec である．
2. 深さ方向の感度減衰が少ない（図 6）．
3. 眼球の動きによる感度減衰が少ない．
4. スペクトラルドメイン OCT が使用する分光器は光検出ロスを生じるが，それを使用しないため高感度の画像を得られる．

1 μm 光源の利点

1. 組織深達性（組織透過性）が高く，脈絡膜や篩状板などの深部組織の描出に優れる（図 7）．
2. 高い組織深達性のため軽度白内障があっても，比較的感度の高い画像が得られる．
3. 患者にスキャン光がみえないため，スキャン光を目で追うこと

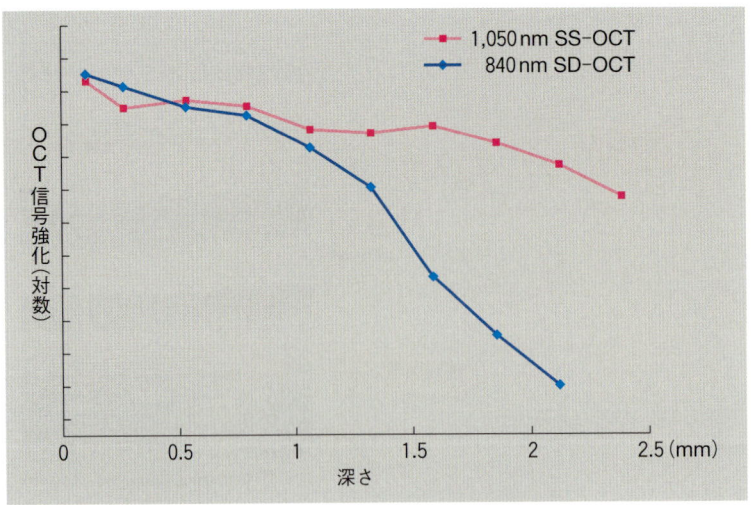

図6 深さ方向の距離とOCT信号感度強度の関係
スペクトラルドメインOCTは深さによる感度の減衰が著明であるが，スウェプトソースOCTでは軽度である．
（資料提供：トプコン 秋葉正博氏．）

による固視不良が生じにくい．

まとめ：スウェプトソースOCTは，タイムドメインOCTからスペクトラルドメインOCTに変わったときほどの劇的な性能の向上はないが，臨床的に優れた利点がある．なかでも，SS-OCTの"深さ方向の信号低下が少ない"利点と，1μm光源の"組織透過性が高く脈絡膜や篩状板の描出に優れる"利点が融合すると，硝子体から脈絡膜まで鮮明に描出されるという理想的な画像となる（**図7**）．特に，強度近視眼など深さ方向に長い眼底や病変の描出に有利である[5]．

研究段階のOCT技術

スペクトラルドメインOCT，あるいはスウェプトソースOCTに足りない情報を得るためのOCT研究開発が進んでいる．

AO-OCT：AOとは，補償光学（adaptive optics；AO）のことである．先述したように眼底の深さ方向の分解能は光源の波長帯域の広さに依存する．一方，xy方向の分解能（lateral resolution）は，眼球の収差（aberration）による．光学技術による眼底イメージングのxy分解能を劣化させる最大の因子は，角膜や水晶体に存在する眼光学系の収差である．収差により網膜面上に小さな集光スポット（結像）を形成することができず，xy分解能が劣化する．補償光学とは波面制御デバイスを用いて眼光学上の収差を補正し，xy分解能を2μm程度にまで上げる技術である．これにより個々の視細胞が観察可能

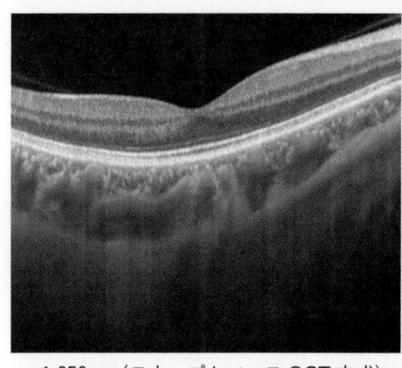 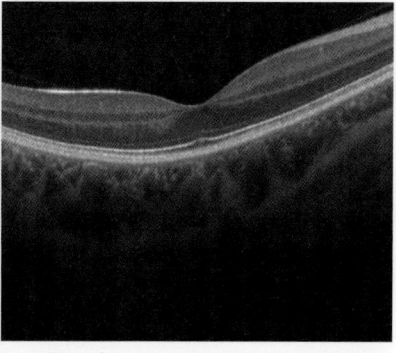

a. 1,050 nm（スウェプトソース OCT 方式）　　b. 840 nm（スペクトラルドメイン OCT 方式）

図7　光源の波長が 1,050 nm と 840 nm の OCT 画像の比較
スウェプトソース OCT では，硝子体から脈絡膜まで鮮明に描出されるという理想的な画像となる．特に，強度近視眼など深さ方向に長い眼底や病変の描出に有利である．

となる．

偏光 OCT（polarization-sensitive OCT；PS-OCT）：偏光（polarization）とは，網膜神経線維層を計測するために GDx（Carl Zeiss Meditec）が用いている組織の光学的性質である．GDx は偏光の複屈折性（birefringence）を利用する．光が通常の組織を通過しても分かれることはないが，複屈折性を有する組織を通過した光は，通過速度の異なる二つの光波に分かれる．この時間差を測定することで複屈折量が求められる．複屈折量は複屈折性を有する組織の量を反映するため，網膜神経線維層の複屈折量を計測すれば網膜神経線維の量として網膜神経線維層の厚みが算出できる．しかし，眼内で複屈折性を有する組織は，網膜神経線維層以外に，網膜色素上皮層や強膜があり，深さ情報が取得できない GDx は，強膜や網膜色素上皮層の複屈折も検出してしまうリスクがある．PS-OCT は深さ情報を取得できるため，網膜神経線維層の複屈折量だけを選択的に計測できる．PS-OCT は，単に眼底の形態を描出する従来の OCT に対して，複屈折性の高い組織だけを選択的に観察・計測できる技術として期待される．

ドップラ OCT：光学的ドップラ信号を検出して網膜血流を求める技術である眼底用ドップラ OCT が開発されている．2本のスキャン・ビームを用いて血管の走行角度を求めることで血流速度の絶対値が求められるようになった．また，ドップラ信号のある部位を三次元表示すると，網膜血管や脈絡膜血管の構築が描出される．

〔板谷正紀〕

サイエンティフィック・クエスチョン
きれいなOCT画像を撮るには，どのようにしたらよいでしょうか？

Answer 通常，フォーカス・検査装置の位置合わせ，画像内の網膜の位置，および加算枚数など撮影時のセッティングをしっかり調整すればきれいなOCT画像が撮れます．しかし，難しい症例では少々の工夫が必要です．

アンサーへの鍵

　光干渉断層計（optical coherence tomography；OCT）は，光を使って網膜の断層像を高解像度で撮影する検査である．よって，その光学的特性を考えれば，どのようにすればよいかがわかってくる．

1．椅子-OCT装置の高さ調整：現在のspectral-domain OCT（SD-OCT）は高速で撮影可能であるため，撮影に要する時間はかなり短くなっている．しかし，不自然な姿勢で撮影していると，撮影中に顔が動いたり，体の微動が増えることにより画質が低下するため，椅子-OCT装置の高さ調整は検査ごとに合わせるようにしたい．

2．フォーカス：最近は自動でフォーカスを合わせてくれる機械が増えてきており，通常は自動でやってもらって問題ない．しかし，白内障などオートフォーカスができない場合もあるので，そのような場合は，マニュアルでレフ値を使って合わせ，そこから微調整を行う．

3．OCT装置と被検査眼との位置合わせ：最近の機種では，前眼部モニタがついており，OCT装置を眼前のどの位置にもってくればよいのか，簡単に合わせることができるようになっている．しかし，時に撮影しているうちに被験者が額を台から離してしまうなど動いてしまうこともよくあるので，撮影の合間に位置ずれしていないか検査中にも定期的にチェックする．また，後嚢下白内障，後発白内障など中間透光体の混濁がある場合は，角膜中心から検査光を通すのではなく，混濁を避けて検査光を入れるようにするとよりきれいに撮影できることもある（図1）．

4．画像内の網膜の位置[*1]：SD-OCTでは，その画像内での高さにより感度が異なっている．つまり，高感度領域と低感度領域が存在

[*1] **enhanced depth imaging**
4と5を合わせて考えられたのが，EDI（enhanced depth imaging）である．OCTはそれまで網膜を対象に撮影していたが，この手法によりかなり脈絡膜が描出できるようになった．具体的には，平均加算をして，なおかつ高感度領域に脈絡膜をもってくる，という手法である．以後，中心性漿液性脈絡網膜症の診断に脈絡膜の情報が有用である，など脈絡膜描出の意義が明らかになってきたため，最近の発売のほとんどの機種で，同様の手法が可能となっている．

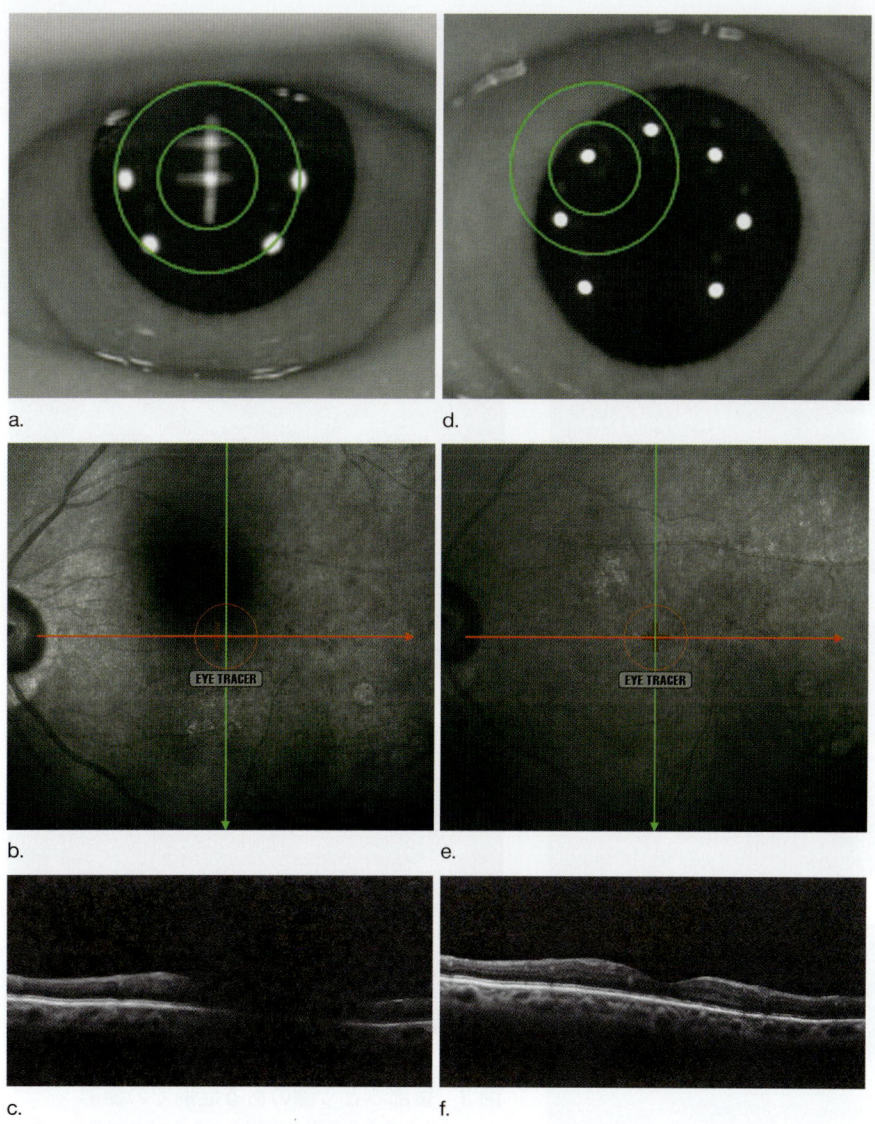

図1 白内障症例での OCT 装置の位置合わせ
白内障の症例．まずは OCT を角膜中央に合わせたところ（a），白内障のために，眼底モニタ上で中心部に影ができおり（b），断層像でもやはり中心部に影ができてしまって，中心窩があまり描出できていない．そこで，OCT を中心部から外して撮影してみたところ（d），眼底モニタ上で影は中心外に移動し（e），断層像での影もなくなり，撮影可能となった（f）．

する．よって，最も観察したいものをその高感度領域にもってきて撮影すると，より S/N 比の高い（ノイズの少ない）画像を撮影することができる（**図2, 3**）．

5．撮影時のセッティング―平均加算[*1]：最近の機種では，平均加算ができるものが増えてきている．平均加算は，一般ではデジタルカメラ（夜間の暗いなかでもフラッシュなしできれいに撮影できるような機能），眼科では多局所網膜電図など，さまざまな分野で使わ

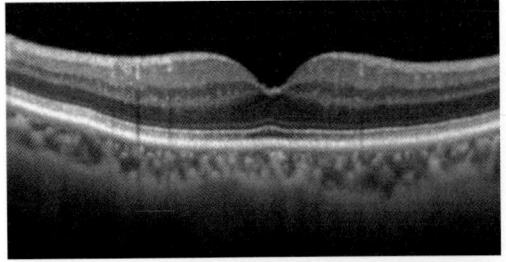
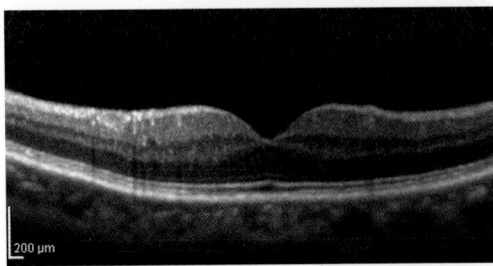
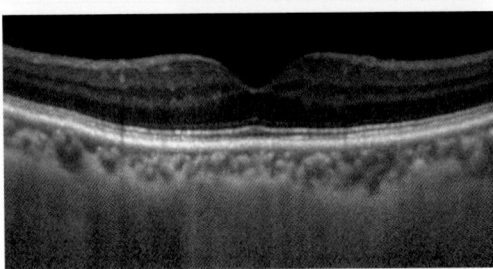
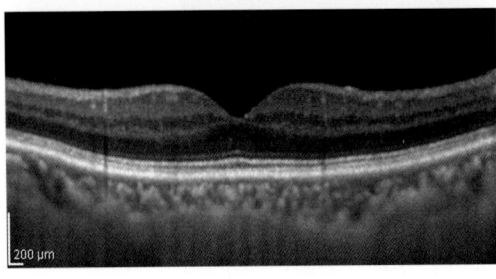

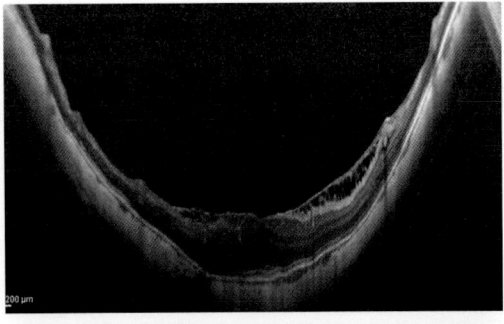
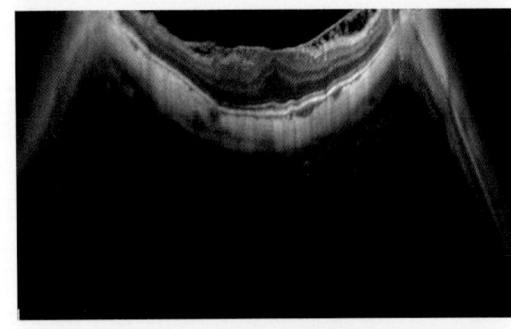
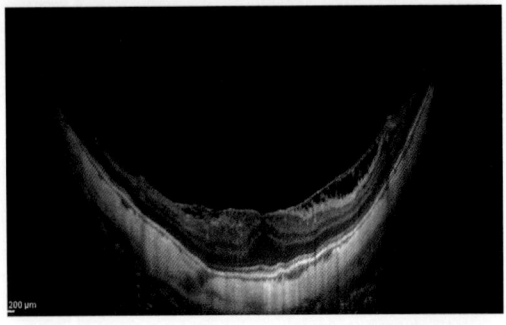

図2　spectral-domain OCT の位置による感度の違い

通常モード（a, b）：網膜を撮影する通常セッティングでの断層像撮影．上方が高感度領域であるため，上方にいくほどノイズが少ない．下方の低感度領域に網膜が位置した状態で撮影してしまったところ，ノイズの多い画像になってしまったため（b），比較的上方の高感度領域に網膜を置いて撮影したところ，きれいに撮影できた（a）．
脈絡膜モード（c, d）：脈絡膜を撮影するセッティングでの断層像撮影．下方に高感度領域があるため，下方にいくほどノイズが少ない．比較的上方の低感度領域に網膜が位置した状態で撮影してしまったところ，やはりノイズの多い画像になってしまったため（c）下方の高感度領域に網膜を置いて撮影したところ，きれいに撮影できた（d）．

図3　後部ぶどう腫のある症例での撮影

後部ぶどう腫のある眼で後極全体を1枚の画像に入れる撮影を通常のモードで撮影すると，全体像はわかるが肝心の中心窩付近が下方の低感度領域に位置してしまい，中心窩の所見がとりにくくなる（a）．この場合は，追加でスキャン長を短くして撮影するか，周辺部についてはあきらめて中心窩を上方にもっていく（b）．あるいは脈絡膜モードで撮影すると（c）全体像もわかるように撮影でき，かつ中心窩付近も比較的きれいに描出できる．

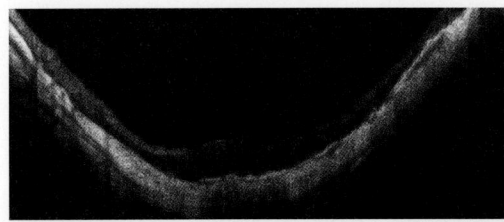

a. 1枚加算   b. 10枚加算

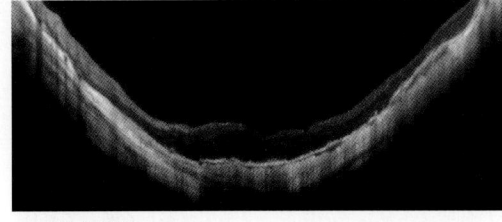

c. 100枚加算

図4 加算枚数増加によるノイズの減少
加算枚数を増やすことでノイズが減って，所見がとれるようになる．

れているノイズを減らす（S/N比を向上させる）手法であり，基本的に加算枚数の平方根に反比例してノイズは減少する．OCTのスペックルノイズはこの式には則らないが，全体のノイズとしてはこの式に近い感じで減っていく．よって，加算枚数を増やすほどノイズは減ることになる（図4）．

一方で，加算枚数を増やしていくと画像はどんどんよくなるはずであるが，実際にはそのようにはならない．なぜなら，多数枚撮影している間に眼球はわずかに動くため，撮影のたびに違う場所を撮影することになり，それらを無理矢理平均加算すれば，肝心の網膜の断層像のコントラストが失われることになるからである（図5）．

この位置ずれを最小限にする機能として，Spectralis®（Heidelberg）のTruTrack™などの眼底追尾機能がある．眼底追尾機能のある機種では，眼底を走査レーザー検眼鏡（scanning laser ophthalmoscope；SLO）でモニタリングしながらOCTを撮影する．撮影中に眼球の位置がずれればOCTの検査光も自動で追尾するため，位置ずれはかなり小さく抑えられ，より多数枚の平均加算が可能である．しかし，自動追尾をしていてもわずかではあるが元の位置からずれるため，加算枚数が増えれば位置ずれが増えてくる．さらに，加算枚数が多いと撮影にかかる時間も長くなる．また，前述のノイズ減少の計算式から考えれば，枚数が増えるに従ってそのノイズ減少効果も減弱していく．それで，機種ごと，患者ごとに適切な加算の枚数というものを考えて撮影する必要がある．

6. 瞬目：角膜表面が乾くと，検査光がうまく眼内に入らなくなり，

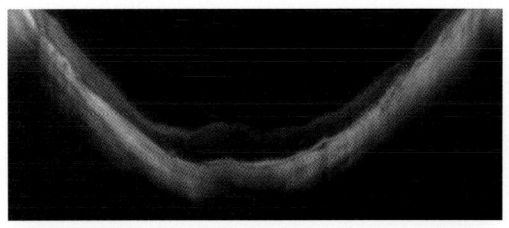

a.

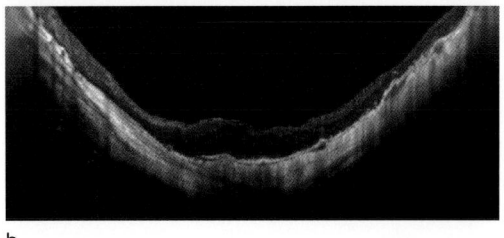

b.

図5 平均加算によるコントラストの低下
a. 平均加算しての撮影時に眼が微動していたため，加算がうまくいかず画像のコントラストが著しく低下している．
b. 再撮影時は微動が減ってきれいに撮影できている．

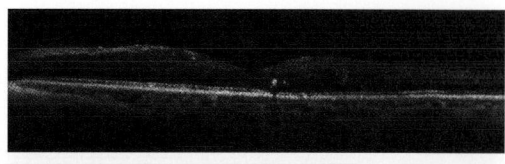

a.

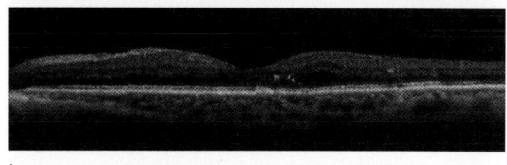

b.

図6 白内障症例での低速スキャン
a. 通常の高速スキャンでの撮影．白内障のためにノイズが多く，網膜の所見もわかりにくい．
b. 低速スキャンでの撮影．ノイズが著しく減っており，網膜所見がとりやすくなっている．

いわゆる"実用視力"が低下したのと同じ状態となる．つまりドライアイの状態では鮮明な画像を得ることは難しい．よって，患者の涙液の状態を考えて，撮影の合間に適時瞬目させたり，閉瞼させる必要がある．特に熱中して撮影しているときは，瞬目を指示することを忘れてしまうので，注意が必要である．

7. **撮影プログラム**：そもそも検査に何が求められているか，スクリーニング目的であるのか，それとも，すでに診断がついている状況なのか，を検査前に考える．基本的な撮影プログラムとしては，黄斑部のマッププログラムに加えて，黄斑部の縦スキャン＋横スキャン（あるいは放射状スキャン）が使われる．緑内障や視神経疾患については，視神経乳頭プログラム（乳頭周囲マップスキャンやリングスキャン）も行う．また，たとえば極小の黄斑円孔の検出が必要であれば，密度を大幅に増やした小さなマッププログラム，あるいは放射状プログラムを追加する必要がある．また，マッププログラムで不整な浮腫や陥凹を認めた場合は，セグメンテーションエラーなのか，あるいは脈絡膜新生血管や網膜色素上皮剝離，漿液性網膜剝離，網膜硝子体癒着だったりするので，マップの各断層像をみて，さらにスキャンを追加するなどして原因を調べる．

8. **解析**：撮影後の結果表示の際，まずは既存のデフォルトのセッティングでの断層像表示をみるが，最近の装置では輝度・コントラ

ストをマニュアルで変えることができるので，自動出力の画質がいまひとつであればマニュアルで画質を変えるとよい．特にビューワーソフトが診察室にない状況では，デフォルトの解析結果の出力だけでなく，追加解析もして診察室に送らなければ所見を見落としてしまう可能性があるため，検査担当者がしっかりと病変を出力しておく必要がある．さらに，最近の機種ではマップスキャンを層別に解析できるようになっており，診断に非常に有用である．たとえば，緑内障や視神経疾患については，黄斑部スキャンであっても内層厚マップを作成しておくとよい．

9．スキャンスピードの設定：最近，スキャンスピードを変えることのできるOCTが登場した（RS-3000 Advance〈ニデック〉）．最近のOCTはスキャンスピードがどんどん速くなっており，一見速いほどよいように思われるが，実はスキャンスピードが上がると受光素子が受ける光量も減ってしまい，ノイズが増えてしまう．そこで，白内障などで眼底に届く検査光量が減っているケースでは，意図的にスキャンスピードを落として受光素子が受ける光量を増やしてノイズを減らそう，という機能である．スキャンスピードを遅くすると撮影にかかる時間が増えてしまうのが欠点であるが，撮影の難しい白内障などの中間透光体混濁のある状況でも，よりよい画像を撮影できる機能は便利である（図6）．

アンサーからの一歩

　最近のOCTはかなり自動化が進んできており，だれがどのように撮影してもかなりよい画像を得ることができるようになってきている．しかし，条件によっては難しいケースもあるため，使っている機種のいろいろな機能を覚えて使いこなせるようにならないといけない．しかも，最近は発売後にソフトウェアがバージョンアップして新しい機能が追加されたり，新しい解析ができるようになることも多い．よって，OCT導入以後も当該機種のバージョンアップについて情報収集を続ける必要がある．

（伊藤逸毅）

脈絡膜 OCT／EDI-OCT

脈絡膜観察の意義と問題点

　光干渉断層計（OCT）は 1997 年にわが国に紹介されて以来，黄斑疾患および緑内障などさまざまな疾患の病態把握に使用されてきた．特に 2006 年に商品化されたスペクトラルドメイン（spectral-domain；SD）OCT の導入により，以前から数倍〜数十倍の高速化・高解像度化が進んだ．2008 年に眼底三次元解析が保険収載されたことにより，現在では一般眼科医にも普及している．

　他方，脈絡膜は全眼球血流の 80〜90％ を占めるとされ，視機能への影響は無視できない．ただし，網膜への影響が少なければ，それはサブクリニカルな変化であり評価は困難であった．これまでもインドシアニングリーン蛍光眼底造影検査（indocyanine green angiography；IA）を用いれば評価可能であったが，侵襲的な検査であることや，もともと三次元的な組織で厚みのある脈絡膜を二次元的にしか観察できないなどの限界があった．

enhanced depth imaging optical coherence tomography（EDI-OCT）

　以前から，高侵達 OCT を用いて脈絡膜が観察されるなどの研究レベルでの報告はあったが，一般には普及していなかった．2008 年に Spaide らが，市販の OCT 装置を用いた脈絡膜を観察する方法として EDI-OCT の手法を報告した[1]．通常，SD-OCT においては，光源の至適距離から遠ざかるほど画質は低下し，逆に近いとより高い画質が得られることが知られている．実際，臨床的に OCT 撮影をしているときには，上方が硝子体側，下方が脈絡膜側を表示することが一般的で，その場合は光源の至適距離に網膜が近接するようになるので，網膜側が高感度な画像が得られる．この特性を脈絡膜観察に利用するのが EDI-OCT の手法である．Spectralis®（Heidelberg）では，OCT 装置を近接させることで画面全体に通常とは上下反転した画像が得られる．この画像は，光源からの至適位置が脈絡

文献は p.315 参照．

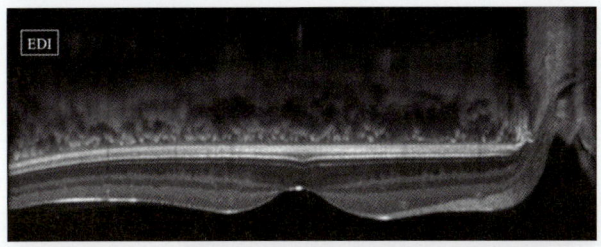
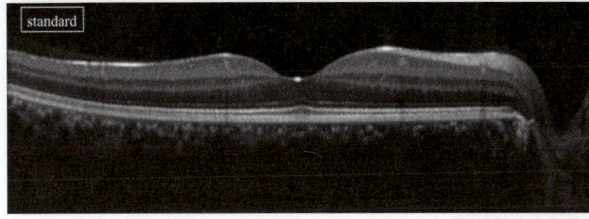

図1 健常眼における通常のOCTとEDI-OCT画像の比較
a. EDI-OCT画像．脈絡膜側に焦点があっているため脈絡膜強膜境界が明瞭に観察できる．
b. 通常のOCT像．網膜側に焦点があっている．
EDI-OCT：enhanced depth imaging optical coherence tomography

膜側になるため，脈絡膜が鮮明に映しだされている（図1）．Spectralis®ではアイトラッキング機能と加算平均処理を組みあわせることで，より鮮明な脈絡膜像の取得が可能である．現在はモニター上にEDIボタンがあり，それをマウスでクリックしただけでEDIモードで撮影が可能であり，その場合には自動的に上下反転をもとに戻してくれるため観察が容易である．ほかのOCT装置でもEDI-OCTの手法は可能で，3D-OCT（トプコン）やRTVue®（Optvue），Cirrus™ HD-OCT（Carl Zeiss Meditec）には，脈絡膜観察用の設定がソフトウェアとして組み込まれている．

EDI-OCTで撮影した場合，1か所のラインスキャンを重ねあわせることでより高解像度の画像を取得できるが，さまざまな部位での撮影が必要な場合には各部位での重ねあわせが必要となるため，volumeスキャンなどを行う際には時間がかかり過ぎることがある．

脈絡膜観察

これまで健常眼を含め中心性漿液性脈絡網膜症（図2），Vogt-小柳-原田病（図3），age-related choroidal atrophy（図4）や加齢黄斑変性，強度近視（図5）などのさまざまな疾患でEDI-OCTを用いた脈絡膜観察について報告されている[2-10]．健常眼や疾患眼を含めても脈絡膜は加齢や眼軸延長に伴い薄くなる傾向が示されている．脈絡膜をOCTで観察可能となったことの現在までの最大のメリットは，脈絡膜の厚みを数値として評価可能にしたことである[*1]．各OCT装置には，それぞれ網膜厚を測定するためにキャリパー機

[*1] 本シリーズ"14. 網膜機能検査 A to Z"の"中心性漿液性脈絡網膜症"（p.311-319）に詳述したので，参照されたい．

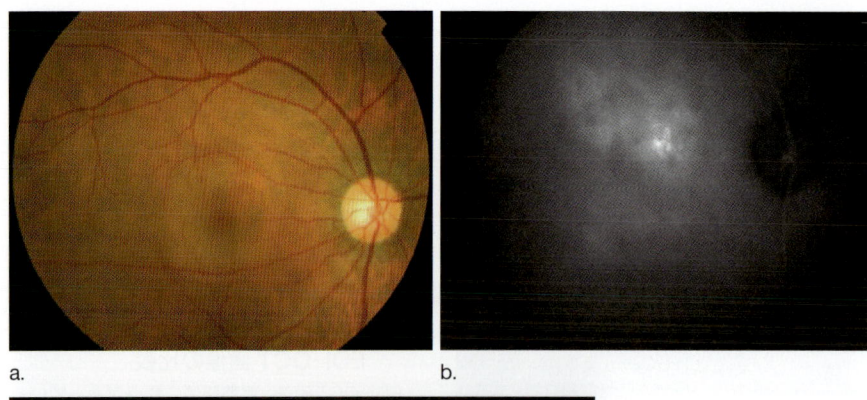
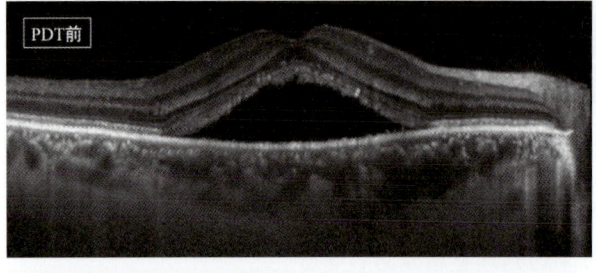
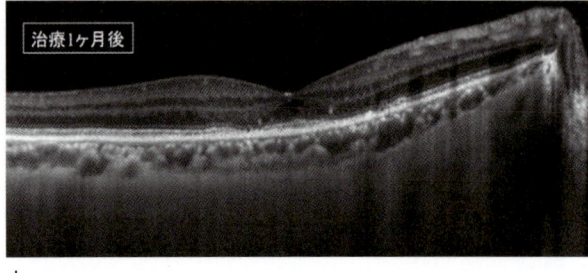

図2 中心性漿液性脈絡網膜症（62歳，男性）
a. 眼底カラー写真．黄斑部に漿液性網膜剥離がみられる．
b. インドシアニングリーン蛍光眼底造影検査．脈絡膜血管透過性亢進を示す過蛍光がみられる．
c. 治療前のOCT像．漿液性網膜剥離があり，中心窩下脈絡膜厚は370μm．
d. 光線力学的療法1か月後のOCT像．漿液性網膜剥離は消失，このときの中心窩下脈絡膜厚は183μm．

能が付属しており，これをそのまま脈絡膜厚測定に用いることができる．脈絡膜厚の測定は，網膜色素上皮ラインの下縁から脈絡膜-強膜境界（chorio-scleral interface；CSI）までと定義できるが，症例によっては，鮮明に描出されない場合もあり注意が必要である．現在のところ，網膜厚測定のように自動測定可能なソフトウェアはなく，マニュアルで測定しなければならないため，測定者や装置ごとの再現性の問題も指摘されている．

評価法における課題

これまでIAでのみ観察が可能であった脈絡膜に関して，OCTで評価できるようになった．それにより，さまざまな網膜疾患で脈絡膜が観察可能となり，病態解明に貢献している．ただし，その評価法は脈絡膜厚を測定しているのみで，脈絡膜自体も個体差が多い組

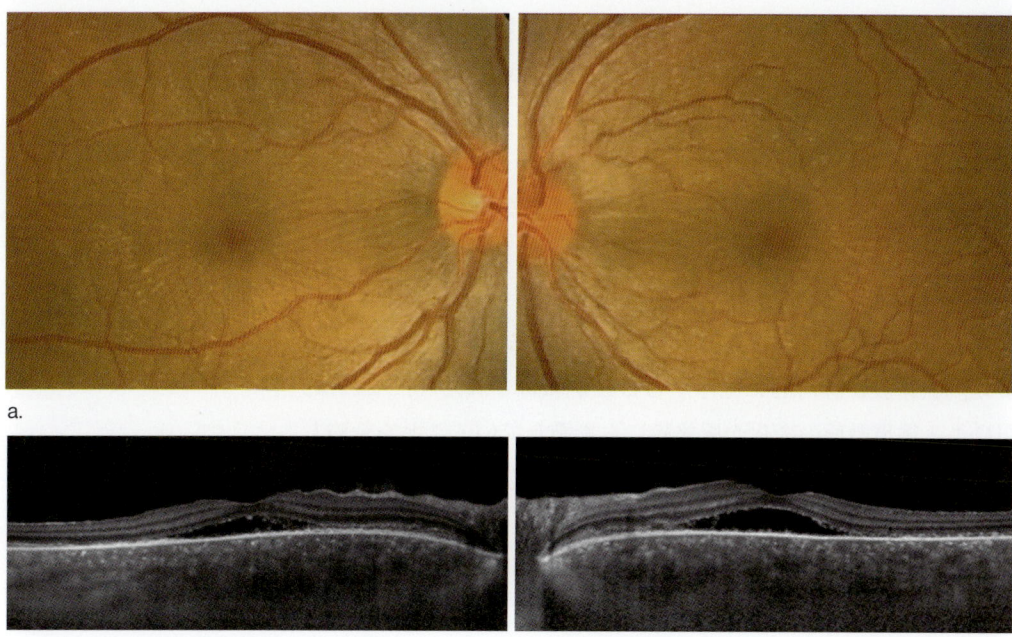

図3 Vogt-小柳-原田病（21歳，女性）
a. 眼底カラー写真（左図：右眼，右図：左眼）．両眼とも黄斑部を含む滲出性網膜剝離がみられ，視神経乳頭の発赤もある．
b. OCT所見（左図：右眼，右図：左眼）．両眼とも滲出性網膜剝離がみられる．中心窩下脈絡膜厚はそれぞれ右697μm，左684μm．

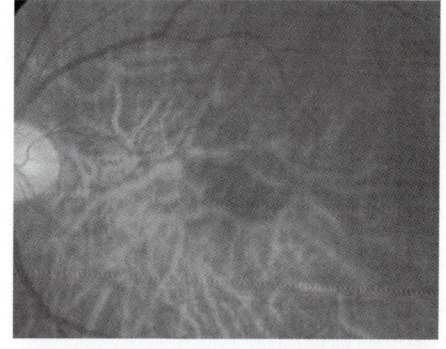

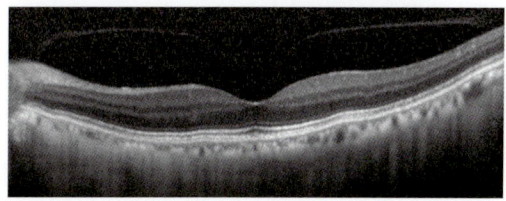

図4 age-related choroidal atrophy
（71歳，女性．屈折値＋1.25D，眼軸長は23.3mm）
a. 眼底写真．脈絡膜血管がよく描出されている．
b. OCT像．網膜所見は正常だが，脈絡膜が菲薄化している．中心窩下脈絡膜厚は70μm．

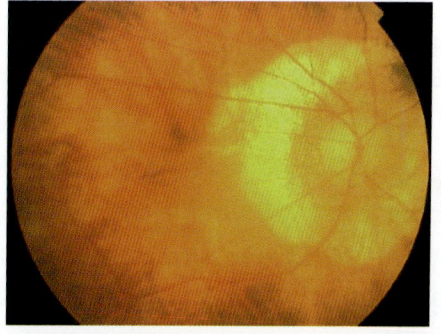

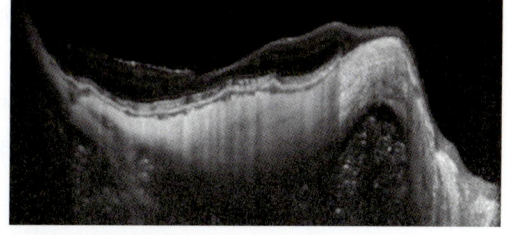

図5 強度近視（71歳，女性．眼軸長は31.5mm）
a. 眼底カラー写真．近視性コーヌスがみられる．
b. OCT像．脈絡膜は菲薄化し，強膜が透見できている．中心窩下脈絡膜厚は47μm．

織であるため，個々の症例における評価が困難になる場合がある．また，網膜血管からの漏出がOCTでは評価できずにフルオレセイン蛍光眼底造影検査（fluorescein angiography；FA）が必要であるのと同様に，脈絡膜肥厚が脈絡膜血管そのものの拡張によるものか，それらの血管からの漏出による間質の肥厚によるものなのかを評価するには，まだ情報が不足している．

脈絡膜が眼血流量の8〜9割を占めていることから，全身状態との関連についても注目する必要もある．最近，シルデナフィル内服により，脈絡膜が経時的に肥厚することが報告された[11]．これは，内服による循環動態の変化が脈絡膜にも影響していることを示唆しており興味深い．今後は高侵達OCTやドップラOCTなどのほかの方法も組みあわせて血流量や血管径の評価を行い，全身状態と脈絡膜のかかわりが明らかになるような，さらなる研究が必要である．

> **カコモン読解** 第23回 一般問題9
>
> 脈絡膜厚が薄くなるのはどれか．2つ選べ．
> a 加齢　b 黄斑円孔　c 眼軸長の増大
> d 中心性漿液性脈絡網膜症　e Vogt-小柳-原田病

解説 aについては，脈絡膜は加齢に伴い薄くなる傾向が示されている．bについては，はっきりとしたエビデンスは示されていないが，黄斑円孔に対する硝子体手術後に脈絡膜が薄くなったとの報告はある．cについては，眼軸が長くなると脈絡膜，強膜が薄くなることが示されている．dの中心性漿液性脈絡網膜症は，その一次的原因は脈絡膜にあり，EDI-OCTで正常に比べ肥厚していることが示されている．eのVogt-小柳-原田病の急性期には脈絡膜が肥厚することが，病理的にもOCTでも報告されている．ただし，症例によっては夕焼け眼底を示すほどの慢性期に脈絡膜の菲薄化が観察されることもある．

以上からaとcが最も適切だが，eは慢性期に脈絡膜が菲薄化する可能性があることから，知識がある人ほど解答に悩む問題である．

模範解答 a，c

（丸子一朗）

脈絡膜 OCT／高侵達 OCT

はじめに

　光干渉断層計（OCT）の登場は，眼科における一つの歴史的変革である．当初は，眼底観察の補助的手段と考えられた OCT も，今や診断，治療，そして臨床研究の主役となった．誕生から約 20 年経過し，その間に OCT は，さまざまな形で進化した．その一つの完成型が，波長掃引光源（swept-source〈SS〉，スウェプトソース）を用いた長波長 OCT である．本項では，SS-OCT に至るまでの流れと，長波長を用いる意義，そして方向性について述べる．

OCT の原理

　OCT は Michelson 干渉計に基づく理論である．現在 OCT は，タイムドメイン（time-domain；TD）方式，スペクトラルドメイン（spectral-domain；SD）方式，そして SS 方式のいずれかで構成されているが，光源の仕組みや信号光解析の方式が異なるだけで，光源からの光を参照光と信号光の二つに分け，反射して得られた光を再度合波して，検出することには変わりない．

　眼内に入った光は，眼内のさまざまな組織で散乱する．散乱は三次元的に全方向に生じるが，そのなかで，進入してきた方向に向かって散乱する光（後方散乱光と呼ぶ）が，最終的に OCT の信号として捕捉される（図 1）．散乱強度は各組織で異なり，任意の網膜の深さ（位置情報）における信号光強度を検出するのが OCT の原理である．OCT で強いシグナルを発する視細胞内節外節接合部や，色素上皮は散乱強度が強く，逆に多くの水分を含む硝子体や内・外顆粒層は散乱強度が弱い（図 2a）．また，網膜に傾斜がある場合，光の入射角が変わるため，後方散乱光量が変化し，OCT シグナル強度が変化することも，よく知られた事実である．網膜の任意の位置において，深さ別の信号強度を測定することで，A-スキャン画像が得られ，この作業を連続的に行い，横に並べると，われわれが最も見慣れている B-スキャン画像が構成される（図 2b）．

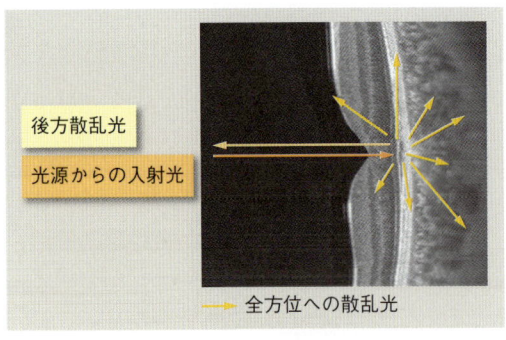

図1 OCT 測定の原理

光源からの光は，組織に当たって散乱する．散乱は三次元のどの方向に対しても生じるが，このうち入射してきた方向とまったく同じ方向に散乱するものを後方散乱光と呼び，OCT はこの光を検出する．

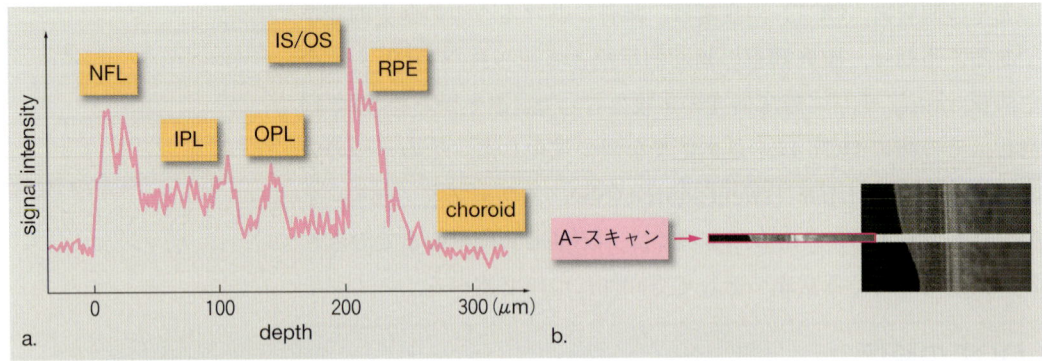

図2 A-スキャンとB-スキャン

a. 網膜の散乱強度は網膜各層で異なる．線維成分の多い網膜神経層や内外網状層や色素が多い色素上皮では強くなり，逆に水分が多い内・外顆粒層などでは弱い．各層の散乱強度を画像情報として再構築したものがA-スキャンである．
b. A-スキャンを横方向へ連続して並べることで，B-スキャン画像を構成する．B-スキャン画像1枚あたりのA-スキャン数は，通常512〜4,096本である．

choroid：脈絡膜
IPL：inner plexiform layer（内網状層）
IS/OS：interface between inner and outer segments of photoreceptors（視細胞内節外節接合部）
NFL：nerve fiber layer（神経線維層）
OPL：outer plexiform layer（外網状層）
RPE：retinal pigment epithelium（網膜色素上皮）

OCTにおける三つの方式

TD-OCT：1996年に登場したOCT-2000に搭載された最初の方式である（**図3a**）．本方式では，異なる深さからの干渉波を得るために，参照鏡を常に動かし続けねばならず，走査速度は，この機械的移動速度に規定される．走査速度は発売当初100 A-scan/秒であったが，2002年のStratus OCT™では4倍になった．しかし，今から思えば，速度は非常に遅く，画像も粗いものであった．

SD-OCT：2006年に上市されたSD-OCTでは，走査速度は数十倍高速となり，感度も向上した．SD方式では，参照鏡は固定され，代わりに合波は分光器によって分解される（**図3b**）．これらは，距離の異なる眼内各層からの干渉波の合成で，周波数は，光路の距離に

1. OCTの総論　23

a. time-domain (TD) 方式では，参照鏡に向かって返ってきた参照光と，眼内からの信号光を coupler で合波し，干渉を励起する．参照光と信号光の光路長が同じである必要があるため，参照鏡を少しずつ動かし，異なる深度の情報を得る．参照鏡を常に動かす必要があり，この機械的速度が律速である．

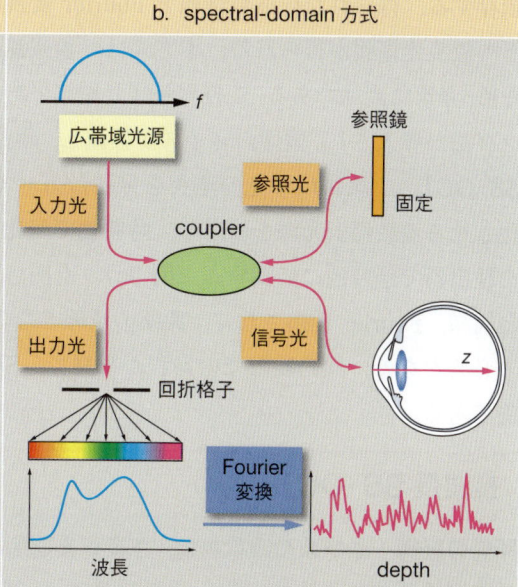

b. spectral-domain (SD) 方式では，参照鏡は固定されており，代わりに分光計で波長ごとの信号を計測する．干渉する信号光の波長はサンプルの深度に依存し，得られた合成波を Fourier 変換することで，各深度の散乱強度が導かれる．参照鏡を動かす必要がなく，TD 方式より数十～百倍の高速化が可能である．

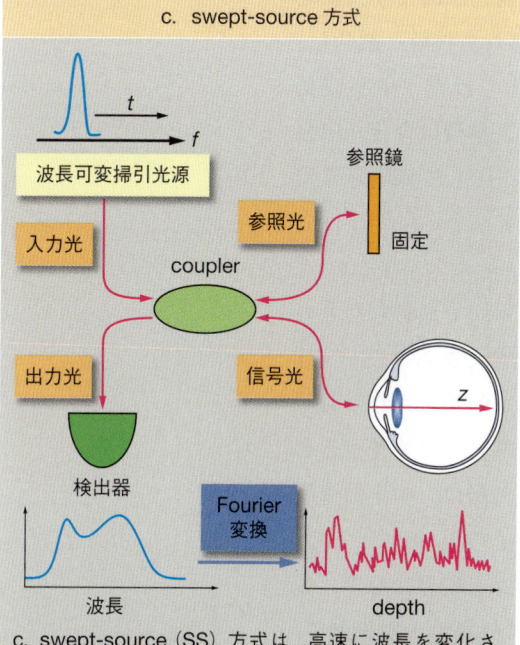

c. swept-source (SS) 方式は，高速に波長を変化させる掃引光源を用いる．時間ごとに波長が変化するので，分光器は必要なく，決まった時間の信号光の強さを測定すればよい．SS 光源がレーザー発振のため，より高い感度と組織侵達性が期待できる．

図3　OCT の原理

依存する．得られた周波数情報をFourier変換することで，深さごとの散乱光情報が得られる．本方式は，参照鏡を動かす必要がないため，非常に高速である．このおかげで加算平均処理や過剰サンプリング法が導入され，画像のノイズが軽減し，画質が格段に向上した．

SS-OCT[1]：狭帯域の光の波長を毎秒数万～数十万回の高速で変化させる波長掃引光源を使用し，時間軸で変化する波長の干渉強度を検出器で経時的に計測する（**図3c**）．計測された信号はSD方式と同様，Fourier変換されて，距離の情報となる．SS方式は分光器の必要がなく，検出段階での過程が単純で，SDよりも高速化が可能である．

文献はp.315参照．

長波長SS-OCT

開発の経緯：脈絡膜や篩状板は，さまざまな疾病の根源で，OCTによる画像化が望まれていた．従来の800 nm帯光源は，網膜での解像度が高い半面，色素上皮での散乱が強く，眼底深部のシグナルが弱い．OCTを押し込んで画像を反転し，50～100枚の画像を重ねるenhanced depth imaging（EDI）法[2]は，固視不良に弱く，撮影時間が長い．光源を長波長にすると，色素上皮の透過性が高まり，眼底深部を観察できる，いわゆる高侵達OCTと呼ばれる技術と融合し，2012年にトプコンから長波長SS-OCTが発売された（中心波長1,050 nm，走査速度は毎秒10万A-scan，**図4**）．本機は今後，中心性漿液性脈絡網膜症やポリープ状脈絡膜血管症，そして緑内障や強度近視など，眼底深部を根源とする難治性疾患で病態の解明に役立つことが期待されている．

画像の特質：図5は，従来のOCTを用いてEDI法で撮影したものと，SS-OCTで撮影したものの同一正常眼の比較である．SS-OCTでは，明らかに脈絡膜深部のシグナルが向上し，強膜もかなりしっかりと描出されている．脈絡膜内側の脈絡膜毛細管板は管腔がきわめて小さく，SS-OCTでも同定できない．その外層は，中小血管層からなるSatler's layerと大血管層からなるHenle's layerで，OCTでもこの二層は明瞭に描出される．両者に明らかな境界はなく，完全に区別することはできない．Henle's layerの外側は上脈絡膜で，豊富な線維からなる移行帯である．強膜はさらに外側の均一な高散乱体である．

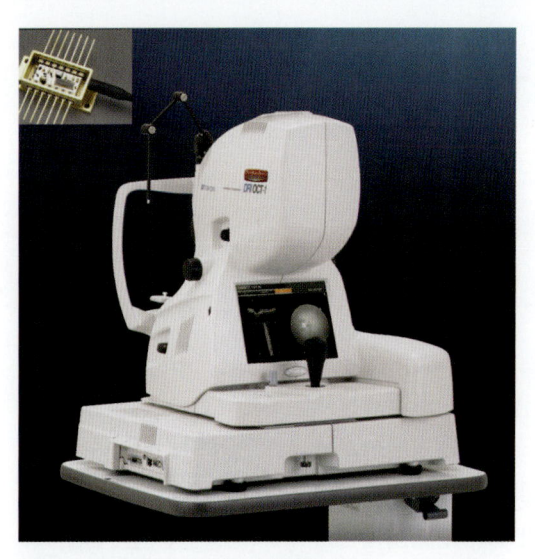

図4 初のSS-OCT市販機"DRI-OCT1"
（トプコン）
脈絡膜や視神経乳頭深部のOCT画像の描出に優れ，難治性網膜疾患の病態解明が期待されている．左上図はSS-OCTの心臓部である波長掃引光源．波長を秒速10万回という高速で変化させる．

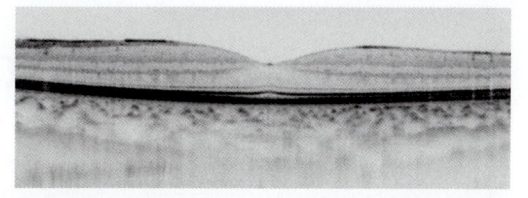

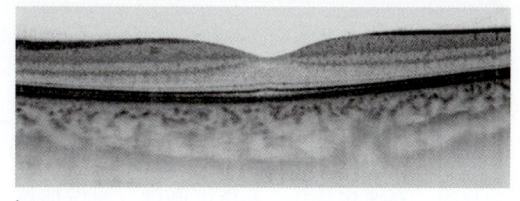

図5 SD-OCTとSS-OCTの比較
EDI法で撮影した中心波長840 nmの市販機SD-OCT（a）と1,050 nm SS-OCT（b）による同一眼の所見．組織深度に従い，SD-OCTのシグナルは減弱するが，SS-OCTは，脈絡膜や強膜など，眼底深部の画像化に優れる．

今後の課題

　Fourierドメインモード同期法によって，100万A-scan/秒を超えるメガヘルツ（MHz）SS-OCTが開発されつつある[3]．しかし，高速化による測定感度の低下という技術的な限界も存在する．高速化により，単位時間の信号量は必ず減少するため，この問題は避けられない．現在の10万A-scan/秒のSS-OCTでは目立たないが，これが数十万A-scan/秒となると，数dBの感度低下を生じるとされる．これを補うために，多数の加算平均処理が必要となるが，実用化にあっては，正確な眼球運動追尾装置（eye tracking system）やOCT信号を画像に変換する際のprocessingの技術も進歩が必須となる．また，OCTでは，縦方向よりむしろ，横方向の解像度が低いことが知られている．さらに詳細な網膜の観察には，補償光学など，ほかの光学技術との組みあわせも必要だろう．このようにSS-OCT技術はいまだ始まったばかりであるが，今後，最も発展が期待される分野である．近い将来には，診断だけでなく，広角観察による後眼部形態の再現，微小観察においては細胞レベルでの診断まで可能になるかもしれない．

（生野恭司）

ドップラ OCT と偏光 OCT

OCT の未来像

　近年，Fourier ドメイン OCT の出現により，OCT の撮影速度は飛躍的に高速化され，高密度画像，画像加算，三次元画像解析が可能になった．また，脈絡膜画像（$1\mu m$）や前眼部画像（$1.3\mu m$）に特化した光源を使用する OCT も市販され，OCT の応用範囲はさらに広がりつつある．今や OCT は黄斑疾患，前眼部疾患，緑内障，といったさまざまな分野で必要不可欠な装置になっている．そこで，今後 OCT がどのように発展していくのかは一般眼科医にとっても興味深いものである．現在開発中で，すでに生体人眼に応用されている OCT 技術には表1のようなものがある[1,2]．

　これらの技術のうち，いくつかは数年以内に市販機として一般臨床現場で使われることが予想される．ここでは，これらのなかからドップラ OCT と偏光 OCT について紹介したい．

ドップラ OCT　(1) 特徴

　ドップラ OCT は，ドップラ効果を検出することを可能にした OCT の応用技術である．ドップラ効果は波（音，光，電波など）の発生源が観測者に対して相対的に動くときに，波の周波数が異なって観察される現象である．医療現場ではドップラ効果は血流計測に応用されており，眼科分野では scanning laser Doppler flowmetry による網膜と脈絡膜の血流計測や，laser Doppler velocimetry による網膜血流計測，超音波ドップラによる眼球近傍の血流計測が行われてきた．ドップラ効果は OCT でも計測可能であり，ドップラ OCT，または optical Doppler tomography と呼ばれている．ドップラ OCT では OCT 画像内に血流情報を付加することが可能であり，さまざまな網膜疾患の病態研究への利用が期待されている．また，臨床用 OCT で一般に採用されている Fourier-domain 方式では，通常の高密度 OCT 画像を演算処理することによりドップラ OCT 画像を算出することが可能であり，特別な装置改造の必要はない．これらの点

表1　生体人眼に応用されている開発中の OCT 技術

1. 補償光学 OCT（個々の細胞を観察する技術）
2. 手術顕微鏡装着 OCT（硝子体手術操作をリアルタイムで観察）
3. 超高速 OCT（市販機の数10倍の高速撮影）
4. 深さ方向の測定範囲を拡大（眼球全体を撮影する OCT）
5. 狭義の functional OCT（光刺激に対する網膜の変化を観察）
6. 広義の functional OCT（通常の OCT にさまざまな機能を付加） 　a. spectroscopic OCT（酸素飽和度を計測する OCT） 　b. ドップラ OCT（血流を観察する OCT） 　c. 偏光 OCT（偏光計測により分子レベルの変化を観察）

文献は p.316 参照．

からドップラ OCT は次世代 OCT の有力候補のひとつとなっている．現在，ドップラ OCT の眼科分野への応用としては，網膜血流計測と網脈絡膜三次元画像の二つが考えられている．

ドップラ OCT（2）網膜血流計測

ドップラ信号計測では，血流速度のベクトルのうち，入射光に平行な成分が検出される．このベクトル成分と血流走行角度から網膜血流速度が算出できる．血流走行角度の計測方法としては，① 乳頭周囲を円周方向に 2 か所測定する方法（double circular scan method），② 三次元 OCT 画像をもとに血管走行の全体像を把握する方法，③ 入射角度の異なる 2 系統のドップラ OCT 計測を実施する方法（bidirectional Doppler OCT），などがある．近年では平面におけるドップラ信号を計算することにより，血流走行角度の算出なしで血流速度を算出する方法も考案されている[*1]．近い将来，ドップラ OCT は網膜血流量を計測する新しい診断機器としての応用が期待される．

ドップラ OCT（3）網脈絡膜血管三次元画像

網脈絡膜血管三次元画像は，OCT 信号から血管位置情報を得ることにより，血管構築の三次元画像を得る技術である．2006 年に Makita らがドップラ OCT をもとにした手法を考案し，optical coherence angiography として報告した[4]．現在では，ドップラ計測以外の手法も考案されており，OCT による網脈絡膜血管三次元画像は OCT angiography と総称されている．ここではドップラ OCT による OCT angiography について解説したい．ドップラ OCT 画像では，通常の OCT 画像内に血流の存在が追加表示される．このドップラ OCT 画像を連続撮影して，血流分布を三次元表示することにより，OCT angiography 画像を算出する．OCT angiography 画像では，ドップラ OCT 画像を網膜色素上皮層で分割することにより，脈絡膜と網膜の血管三次元画像を別々に表示することが可能である．図 1～3 に示した画像からもわかるように，OCT angiography 画像は蛍光眼底撮影と同様の画像を描出することが可能である．また OCT angiography 画像は，蛍光眼底では不可能な三次元表示が可能である．この三次元表示という利点を利用して，ポリープ状脈絡膜血管症の臨床研究にすでに用いられている[5][*2]．OCT angiography が蛍光眼底に比べて優れている点としては，① 造影剤を使わない

[*1] このなかで double circular scan method のみ臨床応用が報告されている．Wang らは市販機 OCT（RTVue®）を用いた double circular scan method を用いて，網膜血流全体量を検討した．その結果，増殖糖尿病網膜症，虚血性視神経炎，網膜静脈分枝閉塞，緑内障では血流量が減少していたことを報告している[3]．

[*2] ポリープ状脈絡膜血管症の異常血管が網脈絡膜のどの層に存在するかは長く議論の対象となってきたが，OCT angiography 画像を用いることにより，異常血管が網膜色素上皮と Bruch 膜との間の間隙に存在することが実証された．このように OCT angiography を使うことにより，蛍光眼底撮影では得ることができない臨床情報を得ることが可能となる．

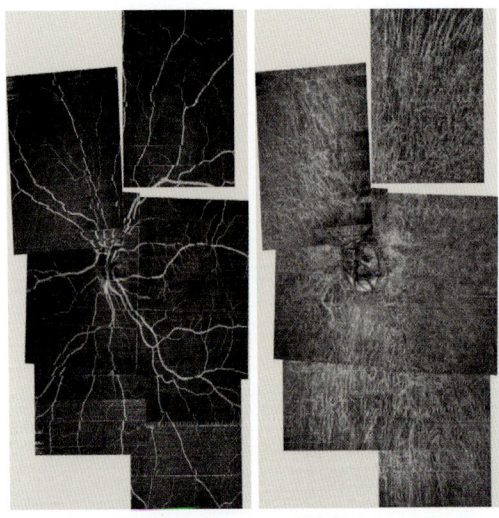

a. 網膜　　　　　b. 脈絡膜

図1　健常人眼の OCT angiography 画像
網膜 OCT angiography 画像（a）はフルオレセイン蛍光眼底画像，脈絡膜 OCT angiography 画像（b）はインドシアニン蛍光眼底画像に類似している．
（Makita S, et al：Comprehensive in vivo micro-vascular imaging of the human eye by dual-beam-scan Doppler optical coherence angiography. Opt Express 2011；19：1271-1283.）

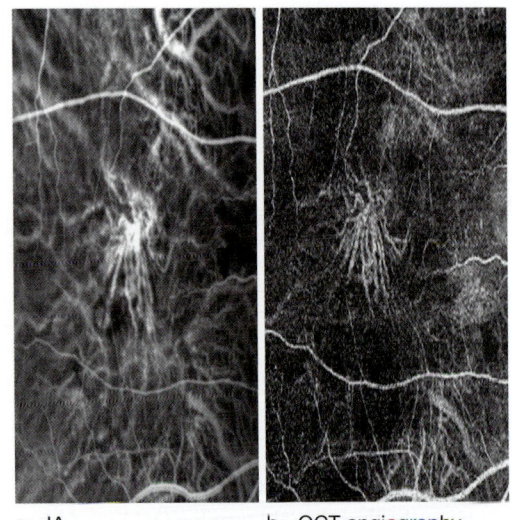

a. IA　　　　　b. OCT angiography

図2　ポリープ状脈絡膜血管症の OCT angiography 画像（70 歳，男性）
インドシアニングリーン蛍光眼底造影像（IA, a）で認める異常血管網は，OCT angiography（b）でも明瞭に観察可能である．
（Makita S, et al：Comprehensive in vivo micro-vascular imaging of the human eye by dual-beam-scan Doppler optical coherence angiography. Opt Express 2011；19：1271-1283.）

め，患者にとって安全かつ快適，②数秒で撮影が終了，③三次元表示が可能，といったことが挙げられる．逆に欠点としては，①蛍光漏出や蛍光貯留は検出できない，②眼球運動による影響が大きい，といったものがある．これらの長所，短所を踏まえ，OCT angiography は蛍光眼底撮影を補完する装置としての臨床応用が期待される．

偏光 OCT（1）特徴

　偏光とは光波の振動の向きが，ある一定の方向に偏っている現象である．偏光計測とは，この波の向きを計測する技術であり，偏光顕微鏡などに広く応用されている．偏光 OCT は，通常の OCT 画像に眼球組織の偏光特性を付加情報として加える装置である．偏光情報を用いることによって分子レベルの情報を得ることが可能となり，通常の OCT では得ることができない組織特性に関する情報を得ることが可能となる．眼科臨床応用では，偏光情報のうち複屈折と偏光解消性が一般に用いられている．生体内では，複屈折は線維構造が規則的に配列している組織で生ずることが知られており，筋肉線維，神

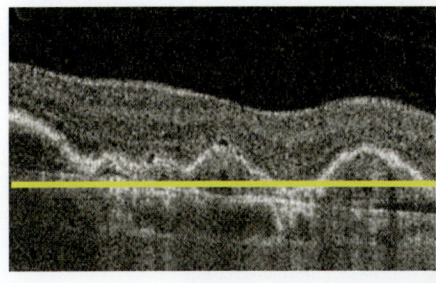

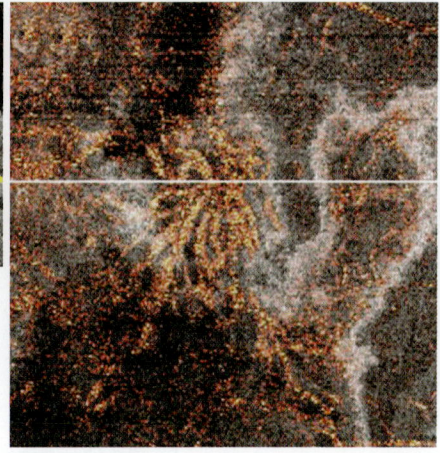

図 3　OCT angiography 画像による病巣部位の評価
図 2 の症例を網膜色素上皮と Bruch 膜の間の間隙部分（a, 黄線）に限定した OCT angiography（b）を観察すると, 網膜色素上皮と Bruch 膜の間に異常血管網の全体像が存在することが確認できる.
(Makita S, et al：Comprehensive in vivo micro-vascular imaging of the human eye by dual-beam-scan Doppler optical coherence angiography. Opt Express 2011；19：1271-1283.)

経線維, コラーゲン線維, 弾性線維などが検討対象となる. 眼球における複屈折性物質としては角膜, 強膜, 篩状板, 網膜神経線維, 外眼筋がある. また瘢痕組織も複屈折性物質となる. 偏光解消性は, メラニン色素で生じると考えられており, 生体内では虹彩色素上皮, 毛様体色素上皮, 網膜色素上皮において観察できる. 偏光 OCT の眼科臨床応用は, これらの組織の偏光特性を解析することにより行われる.

偏光 OCT（2）眼科臨床応用

偏光 OCT の眼科臨床応用については, 多くの論文が発表されている[6].

網膜神経線維における複屈折：網膜神経線維の数を間接的に定量することが可能であり, 緑内障への応用が期待される. また GDx と違って, 強膜の複屈折の影響を受けないため, atypical GDx といった誤作動がない.

強膜, 角膜における複屈折：強膜, 角膜におけるコラーゲン線維の走行の検討や, 線維量の定量に用いられている. 円錐角膜や壊死性強膜炎について臨床研究が報告されている.

瘢痕組織における複屈折：脈絡膜新生血管膜が瘢痕組織に変化していく過程が観察された（図 4）.

網膜色素上皮における偏光解消性：網膜色素上皮の特定に用いることより, 網膜厚や脈絡膜厚の計測に利用. 網膜色素上皮萎縮, 網膜

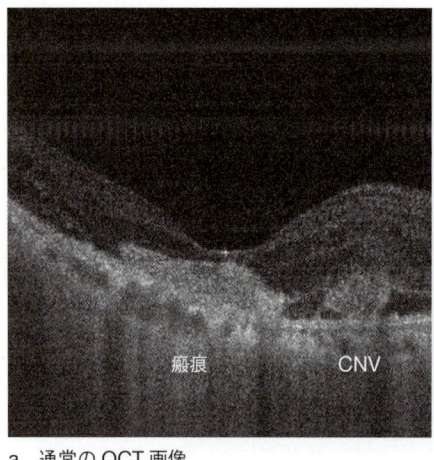

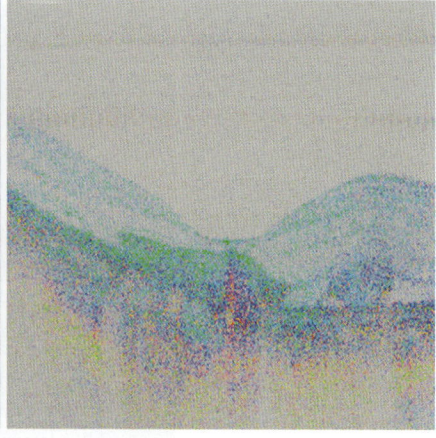

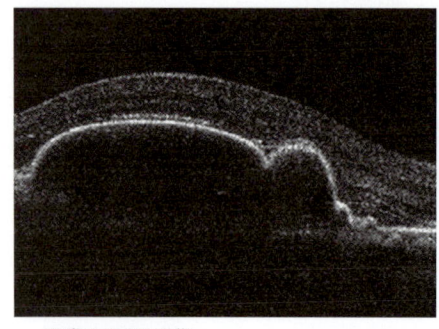

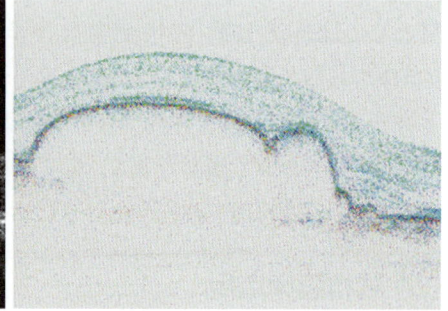

a. 通常のOCT画像　　　　　　　　　b. 偏光OCT画像

図4　加齢黄斑変性の偏光OCT画像（66歳，男性）
a. 通常のOCT画像．CNV（choroidal neovascularization；脈絡膜新生血管）と瘢痕組織を認めるが判別は困難である．
b. 偏光OCT画像．CNVでは複屈折を認めないが，瘢痕組織では複屈折を認める．複屈折の有無によって，瘢痕組織が容易に判別可能である．
（Miura M, et al：Imaging polarimetry in age-related macular degeneration. IOVS 2008；49：2661-2667.）

a. 通常のOCT画像　　　　　　　　　b. 偏光OCT画像

図5　網膜色素上皮剝離の偏光OCT画像（72歳，男性）
通常のOCT画像（a）と比べて，偏光OCT画像（b）では網膜色素上皮が容易に確認できる．
（Miura M, et al：Imaging polarimetry in age-related macular degeneration. IOVS 2008；49：2661-2667.）

色素上皮剝離，網膜色素上皮裂孔といったさまざまな病態の可視化（図5）．

　偏光OCTは，次世代OCTとして多くの可能性をもっている．しかし，偏光計測は通常のOCTでは不可能であり，専用の装置が必要となる．また偏光情報の解釈については，まだわからない点も多くある．これらの点が克服されれば，偏光OCTは臨床現場で広く用いられる可能性がある．

（三浦雅博）

術中 OCT

OCT を硝子体術中に行うワケ

　OCT は十数年前にわが国に導入され，硝子体境界面，網膜，そして今や脈絡膜，強膜の診断にきわめて有用で，特に硝子体手術の適応や術式を考えるうえで必須の検査となった．しかし，硝子体手術術前に OCT 検査を施行できない場合は多々あり，また，手術手技を行ううち術中の眼底変化も予想される．さらに，術中のみに眼底変化が認められることや，術中のみ眼底観察可能な角膜混濁の症例など特殊な状況も存在する．こんなとき，術中 OCT の必要性を痛感する[1]．

　術中 OCT は，現時点でそれ専用に認可された機器や方法があるわけでなく，これまで報告されたもの[2-7]では，いったん手術の手を止めて，眼外より OCT 検査を行い，結果を観察して次の判断に移るというものである．このうち，市販されていない機器では，独自で開発された OCT を顕微鏡にマウントしたものが，欧州と米国から別々に報告されている．

　現時点では，OCT の頭部が顎台より外すことができ，仰臥位用にスタンドが市販されている機種を用いて術中に OCT の記録を仰臥位ですることが可能である．現在のところはまだ，確立した検査法とはいえず，倫理委員会の許可を得て行っている[*1]．

OCT のラッピング

　手術中に用いるためには，非接触であっても，清潔にドレーピングする必要がある．まず，顕微鏡用のシャンプーキャップをかぶせ，その上に，下面の記録部分を覆うためにテガダーム™ を貼る．テガダーム™ の真ん中には穴をあけ，あらかじめ食品用ラップフィルム（クレラップ®）を張ったものを滅菌しておく．アームの部分もドレープをかける．これらの準備は手術開始後検査を行うまでに，スタッフが準備しておく（図1）[*2]．

文献は p.316 参照.

[*1] OCT の頭部は，スタンドに固定されるようになっているが，かなり重量があるので，万が一にも患者の眼の上に落ちることのないよう固定を確認するとともに，手でも支えながら撮影する．

[*2] 黄斑部を記録するためには，やや下方に OCT の撮影部分が向くように固定する．

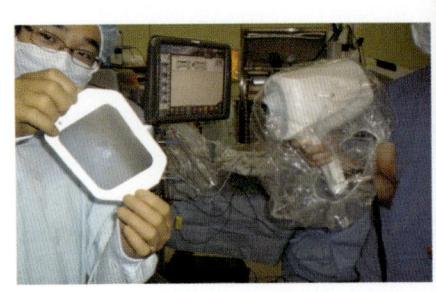

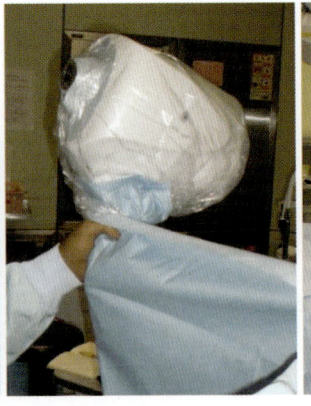

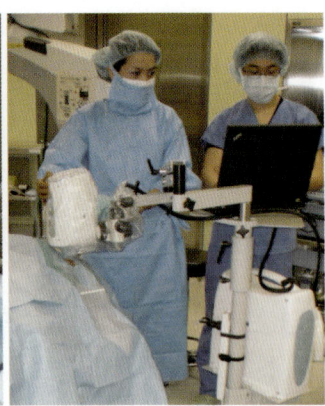

図1　ラッピングの方法（a, b）と OCT 撮影風景（c）

術前眼内透見不能例

　通常の手順にて硝子体手術を行い，中間透光体がクリアになったところで OCT を行う．よい解像度で撮影するためには，屈折を合わせることが重要である[*3]．症例1は，硝子体出血で眼底透見不能であったが，出血除去後に黄斑円孔様所見がみられた．術中 OCT により偽黄斑円孔であることがわかった．内境界膜を除去したが，偽黄斑円孔と判明しているためタンポナーデは行わなかった（図2）．症例2は糖尿病黄斑浮腫の既往がありケナコルト-A®による治療と経過観察が行われていたが，6か月受診しない間に硝子体出血で透見不能となった．硝子体出血除去後術中 OCT を撮影したところすでに黄斑浮腫はなく，マキュエイド®で残存硝子体を除去するにとどめ内境界膜剥離は行わなかった（図3）．

[*3] 眼内レンズが入っているほうが解像度がよいので，同時手術の場合には硝子体手術より前に入れてしまうか，OCT 撮影前に入れたほうがよい．

術中の変化を確認した例

　症例3は硝子体黄斑牽引症候群の例で，ていねいに牽引している硝子体を切除し，内境界膜剥離を行ったが，直後の OCT では中心窩にわずかな牽引性網膜剥離をきたしていた．術後は平坦化していた（図4）．

術中のみ確認できる角膜混濁例

　角膜混濁があり，網膜の状況がはっきりわからないが，上皮掻把や眼圧低下の処置により一時的に OCT 画像が観察される可能性がある．症例4は眼底に外傷性黄斑円孔があり，シリコーンオイルタ

a.   b.

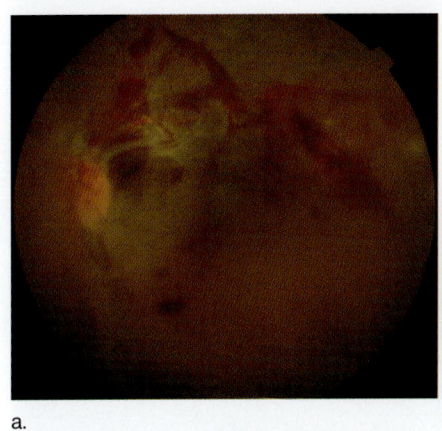

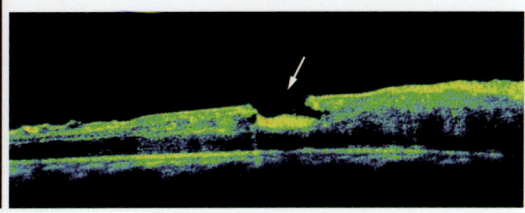

図2 症例（1）術前眼内透見不能例
53歳，男性．視力は右1.0，左0.06．未治療糖尿病で，3週間の血糖コントロール後に手術．眼底は右眼糖尿病網膜症なし，左眼硝子体出血と増殖膜（a）で，術中診断では半側網膜中心静脈閉塞であった．硝子体出血除去後の術中OCT（b）では，マキュエイド®の沈殿した偽黄斑円孔が確認された（矢印）．

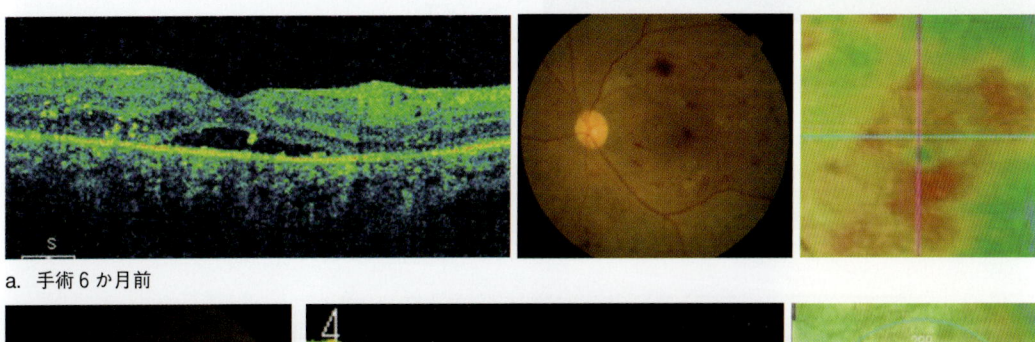

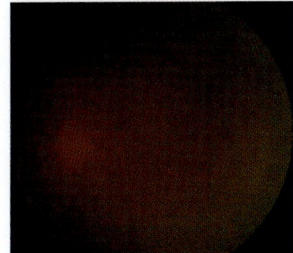

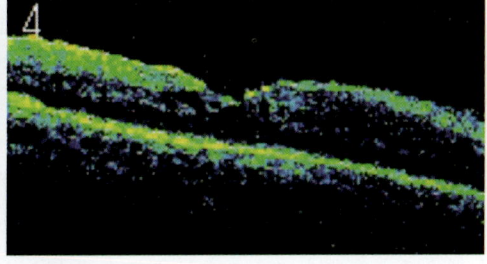

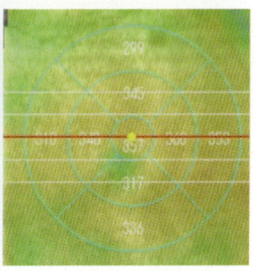

a. 手術6か月前

b. 術前   c. 術中

図3 症例（2）術前眼内透見不能例
61歳，男性．左眼糖尿病黄斑浮腫で経過観察（a）．その経過中にみられた眼底透見不能な硝子体出血に対して手術を行った（b）．硝子体手術により出血を除去後OCT撮影．すでに黄斑浮腫は消退していた（c）．

ンポナーデが行われた症例であるが，角膜混濁のため術後外来でのOCT画像は不鮮明である．内視鏡においても円孔閉鎖が得られているかどうか確定診断が難しいが，角膜上皮剥離により術中OCTで，円孔閉鎖が確認された（**図5**）．

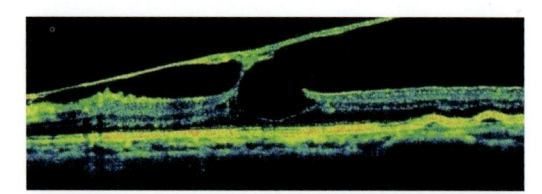

a. 術前

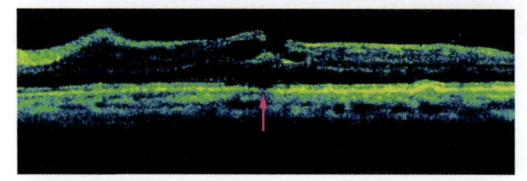

b. 内境界膜剥離後（術中）

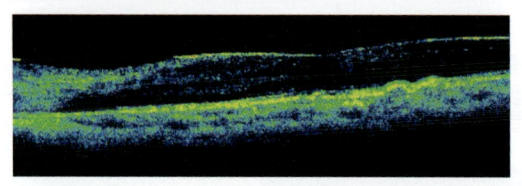

c. 術後1週

図4　症例（3）硝子体黄斑牽引症候群
a. 術前には後部硝子体膜と中心窩内側の網膜が牽引されている.
b. 術中，牽引除去直後には中心窩に盛り上がりがみられ，IS/OS がはっきりしなくなった.
c. 術後1週間目には，所見は改善した.

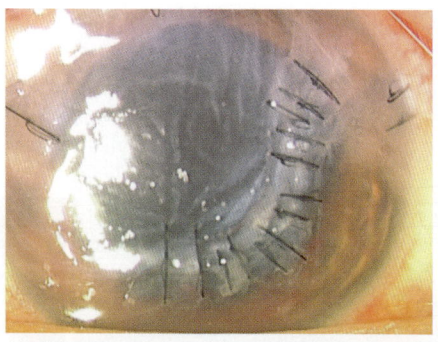

a. 術中所見

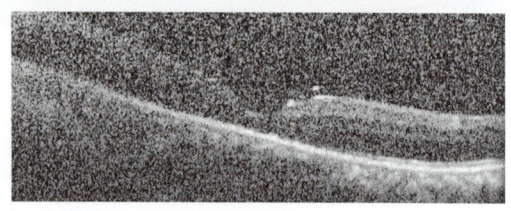

b. OCT

図5　症例（4）右眼球破裂
30歳，男性．術前に角膜浮腫で透見できなかったが，術中，上皮剥離，眼圧低下により，OCT が撮影できた（a）. 前回治療した黄斑円孔は，ほぼ閉鎖していた（b）.

今後の展望

　スタンドが導入されたことにより，術中OCTで安定した画像を得ることができるようになったが，今回のように顕微鏡をいったん外して行う方式や，文献報告されている顕微鏡にマウントされた方法のいずれにおいても，リアルタイムに画像を観察することは難しい．ただ，その有用性を考えると今後のさらなる技術的進歩があるだろうことが予想される．

（寺崎浩子）

functional OCT

functional OCT（機能的 OCT）とは

　functional OCT とは，もともと脳科学の分野で生まれた言葉である．大脳皮質においてマクロな神経活動を空間的にマップする方法として，機能的 MRI（functional MRI），内因性信号計測法，近赤外分光法（near-infrared spectroscopy；NIRS），ポジトロン断層法（positron emission tomography；PET）などが挙げられ，それぞれ時間的・空間的解像度が異なっている．一般に神経活動が増強すると組織の光吸収や散乱が変化することが知られており，OCT においてもその信号に局所的な変化が生じる．理化学研究所の Maheswari らは，2002 年に OCT を用いてネコの大脳皮質における機能的カラム構造を高い空間的解像度で描出し，初めて functional OCT という概念を提唱した[1,2]．functional OCT とは，刺激によって神経活動の増強する部位を OCT 信号の変化領域として抽出し，神経機能の客観的な評価を地図（トポグラフィ）のようにわかりやすく示す技術である[*1]．

なぜ OCT で神経活動をとらえることができるのか？

　神経活動に伴って神経組織の微細構造や光反射率が変化する現象は古くから知られており[3,4]，光を使って生体脳の神経活動を測定する光学計測法（optical imaging；内因性信号計測）が 1990 年ころよりさかんに行われてきた[5]．この現象は，光刺激による近赤外光の反射率変化として網膜でも観察されている[6,7]．同様に OCT における近赤外レーザー光の反射強度も光刺激によって変化している可能性があり，実際に光刺激前後の OCT 信号強度を比較することで刺激によって惹起された "evoked response" を抽出することができる[*2]．

サル眼および健常ヒト被験者における functional OCT 信号

　眼底カメラの光学系を改造し，Fourier-domain OCT（840 nm 光源）に刺激装置（白色フラッシュ光および波長可変ハロゲン光）を組み込んだ実験機を作製した．麻酔下のマカクサル眼底を OCT にて

文献は p.316 参照．

[*1] 現在，この言葉は当初より広い意味で用いられる傾向にある．すなわち，たとえば血球のドップラ効果や光音響効果などを利用して，これまでの OCT とは異なる方法で詳細な組織情報を得ようという試みを一括して，functional OCT と呼ぶことがある（ドップラ OCT，Photoacoustic OCT など）．本項では，本来の意味での functional OCT，すなわち OCT における干渉信号の変化を利用して神経活動をとらえる技術について述べる．

[*2] これまでに，Drexler らは摘出網膜（ウサギ）で[8]，また，Fujimoto らは生体網膜（ラット）において[9]，視細胞内節および外節からの functional OCT 信号を報告している．

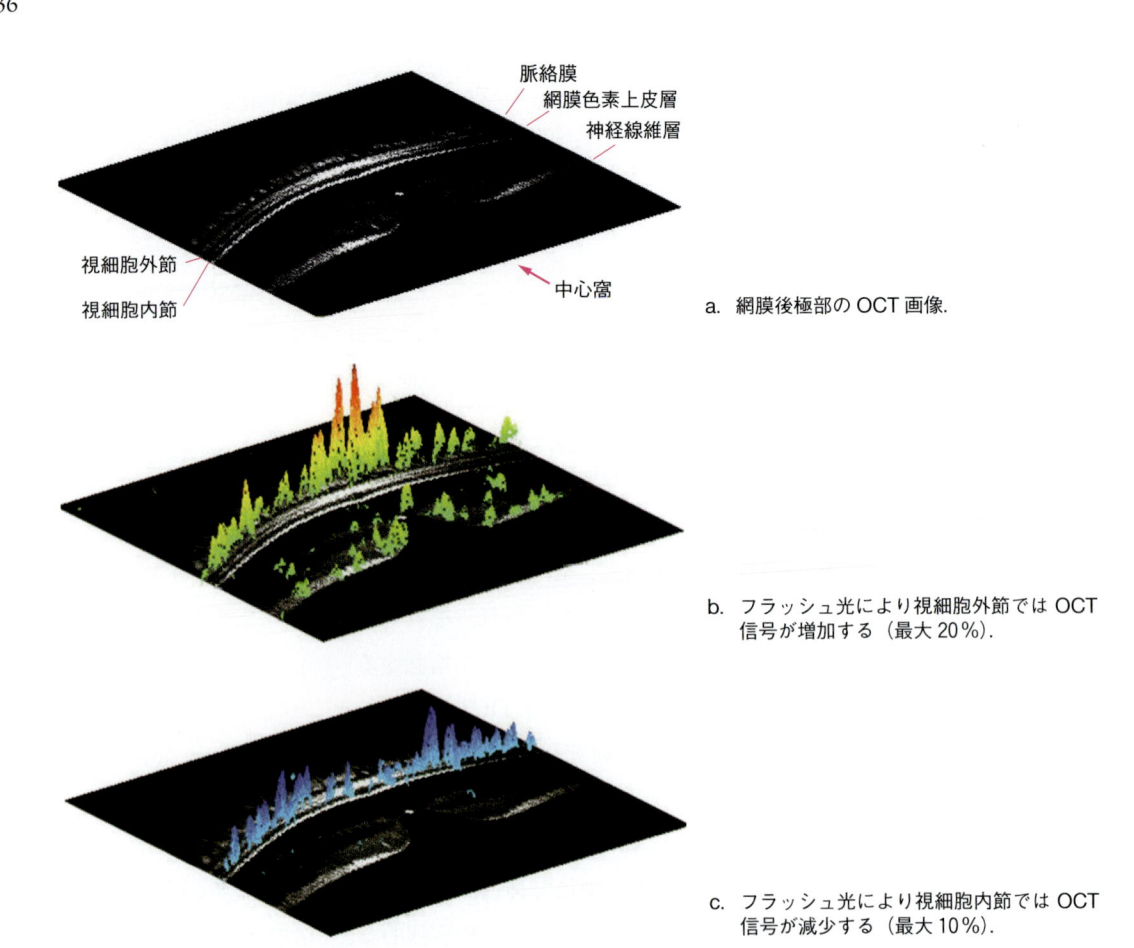

図1 functional OCT（機能的OCT）による網膜の反応マップ（マカクサル）

a. 網膜後極部のOCT画像．
（脈絡膜，網膜色素上皮層，神経線維層，視細胞外節，視細胞内節，中心窩）

b. フラッシュ光により視細胞外節ではOCT信号が増加する（最大20％）．

c. フラッシュ光により視細胞内節ではOCT信号が減少する（最大10％）．

撮像し，その間に後極部に光刺激を加える．刺激前後でOCT信号の変化分を計算し，これをfunctional OCT信号として描出する．その際，心拍，呼吸による画像ズレが大きく影響を与えるため，30Hzの各フレームにおいて位置ズレの補正を行っている．

白色フラッシュ光（約300cds/m^2）にて網膜を刺激すると，視細胞内節におけるOCT信号の減少，および視細胞外節におけるOCT信号の増加が刺激直後から観察される．この変化分が視細胞におけるfunctional OCT信号である（図1, 2）．

光計測にあたっては，さまざまな種類のアーティファクトが生じるが，functional OCT信号が視細胞由来であることを証明するため，錐体，杆体視細胞の分布の違いをこの方法でとらえることができるかを調べてみた．ハロゲン光を用いて錐体優位の波長（黄色，590nm）と杆体優位の波長（緑色，500nm）で，それぞれ後極部を刺激すると，黄色刺激では中心窩での反応がより強くみられ，緑色刺激では周辺部

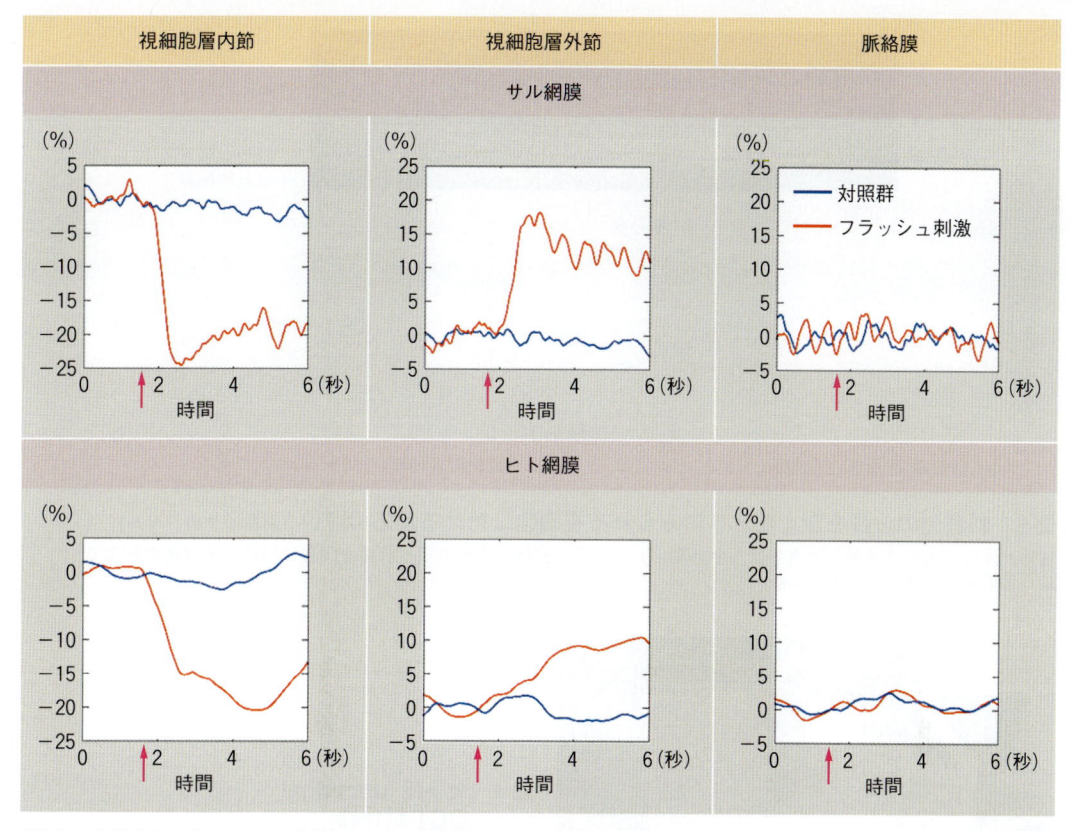

図2 麻酔下マカクサル（上）および健常ヒト被験者（下）における，白色フラッシュ刺激後のfunctional OCT信号の時間経過
視細胞内節および外節で信号変化がみられるのに対して，脈絡膜では変化が観察されない．赤矢印はフラッシュ刺激のタイミングを示す．

での反応がより鋭敏にみられた（**図3**）．この実験により，これらの信号源が視細胞の錐体および杆体視細胞由来であることが確認できる．

functional OCT信号の発生には，視細胞における光異性化反応やそれに伴う膜電位の変化，細胞周囲のイオン環境の変化，微細細胞構造の変化などが影響していると思われるが，起源の詳細は不明である．また，神経線維層から外顆粒層に至る領域では同様の信号は観察されないが，網膜血管に着目すると，網膜内層において血流変化に伴うゆっくりしたfunctional OCT信号を観察することができる．

健常ヒト被験者における計測では，心拍，呼吸の影響に加えて眼球運動が大きなノイズ源となるため，眼底のトラッキング機能を有する実験装置（**図4**）を用いて計測を行った．ヒトでも，サルでの計測と同様にフラッシュ刺激により視細胞におけるOCT信号の変化が観察された（**図2**）．ただし，主に眼球運動による生体ノイズの影響が大きく，すべての被験者から良好なデータを得るには至っていない．

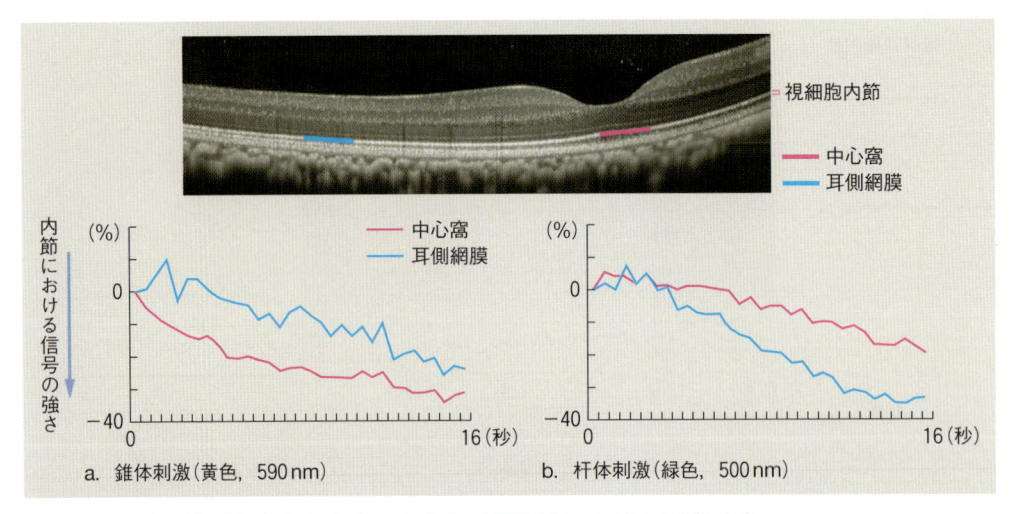

図3 刺激光の波長を変えたときにみられる視細胞における反応の違い（麻酔下マカクサル）
錐体が優位に反応する黄色刺激では，中心窩における反応が強くみられる．杆体が優位に反応する緑色の刺激では，その逆のパターンがみられる．

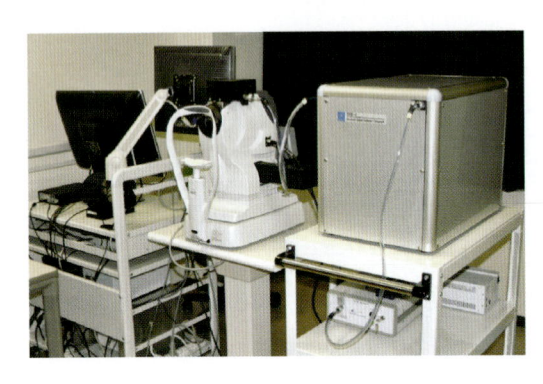

図4 ヒト用functional OCT試作器
固視ズレ補正のための自動トラッキング機能を備えている（東京医療センター，理化学研究所，〈株〉NIDEKにて共同開発中）．

functional OCTの今後

　functional OCTでは網膜機能の異常を層別に識別することができるため，網膜機能不全の原因がどの層にあるかということを三次元的に示すことができる．たとえば通常の検査で眼底に異常のみられない疾患においては，網膜内の異常部位検出の意義が大きい．ただし現時点では目の動きによるアーティファクトの影響が大きく，実用化のためには既存の技術（各画像間でのピクセル値の相関を利用した位置あわせや，自動トラッキング）では対処しきれていないのが現状である．今後，さらなる高速スキャンが可能な次世代OCTの出現などにより，この計測法が将来臨床にて実現可能となることを期待している．

〔角田和繁，鈴木　航〕

2. 健常所見

健常所見の基礎

OCT 分解能とスキャン速度のこれまで

　光干渉断層計（optical coherence tomography；OCT）は 1994 年に製品化されてから急速に進化し，当初の time-domain OCT（TD-OCT）の分解能が 20 μm であったのに対し，spectral-domain OCT（SD-OCT）では 5 μm に向上している．分解能とスキャン速度の向上により，短時間により多くの情報を得ることができるため，TD-OCT では描出できなかった像が SD-OCT では描出されるようになった．本項では，SD-OCT（Cirrus™ HD-OCT，Carl Zeiss Meditec）で得られた画像を用いて，健常所見について述べていく．

OCT 画像の成り立ち

　OCT では，測定光と同軸に戻ってくる反射波の情報で画像が構成されているため，対象が測定光に対して垂直に存在すると，反射波は強くなり OCT 画像では高反射として描出される．一方，対象が測定光に対して斜めになっていると，反射波は弱くなり低反射として描出される．網膜では，神経線維層や網状層などの神経線維成分が多いところでは高反射として描出され，神経節細胞層や顆粒層など，核の多い部位では低反射として描出される．OCT 画像では，反射波の強いところが高反射として描出されるため，必ずしも組織の密度とは一致しない．

網膜組織

　OCT では，網膜組織の構成が反射強度に関与している．網膜組織図を示し説明を加える（**図 1, 2**）．
内境界膜：内境界膜から外境界膜まで広がる Müller 細胞の基底膜であり，IV 型コラーゲンを中心に構成されている．
神経線維層：神経節細胞の軸索が集合したもので，視神経乳頭を通って視覚情報を大脳へ伝達している．
内網状層：双極細胞と神経節細胞を結ぶ軸索や神経線維，アマクリン

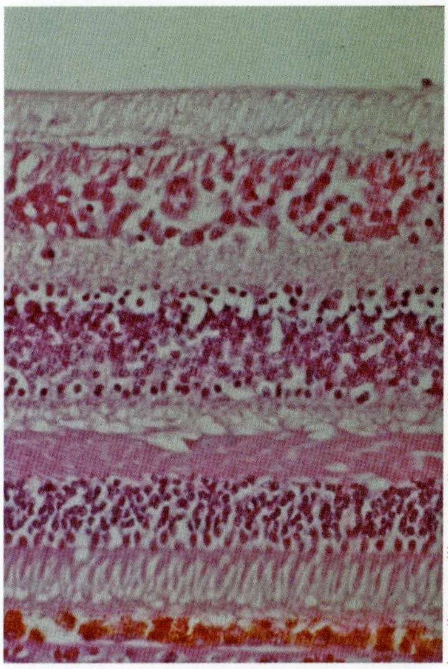

図1 網膜組織写真

① 内境界膜
② 神経線維層
③ 神経節細胞層
④ 内網状層
⑤ 内顆粒層
⑥ 外網状層
⑦ 外顆粒層
⑧ 外境界膜
⑨ 視細胞層
⑩ 網膜色素上皮層

核が濃染されているところが顆粒層になる．
（日本眼科学会専門医認定試験 第23回 臨床実地問題7.）

細胞の神経線維が存在する．内網状層では，双極細胞と神経節細胞がシナプス形成をしている．

内顆粒層：アマクリン細胞，水平細胞，双極細胞，Müller細胞の核がある．

外網状層：双極細胞と視細胞の軸索がシナプス形成をしている．外網状層には，水平細胞からの神経線維や視細胞の一部が存在している．

外顆粒層：視細胞の核がある．

外境界膜：Müller細胞の先端が視細胞の内節の周囲を取り囲んでいる．光学顕微鏡では境界が膜のようにみえているが，内境界膜とは異なり，基底膜を形成しているのではない．

視細胞層：視細胞内節には核が存在するが，多くはMüller細胞の間隙に位置しており，核は外顆粒層にあるが，内節の外方は視細胞層にある．視細胞外節はdiscを重ねたような構造になっており，光感受性蛋白のロドプシンが存在する．視細胞は錐体細胞と杆体細胞の二種類で構成される．錐体細胞は色覚に関与し，黄斑に集中している．杆体細胞は明るさに関与し，網膜全体に分布している．

網膜色素上皮層：網膜色素上皮細胞は，直径約14μm，高さ10〜14μmの単層上皮細胞である．

各層のOCT所見

神経線維層：神経線維層は高反射に描出される．神経線維層が高反射に描出されるのは，線維層が反射波を発生しやすいことと，神経

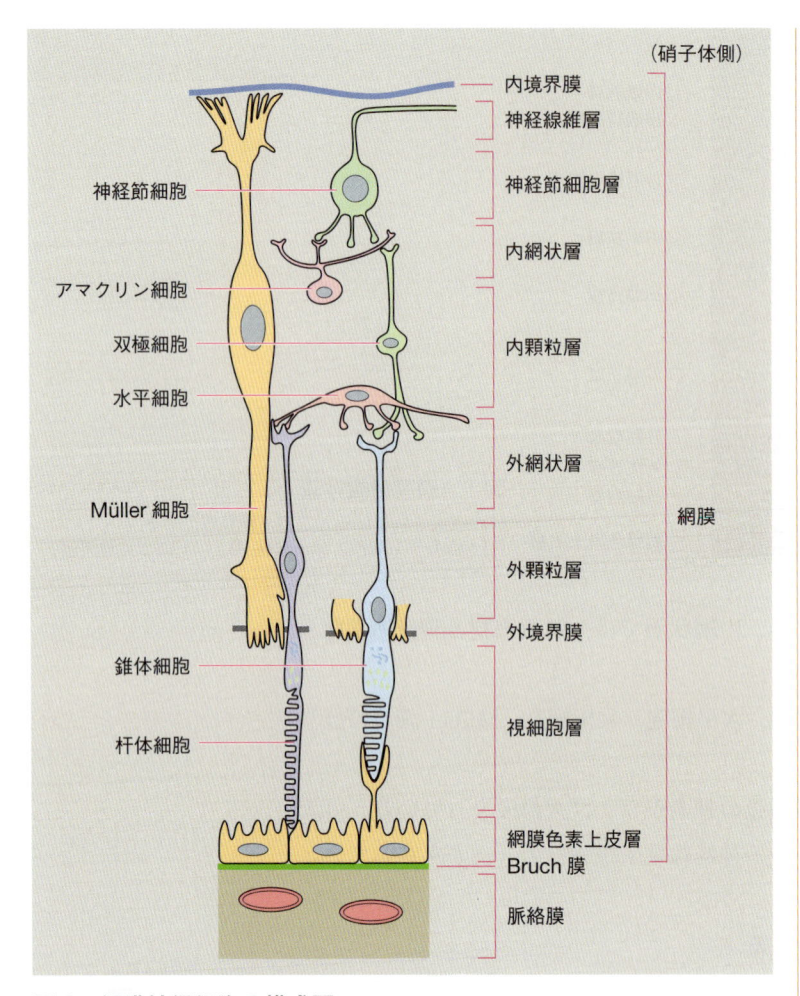

図2 網膜神経細胞の構成図
光は網膜を通過して視細胞に到達し，視細胞で電気信号に変換される．再度，網膜を神経節細胞へと伝達し神経線維を介して大脳へ伝達される．

線維の走行が測定光に対して直角となるためである．黄斑の直径1.5mmの範囲には，神経線維層がないため，神経線維層の反射は認められない（**図3**）．

顆粒層：内顆粒層，外顆粒層は細胞の核が多く存在する．反射波は散乱するため，低反射として描出される．中心窩は外顆粒層が大部分を占めており，層構造の大部分が低反射として描出される．

網状層：内網状層，外網状層は神経線維が多く存在するため，高反射として描出される．

外境界膜：外境界膜ではMüller細胞の先端が視細胞の内節の周囲を取り囲んでおり，境界面を形成している．外境界膜が高反射に描出されるのは，境界面で反射が強くなるためである．

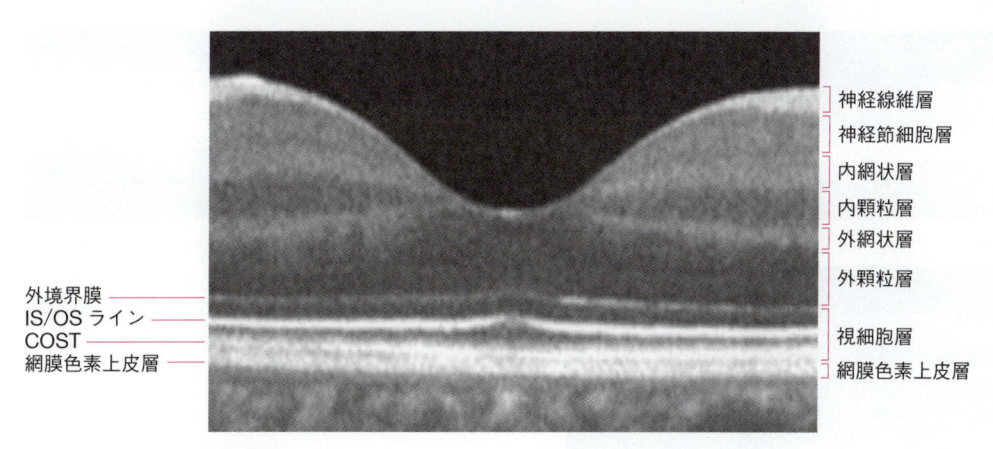

図3 OCT 画像の層構造
高反射，低反射に描出されている層は，細胞の密度とは関係がなく，光の反射の程度により輝度が変わる．

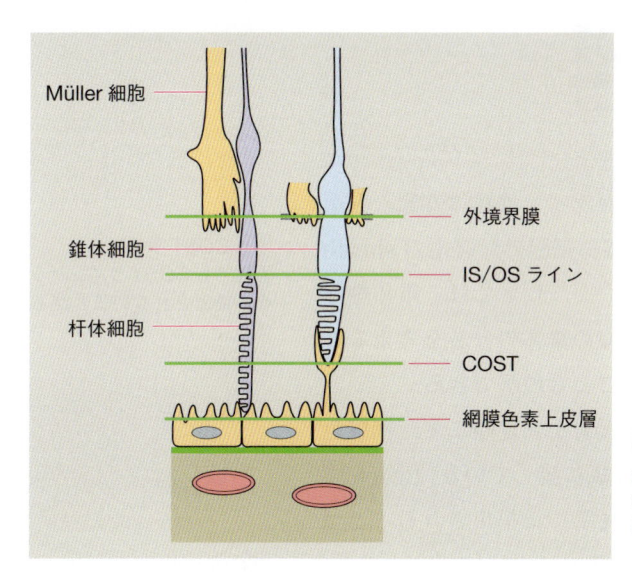

図4 網膜外層の4本のラインの模式図
網膜内層からみて3本目のラインは錐体外節の先端（cone outer segment tip；COST）で，錐体細胞外節終端の sheath に一致していると考えられている．

IS/OS ライン：視細胞内節は OCT では低反射に描出される．視細胞外節は disc を何層にも重ねた形状をしており，反射が起こりやすいと考えられ，一般に同部位を視細胞内節外節接合部としている[1]．補償光学を用いた高解像 SD-OCT を利用して視細胞を観察した報告がある．内節外端のエリプソイドが高い反射を示し，同部位を IS/OS ラインと考えている[2]．このようにさまざまな見解があり，議論の分かれるところとなっている．

第3のライン：高分解能の OCT の出現で，これまで一塊になっていたために描出されなかったラインが描出されるようになってきている．IS/OS ラインと網膜色素上皮の間に1本のラインが描出され，第3のラインとして議論の分かれるところとなったが，近年 ultra-

文献は p.317 参照．

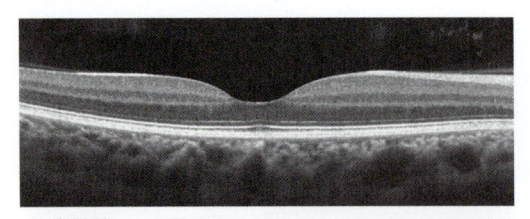

a. 水平断

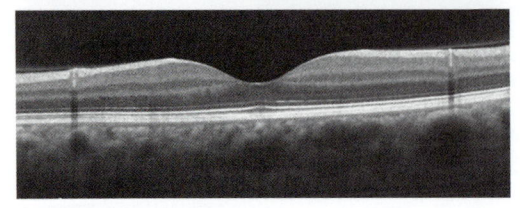

b. 垂直断

図5 水平断と垂直断
健常の神経線維層は，視神経乳頭と黄斑を結ぶラインを軸として上下に対称性を備えている．水平スキャンでは，黄斑から視神経乳頭へ向かうほど神経線維層は厚く描出されるが，視神経線維層よりも外層は，耳側と鼻側はほぼ対称である．

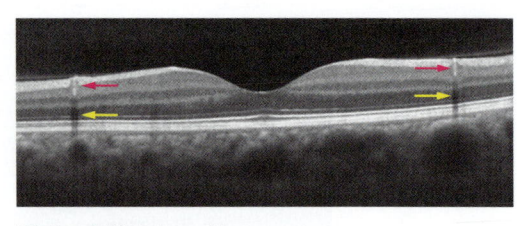

図6 血管のシャドー
網膜血管（赤矢印）の外層に測定光のブロックによるシャドー（黄矢印）がみられるが，血流による干渉信号の減弱によるものであり，異常な所見ではない．

high resolution OCT での研究から，第3のラインは錐体外節の先端（cone outer segment tip；COST[*1]）で，錐体細胞外節終端の sheath に一致していると考えられている（図4）[3-5]．ヒトでは，錐体細胞の長さは杆体細胞の約半分であり，黄斑での錐体の分布を考えると COST ラインが黄斑で鮮明に描出されることも理解できる．

網膜色素上皮：網膜色素上皮は最も強い反射を引き起こす．網膜色素上皮は Bruch 膜を挟んで脈絡毛細血管板に接している．Bruch 膜は厚さが 2μm 程度なので，健常眼での OCT では描出されることはないが，網膜色素上皮剝離を生じた際には Bruch 膜が描出される[*2]．

黄斑の OCT 画像

黄斑部は解剖学的に中心窩を中心とする直径 6mm の領域を指す．黄斑は直径 1.5mm の領域であり，神経線維層は認められない．中心窩は錐体細胞が多く存在し，無血管領域となっており，Henle 線維層，外網状層，外顆粒層，視細胞層が占めている．外網状層は高信号に描出され，外網状層は低信号に描出される．COST ラインと網膜色素上皮との距離は，中心窩と中心窩外で変化はないが，IS/OS ラインは中心窩で隆起している．中心窩では組織学的に視細胞外節が長く，結果として IS/OS ラインが隆起して描出されている．

[*1] COST ライン
正常でも COST ラインがうまく描出されないことがある．

[*2] double layer sign
ポリープ状脈絡膜血管症（polypoidal choroidal vasculopathy；PCV）では，異常血管網の部位に double layer sign として認められることが多い．

健常像の対称性と非対称性

　健常像の網膜神経線維層は，視神経乳頭と黄斑を結ぶラインを軸として上下に対称性を備えている（**図5**）．垂直のスキャンでは神経線維層，神経節細胞層，内網状層，内顆粒層，外網状層，外顆粒層は上下でほぼ同じ厚みとして描出される．一方，水平スキャンでは，黄斑から視神経乳頭へ向かうほど神経線維層は厚く描出されるが，神経線維層よりも外層は，耳側と鼻側はほぼ対称である．

血管によるシャドー

　spectral-domain OCT では，一部の網膜の血管も描出されるようになっている．網膜血管の外層に測定光のブロックによるシャドーがみられ，組織の描出が十分にできないことがある（**図6**）．これは，血流による干渉信号の減弱によるものであり，異常な所見ではない．

カコモン読解 第23回 臨床実地問題7

黄斑の組織写真を図に示す．光干渉断層計（OCT）で内節外節接合線（IS-OS line）に対応する部位はどれか．

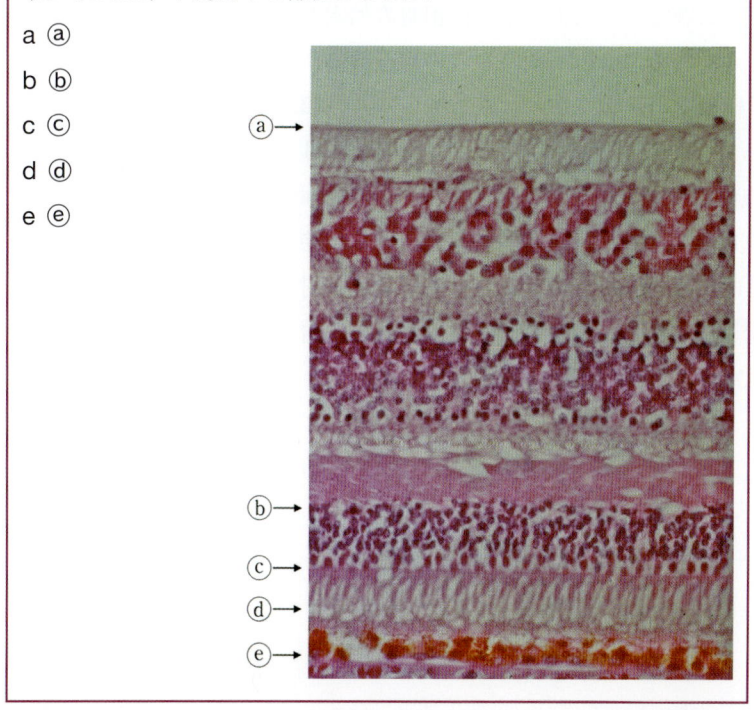

a ⓐ
b ⓑ
c ⓒ
d ⓓ
e ⓔ

解説　光学顕微鏡で網膜の断面を観察すると，9層の感覚網膜と，1層の色素上皮層からなり，合計10層に分けられる．網膜内層から，

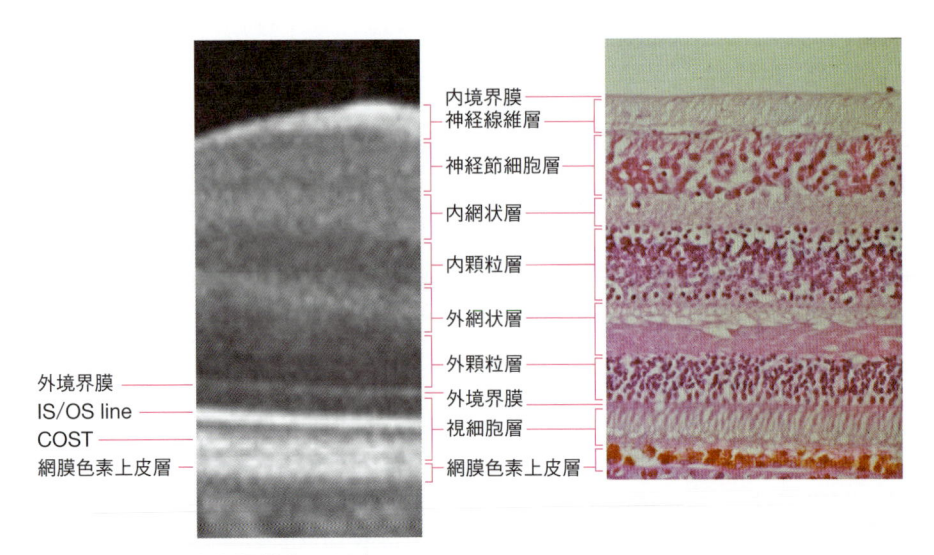

図7 OCT画像と組織像の反応

内境界膜，神経線維層，神経節細胞層，内網状層，内顆粒層，外網状層，外顆粒層，外境界膜，視細胞層，網膜色素上皮層に分けられる（図7）．

ⓐは内境界膜で，Müller細胞の基底膜である．ⓑは外網状層と外顆粒層の境界である．外網状層では，双極細胞と視細胞の軸索がシナプス形成をしている．外網状層には水平細胞からの神経線維や視細胞の軸索，視細胞と双極細胞のシナプスが存在している．外顆粒層には視細胞の核がある．ⓒは外境界膜である．外境界膜ではMüller細胞の先端が視細胞の内節の周囲を取り囲んでおり，境界面を形成している．ⓓはIS/OS lineである．IS/OS lineは視細胞内節と外節の接合部で，OCTでは外境界膜のラインより外層に強い反射がみられる．ⓔは網膜色素上皮である．網膜色素上皮は1層の単層上皮細胞からなり，OCTでは高反射となる．

模範解答 d

（柿木雅志，大路正人）

クリニカル・クエスチョン

網膜外層所見と視力の関連について教えてください

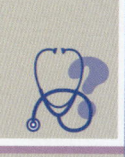

Answer 黄斑は，中心ほど錐体細胞の密度が高く分解能が高くなっています．すなわち，黄斑の中心部にある直径 1.5 mm の円内の中心窩は，最も分解能の高い視覚，視力を担います．OCT 所見では，視細胞のなす層は，3 本の高反射ラインとして観察され，それぞれ外境界膜（ELMライン），視細胞内節外節接合部（IS/OS ライン），錐体外節端（COSTライン）に相当します．これらのラインの不整が視力予後の指標ともなりえます．

カラー眼底所見

黄斑の定義には解剖学的定義（**図 1, 2**）[1,2]と臨床的定義（**図 3**）がある．

解剖学定義：中心直径 0.35 mm 円内を中心小窩（foveola）といい，内顆粒層および，その内側の層が存在しない．中心小窩を含む直径 0.5 mm の円内は，網膜血管が存在しない capillary free zone（CFZ）に相当する．capillary free zone の酸素や栄養は，主に脈絡膜血管か

文献は p.317 参照．

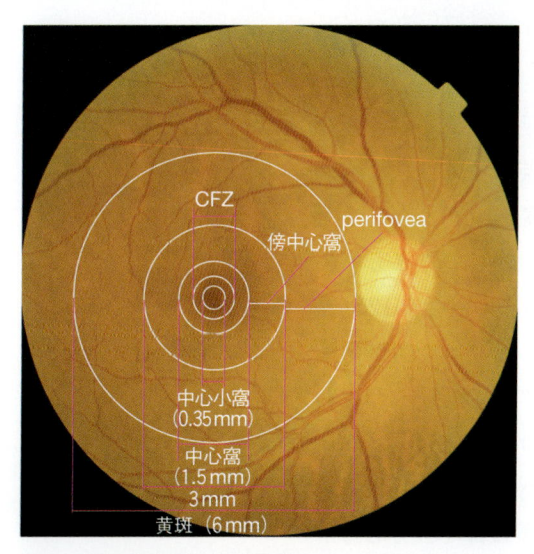

図 1 黄斑の解剖学的定義
黄斑の組織学的特徴に基づいて定義される．
CFZ：capillary free zone

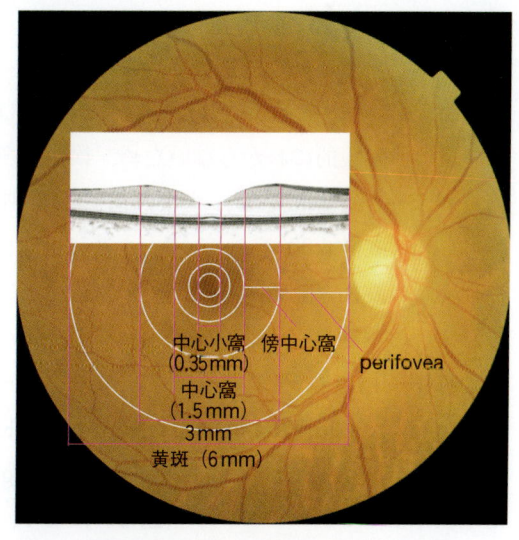

図 2 黄斑の解剖学的定義と OCT の対応

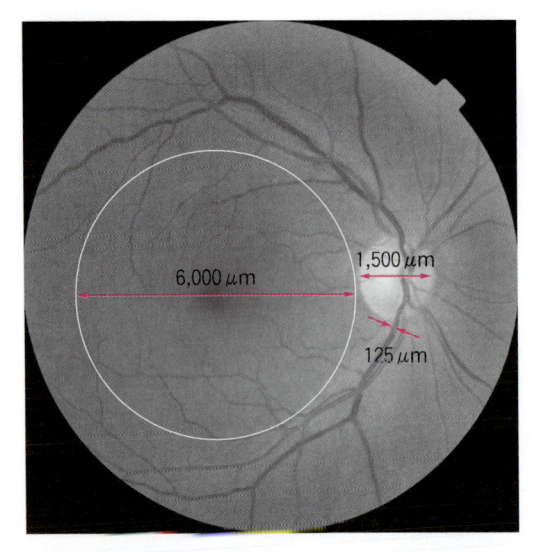

図3　黄斑の臨床的定義
眼底の内部標準長では，視神経乳頭の直径を 1,500 μm として中心小窩を中心とする直径 1,500 μm の円内を黄斑とする．ほかに，視神経乳頭に入る静脈の径を 125 μm としている．

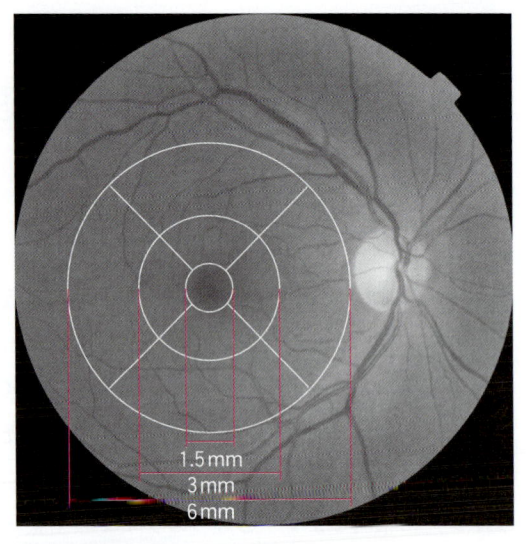

図4　ETDRS セクターチャート
黄斑は 9 個のセクターに分割される．
ETDRS：Early Treatment Diabetic Retinopathy Study

ら供給される．中心小窩を含む直径 1.5 mm の円内が中心窩（fovea）であり，組織写真にみられる陥凹の範囲に相当する．中心窩より外側で直径 3 mm より内部のリング状の範囲を傍中心窩（parafovea）という．神経節細胞層，内顆粒層，外網状層，Henle 層が最も厚い領域である．さらに，傍中心窩より外側で直径 6 mm の円より内部のリング状の範囲を perifovea という．これらをすべて含む直径 6 mm の円内が黄斑であり，神経節細胞が 2 層以上をなす層と定義される．

臨床的定義：このように黄斑の解剖学的定義は明瞭であるが，網膜層構造は検眼鏡的にわからないため，検眼鏡所見による簡便な臨床的定義が使用されている．すなわち，中心小窩を中心とする半径 3,000 μm（直径 6,000 μm）の円内を黄斑とし，長さの基準として視神経乳頭の直径を 1,500 μm，視神経乳頭へ入る静脈の直径を 125 μm としている（図3）．さらに，1990 年代初頭から始まった黄斑部病変の標準的解析を担うリーディングセンターの定義として Early Treatment Diabetic Retinopathy Study（ETDRS）Research Group[3] や Wisconsin age-related maculopathy grading system[4] で採用された ETDRS セクターチャート（図4）により，黄斑部を区分して解析することが標準となっている．

中心窩の構造と網膜神経細胞の三次元分布：黄斑は，中心ほど錐体

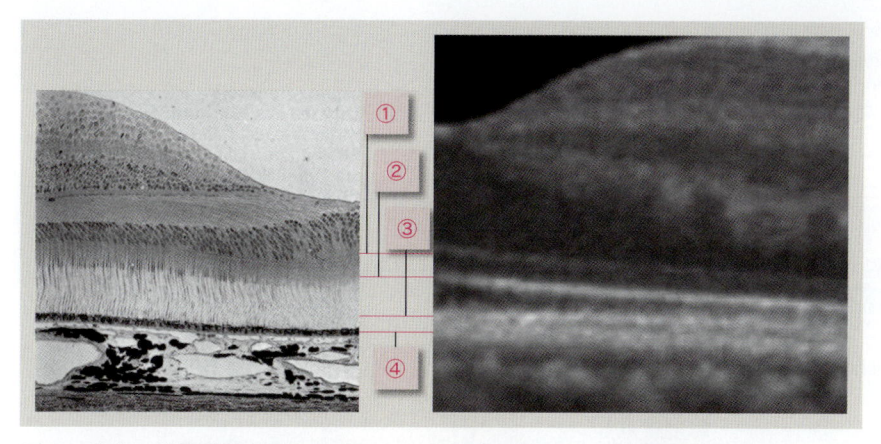

図 5　黄斑の視細胞層に認められる 3 本の高反射ラインの組織との対応
① 外境界膜（external limiting membrane：ELM）
② 視細胞内節外節接合部（photoreceptor inner segment/outer segment junction：IS/OS）
③ 錐体外節端（cone outer segment tip：COST）
④ 網膜色素上皮のライン

　細胞の密度が高く分解能が高くなっている．すなわち，中心窩は最も分解能の高い視覚，視力を担う．中心窩周囲には，光情報を処理して脳へ伝えるために視細胞以外のニューロンである第二次ニューロン（双極細胞，水平細胞，アマクリン細胞），第三次ニューロン（神経節細胞）が同心円状に周囲に配置され，中心窩には視細胞と中心窩構造を維持するためのグリア細胞だけが存在する．言い換えると，中心窩には神経線維層，神経節細胞層，内網状層からなる網膜内層および内顆粒層が存在せず，これらの層はその周囲に同心円状にずれて存在する．このため中心窩は薄く，その周囲の傍中心窩は厚くなり，中心窩陥凹を形成している．

OCT 所見

読み方：OCT の網膜画像は光の反射が強い組織は高反射になり，光が通過しやすく反射が弱い部位は低反射になる．一般に，細胞体の存在する細胞層は低反射で，軸索や樹状突起の存在する線維層は高反射となる．よって，網膜は高反射と低反射が繰り返す多層構造として描出される．しかし，例外が一つあり，それは視細胞がなす層である．この視細胞の層には，光の反射が強い部位が以下の 3 か所ある（図 5）．

1. 外境界膜（external limiting membrane；ELM）．これは視細胞内節の付け根部分と Müller 細胞の接合部に相当する．
2. 視細胞内節外節接合部（photoreceptor inner segment/outer seg-

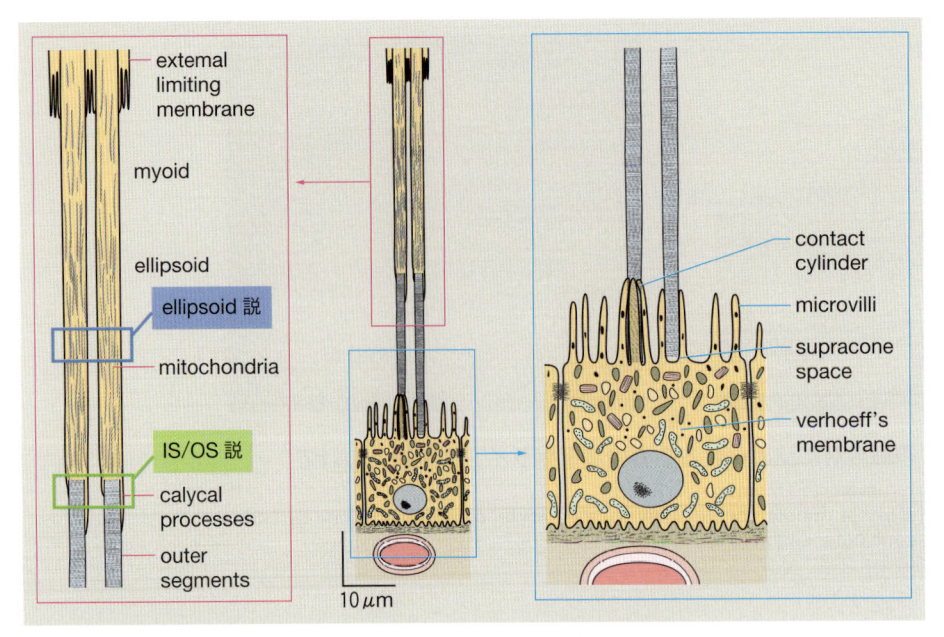

図6 視細胞内節外節接合部の反射のオリジンに関する仮説
従来の視細胞内節外節接合部（photoreceptor inner segment/outer segment junction；IS/OS）説に対して，新たに ellipsoid 説が有力となってきている．
(Grading diabetic retinopathy from stereoscopic color fundus photographs--an extension of the modified Airlie House classification. ETDRS report number 10. Early Treatment Diabetic Retinopathy Study Research Group. Ophthalmology 1991；98：786-806.)

ment junction；IS/OS）．外節は円板状の膜が重なりあう構造をとるため，内節から外節に移行する部位で光の強い反射が起きると考えられている．

3. 錐体外節端（cone outer segment tip；COST）．網膜色素上皮が微絨毛で錐体外節端を包む構造（cone sheath）が反射のオリジンと考えられている[5]．

光受容細胞である視細胞は光に対し稲穂のように平行に整列する．このため外境界膜，視細胞内節外節接合部，錐体外節端は高反射な境界面をなし，3本の高反射ラインとして観察される．この3本の高反射ラインは，もう一つの高反射ラインである網膜色素上皮層ラインの前方にこの順番で並ぶ．

視細胞内節外節接合部における視細胞の観察：最近では，視細胞内節外節接合部の反射のオリジンが，正確にはどの解剖学的な構造を反映しているかが議論となっている．Drexler らは，補償光学超高解像スペクトラルドメイン OCT（AO UHR SD-OCT）により個々の視細胞の観察に成功した[6]．この OCT は，すべての色相に対する眼球の収差を補償し，横分解能を極限まで高めた．AO UHR SD-OCT

像では，視細胞1個1個が分解されているからELMもIS/OSも破線として描出され視細胞の構造と比較ができるわけである．その比較により，内節外端のミトコンドリアが集積するエリプソイド（ellipsoid）が高い反射を有し，視細胞内節外節接合部ラインを構成すると考えられた．また，SpaideとCrucioも1990年以降の網膜の組織学的文献を精査し視細胞のスケールモデルを作成し，Spectralis®のBスキャン画像と比較した結果，視細胞内節外節接合部ラインはellipsoidに相当したとしている（図6）[7]．視細胞内節外節接合部の反射のオリジンは，まだ結論に至ってはいないが，近々従来の説が塗り替えらるかもしれない．

視細胞健康度の評価：外境界膜ライン，IS/OSライン，COSTラインが注目されるのは，視細胞の健康度を示す指標と考えられているからである．すなわち，これらラインの消失や不整は視細胞層の障害を示す．視細胞外節は再生するため，外節レベルの異常ではIS/OSラインやCOSTラインは回復することがある．一方，内節の障害は不可逆であり，外境界膜ラインは回復しない．COSTライン，IS/OSライン，外境界膜ラインの順に軽度な視細胞障害も鋭敏に反映するともいえる．これらラインは，OCTのプローブ光があたる角度やOCT画像の感度によっては見えにくいこともあり，このような偽陰性の可能性も念頭に置いてほしい．

カコモン読解　第20回 臨床実地問題1

網膜の組織像を図に示す．矢印の範囲に存在するのはどれか．

a 網膜血管
b 水平細胞
c 神経節細胞
d アマクリン細胞
e Müller細胞

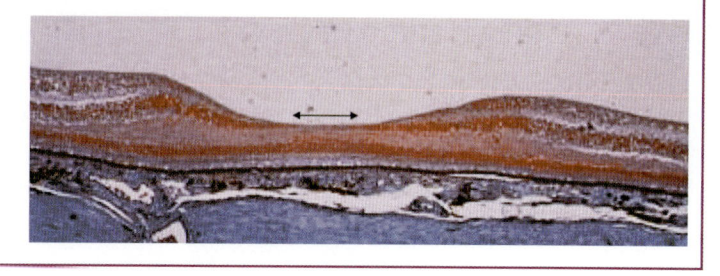

[解説]　本問題は，黄斑部の光学顕微鏡組織写真を示し，眼底写真を示していないことから解剖学的中心窩の特徴を問うものである．図の両矢印の部分は内顆粒層より内側の層が存在せず，中心小窩を示していることがわかる．中心小窩はcapillary free zoneよりも狭い領域であり，選択肢aの網膜血管は存在しない．しかし，そのように認識できなくても，網膜の10層構造を理解していれば，網膜神

経線維層から内顆粒層までが両矢印の部位でなくなっていることに気がつく．すなわち，b, c, d は否定できる．また，中心窩に capillary free zone があることは眼科の常識といわざるをえず，まず a の網膜血管は否定してほしい．

模範解答 e

カコモン読解 第 21 回 臨床実地問題 5

27 歳の女性．OCT 像を図に示す．矢印が示すのは何か．
a 内顆粒層　　b 外境界膜　　c 外顆粒層
d 視細胞内節・外節接合部　　e Bruch 膜

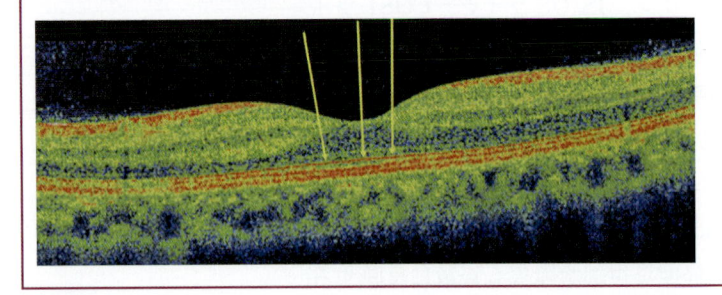

解説　図の矢印は前方（OCT 画像では上方）から 2 番目の高反射ラインを示している．よって，答えは，"視細胞内節・外節接合部"となる．視細胞内節・外節接合部より前方の外境界膜ラインは，ほかの 3 本より細く反射が弱いという特徴は覚えておきたい．

模範解答 d

（板谷正紀）

クリニカル・クエスチョン

アーチファクトと読影の落とし穴について教えてください

Answer OCT画像の読影の際には，網膜内変化および硝子体混濁によるアーチファクトに気をつける必要があります．特にマップ解析で厚さを評価する際には，結果に影響を及ぼさないよう検査の段階で注意する必要があり，読影の際には必ずオリジナルの画像データを確認する必要があります．

アーチファクト

OCTから出た測定光が眼内に入射した際，光路の途中に強く光を反射する物質が存在すると，測定光が遮られてその後方からの反射光は著しく減弱または生じないため，その物質の後方は陰影（シャドー）となる．網膜血管の後方や出血・硬性白斑などの網膜内変化のOCT所見が途切れて見えるのはこのためである（図1～3）．また，漿液性網膜剝離のように視細胞層が網膜色素上皮から剝離する病変においては，測定光に対して斜めに傾斜する領域が生じるため一部の反射光は減弱することがあり（図4），とりわけ視細胞内節外節接合部領域の評価の際には注意が必要である[*1]．さらに，通常のOCTでは，脈絡膜側は低反射となる．しかし，強度近視による網脈絡膜萎縮などのような色素上皮萎縮や脱色素があると，脈絡膜は高反射となるため肥厚しているかのような所見になる（図5）．さらに，硝子体混濁により測定光が遮られてシャドーを生じることがある（図6）．これらのアーチファクトは，OCT画像の読影に影響を及ぼす可能性のある重要な要因として考慮すべきものである．

厚さの評価

網膜の厚さや視神経線維層の厚さなど，厚みを測定するために目的とする層の境界を検出するセグメンテーションという処理を自動で行っている[*2]．このセグメンテーションのアルゴリズムはOCTにより異なっているため，その検出性能は装置により異なっており，この処理のエラーは厚みの測定に大きな影響を及ぼす[2,3]．たとえば，網膜の厚みは網膜表面と網膜色素上皮との距離として計算され

[*1] OCTでは，光源からの光は基準光と測定光に分光され，測定光に対し同軸に戻ってきた反射光と基準光との干渉信号から画像がつくられている．そのため光軸に垂直な反射の生じやすい構造では強いシグナルとなり，散乱を大きく生じさせる構造では弱いシグナルとなる．

[*2] spectral-domain OCT（SD-OCT）では，検出器の特性により遠位のデータ（scanning windowでは下方）からのデータはsignal lossを生じる．神経線維層や網膜厚の測定においてscanning windowの上方と下方での測定に差があるという報告もあるが，その差は5μm程度であり，臨床的には大きな意味をもたない[1]．

文献はp.317参照．

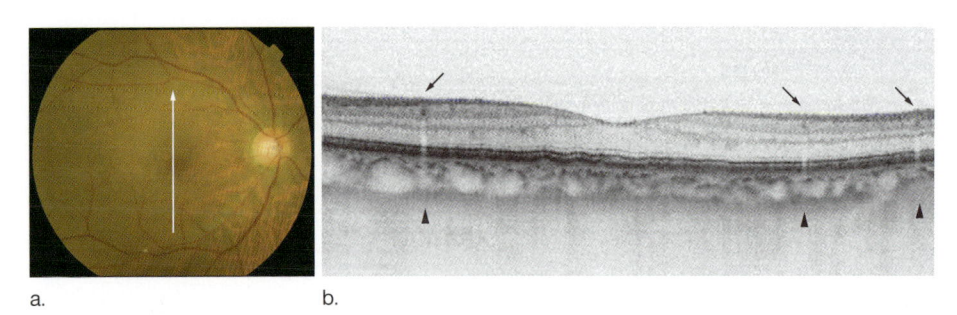

図1 網膜血管のアーチファクト
網膜血管は細長の高反射となり（b, 矢印），その後方はシャドーとなっている（b, 矢頭）．

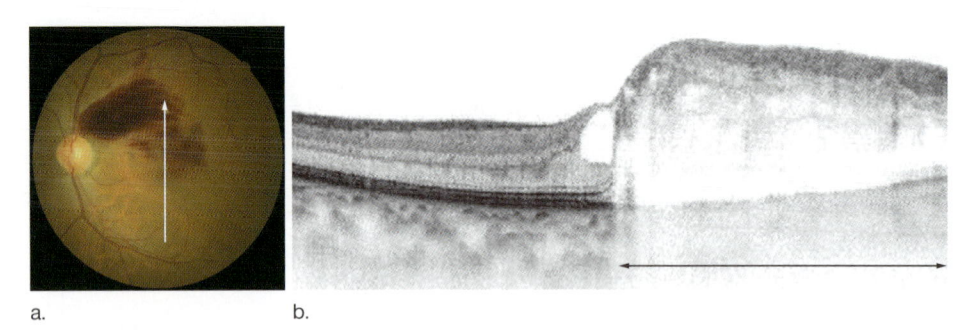

図2 網膜出血のアーチファクト
網膜出血部の後方領域は，シャドーとなっている（b, 両矢印）．

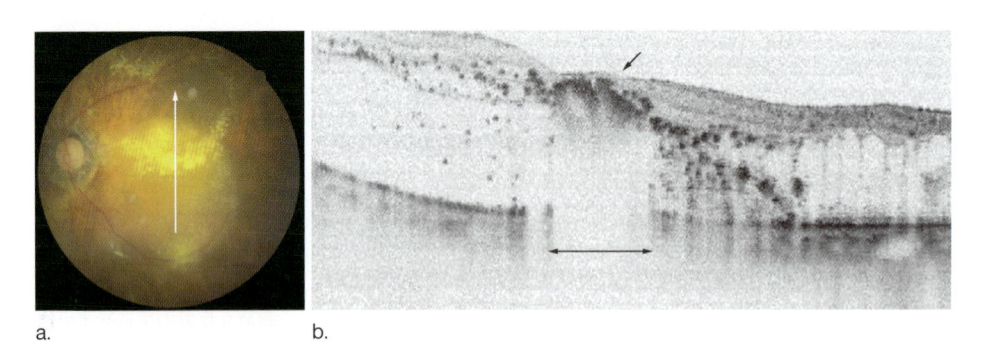

図3 硬性白斑のアーチファクト
硬性白斑は高反射となり（b, 矢印），その後方領域はシャドーとなっている（b, 両矢印）．

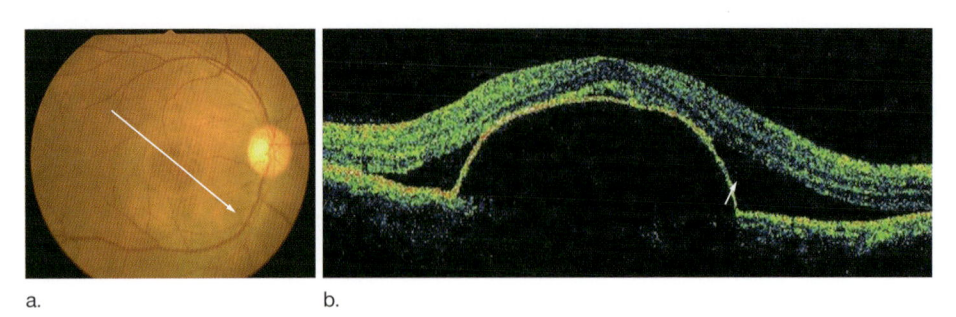

図4 漿液性網膜剥離領域の不鮮明化
網膜色素上皮剥離と漿液性網膜剥離を伴った症例．傾斜している領域では反射の減弱が生じやすく，画像が斜めの場合はさらにその傾向は増大する（b, 矢印）．

2. 健常所見　55

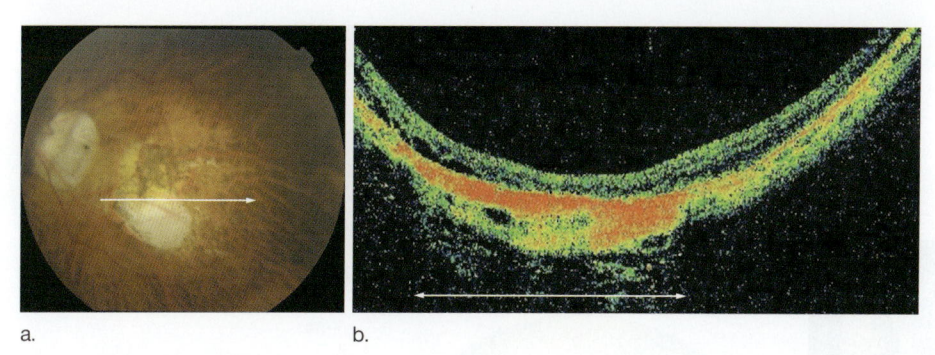

a.　　　　　　　　b.

図5　網膜色素上皮萎縮によるアーチファクト
網膜色素上皮の萎縮領域では，脈絡膜からの反射が強くなり，肥厚しているかのような所見になる（b，両矢印）．

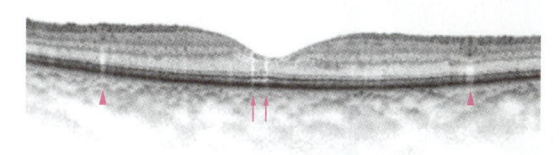

図6　硝子体混濁によるアーチファクト
輪状の硝子体混濁（＊）と混濁に一致した線状のシャドー（矢印）．網膜血管によるシャドー（矢頭）も認められる．

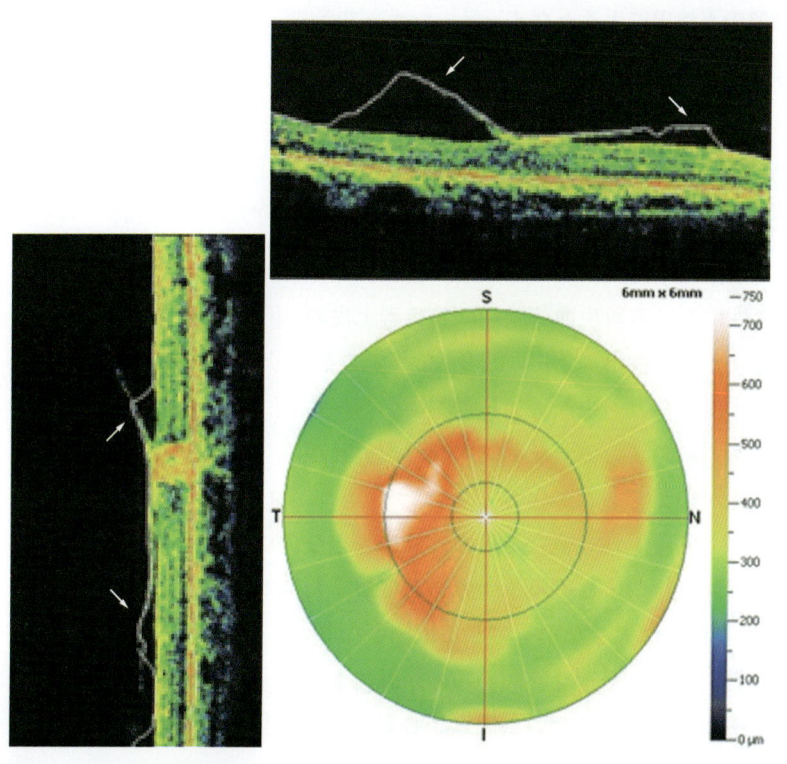

図7　後部硝子体膜による網膜表面のセグメンテーションエラー
後部硝子体膜を網膜表面ととらえてしまったため（矢印），厚さのマップでは明らかな肥厚化が生じているように表示されている．

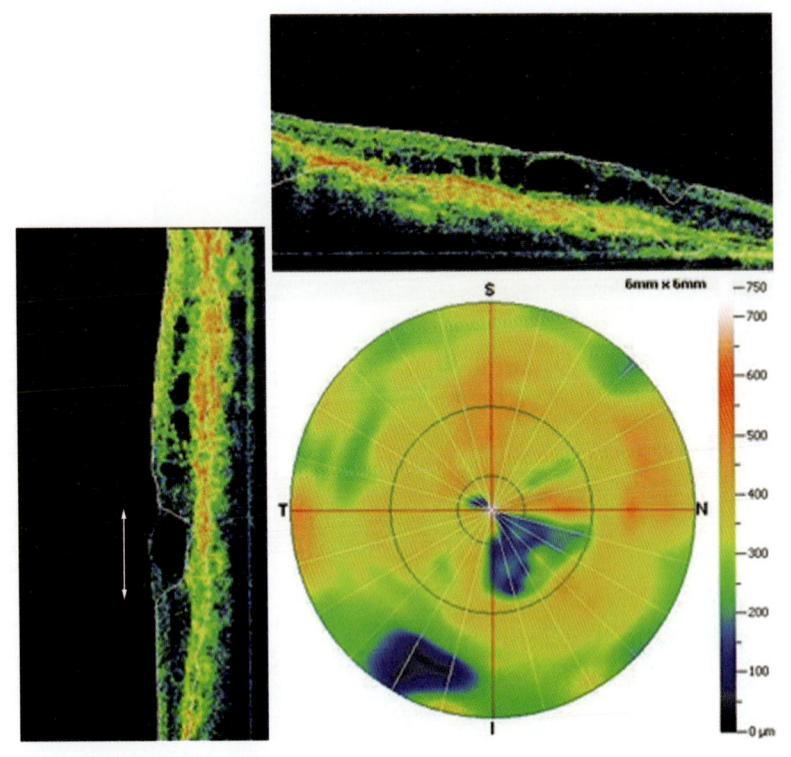

図8　嚢胞様黄斑浮腫の前壁の不検出によるセグメンテーションエラー
嚢胞様黄斑浮腫の前壁の一部からの反射が減弱し，後壁をとらえてしまったため（両矢印），その領域は厚さのマップ上では菲薄化しているように表示されている．

　るが，これらのセグメンテーションエラーは種々のアーチファクトによって引き起こされる．たとえば，後部硝子体膜や網膜上膜（図7），あるいは嚢胞様黄斑浮腫（図8）などにおける網膜表面の検出エラーや，加齢黄斑変性における新生血管膜や網膜色素上皮の不整化による網膜色素上皮ラインの検出エラー（図9）などである．強度近視眼や白内障・硝子体混濁などの中間透光体混濁の影響によるシグナルの減弱（図10）も，セグメンテーションエラーを引き起こす一因となりうるので注意が必要である．

　アーチファクトではないが，位置ずれも検査結果の評価に大きな影響を及ぼす．中心固視のずれを起こすと網膜厚の分布が変わるため，特に中心窩厚を評価するうえでは大きな差を生じる原因となる．視神経乳頭周囲の神経線維層の厚さも視神経乳頭からの距離によって異なっているため，測定中心がずれていないか注意が必要である（図11）[4]．

　いずれにせよ，厚さの評価の際にはオリジナルの画像データを確認することが大切であり，網膜厚マップで局所的に周囲と大きな変

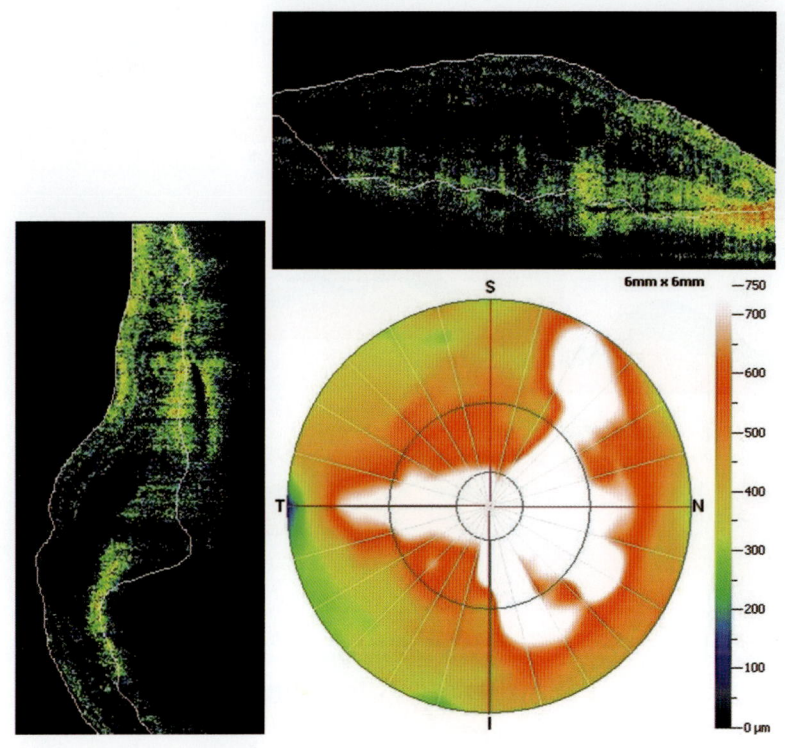

図9 網膜色素上皮ラインのセグメンテーションエラー
網膜内からの反射が複雑化すると，網膜色素上皮を的確にとらえることができなくなり，網膜の厚さを正確に測定できなくなることがある．

化を示している場合には，特に注意する必要がある．

検査時に注意すべき重要なポイント

　OCTでは測定光の光軸に対して眼底が傾くとシグナルが変化するため，中心窩領域を斜めに走行する線維層では，鮮明にとらえられる傾きと検出できない傾きとがある（図12）．検査の際には，その目的によって測定を工夫する必要がある[*3]．

　また，シグナルが弱いときには屈折異常の補正を再度自動であるいは手動で確認したり，測定光の入射位置を変えてみるなどの工夫も必要である．さらに硝子体の混濁がある場合には，眼を動かさせて混濁が移動した瞬間を狙って測定を行うのも一つの方法である．

　先に述べたように検査を行うにあたり検査中心の位置設定は重要であり，経時的に評価する場合には，毎回手動で位置合わせを行うのではなく同一部位の評価ができるフォローアッププログラムを用いることが好ましい．

　また，角膜表面の乾燥によるOCT測定値への影響も報告されて

[*3] scanning windowを見ながら網膜の傾きを調整する．このとき，測定装置を横方向にスライドさせたり，患者の顔の向きを変えさせながら，瞳孔から光を入れる位置を変化させる．

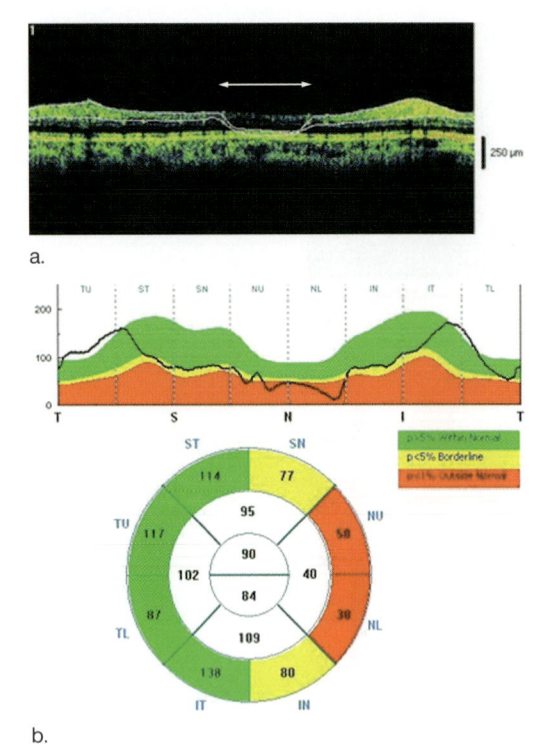

図10 シグナルの減弱による神経線維層のセグメンテーションエラー

神経線維層のシグナルの一部が減弱し，その領域では神経線維層とは異なる部位を測定しており（a，両矢印），マップでは明らかな菲薄化として表示されている（b）．

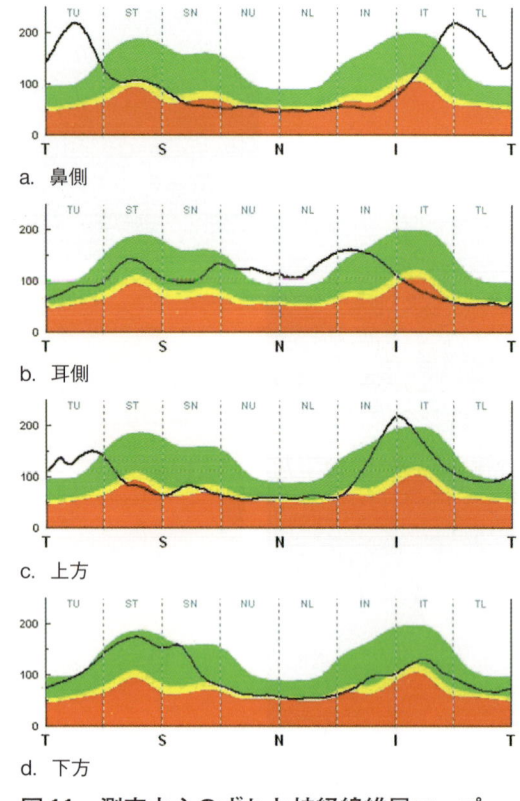

a. 鼻側
b. 耳側
c. 上方
d. 下方

図11 測定中心のずれと神経線維層マップ

測定中心をずらして測定．同じ眼でも，測定中心が異なるとまったく異なったパターンで測定される．

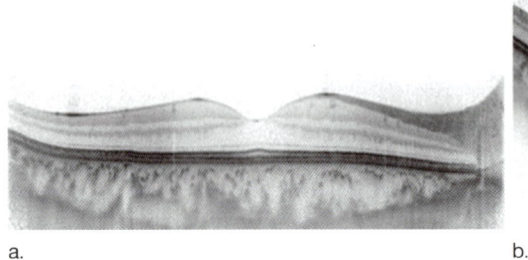

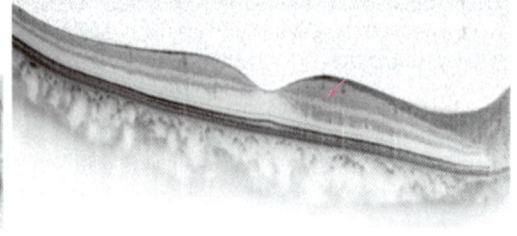

図12 画像の傾きによるアーチファクト
a. 水平に撮像した線維層は，鼻側と耳側で差が認められない．
b. 同じ眼を傾いて撮像すると，鼻側と耳側で線維層の厚さが異なっている（矢印）．これは，斜めに走行する線維層に対して測定軸が垂直になると，反射が増強するためである．

おり[5]，適度の瞬目をさせながら素早い測定を心掛けることが大事である．

（石子智士）

2. 健常所見

クリニカル・クエスチョン

加齢によってOCT所見はどのように変化するのか教えてください

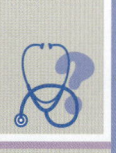

Answer 健常眼では，加齢に伴い黄斑部網膜および脈絡膜は薄くなります．一方，硝子体皮質は加齢により徐々に肥厚し，最終的に傍中心窩の部位より後部硝子体剥離が生じてきます．

クエスチョンの背景

各種の後眼部疾患に伴う形態変化を異常と判定するためには，健常所見の理解に加えて生理的な加齢現象により起こりうる変化を知っておくことが必要である．近年では，簡便な脈絡膜断層撮影法である enhanced depth imaging（EDI）-OCT法の普及や高侵達OCTの登場で脈絡膜の形態観察が日常的に行われるようになった．網膜のみならず硝子体および脈絡膜の加齢に伴う変化を知ることは，疾病の診断，病態理解，および治療方針決定の観点からも重要であると考えられる．

アンサーへの鍵

網膜：健常網膜の加齢性変化に関しては，従来のtime-domain OCT（TD-OCT）の時代より多数の報告がなされており，報告により，ま

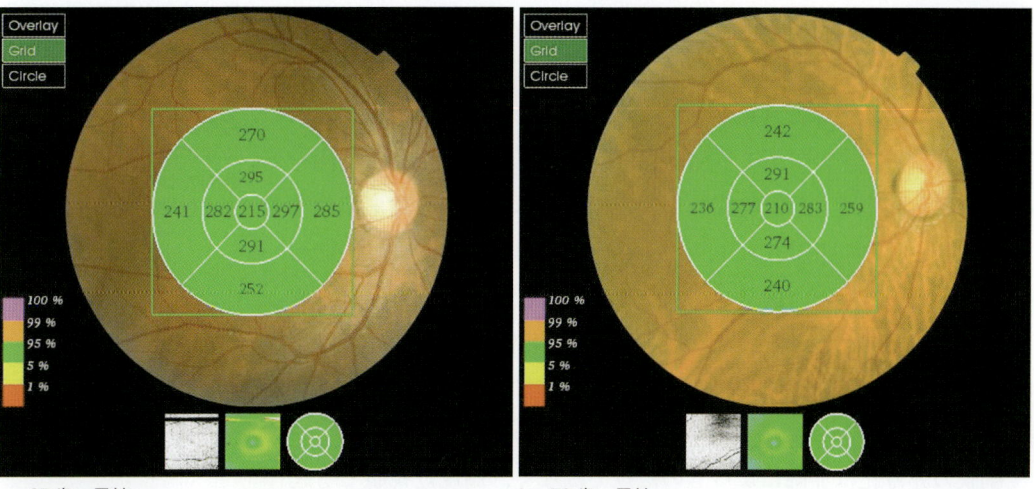

a. 25歳，男性　　　　　　　　　　　　　b. 73歳，男性

図1　網膜の加齢による変化（3D-OCT 1000，トプコン）
平均網膜厚はbの症例ではaの症例より，中心窩以外のすべてのセクタにおいて薄くなっていることがわかる．

表1 SD-OCTによる網膜の解析可能な層

RNFL	網膜神経線維層（retinal nerve fiber layer）	OPL+ONL	外網状層＋外顆粒層（outer plexiform layer, outer nuclear layer）
GCL	神経節細胞層（ganglion cell layer）	IS	視細胞内節（inner segment）
IPL	内網状層（inner plexiform layer）	OS	視細胞外節（outer segment）
INL	内顆粒層（inner nuclear layer）		

た部位や性別により多少の差異はあるものの，概して黄斑部網膜は加齢とともに菲薄化する傾向がある（図1）．その後spectral-domain OCT（SD-OCT）の登場により網膜厚の計測精度の飛躍的な向上が得られるようになったが[*1]，TD-OCTによる報告と同様，加齢により黄斑部網膜は全体として菲薄化することが報告されている[1]．

また，SD-OCTでは網膜の層別解析も可能となった．最近Ootoら[2]は黄斑部網膜厚を表1の各層に分けて解析し，RNFL，GCL，IPL，INL，ISでは年齢と負の相関が，OSでは年齢と正の相関があったと報告している．

硝子体：加齢に伴う生理的な現象である後部硝子体剥離[*2]の進行過程は，OCTの登場により飛躍的に理解が進んだといえる．Kishiら[3]が以前報告した後部硝子体皮質前ポケットもSD-OCTの登場により硝子体ゲルとその内部の液化腔の判別までもが可能となり，生体内での観察が容易となった（図2）[4]．

小児ではポケット後壁の後部硝子体皮質は薄すぎて同定不可能であるが，成人になるにつれ後部硝子体皮質が中心窩周囲で厚みを増すため同定できるようになる．さらに中高年になると後部硝子体皮質はさらに厚みを増し，最終的には傍中心窩の部位より後部硝子体剥離が生じてくる．

脈絡膜：前述のように，OCTを用いた脈絡膜形態の観察は現在のホットトピックの一つである．Margolisら[5]は，EDI-OCTの手法を用いて健常眼の黄斑部脈絡膜厚を測定，その厚さは中心窩下で最も厚く，年齢と負の相関にあり，中心窩下脈絡膜厚は10年で15.6μm減少すると報告した（図3）．また，高侵達OCTを用いた報告でも同様に，Ikunoら[6]が脈絡膜厚は年齢と負の相関があるとしている．

アンサーからの一歩

網膜の菲薄化は加齢によるものだけではなく，高度近視眼でも起こりうる[7]ことは念頭に置かなければならない．また，網膜疾患以外にも緑内障や視神経疾患においても黄斑部網膜の菲薄化を起こし

[*1] **黄斑部網膜厚の正常値データベース**
近年のSD-OCTには黄斑部網膜厚測定ソフトウェアが装備され，その計測値の部位別マップ表示も可能である．加えて網膜厚の正常値データベースが内蔵されており，各年代別に判定が可能である．しかし，そのデータベースでは現在のところ眼軸長の影響までは考慮されておらず，近視眼など網膜が菲薄化しうる症例では注意を要する．

文献はp.318参照．

[*2] **生理的後部硝子体剥離のプロセス**
加齢に伴い黄斑部の後部硝子体皮質は傍中心窩から剥離が進行するが，網膜硝子体癒着の比較的強い中心窩では接着が残存する．このような傍中心窩後部硝子体剥離のステップを経て，最終的に視神経乳頭との硝子体の癒着がはずれると後部硝子体剥離が完成する．

a.

b.

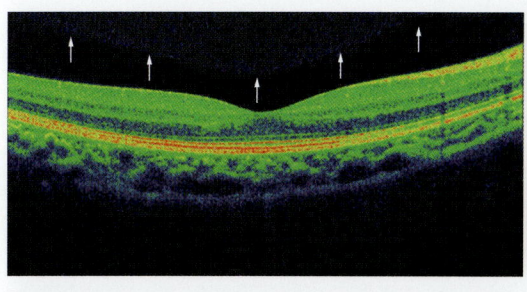

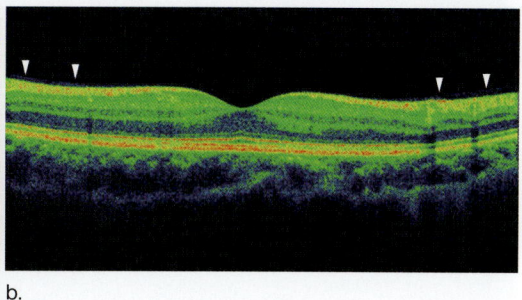

c.

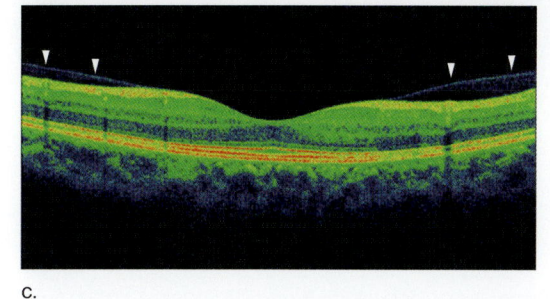

図2 硝子体の加齢による変化（3D-OCT 2000, トプコン）
a. 11歳，女性．後部硝子体皮質前ポケット（矢印）が確認できるが，ポケット後壁の後部硝子体皮質は非常に薄いため同定できない．
b. 20歳，男性．後部硝子体皮質（矢頭）は厚くなり，同定可能である．
c. 50歳，女性．後部硝子体皮質（矢頭）が傍中心窩網膜より剥離している．

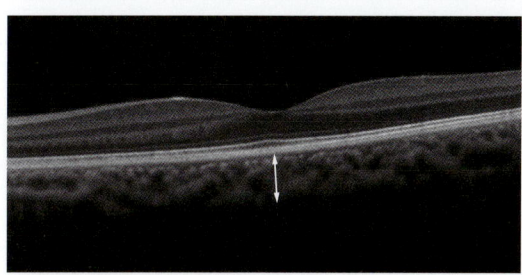

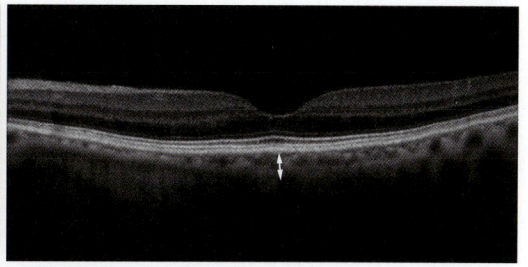

a. 34歳，男性，中心窩下脈絡膜厚 276 μm.　　　b. 75歳，男性，中心窩下脈絡膜厚 136 μm.

図3 脈絡膜の加齢による変化（3D-OCT 2000, choroidal mode, トプコン）
中心窩下脈絡膜は，bの症例ではaの症例より薄くなっているのがわかる．

うるため，ほかの疾患の存在の可能性は常に考えておく必要がある．

　後部硝子体剥離を代表とする網膜硝子体界面での加齢性変化は，特発性黄斑円孔，硝子体黄斑牽引症候群など，さまざまな疾患の病態に関与している．実際診療においても網膜のみならず，硝子体の加齢変化を常に考慮しておく必要がある．

　脈絡膜の変化に関しては，加齢に伴う非薄化以外にはまだ不明な点が多いのが現状であるが，たとえば脈絡膜厚は加齢黄斑変性のサブタイプにおいてもそれぞれ特有の所見があることが知られており[8]，今後の研究によりさらなる病態解明につながっていくことが期待される．加齢性変化≒生理的変化を知ることは非常に重要であり，OCTはそれを詳細にとらえることができる診療機器である．

（寺尾信宏，古泉英貴）

3. 網膜硝子体界面病変

特発性黄斑円孔

概略

　特発性黄斑円孔（macular hole）は，中心窩に1/4～1/3乳頭径の円孔を生ずる疾患である．自覚的には中心暗点と歪みがあり，視力は0.1～0.4に低下する．50～70歳代に好発し，60歳代にピークがある．男女比は2：3で女性に多い．黄斑円孔の病因は長らく不明で，円孔は治療の対象にすらならなかった．1988年，Gassが黄斑円孔の形成過程を報告し，予防手術の可能性に言及した[1]．1991年にKellyとWendelが，全層円孔が硝子体手術とガスタンポナーデで閉鎖することを報告[2]してから，手術が一挙に広まった．その後，術式の改良により，現在ではほとんどの例で円孔閉鎖が得られるようになっている．

文献はp.318参照.

発症機序

　硝子体牽引が，黄斑円孔の発症に関与するらしいことは古くから知られていたが，その具体的な機序は不明であった．硝子体が透明で，その詳細がみえなかったからである．Kishiらは黄斑前硝子体の特殊性から，周中心窩硝子体剥離（perifoveal PVD）による前方

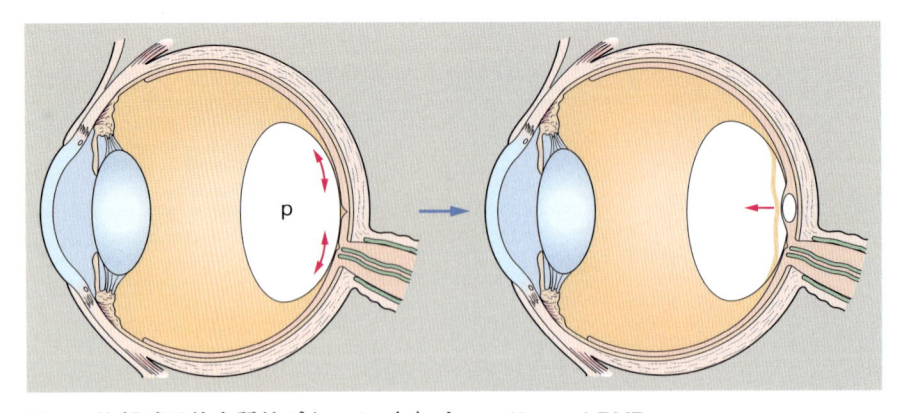

図1　後部硝子体皮質前ポケット（p）とperifoveal PVD
ポケット後壁の硝子体皮質の接線方向の収縮により，弧が弦になろうとする前方へのベクトルが発生する．
（岸　章治：OCT眼底診断学　第2版．東京：エルゼビア・ジャパン；2010.）

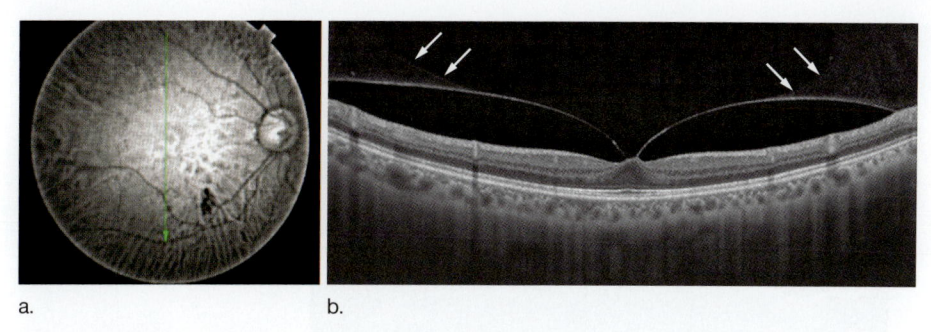

図2　perifoveal PVD
中心窩が挙上されているが、自覚症状はない．後部硝子体皮質前ポケットの輪郭（b，矢印）がみえる．

への牽引が円孔の原因であると主張していた（図1）[3]．近年，トリアムシノロンによる術中の硝子体の可視化，そして最近の光干渉断層計（optical coherence tomography；OCT）の分解能の向上により，硝子体牽引の実体がわかってきた．

黄斑前方には"後部硝子体皮質前ポケット"が生理的に存在する．黄斑部の硝子体皮質はポケットの後壁に相当し，ゲルから分離した膠原線維膜として存在している．40～50歳代になると，中心窩の周囲に後部硝子体剥離（posterior vitreous detachment；PVD）が起こるが，中心窩では接着が維持されるため，perifoveal PVD の形態をとる．これはポケット後壁がトランポリン状に剥離しようとする一方，中心窩では硝子体と網膜に比較的強い接着があるためと考えられる（図1）．perifoveal PVD は最近，加齢に伴う生理的な現象であり，完全 PVD の前段階であることがわかってきた（図2）．中心窩での硝子体皮質の接着が強いと，牽引が持続し黄斑円孔へ進行する．

病期分類

黄斑円孔の病期（Stage）分類は 1988 年に Gass により提唱され[1]，その後 1995 年に改訂された[4]．これらの Stage 分類は細隙灯顕微鏡所見に基づいたものである．Gass の分類に準じて，OCT による修正を加える．

Stage 1：perifoveal PVD による牽引で，中心窩は生理的な陥凹がなくなり，むしろ隆起してくる．中心窩では，硝子体牽引により中心窩に囊胞ができるが，意外なことに視細胞外節レベルの挙上（もしくは極小網膜剥離）が早期から起こる．網膜は Müller 細胞の柱により支持されているが，硝子体牽引が Müller 細胞を介して，その先端である外境界膜に到達することでこの変化が起こると考えられ

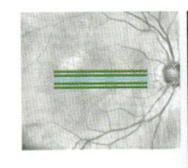

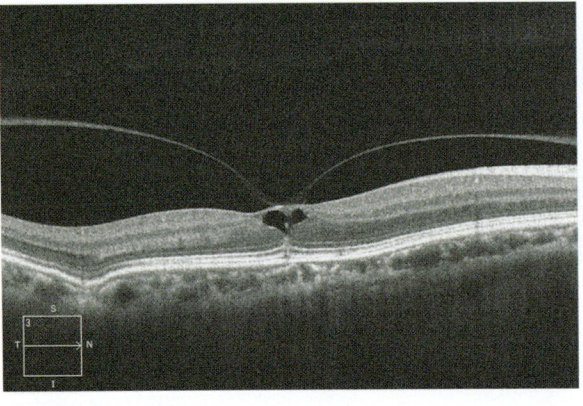

図3 Stage 1 黄斑円孔
perifoveal PVD がある.中心窩に囊胞ができている.視細胞内節外節接合部(IS/OS)は中心窩で隆起している.外境界膜,IS/OS,そして第3のライン(錐体先端)は断裂している.

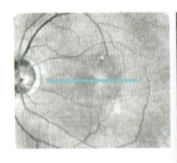

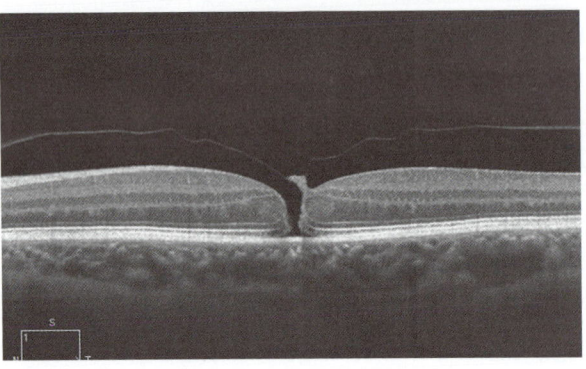

図4 Stage 2 黄斑円孔
黄斑囊胞の前壁が弁になって硝子体皮質に挙上されている.この段階には全層円孔になっている.

る[5].この牽引により,外境界膜,視細胞内節外節接合部,錐体先端の断裂が起こり,外層円孔になる(図3).

Stage 2:囊胞の前壁が牽引により弁状に挙上されると,三日月状の裂隙が生じる.これが Stage 2 である.OCT では,弁の先端に硝子体皮質が接着しているのが観察される.この段階では,囊胞の後壁は破綻して外層円孔化しているので,結果として全層円孔の状態になっている(図4).

Stage 3:囊胞の前壁が蓋として円孔の前方にはずれた状態.蓋は中心窩から剥離した後部硝子体皮質に付着している.全層円孔になっており,網膜色素上皮が円孔底に露出している(図5).

Stage 4:完全 PVD を伴う黄斑円孔を指す.硝子体が視神経乳頭からはずれると,Weiss ring[*1] を伴った完全 PVD になる.円孔の蓋は,剥離した硝子体皮質とともに大きな可動性をもつようになる.

*1 **Weiss ring(ワイスリング)**
乳頭前グリア環ともいう.後部硝子体剥離(PVD)の際,視神経乳頭縁に付着した硝子体が外れて環状の組織となって硝子体中に浮遊したもの.硝子体は視神経乳頭で最も癒着が強いので,Weiss ring があることは完全 PVD があることを意味する.

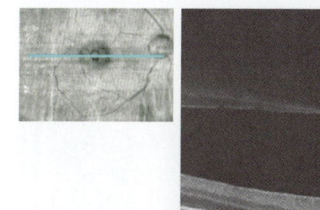

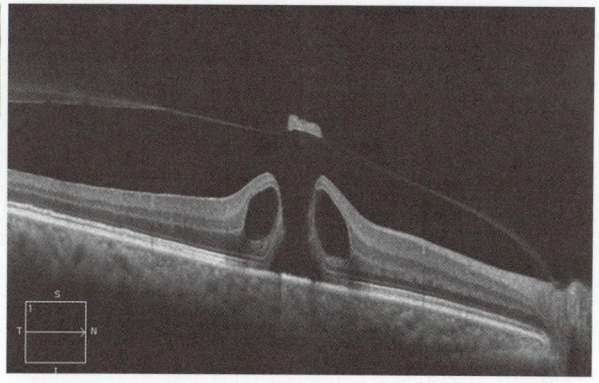

図5　Stage 3 黄斑円孔
蓋は剝離した硝子体皮質に付着している．

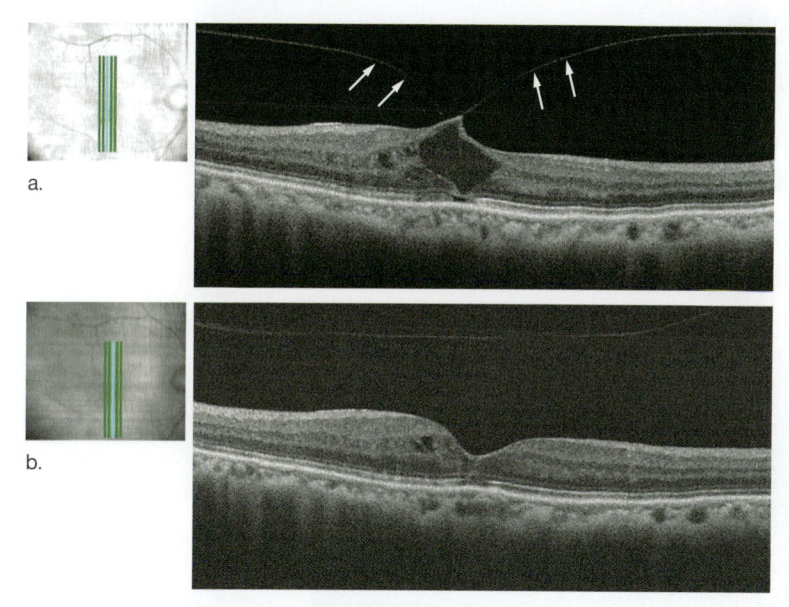

図6　Stage 1 黄斑円孔の自然寛解
a. perifoveal PVD（矢印）のある Stage 1 黄斑円孔．
b. 4か月後，中心窩で PVD が起こり，黄斑囊胞は消失した．

黄斑円孔の自然閉鎖

　Stage 1 までの円孔なら，中心窩で PVD が起こり硝子体牽引が解除されると，中心窩囊胞は自然に修復されることが多い（**図6**）．このため，Stage 1 では手術をせずに経過をみることが多い．Stage 2 になると，自然寛解は少ないので一般的には手術に踏み込む．Stage 3 は手術の適応であるが，円孔の径が小さいと，まれに自然閉鎖することがある．

〔岸　章治〕

クリニカル・クエスチョン

黄斑円孔の自然治癒について教えてください

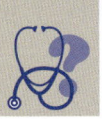

Answer 特発性黄斑円孔の Stage 1 である切迫黄斑円孔では，硝子体牽引が解除されれば自然治癒が期待できます．また，全層黄斑円孔の場合でも，小さな円孔で硝子体による牽引がなくなっていれば，自然に治癒することがあります．

切迫黄斑円孔の自然閉鎖

　黄斑円孔は中心窩周辺の後部硝子体剥離（perifoveal PVD）により，中心窩が慢性的に前方に牽引されることで形成される．初期には中心窩嚢胞や中心窩剥離（Stage 1）を呈し，やがてその前壁（roof）が弁状に挙上され，三日月形の裂隙が生じる（Stage 2）．さらに弁

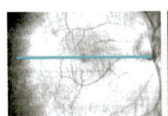

a. 初診

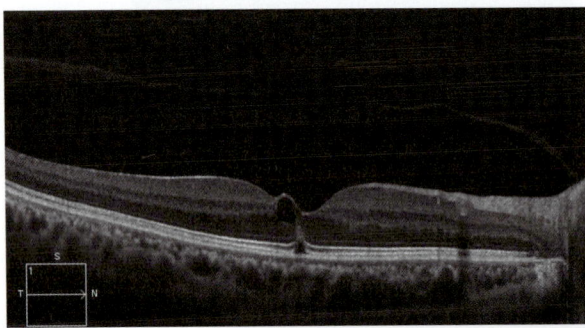

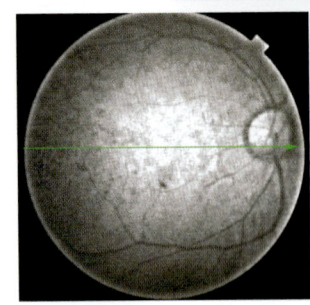

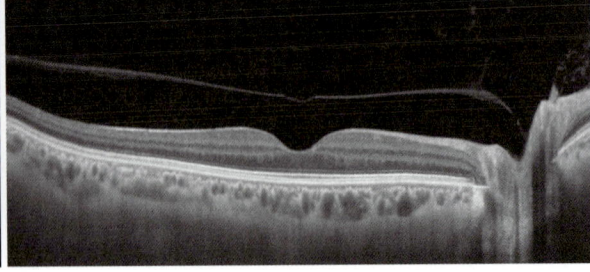

b. 15 か月後

図1　中心窩 PVD が自然治癒した症例（53歳，女性）
a. 初診．右眼，中心に色がかかったようにみえる．Vd＝0.8p×−0.5D．中心窩に嚢胞と IS/OS ラインの三角形の挙上がある．中心窩で PVD が起こっている．
b. 15 か月後．Vd＝(0.9)．歪みは残っているが見やすくなった．中心窩嚢胞は消失．IS/OS も正常化した．

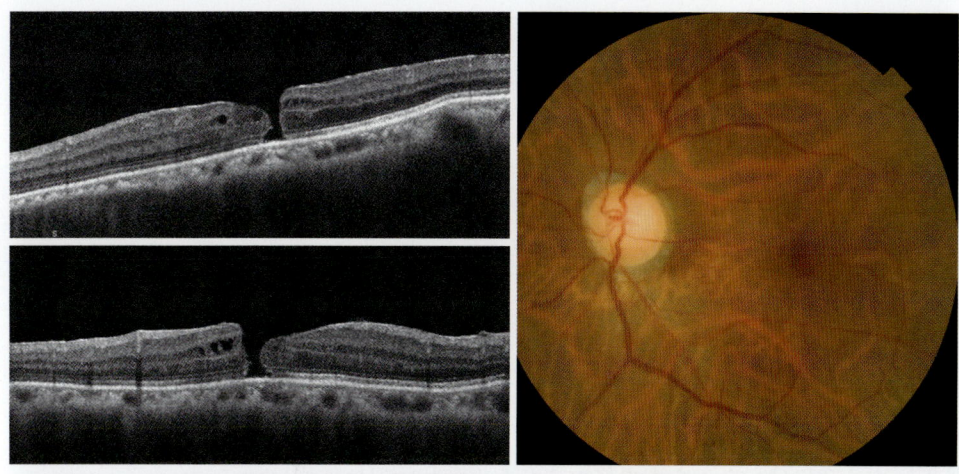

a. 初診（左上図：OCT 水平断，左下図：OCT 垂直断，右図：カラー眼底所見）

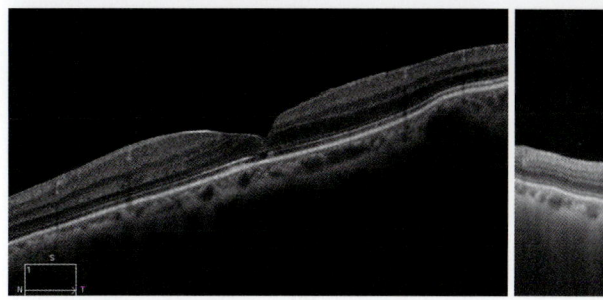

b. 6 か月後の OCT 水平断　　　　c. 12 か月後の OCT 垂直断

図2　全層黄斑円孔が自然治癒した症例（73歳，女性）
8年前に白内障手術．Vs＝1.2×−0.25D．左眼で縦線が波打ってみえる．
a. 左図の OCT 所見では小さな全層黄斑円孔あり．円孔内壁に角状の突起がある．右図のカラー眼底では，黄斑前膜はなく，検眼鏡では一見正常．PVD あり．
b. 6 か月後．円孔は閉鎖された．円孔部はグリア組織と思われる高反射組織で充填されている．中心窩で外境界膜は連続しているが，IS/OS は欠損しており，外節もない（Vs＝1.2）．
c. 12 か月後．円孔は閉鎖され，IS/OS は正常化し，外節もみえる．充填されたグリアの高反射はなくなっている．

が蓋として遊離すると全層円孔が完成する（Stage 3）．理論的には Stage 1（切迫円孔）の段階で中心窩での硝子体牽引が解除されれば，円孔化が予防できるはずである．実際 OCT により，このようなことが起こりうることが知られている（**図6**〈p.67〉）．OCT の発達により perifoveal PVD は黄斑円孔だけの病的な現象ではなく，Weiss ring を伴う完全 PVD の前段階として生理的に起こるものであることがわかってきた．このため，自覚症状はなくても，perifoveal PVD による軽度な中心窩の形態変化（**図2**〈p.65〉）は頻繁に起こっていると考えられる．しばしば臨床で遭遇するのは，中心窩で PVD（posterior vitreous detachment）の起こっている中心窩囊胞や中心窩剝離である（**図1**）．これは，硝子体牽引が解除された切迫円孔と解釈できる．この場合は，自然治癒が期待できる．

全層黄斑円孔の自然閉鎖

　全層黄斑円孔がまれに自然閉鎖することは，OCTのなかった時代から知られていた[1]．その頻度は4～6%であったが，その詳細な機序は不明であった．OCTが導入されると，自然閉鎖の病態が明らかになってきた[2,3]．自然閉鎖の必要条件は，小さな円孔であること，硝子体による中心窩への牽引がなくなっていることである．自然閉鎖は円孔内壁から角状の組織が出てきて円孔を架橋する．そうすると，円孔は中心窩剝離の形態になる．次に外境界膜が連結し，さらにIS/OSも連結してくる．その後，視細胞外節の欠損も修復される（**図2**）．中心窩には，なんらかの修復能があるらしい．

（岸　章治）

文献はp.318参照．

クリニカル・クエスチョン

ガス下での円孔閉鎖の確認法について教えてください

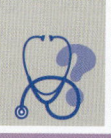

Answer Cirrus™ HD-OCT では，眼底フォーカスの調整を−20D に設定し，より鮮明な画像が得られる撮影場所を探します．瞳孔中心ではなく，上外側に少しずらすとよいでしょう．ガス下では OCT 画像が7 割程度圧縮してしまうこともあり，非閉鎖を見逃さないため，ライン間隔を 0.025 mm に設定し，水平断，垂直断を含めて何回か測定する必要があります．

ガス下 OCT の有用性

OCT は，特発性黄斑円孔（macular hole；MH）の診断，治療結果を示す客観的な根拠となり，必要不可欠な検査である．手術後早期のガスタンポナーデ眼に対する OCT についての報告は散見されるが[1-3]，撮影率や検出率は限られ，再現性や信頼性も十分ではなかった．ところが最近になり，筆者らは簡易に鮮明なガス下 OCT が

文献は p.318 参照．

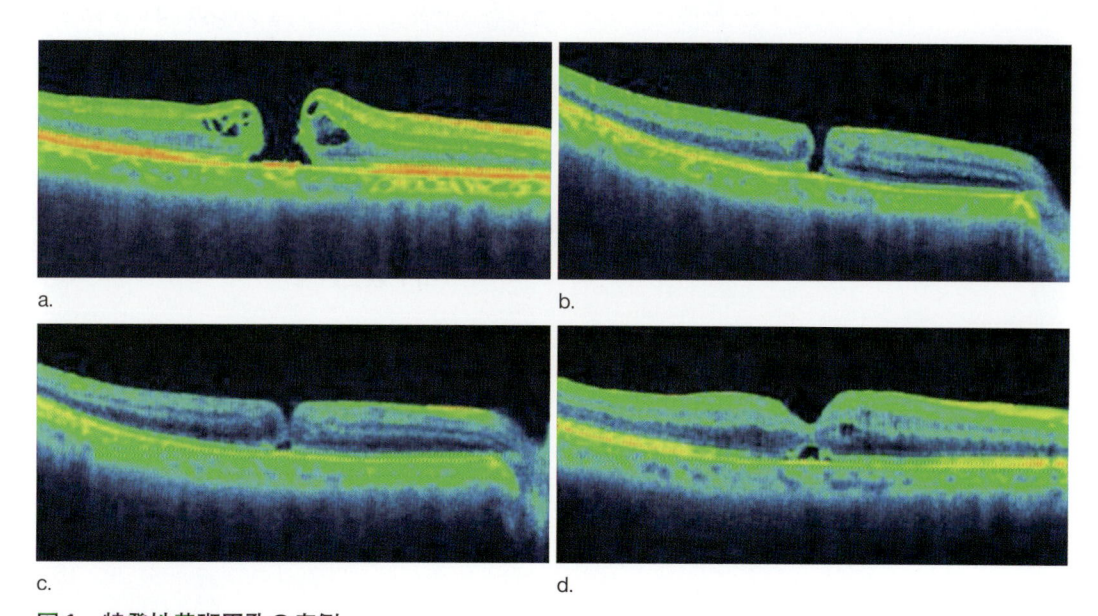

図1 特発性黄斑円孔の症例
a. 特発性黄斑円孔（Stage 4）の OCT
b. 術後1日目（22時間）のガス下 OCT．円孔はまだ残存している．全体像が縮小されて表示されていることがわかる．
c. 術後2日目（48時間）のガス下 OCT．円孔中央部が連続し閉鎖が確認できる．この時点でうつ伏せは解除した．
d. 術後1か月目の OCT．IS/OS 欠損が残存しているが，円孔は閉鎖している．

撮影可能であることを報告した（図1）[4]．

ガス下OCTの撮影法（Cirrus™ HD-OCT）

1. 眼底フォーカス（focus）の調整を－20D（限界値）に設定[*1]，通常通り撮影する．
2. アライメント画面とリアルタイムのBスキャン像を確認しながら，より鮮明な画像が撮影可能な場所を調整する．瞳孔中心ではなく上外側に少しずらすと，鮮明な画像を得られることが多い[*2]．

ガス下での円孔閉鎖確認法と注意点

HD 5 line raster（一定間隔の5本ラインのスキャン，1本のラインあたり1024 A-scanを4回測定し平均処理する撮影モード，測定時間は1秒未満）を用いる．

非閉鎖を見逃さないため中心窩中央を狙い，ライン間隔を0.025 mmに設定し，水平断だけでなく垂直断も含め何回か測定する[*3]．

今後の課題

数多くのOCTが市販されている．ガス下OCT撮影にはCirrus™ HD-OCTが最適のようである．機種によってはまったく撮影できないものもあるが，すべての機種で検証できたわけではない．また，アクリル製眼内レンズ挿入眼では鮮明な画像が得られるが，有水晶体眼ではきれいな像は得られない．理由はよくわかっていない．すべての条件の眼で撮影可能というわけではなく，Watzke-Allen slit beam testを併用した判断法なども，臨床上はやはり重要である[5]．

（山下敏史）

[*1] メカニズムは不明な点が多いが，この設定で臨床上は全例に撮影可能であった[4]．また，ほかの撮影モードもすべて撮影可能である．余談となるが，この設定のもとでは，患者は固視灯がはっきりと見えているようだ．

[*2] 中央部はガスの反射が網膜面に写ってしまい，下方だと眼内ガスの境界斜面が影響するためかうまく撮れない．中間透光体の混濁があると，OCTそのものが撮影できないため，特に術後の角膜浮腫を起こさないような低侵襲な硝子体手術が前提である．

[*3] ガス下OCTの像は，7割程度圧縮して写ってしまうこともあり，非閉鎖を見逃してしまうことが少なくない．たとえば，径が200μm程度の円孔が残存していても，5ラインの1本に写るか写らないかということが多い．みかけ上は小さく写ってしまうことに注意が必要である．

黄斑上膜，偽黄斑円孔

疫学と病態

　黄斑上膜は50歳以上に多くみられる頻度が高い疾患であり，女性の罹患数が多い．特発性黄斑上膜の多くの症例で後部硝子体剥離が存在することから，黄斑上膜は硝子体皮質が網膜面に遺残することにより形成されると考えられている．黄斑部の硝子体皮質前方には，後部硝子体皮質前ポケットと呼ばれる液化腔が存在しており，この液化腔の後壁である硝子体皮質が後部硝子体剥離の際に網膜面上に残存する．残存した硝子体皮質にグリア細胞などの増殖が加わり，細胞外マトリックスが変化して膜様に肥厚・収縮したものが黄斑上膜となる[1]．偽黄斑円孔は中心窩を除いて形成された黄斑上膜が収縮した結果，中心窩が円筒形に陥凹して検眼鏡的に黄斑円孔類似の形態を示したものである（**図1**）[2]．偽黄斑円孔の網膜外層は保たれているので，視力は比較的良好である．

　これらの疾患は検眼鏡的に診断が可能であるが，光干渉断層計（optical coherence tomography；OCT）を用いることで詳細な病態まで解明されてきており，視力予後の予測などに役立つ可能性がある．

文献はp.319参照．

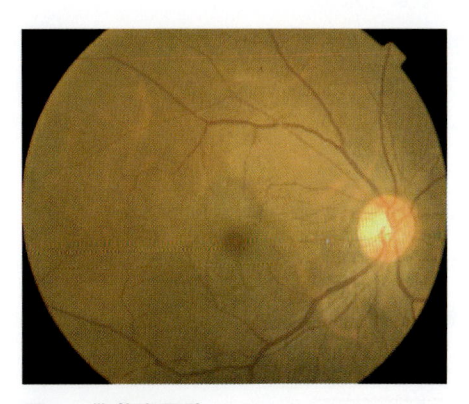

図1　偽黄斑円孔
58歳，女性．視力はVd＝(0.7)．黄斑円孔のようにみえるが，網膜色素上皮は露出しておらず周囲に薄い黄斑上膜を伴っている．

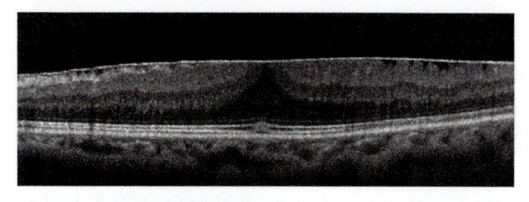

図2　特発性黄斑上膜
70歳，女性．視力はVs＝(0.8)．波状の内境界膜の頂点を架橋するように黄斑上膜が存在している．中心窩陥凹は消失し，網膜外層が隆起している．

a.	b.

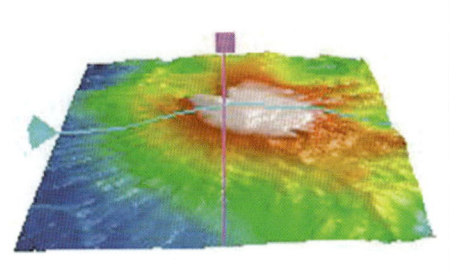

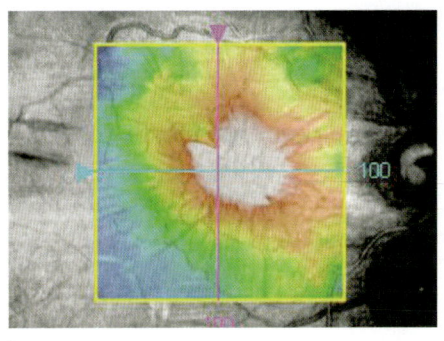

図3　黄斑上膜の3D網膜厚マップ
65歳，男性．視力はVd＝(0.7)．3D網膜厚マップ(a)では黄斑上膜の立体構造を把握しやすい．眼底像と重ね合わせた画像(b)は，黄斑上膜の局在確認に有用である．

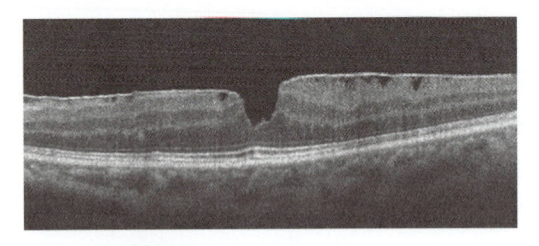

図4　偽黄斑円孔
図1と同一症例．中心窩には黄斑上膜が存在せず，中心窩陥凹が深くなっている．

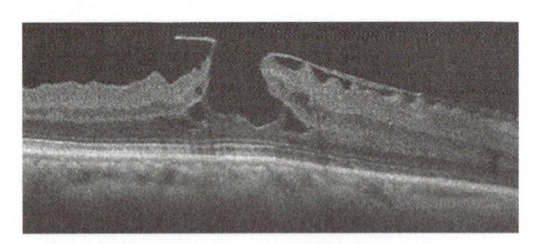

図5　分層円孔を伴った偽黄斑円孔
76歳，女性．視力はVd＝(0.4)．黄斑上膜の牽引により分層円孔を生じている．

黄斑上膜のOCT所見

　黄斑上膜は，OCT上網膜表面に高反射帯として観察される．網膜が肥厚し，中心窩の陥凹が消失することが多い（図2）．中心窩の網膜外層は隆起し，網膜表層を頂点とする三角形の低反射帯が形成される．網膜皺襞部では波打つ内境界膜の頂点を橋渡しするような形で黄斑上膜が存在する．3D網膜厚マップでは黄斑上膜の立体的な広がりがとらえやすく，網膜皺襞の方向もよくわかる（図3）．

偽黄斑円孔のOCT所見

　偽黄斑円孔では中心窩の網膜外層には大きな変化はなく，その周囲の網膜が肥厚している（図4）．中心窩が円筒形に陥凹している様子がOCTではよくわかる．黄斑上膜の収縮により分層円孔を伴う場合もある（図5）．

OCTによる視機能予後の予測

　黄斑上膜のOCT所見と視力との関係を調べた研究では，中心窩

3. 網膜硝子体界面病変　75

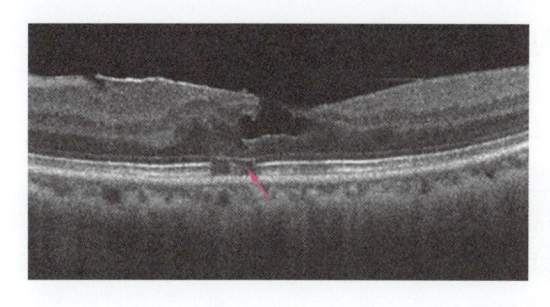

図6　黄斑上膜による視細胞障害
58歳，女性．視力はVs＝(0.8)．外境界膜は連続しているが，IS/OS junction（矢印）は途切れており，視細胞障害が起こっていると考えられる．

網膜厚，中心窩陥凹の有無，視細胞層の形態などのパラメータのなかで視細胞層の形態が最も視力と相関していると報告されている[3]．横浜市立大学附属市民総合医療センター眼科でも，特発性黄斑上膜45眼の術前OCT所見と術後1年の視力の関係を検討したところ，視細胞層（IS/OS junction）の形態が術後視力と最も強い相関があった[4]．このことから黄斑上膜による牽引が視細胞層を障害し，OCT上IS/OS junctionの不整像（図6）が出現すると思われ，その前に手術を行ったほうがよいと考えられる．中心窩網膜厚や網膜囊胞の有無が術後視力に影響があるとする報告もあるが，いまのところ，OCTでの視細胞層の評価が最も視力予後の予測に有用であると思われる[*1]．偽黄斑円孔に関しては視力予後が不良という報告と視力が向上する報告があり，今後も検討が必要である．

カコモン読解　第22回　臨床実地問題47

61歳の男性．右眼の変視を主訴に来院した．視力は右1.2（矯正不能）．左1.2（矯正不能）．OCTを図に示す．考えられるのはどれか．

a　網膜分離症
b　加齢黄斑変性
c　特発性黄斑円孔
d　特発性黄斑上膜
e　裂孔原性網膜剝離

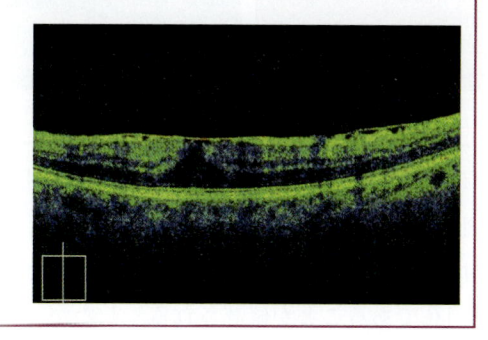

[解説]　**a．網膜分離症**：後部ぶどう腫，硝子体皮質，黄斑上膜などによる網膜の牽引により，網膜内層および外層に分離が生じる．OCTでは網膜が層状に肥厚して低反射となり，Müller細胞が層間を架橋している様子が観察される．特発性黄斑上膜に網膜分離を伴うこともある．
b．加齢黄斑変性：脈絡膜新生血管やフィブリン，硬性白斑は高反

[*1] 黄斑上膜のOCT所見と視力との関係は多く研究されてきたが，変視に関してはほとんど解明されていなかった．近年，補償光学（adaptive optics；AO）技術の応用により視細胞の観察が可能となってきており，黄斑上膜において視細胞の配列異常が指摘されている[5]．この配列異常が変視と関係していると考えられ，今後AO-OCTの登場がさらなる病態解明につながると期待される．

射に，網膜浮腫や網膜下液，網膜色素上皮剝離は低反射に OCT 上観察される．

c. **特発性黄斑円孔**：中心窩への牽引により中心窩に囊胞や網膜分離，網膜剝離が形成され（Stage 1），その後，中心窩網膜に裂隙が生じ（Stage 2），全層の円孔となる（Stage 3, 4）．

d. **特発性黄斑上膜**：波打った網膜表面に黄斑上膜が高反射帯としてみられ，網膜が肥厚して中心窩陥凹が消失している．

e. **裂孔原性網膜剝離**：網膜剝離は，網膜色素上皮層と視細胞層の間に網膜下液が低反射領域としてみられる．網膜内の囊胞様浮腫を伴うこともある．

模範解答 d

カコモン読解 第 23 回 臨床実地問題 21

58 歳女性．人間ドックで左眼眼底の異常を指摘されて来院した．視力は左 1.5（矯正不能）．初診時の左眼眼底写真と OCT 像とを図 A, B に示す．適切な対応はどれか．

a 経過観察　　b 硝子体手術　　c レーザー光凝固　　d 硝子体内ガス注入
e 副腎皮質ステロイド硝子体内注射

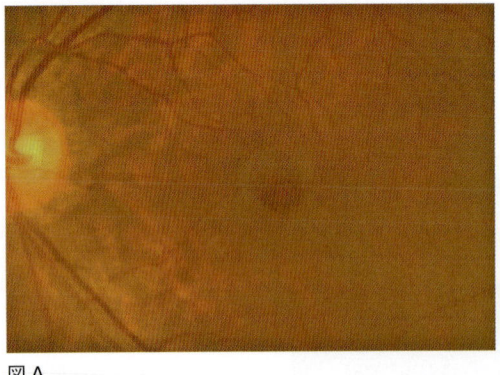

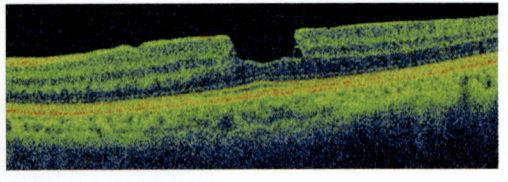

図 A　　　　　　　　　　　　　図 B

解説 眼底写真上黄斑部に，不整な円形の病変とその周囲に反射の強い膜様物がみられ，黄斑上膜と偽黄斑円孔であることがわかる．OCT では網膜表面に高反射な黄斑上膜がみられ，中心窩陥凹が深くなっており，やはり偽黄斑円孔であることが確認される．したがって治療は，a 経過観察か，b 硝子体手術を考える．変視に関する記載がないが，視力は良好で OCT 上で視細胞層の不整像や網膜の浮腫などもみられず，経過観察を行うのが最も適切である．

模範解答 a

（山根　真，門之園一明）

硝子体黄斑牽引症候群

病態と所見

　硝子体黄斑牽引症候群（vitreomacular traction syndrome；VMTS）は，中心窩または黄斑部の硝子体が接着したままその周辺に後部硝子体剝離（posterior vitreous detachment；PVD）が生じると黄斑に前方への牽引が生じ，黄斑部の網膜剝離や囊胞様変化をきたす病態である．黄斑前部の硝子体皮質は後部硝子体皮質前ポケットの後壁であり，中心窩と視神経乳頭で接着している．VMTSでは黄斑耳側のPVDは必発であるが，鼻側にはPVDがないことがある．

症状：変視や霧視，視力低下を生じる．

眼底検査：黄斑周囲に不完全PVDがあり，牽引による漿液性網膜剝離（serous retinal detachment）や囊胞様黄斑浮腫（cystoid macular edema；CME）がみられる．

OCT：中心窩では後部硝子体膜が接着している一方，その周囲では硝子体剝離（perifoveal PVD）がある．中心窩への硝子体牽引により，網膜が挙上されている．この結果，漿液性網膜剝離が生じるタイプと，囊胞様黄斑浮腫だけがある二つのタイプがある．フルオレセイン蛍光眼底造影検査ではCMEの淡い過蛍光がみられる．インドシアニングリーン蛍光眼底造影検査では異常はみられない．

鑑別診断：OCTの進歩により，VMTSは特発性黄斑円孔のStage 1や不完全PVDに併発した黄斑前膜と，ほとんど同じ病態を呈するものがあることがわかってきた．

治療

　本症の11％に自然に完全PVDが生じ浮腫が軽減したという報告がある[1]．自覚症状がみられる場合は硝子体手術が第一選択．特に黄斑浮腫が軽度な症例では手術予後が良好である．CMEを生じた症例では網膜が脆弱化しており，術後に黄斑円孔となることがある[2]．手術により採取した黄斑前膜には，硝子体皮質とともに線維性星状膠細胞や，筋線維芽細胞などが含まれていると報告されてい

文献はp.319参照．

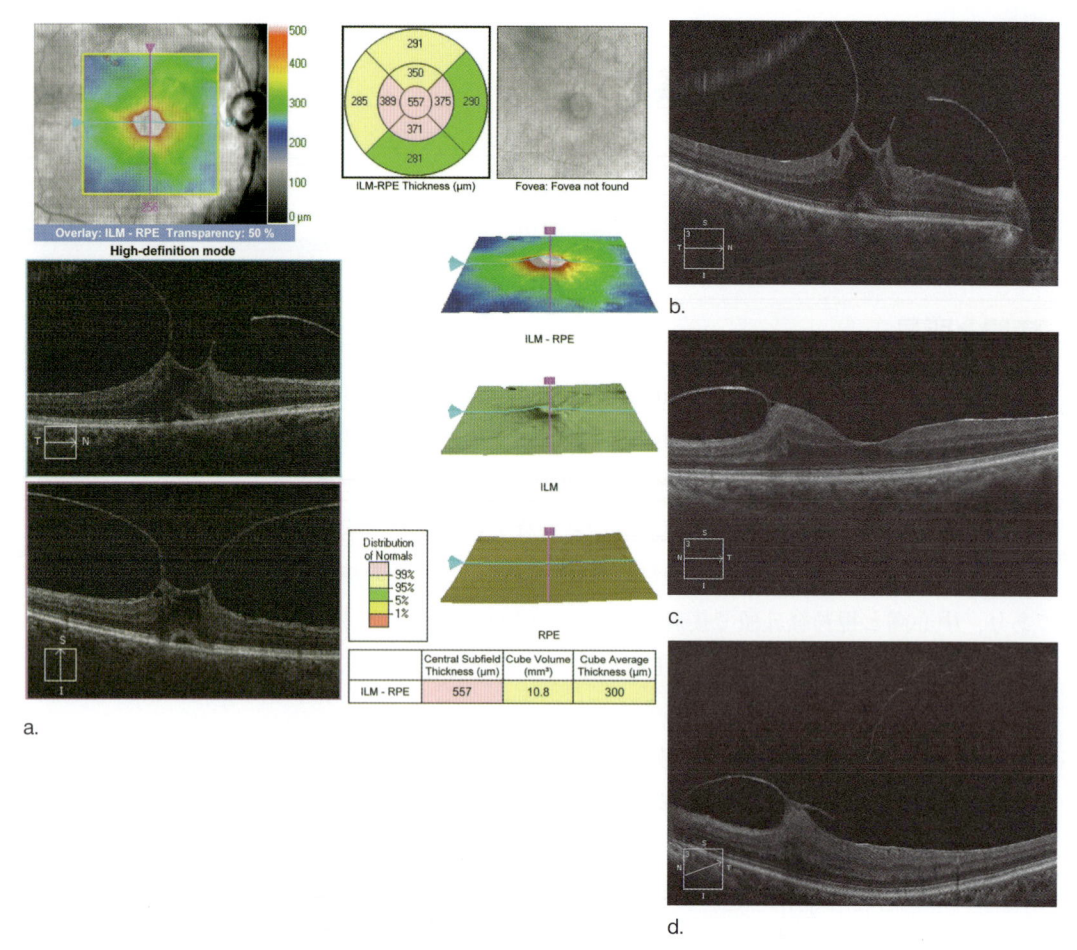

図1 両眼に部分的に PVD がみられた症例

81歳，女性．両眼の2か月前からの霧視で当科を受診．視力は右(0.5)左(0.6)．右眼は黄斑部のみ接着した部分的 PVD が生じており，中心窩網膜が挙上されている．中心窩に囊胞様変化と牽引による網膜剝離がみられる (a, b)．左眼は黄斑部では PVD を生じているが，黄斑の鼻側近傍で硝子体皮質の接着がみられ，黄斑が鼻側に牽引されている (c)．視神経乳頭−黄斑間を通る20°の角度での9mmスキャンで耳側にも部分的 PVD が生じているのがわかる (d)．

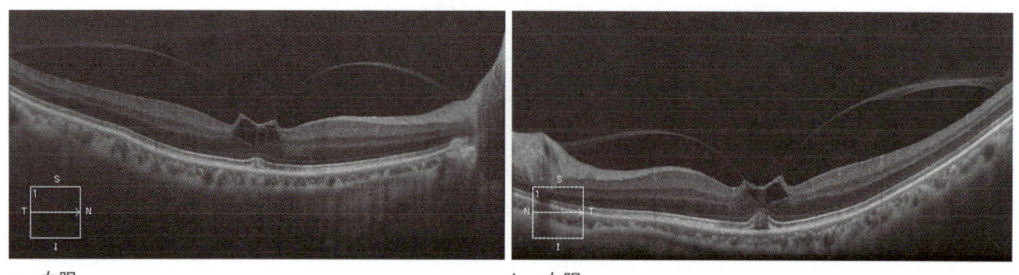

a. 右眼　　b. 左眼

図2 後部硝子体の分離と黄斑部囊胞様変化がみられた症例

69歳，男性．1か月前からの両眼ゆがみで受診．視力は右(1.2)左(0.9)．水平断で黄斑部が挙上，耳側鼻側ともに後部硝子体の分離が観察され，黄斑部網膜に囊胞様変化がある (a, b)．

る[3]．症例を図1, 2に示す．

3. 網膜硝子体界面病変

> **カコモン読解** 第22回 臨床実地問題49
>
> 69歳の女性．3か月前からの左眼の視力低下を訴えて来院した．サルコイドーシスの既往がある．視力は右1.0（矯正不能）左0.4（矯正不能）．左眼眼底写真とフルオレセイン蛍光眼底造影写真およびOCT像を図に示す．適切な治療はどれか．
>
> a 副腎皮質ステロイド点眼　　b 副腎皮質ステロイド内服
> c トリアムシノロンアセトニドテノン囊下注射　　d ベバシズマブ硝子体内注射
> e 硝子体切除

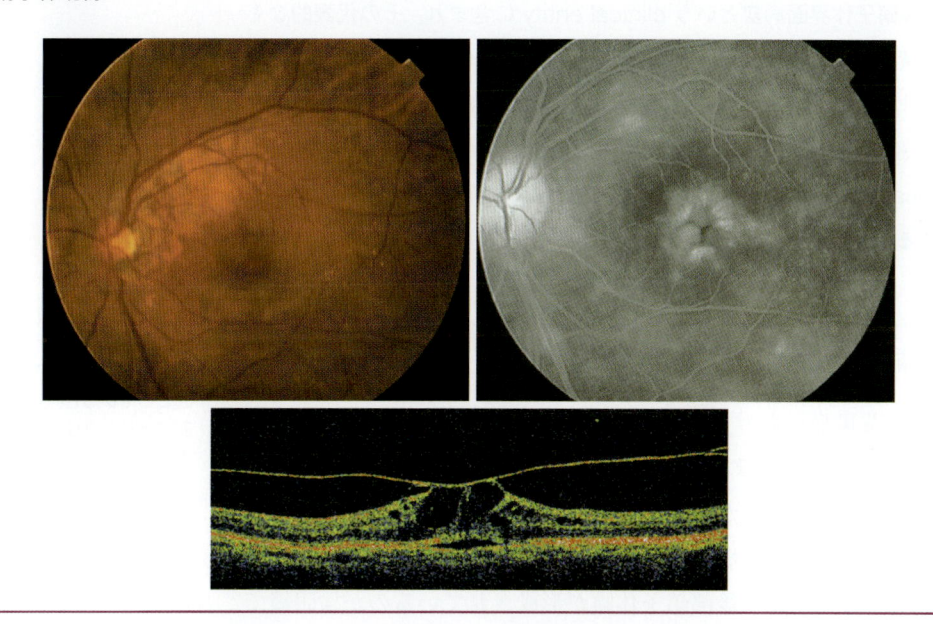

解説　69歳女性におけるゆっくり進行する片眼の視力低下．サルコイドーシスの既往はあるが，カラー眼底写真では滲出斑や乳頭浮腫はなく，フルオレセイン蛍光眼底造影写真でも視神経乳頭や血管の蛍光漏出はなく，ぶどう膜炎の所見を認めない．黄斑部に淡いCMEの過蛍光を認める．

OCTでは黄斑部のみで接着した後部硝子体皮質がみられ，黄斑部網膜はCMEと薄い漿液性網膜剝離を認める．

以上より硝子体黄斑牽引症候群と診断でき，硝子体手術により完全PVDを作製すると黄斑の牽引が解除され復位が得られる．

模範解答　e

（山田教弘）

クリニカル・クエスチョン

後部硝子体が病態に関与する黄斑疾患はありますか？

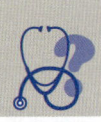

Answer 後部硝子体が病態形成の直接的な原因となる疾患の多くは，網膜硝子体界面病変という clinical entity に含まれ，その代表的なものに，黄斑円孔，網膜前膜（＋黄斑偽円孔），硝子体黄斑牽引症候群などがあります．それ以外の疾患として，糖尿病網膜症や網膜静脈閉塞症などの網膜血管病変における黄斑浮腫や photoreceptor-RPE-Bruch-choriocapillaris complex の病変である加齢黄斑変性においても，病態を修飾する因子として，後部硝子体の関与が指摘されるようになってきています．

糖尿病黄斑症と後部硝子体

糖尿病黄斑症における後部硝子体の関与が最初に示唆されたのは，1988 年にさかのぼる[1]．黄斑浮腫のある症例は，ない症例に比べて網膜硝子体の接着が高頻度であるという臨床的観察がその論拠となっている*1．糖尿病黄斑症のある症例では，厚くピンと張った（thickened and taut）後部硝子体膜が形成されているのが検眼鏡で観察されることがある*2 が，OCT ではそれが明瞭に描出される（図1）．また，硝子体ゲル内には，血管透過性や細胞遊走を促進させる因子が貯留され，病態を悪化させると考えられている．これら

文献は p.319 参照．

*1 完全後部硝子体剥離が起こっていると，黄斑浮腫が起こるリスクは 3.4 倍低くなるとされている．

*2 糖尿病で産生・蓄積する終末糖化産物（advanced glycation end-products）は，血管壁のコラーゲン線維のクロスリンキングを促進させ，血管壁を脆弱化させるが，同様なメカニズムで硝子体のコラーゲンと内境界膜との接着を増強させる．

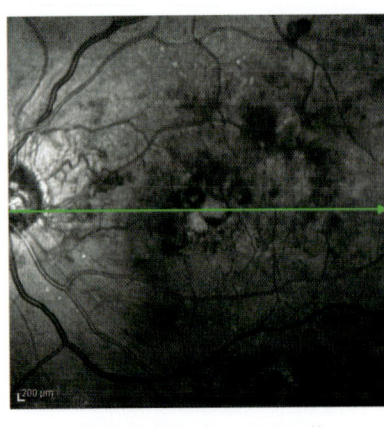

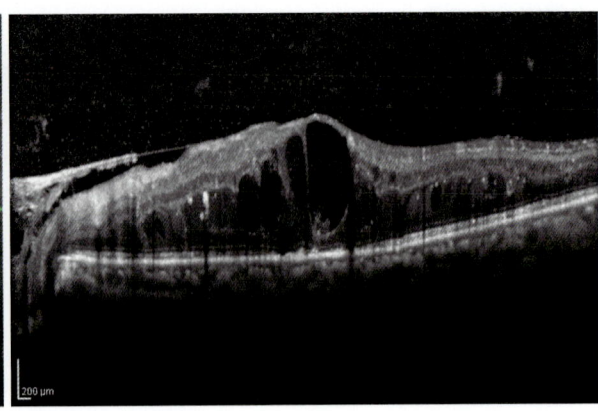

図1 糖尿病黄斑症の OCT 像
乳頭から伸びる後部硝子体膜が黄斑に付着している．

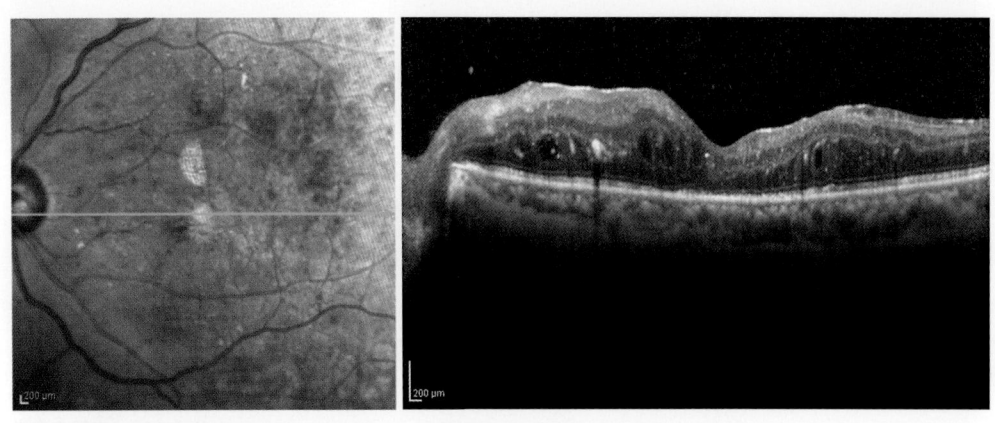

図2 糖尿病黄斑症の硝子体手術後1か月のOCT像(図1と同一症例)
硝子体膜は除去され，黄斑浮腫は軽減・中心窩陥凹も復活している．

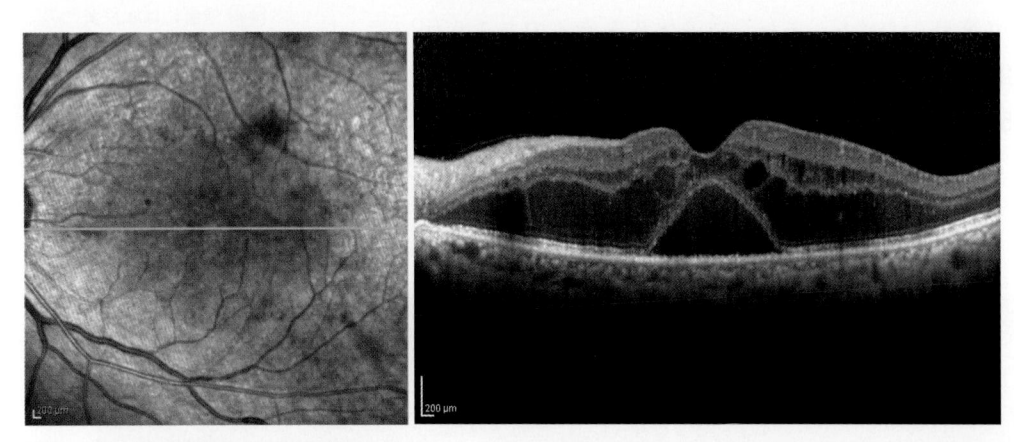

図3 糖尿病黄斑症のOCT像
明らかな硝子体の牽引はない．

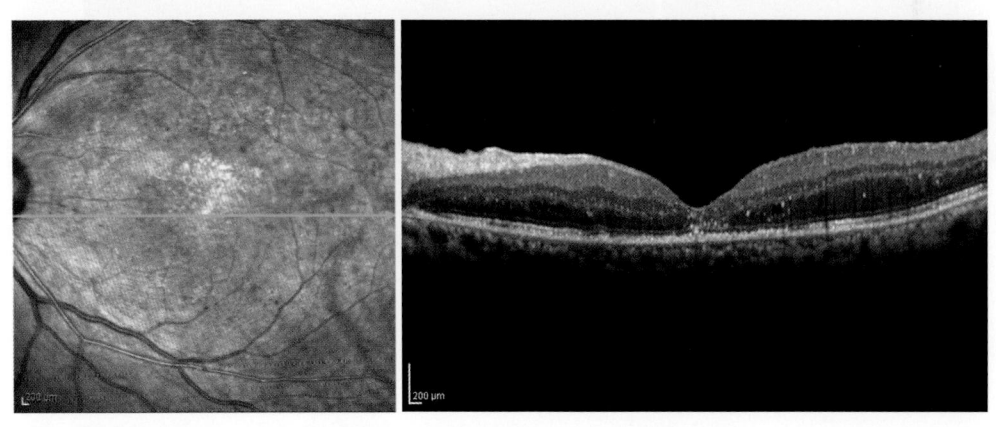

図4 糖尿病黄斑症の硝子体手術後3か月のOCT像(図3と同一症例)
明らかな硝子体牽引はなかったが，黄斑浮腫は軽減している．

のことから，黄斑浮腫には硝子体手術が広く適応されるようになり，浮腫の軽減・視力の改善が得られるようになっている（**図2**）[2]．

黄斑浮腫に対する硝子体手術は，明らかな硝子体の付着・牽引がなくても効果がある（**図3, 4**）．その作用機序に関しては現時点ではcontroversialだが，硝子体手術後に網膜の酸素濃度が上昇すること，硝子体ゲル内に貯留したさまざまなサイトカイン（cytokine）やケモカイン（chemokine）が手術により直接除去され，また術後も硝子体腔から拡散・washoutしやすくなること，などが考えられている．

加齢黄斑変性と後部硝子体

　加齢黄斑変性の病態に後部硝子体が関与する可能性は，2007年に初めて指摘された[3]．加齢黄斑変性では，対照に比べ後部硝子体剝離の頻度は少なく[4]，また，硝子体黄斑癒着のある症例では，抗VEGF療法[*3]後の視力が悪い[5]，などの事実が報告されている（**図5**）．比較的新しいアイデアであり，現時点では十分なエビデンス[*4]に基づいた議論がされているとはいえないが，今後注目すべき概念であることは間違いない．

[*3] VEGF
vascular endothelial growth factor（血管内皮増殖因子）

[*4] 信者には水戸黄門の印籠以上の効果があるが，実際には十分な蓄積が必要．たとえLevel II-1であっても"取り扱い注意"の場合がある．人種差，文化，そして医療制度の違いも考慮に入れなければならない．

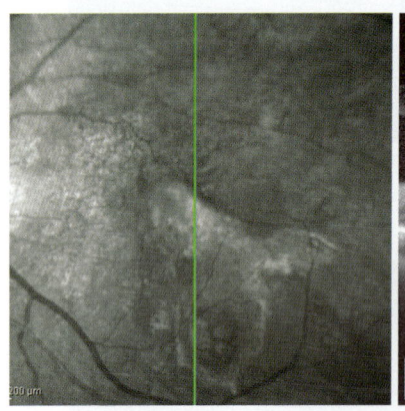

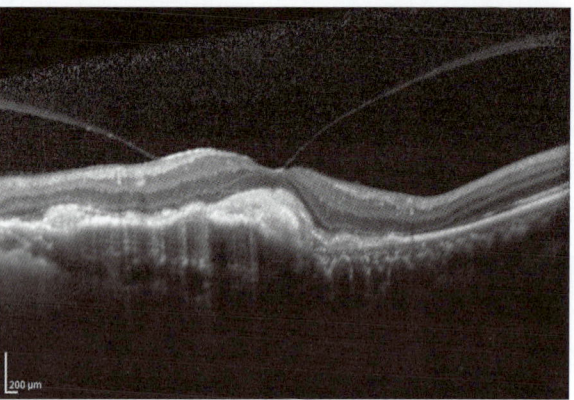

図5　加齢黄斑変性での網膜硝子体癒着
このような病態が発症や治療予後に関連すると報告されている．

（森　圭介）

# DONFL

所見と特徴

　dissociated optic nerve fiber layer appearance（DONFL）は，黄斑円孔または黄斑上膜などの黄斑疾患に対して，内境界膜剝離を併用した硝子体手術を施行した後にみられる眼底所見で，神経線維の走行に沿って刷毛で掃いたような弓状の色調変化が多発することを特徴としている[1]．2000年以降，黄斑上膜，黄斑円孔，黄斑浮腫などに対する硝子体手術後にDONFLがみられるという報告が散見されるようになった[1,2]．本項では，網膜検査機器を用いたDONFLの形態学的・機能的な特徴について解説したい．

文献は p.320 参照．

OCT を用いた形態学的検討

　著明なDONFLは検眼鏡やカラー眼底写真上でも観察可能であるが，ブルーフィルタ眼底写真やSLOの短波長レーザーなどで，よりいっそう明瞭に観察される（図1）．われわれはtime-domain OCT（TD-OCT）を用いてDONFLの縞模様に垂直になるようにスキャンすると，DONFLの縞模様に一致して網膜神経線維層（retinal nerve fiber layer；RFNL）に小さな陥凹がみられることを報告し

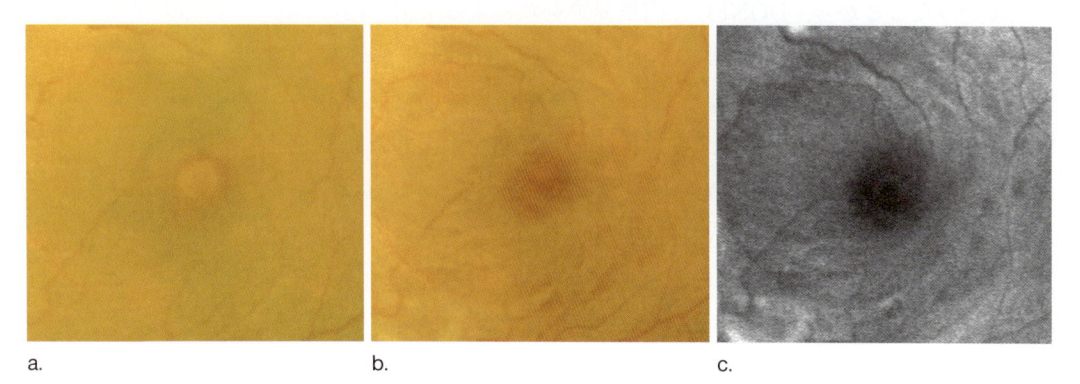

a.　　　　　　　　　　　b.　　　　　　　　　　　c.

図1　黄斑円孔手術後のDONFL
a．術前眼底写真．
b．術後眼底写真．
c．術後SLO（F-10〈NIDEK〉，Blue レーザーにて撮影）．
SLO：scanning laser ophthalmoscope（走査レーザー検眼鏡）

た[3]．一方，DONFLのみられない症例では，OCTでRNFLにはっきりとした陥凹はみられなかった．また，DONFLの陥凹の深さとRNFL厚についてTD-OCTにて計測したところ，陥凹付近のRNFLの厚さは38.1±9.3μm，陥凹そのものの深さは28.6±8.0μmで，計測したすべての陥凹の深さはRNFL内に限局していることがわかった[3]．しかし，最近のspectral-domain OCT（SD-OCT）を用いた解析では，RNFLより深いDONFLの陥凹も一部に存在することが示されている．

DONFLの病因

　当初，DONFLはその形態が緑内障でみられる網膜神経線維層欠損に類似していることから，視神経線維の障害を伴っている可能性が考えられていた．DONFLを視機能の面から解析する必要があったが，既存の視野計ではこのような微細な眼底変化に対応した網膜感度を調べることは不可能であり，眼底視野計を用いた微小視野計測がきわめて有効である．そこで，われわれはDONFLが網膜感度の異常を伴うかどうかをマイクロペリメーター（MP-1®[*1]，NIDEK）を用いて検索したところ，DONFLの弓状の縞模様の部位と正常な色調の部位で網膜感度に差はみられなかった[4]．DONFLの本態は，主として網膜神経線維層内に限局した陥凹であり，MP-1®を用いた検討からDONFLは神経線維そのものの障害とは考えにくい．また，われわれのブルーフィルタ眼底写真による検討では，内境界膜剥離を行った74眼中の62.2％の症例でDONFLがみられたのに対して，内境界膜剥離を行わなかった21眼でDONFLがまったくみられなかったことから，DONFLは内境界膜剥離によって引き起こされたと推測できる[4]．DONFLの病因についてTadayoni[1]らが提唱した仮説の一つに，内境界膜剥離によって神経線維束を束ねるMüller細胞の障害を引き起こし，神経線維の束に亀裂が入り隙間があいて，これがDONFLの縞模様となってみえるというものがある．これまでの研究結果はこの仮説に矛盾しないものと思われるが，原因確定のためには病理組織学的検討が必須であると思われる．また，最近SD-OCTを用いたDONFLの解析が進み，en face SD-OCTにて黄斑円孔術後に100％の症例でDONFLが確認できることが示され，むしろDONFLは内境界膜剥離が正確に行われたかどうかの術後の指標となりうると報告されている[5]．

（香留　崇，三田村佳典）

[*1] MP-1®
デジタル眼底カメラと自動視野計を組みあわせた機器であり，眼底像に重ねあわせた網膜感度マップの表示が可能である．

4. 網膜剥離

中心性漿液性脈絡網膜症

疾患の概要とOCT検査の位置づけ

中心性漿液性脈絡網膜症（central serous chorioretinopathy；CSC）は，黄斑部に境界鮮明な円形もしくは楕円形の漿液性網膜剥離をきたす疾患である．30～50歳の男性に好発し，片眼性であることが多く，視力低下，中心暗点，変視症，小視症などを訴える．自然治癒することも多く，視力予後良好な疾患とされているが，罹病期間が長い場合には黄斑変性をきたし視力が低下することもある．また，治癒後に視力が良好に維持されていても変視症などの症状が残ることが多い．病態としては，脈絡膜の循環不全に起因する網膜色素上皮障害，つまり外血液網膜関門の破綻が起こり，その結果，網膜下腔に漿液が漏出して漿液性網膜剥離が形成されると考えられている．治療[*1]は，漿液性網膜剥離が自然消退しない場合，色素上皮の漿液漏出部に光凝固を施行するのが一般的である．

診断や経過観察において，フルオレセイン蛍光眼底造影（fluorescein angiography；FA），インドシアニングリーン蛍光眼底造影（indocyanine green angiography；IA），光干渉断層計（optical coherence tomography；OCT）などの検査が重要な役割を果たす（図1）．FAでは，早期に点状過蛍光，後期にかけて円形増大型や吹き上げ型の蛍光漏出がみられる．IAでは，脈絡膜充盈の遅延，異常脈絡膜組織染，脈絡膜静脈の拡張がみられる．OCTはtime-domain方式からspectral-domain方式への転換により解像度が飛躍的に向上し，さらに加算平均処理などの機能も備えられたため，網脈絡膜の変化を詳細に描出することができるようになった．以下でCSCにおける特徴的なOCT所見について解説する．

[*1] 保険適応外であるが，近年では慢性化した症例に対し光線力学的療法（photodynamic therapy；PDT）を施行することもある．

OCT所見

漿液性網膜剥離：網膜下へ漏出した漿液により，網膜が色素上皮から剥離し硝子体側へ挙上する．網膜下腔は漿液で満たされているため低反射となる（図1）．

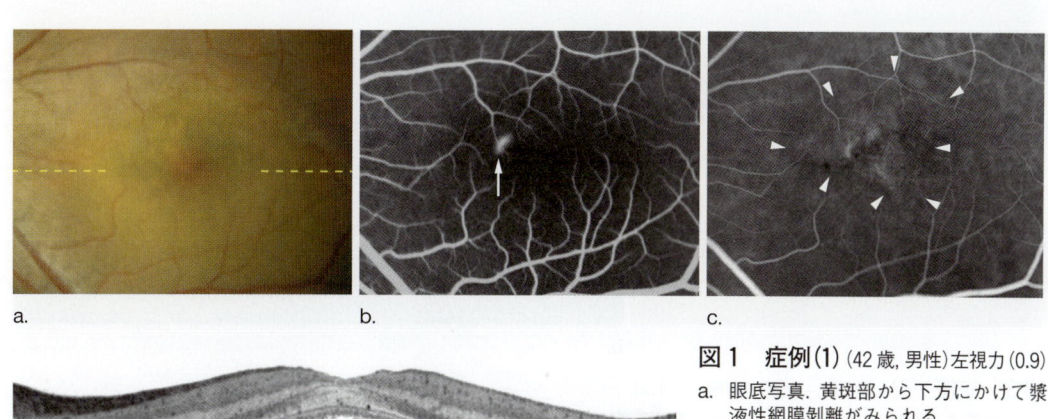

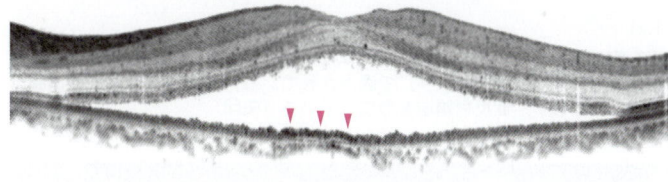

図1 症例(1)(42歳,男性)左視力(0.9)
a. 眼底写真.黄斑部から下方にかけて漿液性網膜剥離がみられる.
b. フルオレセイン蛍光眼底造影（FA）.中心窩鼻側に吹き上げ型の蛍光漏出がみられる（矢印）.
c. インドシアニングリーン蛍光眼底造影.後極部に異常脈絡膜組織染がみられ（矢頭），FAの蛍光漏出点はその範囲内に存在している.
d. 光干渉断層計.漿液性網膜剥離がみられる.中心窩下から鼻側にかけて軽度の網膜色素上皮の不整がみられる（矢頭）.

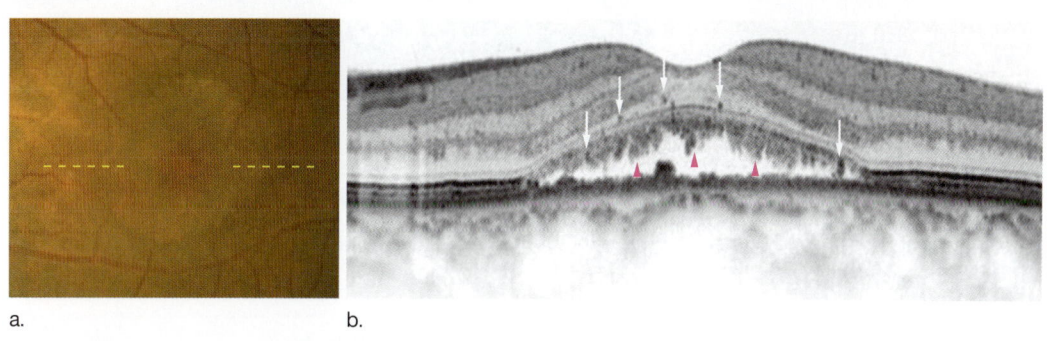

図2 症例(2)(39歳,男性)左視力(1.0)
a. 眼底写真.黄斑部に約2乳頭径大の漿液性網膜剥離がみられ，その範囲内にプレシピテートがみられる.
b. 光干渉断層計.網膜下と網膜内にプレシピテートを反映する点状高反射（矢印）がみられる.剥離網膜の視細胞外節が伸長している（矢頭）.

網膜色素上皮の不整：色素上皮障害を反映して漿液性網膜剥離の範囲内に色素上皮の不整や小型の漿液性色素上皮剥離がみられることが多い（図1）.Fujimotoら[1]はFAの蛍光漏出点に一致した色素上皮の欠損像を検出したと報告しており，これによって，侵襲的な造影検査を行わずにOCTのみで漏出点を同定して光凝固術を行える可能性が示唆された.

視細胞外節の伸長：CSCの剥離網膜では，氷柱状に伸長した視細胞外節がしばしば観察される（図2）.視細胞外節の新陳代謝は激しく，正常な状態では常に新しい外節がつくられ，古くなった外節は色素上皮によって貪食されている.しかし，CSCの剥離網膜では，色素上皮の接着がなくなるために色素上皮による視細胞外節の貪食が行

文献はp.320参照.

a.

b.

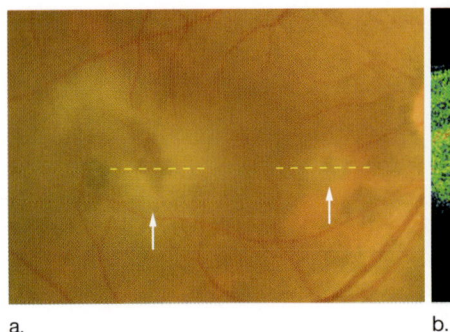

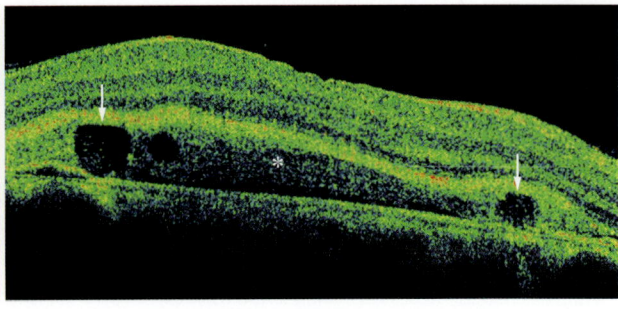

図3 症例（3）（40歳，女性）右視力（1.2）
a. 眼底写真．黄斑部に約4乳頭径大の漿液性網膜剥離がみられ，網膜下にフィブリンの析出による黄褐色塊がみられる（矢印）．
b. 光干渉断層計．網膜下腔がフィブリンの蓄積を反映する中反射塊（＊）で満たされているが，漏出点の直上では漏出した漿液の流れがあるためフィブリンの蓄積がみられず，低反射領域を形成している（矢印）．

a.

b.

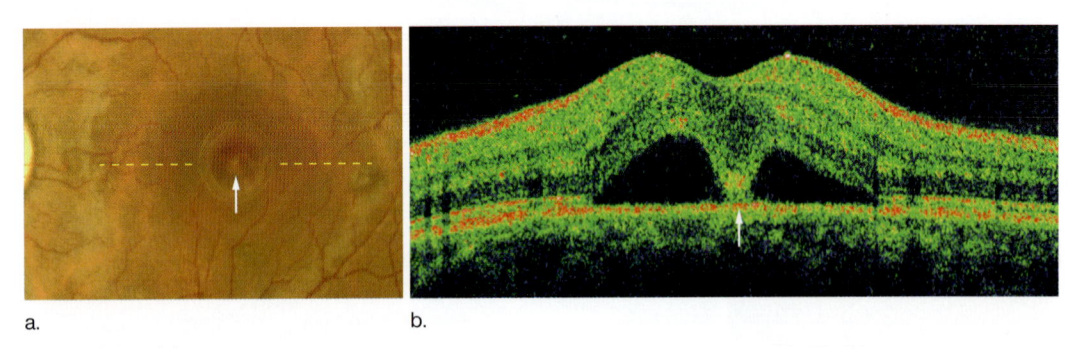

図4 症例（4）（32歳，男性）左視力（1.0）
a. 眼底写真．黄斑部に約1.5乳頭径大の漿液性網膜剥離がみられ，中心窩下方の網膜下にフィブリンと思われる黄褐色沈着物がみられる（矢印）．
b. 光干渉断層計．剥離網膜が網膜色素上皮とフィブリンを介して癒着し，剥離網膜外層が引き伸ばされるdipping signがみられる（矢印）．

われなくなる．これが剥離網膜における視細胞外節伸長の一因と考えられている[2]．

プレシピテート：これまでプレシピテートは網膜下に存在すると考えられていたが，近年のOCTの進歩によってプレシピテートが網膜下のみならず網膜内（網膜外層）にも存在することが確認された（図2）[3]．これは，視細胞外節を貪食したマクロファージが網膜内へ遊走したもの，または濃縮した蛋白質と推測されている．

フィブリン析出：漿液の漏出が旺盛なCSCでは，網膜下液中にフィブリンが析出することがある．網膜下腔にフィブリンが蓄積する場合，それを反映して網膜下腔に中反射塊がみられるが，漏出点の直上では漏出した漿液の流れがあるためフィブリンが蓄積せず局所的な低反射領域が形成される（図3）[4]．また，フィブリンを介して剥離網膜が色素上皮と癒着すると剥離網膜外層が引き伸ばされ，dipping signと呼ばれる特徴的な所見を呈することもある（図4）[5]．

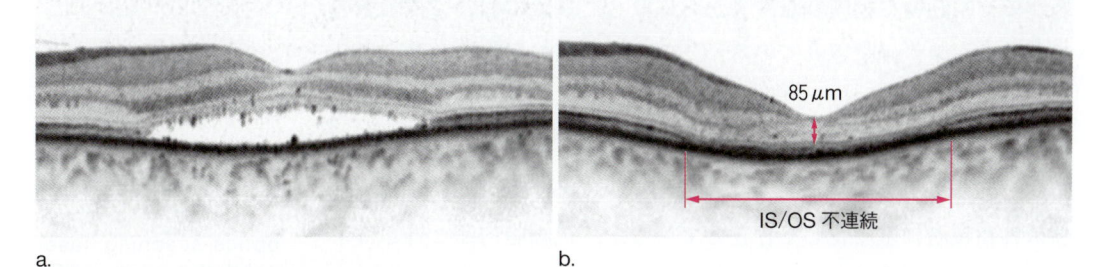

図5 症例（5）（48歳，女性）左視力（0.3）→（0.4）
a. 光干渉断層計．黄斑部を含む網膜剥離がみられる．
b. 光干渉断層計（網膜復位後）．中心窩外顆粒層が菲薄化し，網膜剥離の存在した領域の視細胞内節外節境界（IS/OS line）が不連続になっている．

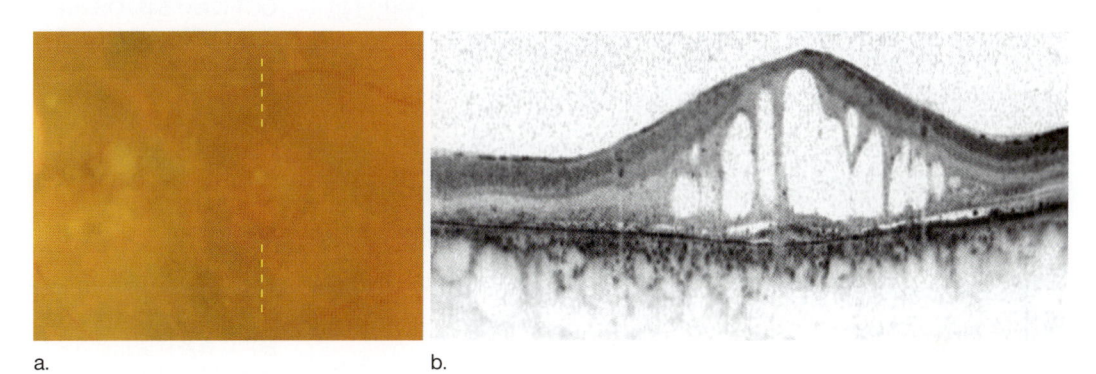

図6 症例（6）（59歳，男性）左視力（0.1）
a. 眼底写真．黄斑部に網膜色素上皮萎縮がみられ，網膜の囊胞様変化（cystoid macular degeneration；囊胞様黄斑変性）を伴っている．
b. 光干渉断層計．外顆粒層に高度の囊胞様変化がみられ，外境界膜や視細胞内節外節境界は確認できない．網膜色素上皮萎縮を反映して色素上皮のラインが狭細化している．

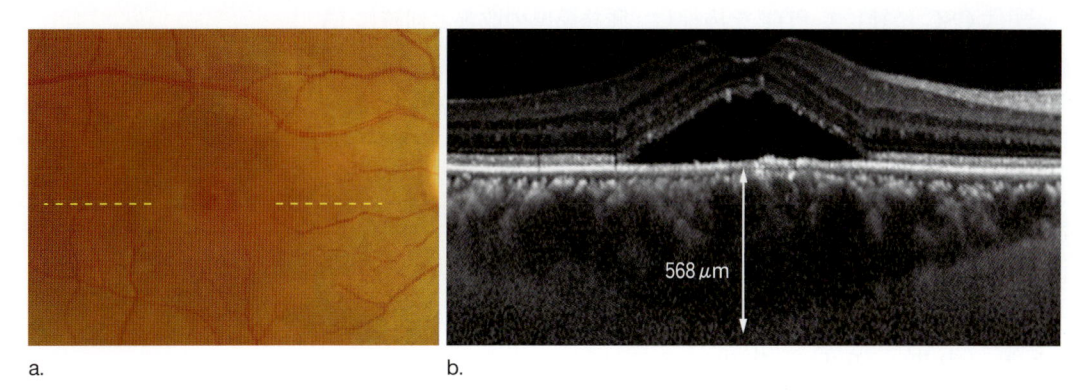

図7 症例（7）（35歳，男性）右視力（0.9）
a. 眼底写真．黄斑部に約1.5乳頭径大の漿液性網膜剥離がみられる．
b. 光干渉断層計（enhanced depth imaging；EDI）．通常のOCT像より脈絡膜の信号が強く描出されている．中心窩下脈絡膜が肥厚している．

外顆粒層の菲薄化とIS/OS lineの不整：CSCの剥離網膜では外顆粒層の菲薄化がみられる[2]．外顆粒層は組織学的に視細胞体の集合であるため，外顆粒層の菲薄化は視細胞体の減少を意味する．網膜

剝離モデル動物や網膜剝離患者から採取した網膜において視細胞のアポトーシスが確認されている．CSCでも同様に視細胞のアポトーシスが起き，それに伴い外顆粒層が菲薄化すると考えられる．復位後の網膜でも外顆粒層の菲薄化は確認され，菲薄化が進行した症例ではIS/OS lineが不連続となり視力も低下する（図5)[6]*2．視細胞体は外顆粒層に重層化して存在しているが，視細胞内節と外節は単層で隙間なく配列している（内節外節の幅は約$2\sim3\mu m$）．視細胞がアポトーシスを起こした場合，視細胞体だけでなく内節や外節も失われるはずである．しかし，現在のOCTの解像度は深さ方向と比較して横方向はそれほど高くないため*3，外顆粒層の菲薄化は鋭敏にとらえることができるが，軽度の内節や外節の欠損はとらえることができない．このため，外顆粒層の菲薄化が進行した症例でしかIS/OS lineの不連続を検出することができないと考えられる．

囊胞様黄斑変性：遷延化したCSCでは高度の色素上皮障害がみられ，OCTでIS/OS lineや内境界膜が確認できなくなる．さらに，網膜に囊胞様変化をきたし囊胞様黄斑変性*4という状態になることもある（図6)[7]．

脈絡膜の肥厚：2008年にSpaideら[8]によって報告されたEDI（enhanced depth imaging）というOCTの撮影方法によって，これまでより詳細に脈絡膜を観察することが可能になった．Imamuraら[9]は，CSCのEDIを観察することによって，CSC眼では健常眼よりも脈絡膜が肥厚していることを報告した（図7）．また，Marukoら[10]はCSCに対してPDTを施行し，脈絡膜厚の改善と同時にIAにおける異常脈絡膜組織染の改善も得られたと報告した．これらはCSCの病態の根本にある脈絡膜循環不全をEDIによって脈絡膜の肥厚という形でとらえたといえる．

*2 補償光学適用走査型レーザー検眼鏡（adaptive optics-scanning laser ophthalmoscopy；AO-SLO）を用いた研究でもCSCの復位網膜における視細胞密度の減少は確認されており，これが視力低下やOCTにおけるIS/OS lineの不整と相関することも報告されている．

*3 OCTの解像度
Cirrus™ HD-OCTでは深さ方向解像度$5\mu m$，横方向解像度$20\mu m$以下，Spectralis®ではそれぞれ$7\mu m$，$14\mu m$．

*4 囊胞様黄斑変性では網膜内に囊胞様変化がみられるが，FAで囊胞内への蛍光貯留がみられない点が特徴である．

カコモン読解 第22回 臨床実地問題22

43歳の男性．3週前から右眼中心暗点と視力低下とを自覚したため来院した．視力は右0.5（矯正不能）．フルオレセイン蛍光眼底造影写真を図A，Bに示す．この患者のOCT像は図Cのどれか．

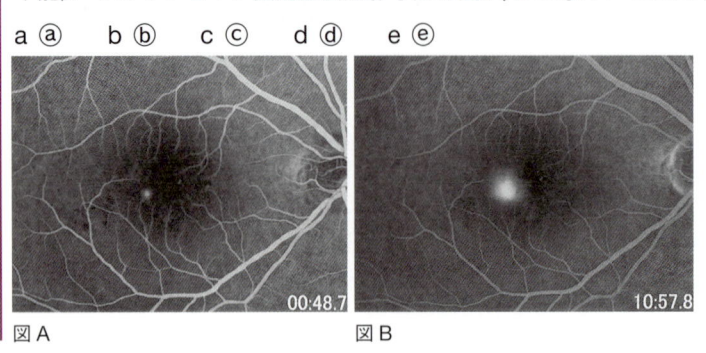

a ⓐ　　b ⓑ　　c ⓒ　　d ⓓ　　e ⓔ

図A　　　　　　　　図B

図Ⓒⓐ　　　　　　　　　　　　　図Ⓒⓑ

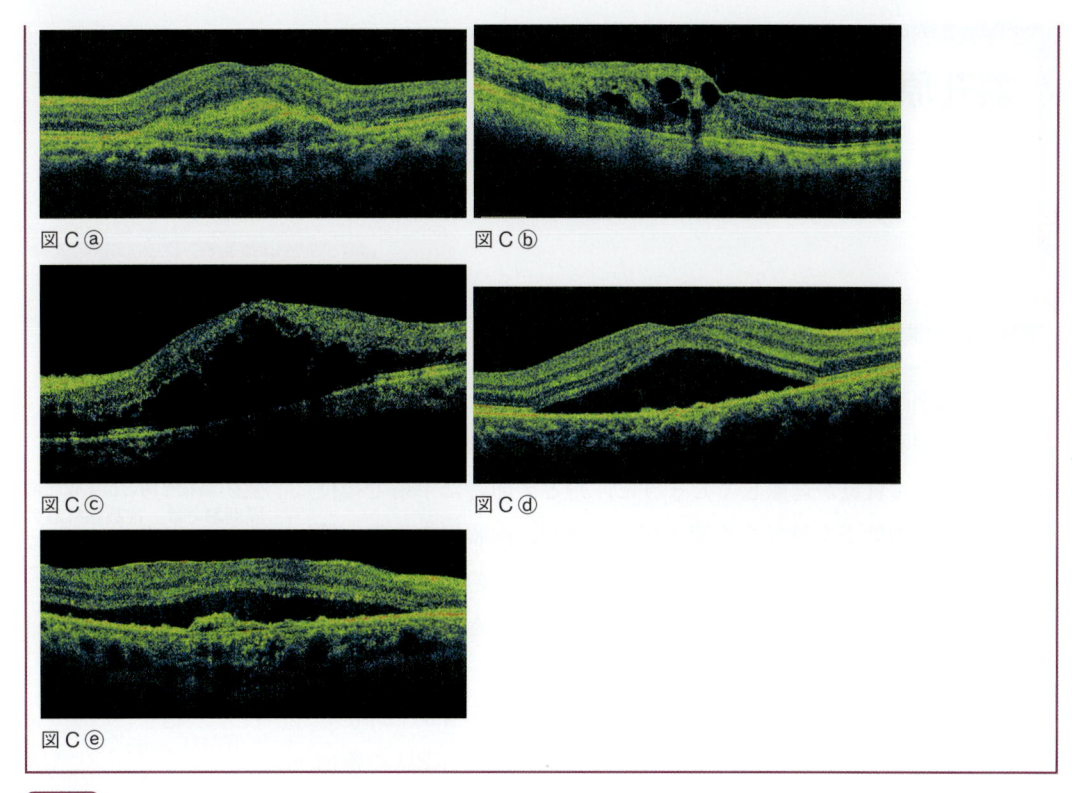

図Ⓒⓒ　　　　　　　　　　　　　図Ⓒⓓ

図Ⓒⓔ

解説　図A：フルオレセイン蛍光眼底造影早期．中心窩下耳側に点状過蛍光がみられる．

図B：フルオレセイン蛍光眼底造影後期．円形増大型の蛍光漏出がみられる．網膜色素上皮萎縮を反映する window defect は目立たない．

　年齢，経過，症状，フルオレセイン蛍光眼底造影所見から急性期の中心性漿液性脈絡網膜症と診断できる．

図Ⓒⓐ：フィブリンに富んだ網膜下液を伴う線維血管性網膜色素上皮剥離と考えられる．加齢黄斑変性が疑われる．

図Ⓒⓑ：中心窩から左側に網膜内浮腫がみられる．網膜静脈分枝閉塞症の垂直断と考えられる．

図Ⓒⓒ：高度の囊胞様黄斑浮腫がみられる．糖尿病網膜症，網膜中心静脈閉塞症，サルコイドーシスなどが疑われる．

図Ⓒⓓ：漿液性網膜剥離と軽度の網膜色素上皮の不整像がみられる．中心性漿液性脈絡網膜症と考えられる．

図Ⓒⓔ：漿液性網膜剥離と扁平で背の低い網膜色素上皮剥離がみられる．色素上皮剥離の内部反射は乏しく漿液性と考えられる．慢性の中心性漿液性脈絡網膜症が疑われる．

模範解答　d

（松本英孝）

裂孔原性網膜剝離

視細胞が障害される疾患である

　裂孔原性網膜剝離（rhegmatogenous retinal detachment；RRD）では，網膜裂孔から液化硝子体が流入することで視細胞が障害される[*1]．いったん黄斑が剝離してしまうと，たとえ即時に手術で復位させても，視力低下だけでなく変視症や小視症，両眼視の異常が残ることがあり，術前の視細胞障害が強いほど視機能の異常が残存しやすいと考えられる．従来の眼底検査法では検出できなかった生体眼の視細胞障害が，光干渉断層計（optical coherence tomography；OCT）の登場により検出可能となり，現行のスペクトラルドメイン方式の OCT（spectral-domain OCT；SD-OCT）では，RRD の術前術後の視細胞層の微細構造が詳細に観察できるようになった[*2]．

剝離の丈が高くなると視細胞層の障害も強くなる

　黄斑剝離に至った RRD のうち丈の低いもの[*3]は SD-OCT による網膜微細構造の検討が可能であり，外顆粒層の囊胞（図1）や浮腫（図2），視細胞層のうねり（図3），黄斑部の視細胞外層（内節・外節）の脱落（図4,5）が認められる[1)]．外顆粒層にみられる囊胞や浮腫は，タイムドメイン方式の OCT（time-domain OCT；TD-OCT）で指摘されていた網膜分離様所見と同じものであると思われ，若年者の RRD より中高年の RRD に認めることが多い．黄斑視細胞外層の脱落は術前視力の不良な症例で認められ，外顆粒層厚の菲薄化と相関することから，視細胞の欠落が生じていることが推測される．

　術前視力と相関する SD-OCT 所見は，視細胞外層の脱落の有無と剝離の丈のみであり，剝離の丈が高いほど視細胞外層の脱落を生じやすい．SD-OCT が撮影できない丈の高い RRD でも超音波 B モードで測定した剝離の丈と術前視力は相関することが知られており，網膜剝離の進行に伴って視細胞障害が強くなると考えるのが自然であろう．

[*1] 動物を用いた実験的網膜剝離では，視細胞外層の脱落や視細胞のアポトーシスが生じることが報告されている．

[*2] とりわけ外境界膜（external limiting membrane；ELM）と，視細胞内節外節（IS/OS）接合部の高反射ラインは検出率が高く，視細胞の正常性のマーカーとして多くの研究で検討されている．IS/OS ラインや ELM ラインなどの微細構造を描出する目的の SD-OCT 画像は，擬似カラー表示よりもモノクロ表示（white on black）がよい．

[*3] 網膜剝離の丈が 1,500 μm 以上あると SD-OCT 撮影は不可能．丈の低い RRD だけに対象を限定した検討であることに留意する必要がある．

文献は p.320 参照．

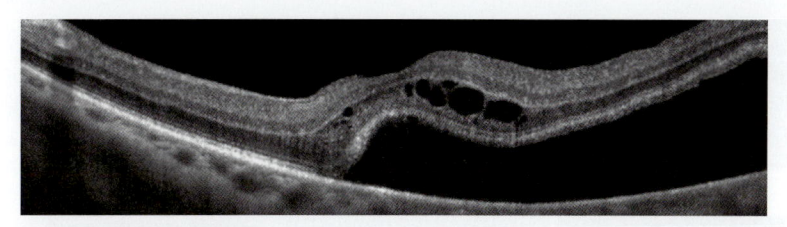

図1 外顆粒層の囊胞
57歳,男性.視力0.9.

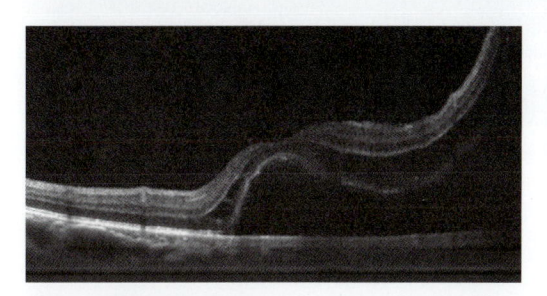

図2 外顆粒層の浮腫
54歳,男性.視力0.1.

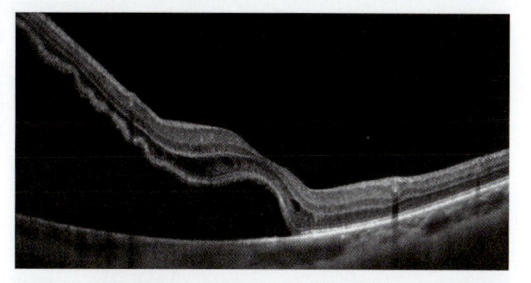

図3 視細胞層のうねり(undulation) (図1と同一症例)

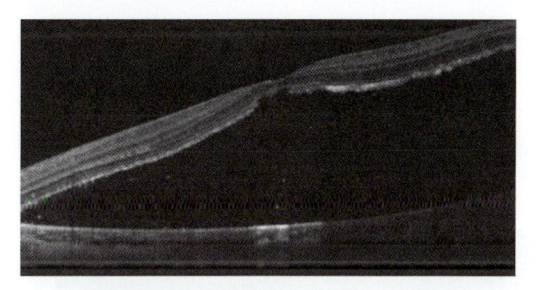

図4 視細胞外層の脱落
15歳,男性.視力0.8.術後視力は1.2まで回復.

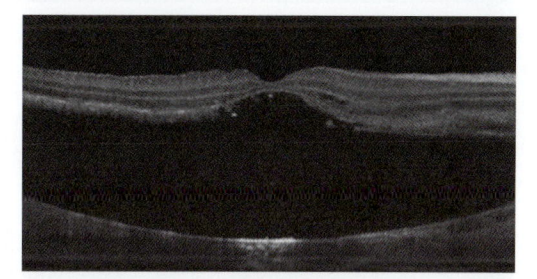

図5 より広範な視細胞外層の脱落
21歳,男性.視力0.3.術後視力は0.5.

早期に復位すれば,視細胞障害は可逆性である

　黄斑剝離を伴うRRDでは,手術により検眼鏡的に網膜が復位しても初期には視力が回復しない,ということはしばしば経験する.術後1か月のSD-OCTを行うと,IS/OSラインが不連続なもの,連続なもの,そして限局性黄斑剝離が残存しているもの(図6)の3タイプが認められ,IS/OS断裂群ではほかのタイプより有意に視力予後が不良である[2].断裂群の症例の半数以上ではIS/OSラインが術後ゆっくりと回復し,それに伴って視力も改善してくる[*4].

　視細胞障害の強い症例では,IS/OSラインだけでなくELMラインまで欠損する(図7)[*5].術後の視力はELMラインやIS/OSラインの欠損と相関があり,ELMとIS/OSラインが明瞭にみられる症

[*4] 残存黄斑剝離は6〜12か月かけて吸収され,最終的な視力回復に悪影響はないという意見が多い.したがって,残存黄斑剝離は経過観察すればよい.

[*5] ELMが欠損していてIS/OSラインが明瞭に認められるパターンはない.

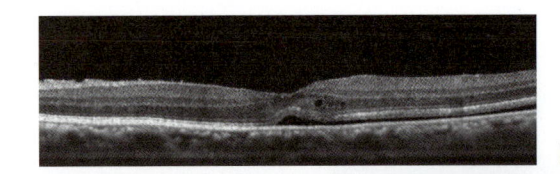

図6　術後に残存した限局性網膜剝離

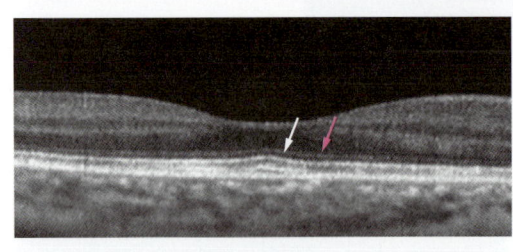

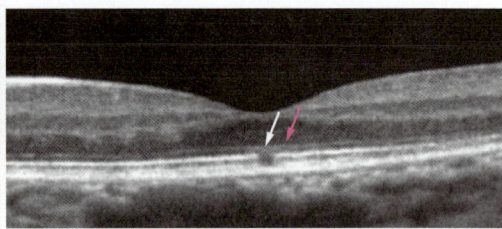

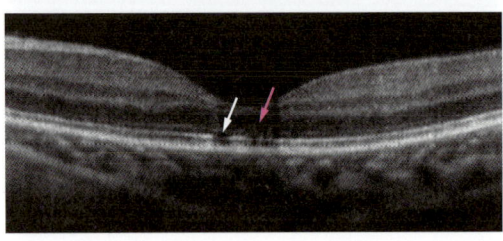

図7　網膜復位術後の SD-OCT 所見
a. IS/OS（白矢印），ELM（赤矢印）はともに保たれている．
b. ELM は保たれているが，IS/OS には断裂像が認められる．
c. IS/OS, ELM ともに断裂像を認める．剝離期間が長いものほど異常所見の頻度が増加して，視力予後も不良である．
（川島裕子ら：裂孔原性網膜剝離復位後における視細胞外節の回復過程の検討．日本眼科学会雑誌 2011：115：374-381．）

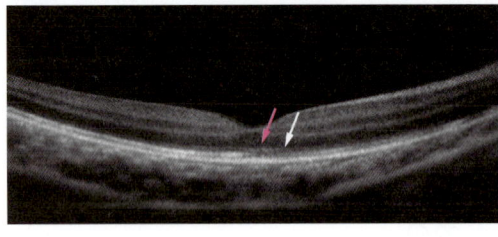

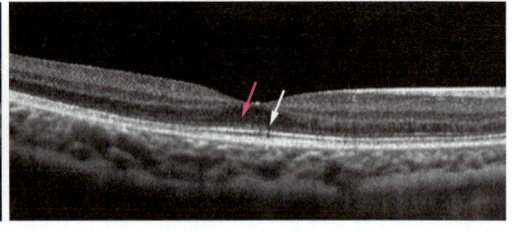

図8　視細胞障害の回復
a. 術後3か月で ELM（赤矢印）は明瞭に認められるが，IS/OS ライン（白矢印）は不連続である．
b. 術後6か月には IS/OS ラインの連続性が回復した．
（川島裕子ら：裂孔原性網膜剝離復位後における視細胞外節の回復過程の検討．日本眼科学会雑誌 2011：115：374-381．）

例は術後視力が良好で，両者がともに欠損している症例では視力が不良であった[3]．術後3か月の時点で IS/OS が欠損していても ELM が明瞭に認められる症例では，経過とともに IS/OS が回復してくる傾向があり（図8），これに伴って視力は改善した．一方で ELM が欠損している症例では IS/OS が回復することはなく，ELM の integrity が術後の視力回復の指標となることが判明し，視細胞障害の程

度を反映している可能性が示唆された[4]．すなわち，IS/OS だけが欠損している所見は視細胞外層レベルに障害がとどまっていて可逆性があるのに対して，ELM と IS/OS の両者が欠損している所見は視細胞核や Müller 細胞レベルまで障害が及んで，回復が難しい状態になっているものと推測される．

すべての RRD が緊急手術か

いったん黄斑が剥離してしまうと，手術で復位させても視細胞の障害は避けられない．黄斑剥離の期間が長いほど，剥離の範囲が広いほど，そして剥離の丈が高いほど視細胞の異常は強くなり，視細胞核まで障害が及ぶと回復は難しくなると考えられる．一方で，黄斑が剥離する前に治療できれば，ほとんどの症例で良好な視力が期待される．したがって，弁状裂孔による進行の早い網膜剥離では，可能な限り早期に手術を行うべきである．

若年者に多い萎縮性円孔による丈の低い網膜剥離は進行が遅く，黄斑剥離になっているからと急いで手術しても視機能が大きく変わるわけではない．比較的早めで患者自身の希望する時期に手術を予定すればよい．術前の SD-OCT で視細胞外層の脱落所見のない症例の術後視力は，おおむね良好である．

その他の異常所見

囊胞様黄斑浮腫（cystoid macular edema；CME，図 9），黄斑上膜（図 10）などの合併症があると術後視力が不良なことは従来からよく知られている．OCT で黄斑上膜が認められても，臨床的に問題となることは少ないが，自覚症状の強い症例では再手術で内境界膜ごと除去して，再増殖の予防も期待する．予防策としては，過剰凝固や大きすぎるバックルの設置などの侵襲の強い操作をできるだけ避けることである．初回手術が硝子体手術であれば，術中にトリアムシノロンアセトニド（triamcinolone acetonide；TA）で黄斑部の硝子体皮質を可視化して除去することで，予防できるかもしれない．CME は炎症による血液・房水関門の破綻が原因と考えられ，術後 1〜2 か月ころに生じることが多い．ステロイドや NSAIDs の点眼で浮腫が軽減することも多いが，視力回復に時間が掛かるため，筆者は TA の後部 Tenon 囊下注入を行う．

網膜下液を多量に残して手術を終了すると，黄斑部が移動[5]したり皺襞（図 11）ができたりすることがある[6]．術後からのうつむき

図9　嚢胞様黄斑浮腫

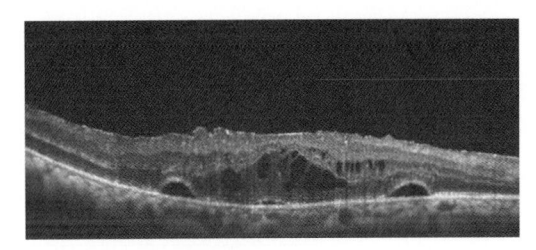

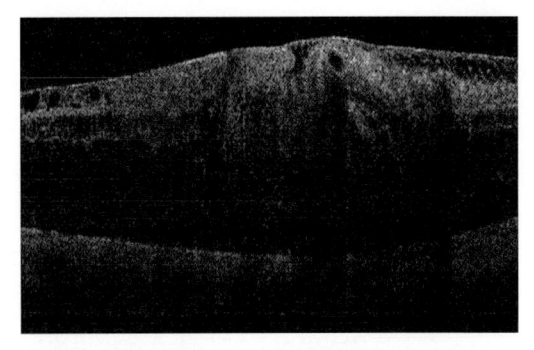

図10　黄斑上膜

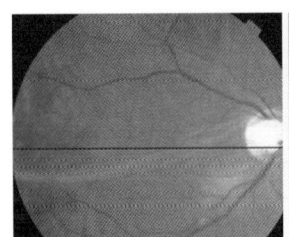

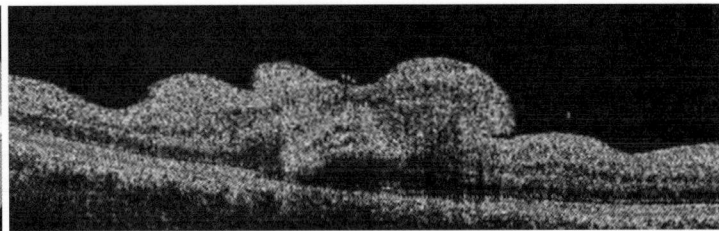

図11　黄斑部の皺襞
この皺襞は，12か月後には軽減した．
(Wong R：Longitudinal study of macular folds by spectral-domain optical coherence tomography. Am J Ophthalmol 2012；153：88-92.)

姿勢が不十分なことが原因である．術前からうつむき姿勢の保持が難しいことが予測される症例では，液体パーフルオロカーボン(perfluorocarbon liquid；PFCL)を使用したり，意図的網膜裂孔からの排液を行って，網膜下液をできるだけ排除しておく．多くの皺襞は経過とともに改善する[6]が，自覚症状が強い場合，人工的に網膜剥離を作製して必要なら皺襞を解除し，PFCLを用いて黄斑を元あった位置に戻す．

（桐生純一）

RRDとCSCの違いについて教えてください

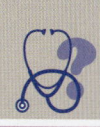

Answer OCT像では，裂孔原性網膜剥離（rhegmatogenous retinal detachment；RRD）は外顆粒層の肥厚がみられるのに対して，中心性漿液性脈絡網膜症（central serous chorioretinopathy；CSC）では網膜の層構造が保たれているとの報告があります．臨床的には，RRDでは剥離が黄斑部に及べば急激な視力の低下がみられますが，CSCでは視力低下をきたさないことがあり，これにはOCTでみられる層構造の違いが関与しているのではないかと考えられています．

病態と臨床症状

網膜剥離は，視細胞層を含む感覚網膜が網膜色素上皮層から分離した状態であり，その結果，網膜外層への酸素および栄養供給が遮断されることになる．同時に視機能の源である視細胞外節の貪食および再生，すなわちレチノイドサイクルが障害される．しかし臨床的には，RRDでは剥離が黄斑部に及べば視力の急激な低下が生じるが，CSCでは黄斑部剥離を伴っているにもかかわらず視力低下をきたさないことがしばしば経験される．

OCT像における違い

近年，光干渉断層計（optical coherence tomography；OCT）はさまざまな黄斑疾患の病態解明に利用されており，現在では網膜の層構造が詳細に観察できる．視機能に密接に関連するのは網膜外層，特に視細胞内節外節接合部（IS/OS），または2nd bandといわれる部位とされる．RRDとCSCでは，剥離している時点でOCT所見に差があるのだろうか？

RRDの特徴：Hagimuraら[1]は黄斑剥離を伴うRRDをOCTで観察し，術前の剥離の丈の高さと網膜の分離[*1]が視力予後に影響すると報告している．Lecleire-Colletら[2]は剥離の丈の高さと中心窩から非剥離部位までの距離が視力予後に影響すると述べている．Nakanishiら[3]は，スペクトラルドメインOCT（spectral-domain OCT；SD-OCT）を用いて剥離網膜を観察すると，黄斑部の視細胞内節が

文献はp.321参照．

[*1] ここでの網膜分離という表現は，OCT上の網膜内層と外層が分離したものを表すとされているが，実際には網膜内顆粒層と外網状層の間の嚢胞性変化と考えられている．

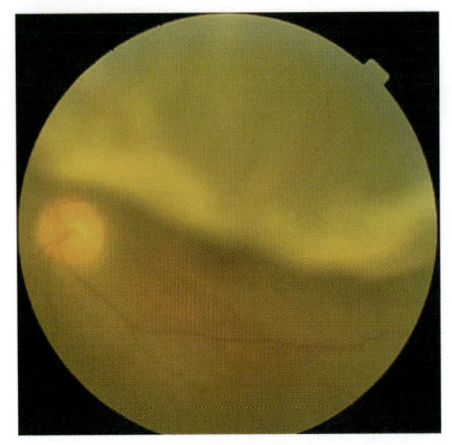

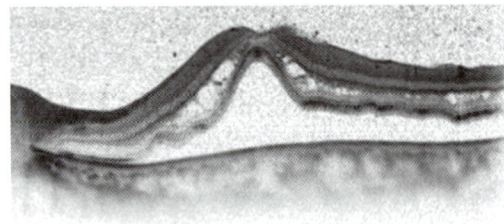

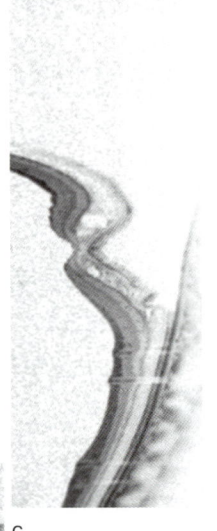

図1 裂孔原性網膜剥離（49歳，女性，左眼）
a. 眼底カラー写真．中心窩にかかる胞状網膜剥離がみられる．
b. OCT水平断．中心窩を含む網膜剥離．外顆粒層の囊胞様変化がみられる．
c. OCT垂直断．中心窩をまたいで網膜剥離が進行している．

評価可能であり，内節欠損の有無が視力予後に関与することを報告している．

CSCの特徴：一方，急性期CSCの剥離網膜においては，神経網膜自体の肥厚や視細胞外節部位の顆粒状変化がみられ[4,5]，剥離が遷延すると逆に薄くなることが報告されている[6]．剥離網膜外節部位の顆粒状変化は，SD-OCTでは視細胞外節自体の伸張として観察できる[7]．剥離が遷延すると外節が脱落し菲薄化してくる．この場合には，復位後でもIS/OS（または2nd band）の不整や欠損として観察される[8]．

RRDとCSCの違い：われわれは発症1か月以内のRRD 15例とCSC 16例をOCTで観察し，その形態を評価したところ，中心2°以内の外顆粒層がRRDでは134 μmと肥厚していたのに対して，CSCでは67 μmとほぼ正常で網膜層構造が保たれていた（図1，2）[9]．これは，その外顆粒層の厚みが復位後の視力に関与していることを報告した論文であるが，剥離時点の両者の黄斑部網膜の層構造の違いがその時点での視力の差になっている可能性があると考えられる．

黄斑部の形態と視力

この黄斑部の形態的違いはなぜ生じるかについては，RRDでは周

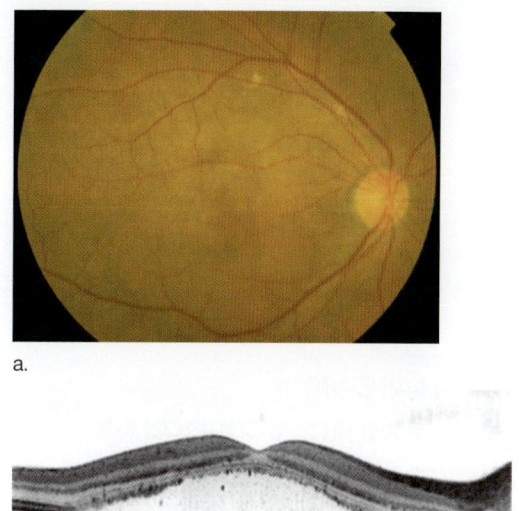

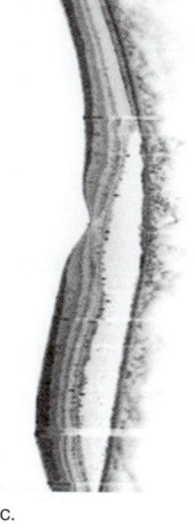

図2 中心性漿液性脈絡網膜症
（63歳，男性，右眼）
a. 眼底カラー写真．黄斑部に漿液性網膜剝離がみられ，一部プレシピテートが観察できる．
b. OCT水平断．中心窩を含む漿液性網膜剝離．網膜の層構造は保たれているが，視細胞外節部位には一部不整がある．
c. OCT垂直断．中心窩から下方にかけて広がる漿液性網膜剝離がみられる．

辺部から剝離が進行し機械的ストレスがかかっていることが，その要因と考えられる．しかし，RRDでは網膜下に液化した硝子体が流入するのに対して，CSCでは網膜剝離は閉鎖された空間で起こっているため，網膜下液の性状が異なっていることもその理由のひとつかもしれない．高濃度の糖や酸素分圧は長期的には網膜視細胞のアポトーシスを引き起こすことが知られているが，短期間では逆に視機能維持に関与している可能性もある[10,11]．

網膜剝離が閉鎖腔で起こっていることには，もう一点メリットがある．視覚の源は，視細胞外節と網膜色素上皮細胞におけるビタミンAの代謝機構，いわゆるレチノイドサイクルである[*2]．当然，視細胞外節と網膜色素上皮との間に距離があってはレチノイドサイクルの代謝は働かないはずだが，CSCにおいては剝離が閉鎖腔であるため，この輸送経路がある程度保たれていると考えられる．RRDでは外節と色素上皮の距離が遠いだけではなく，硝子体液も混入するためこのサイクルは機能していないと思われる．これがRRDでは視力が急激に低下するが，CSCでは保たれている理由であろう．ただし，剝離期間が長期化すると視細胞外節の網膜色素上皮による貪食が行われないため，外節自体の新陳代謝がうまくいかず，最終的には視細胞障害が重篤化するので剝離の長期化は避けるべきである．

（丸子一朗）

[*2] レチノイドサイクル
錐体オプシンや杆体のロドプシンが光を吸収すると，オプシンと全トランスレチナールに分解され，レチナールは網膜色素上皮細胞に運ばれ11-シスレチナールになり視細胞外節に再輸送され，オプシンと結合し再利用される機構のこと．

乳頭ピット黄斑症候群

視神経乳頭ピットの診断

　視神経乳頭ピットは，乳頭内にみられる円形あるいは楕円形の陥凹を示す先天異常である[1,2]．乳頭ピットは大きくて歪な形の乳頭に存在することが多く，両眼性は少ないので，乳頭形に左右差があったらその存在を疑う．白色，灰白色，淡黄色，あるいは黒色の乳頭内の陥凹を呈する．眼底写真では光のハレーションで形態が確認できないことがあり，red-free 眼底写真や走査レーザー検眼鏡（scanning laser ophthalmoscope；SLO）などが，ピットやそれに連続する網膜神経線維欠損などの観察に有用である．ピットは乳頭内のどの位置にも存在するが，耳側縁にみられることが多い．大きさは 1/10 乳頭径大から半乳頭径大以上のものまでさまざまである．通常は一つであるが，複数みられることもある．乳頭コロボーマあるいは脈絡膜コロボーマを合併していることもある[1,2]．フルオレセイン蛍光眼底造影（fluorescein angiography；FA）検査で，ピットは早期に低蛍光，後期に過蛍光を示す[2]．

乳頭ピット黄斑症候群

　乳頭ピットだけでは視力は低下せず，自覚症状はないが，漿液性黄斑剝離を合併すると，変視症，視力低下や中心暗点などの視野異常を自覚する．好発年齢は 20～40 歳代である[1,2]．黄斑剝離が長期に及ぶと，黄斑が囊胞状変性，層状円孔，色素上皮萎縮などを合併して，視力予後は不良になる．このように黄斑剝離などの黄斑異常を合併した病態を，乳頭ピット黄斑症候群（macular detachment associated with optic disc pit）という[2]．

　網膜剝離が発症する機序は不明な点もあるが，光干渉断層計（OCT）の観察で病態の理解が深まっている．多くの症例で，乳頭ピットに隣接する網膜に，最初に網膜分離様変化が出現する[*1]．分離様変化は網膜のどの層にも生じうるが，徐々に黄斑領域に拡大するとともに網膜外顆粒層の分離様変化の丈が高くなっていく．自然

文献は p.321 参照．

[*1] OCT で分離様にみえていても，完全な網膜分離でないので，絶対暗点にならない．強度近視や乳頭ピットに伴う網膜の層状分離所見を成書で"分離様所見"と表現したりするのは，先天網膜分離の絶対暗点を呈する完全分離とは異なるためである．その表現については，確立していない．

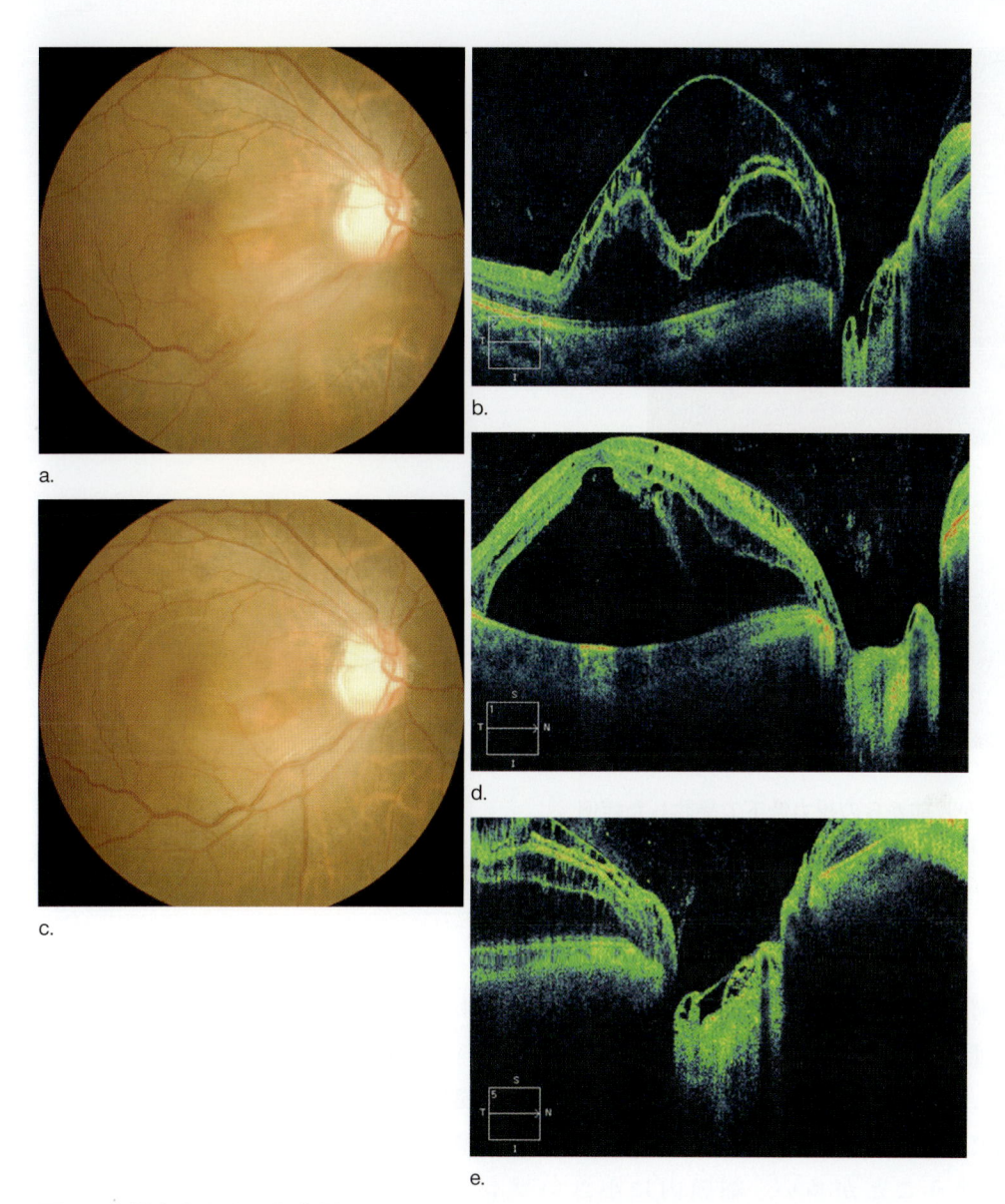

図1 変視症をきたした症例

38歳,男性.数日前からの右眼の変視症で来院.初診時(a)の右眼視力(1.2).OCTでは,乳頭ピットに連続する多層性の網膜分離様変化がみられる(b).内境界膜の挙上と外顆粒層の分離様変化が明瞭であった.網膜剥離はなかった.乳頭ピット上に硝子体腔につながる線維が存在した.
初診から2か月後,右眼視力低下が(0.4)に悪化した(c).中心窩に外層裂孔があり,その周囲に黄斑剥離がみられた(c, d).分離様変化は,多層性から外顆粒層主体に変化した.乳頭ピット周辺に硝子体線維が観察された(e).

軽快することもあるが,黄斑領域に及ぶと変視症や暗点を自覚するようになる.中心窩付近まで分離様変化が広がると,網膜外層裂孔を伴って神経網膜に漿液性剥離が出現する.外層裂孔の部位は中心窩が多く,黄斑剥離が出現し視力低下が顕著となる[1-5].黄斑剥離は,中心窩から円周状に拡大していることが多く,乳頭から連続す

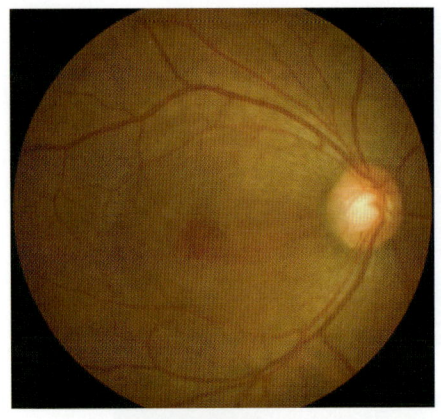

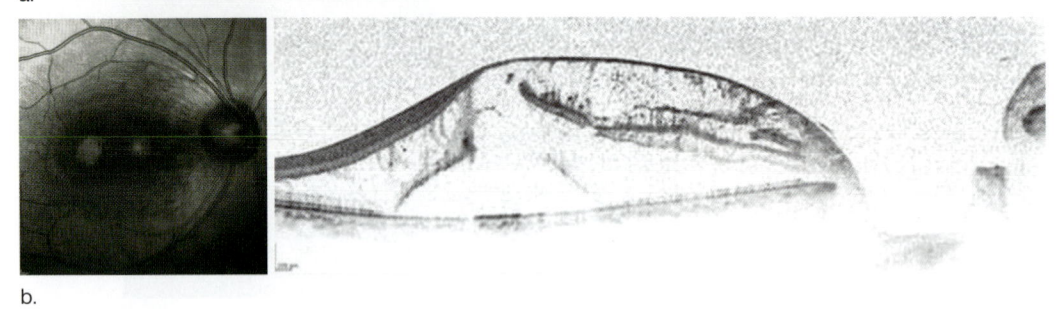

図2　数か月前からの視力低下で受診した症例

38歳，男性．数か月前から進行する右眼視力低下で受診した．視力は（0.07）であった．眼底検査で乳頭の耳側にピットがあり，黄斑剝離があった（a）．OCTで分離様所見は，網膜浅層と外顆粒層に顕著に存在し，中心窩付近に外層裂孔があり，黄斑剝離がみられた（b）．

る浅い網膜隆起（分離様変化）の中央にお椀を伏せたような半球状の盛り上がりを呈して，網膜隆起が2段をなしている（double line）[1-5]．漿液性隆起の高さは低く（1mm以下），網膜分離様変化から網膜剝離を合併した症例では，不整形あるいは星型の黄斑外層円孔を伴うことが多い．網膜内に小さいプレチピテート（precipitates）がみられることもある．

光干渉断層計（OCT）所見

病態の初期所見：乳頭ピットに変視症や視力障害を合併して間もない所見は，視力低下は軽度で，網膜剝離はわずかか，伴わずに網膜分離様所見のみが黄斑領域に及んでいる場合が多い．OCTでは乳頭から連続する分離様変化がみられ，分離様変化は網膜の浅層から外層まで数層にわたって存在するが，時間経過とともに外顆粒層の分離が主体になっていく（図1,2）．分離部位を広範囲に検索すると，神経線維層の間隙が部分的に広がって内境界膜が挙上しているよう

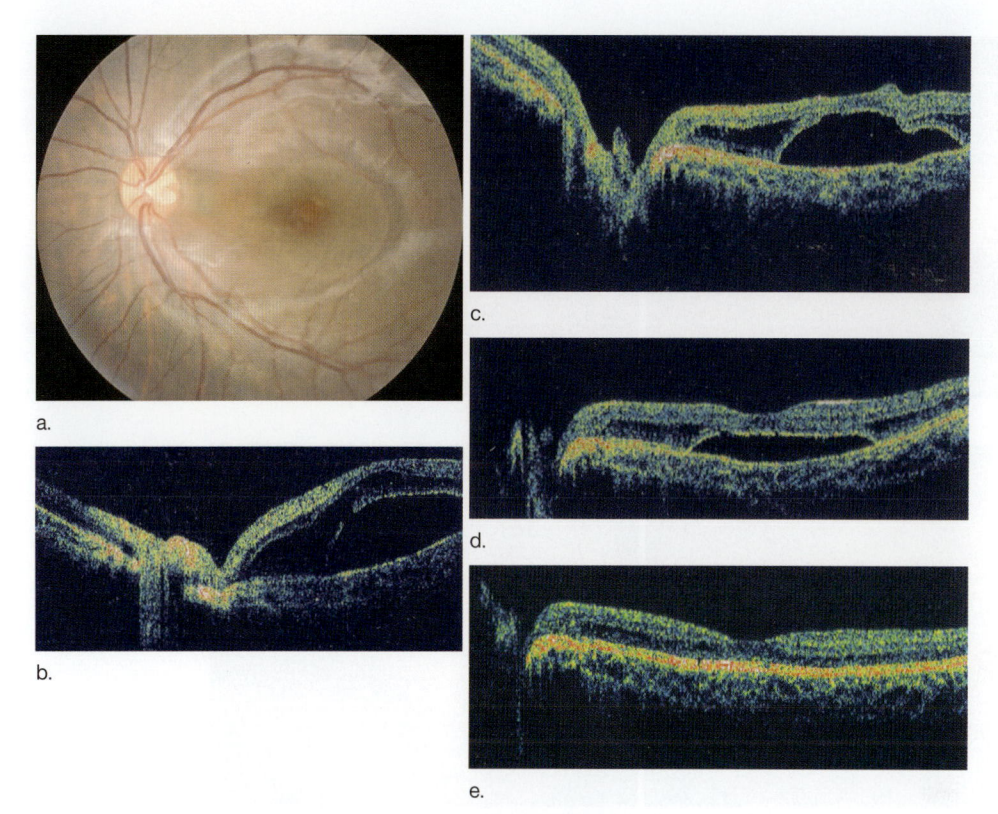

図3　バレーボールの打撲で視力低下をきたした症例

8歳，女児．左眼にバレーボールを打撲し，視力低下を自覚し来院した．数か月の経過観察で視力障害が進行し硝子体手術を適応した．術前視力は（0.1）であった．OCTで網膜外層の分離様変化と外層裂孔と黄斑剝離がみられた（a, b），硝子体手術で後部硝子体剝離を作製した．術後，自覚症状は徐々に改善し，2か月で視力は（0.4）になった．OCTで分離様変化は軽快しているが，黄斑剝離は残存している．外層裂孔が小さくなり，剝離領域の外節が比較的整然と配列していた（c）．術後6か月で視力（0.8）に改善し，黄斑剝離の丈も低くなった（d）．術後1年で網膜は完全に復位し，視力は（1.2）に回復した（e）．

にみえる症例もある（図1, 2）．後部硝子体剝離（posterior vitreous detachment；PVD）はなく，乳頭ピット付近に連続する硝子体線維が観察されることが多い．丈が高い分離様変化は網膜剝離との区別が難しいが，外境界膜やIS/OS lineの連続性などを指標に剝離と区別する．

視力低下が進行した症例では網膜剝離，特に黄斑剝離がみられる．分離様変化が進行して，外境界膜に欠損が生じて，網膜剝離につながっていることが多い．外境界膜欠損は中心窩に多くみられる．剝離部位の視細胞外節は，欠損や伸長部位が不規則に観察される（図2）．

症例によっては，分離様変化のみのものや剝離が黄斑以外の部位に存在したり，外層裂孔が中心窩にない場合もある．分離様変化がなく網膜剝離のみのものもある．また，SLOや赤外光写真や眼底自

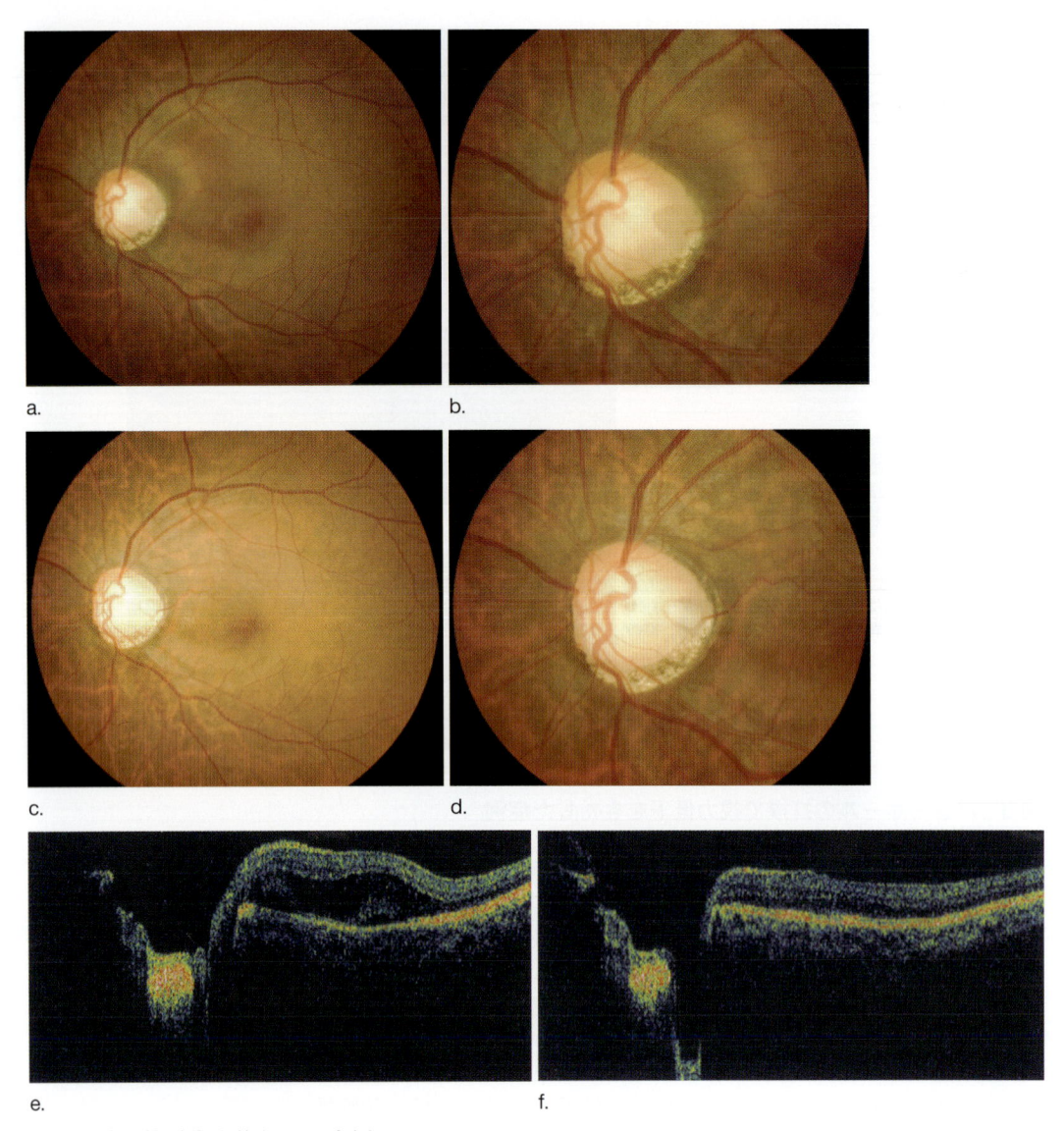

図 4 硝子体手術を施行した症例
41歳,男性.術前 (a, b) と術後1年の眼底写真 (c, d) と OCT (e, f) の比較.術前視力 (0.08) が術後1年で (1.2) に回復した.術前は乳頭ピットが灰色でピット縁は不明瞭であったが,網膜分離様変化の改善と網膜復位とともに乳頭ピット縁は明瞭になり (d),OCT でピットも深くなった (f).

発蛍光(fundus auto-fluorescence;FAF)を OCT 所見と比較することで,乳頭ピット,分離様変化と網膜剥離の区別,不整形あるいは星型の黄斑外層円孔の形態が明瞭にとらえられる[5]）.

硝子体手術前後の所見:乳頭ピット黄斑症候群の治療法は確立していない.従来は網膜剥離に対して乳頭縁に網膜光凝固を施行していたが,治療効果が不安定で,復位しても視力改善が得られない症例も少なくなかった.近年では,乳頭縁で PVD を作製することを目

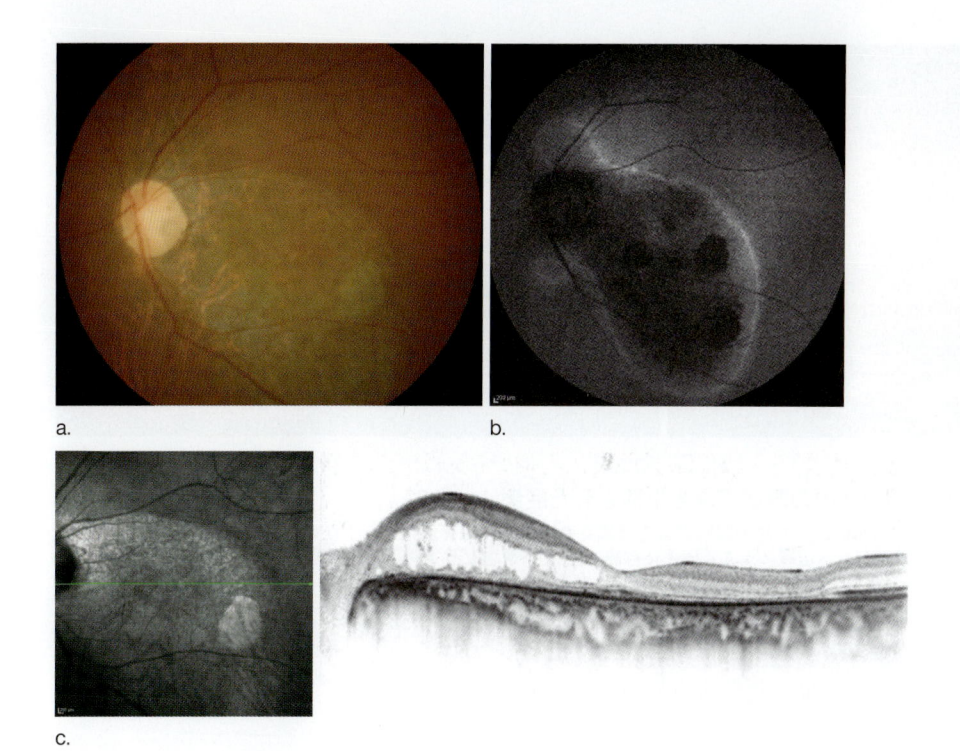

図5 小児時に診断されるも治療せず，視力低下のまま過ごした症例

47歳，女性．小児時に左視力低下で乳頭ピット黄斑症候群と診断されるも治療せず，視力低下のまま放置．変化ないが，精査希望で受診した．左眼視力（0.2）．眼底検査で乳頭から黄斑にかけて色素上皮の変色（a），眼底自発蛍光（FAF）で黄斑から乳頭にかけて低蛍光，色素上皮変色部位の辺縁は過蛍光を示した（b）．OCTでは，乳頭隣接部位の外顆粒層の浮腫状変化，黄斑の網膜外層萎縮変性がみられた（c）．

的とした硝子体手術が有用であるとの報告が多い[2,6]．

　自然軽快例もあり，時間経過をみながら視力低下が進行性で，OCT所見で網膜剥離が悪化するものが硝子体手術の適応となる．

　術前のOCT所見では，乳頭ピットに連続する網膜分離様所見と黄斑剥離があり，剥離部位に外境界膜の欠損と視細胞外節の欠損がみられる（図2, 3）．乳頭ピット付近を牽引するCloquet管遺残を示唆するような乳頭上膜を合併することもある[1,2]．術前には乳頭ピットの陥凹はあまり深くなく，ピット上に薄膜が覆っているようにみえることもある（図4）．

　硝子体手術後は非常に緩徐に変化するので，OCT所見と視機能変化の悪化がなければ，治療効果判定を急がない．手術後，最初に分離様変化の丈が低くなる．続いて黄斑剥離が改善していくが，網膜の完全復位までには1年近くかかることが多い[6]*2．網膜分離様変化が改善する過程で，一時的に網膜剥離範囲が拡大することもある．しかし，網膜剥離が残存しても，術後に徐々に視機能は自覚的に改

*2 本疾患の硝子体手術のポイントは，網膜完全復位に術後約1年と長期間を要することであり，すぐに再治療をせずに，術後の変化を視機能を参考に検討することである．

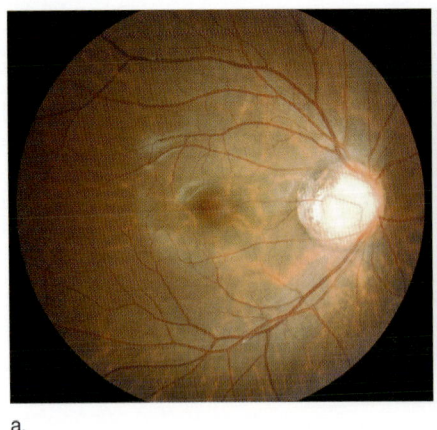

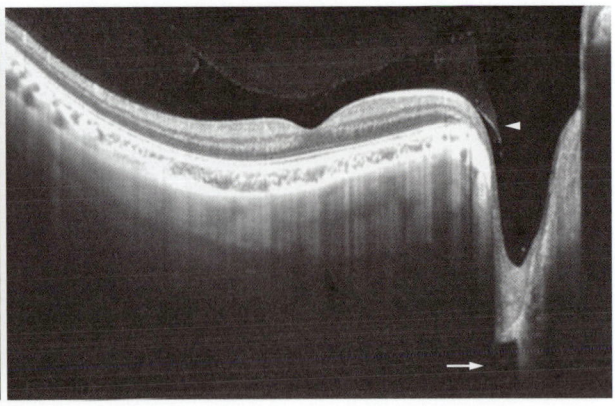

図6 自覚症状はないものの眼底異常を指摘された症例
20歳, 男性. 自覚症状はないが, 右眼の眼底異常を指摘され来院. 乳頭鼻側にピットがみられた (a). swept-source OCT で硝子体の液下腔, ピット辺縁に接する硝子体線維 (矢頭), 乳頭ピットの深部が観察され, ピット底よりさらに深部にくも膜腔を示唆するドットを伴う低蛍光領域 (矢印) がみられた (b).

善していくことが多く, 視細胞外節の欠損範囲が縮小し, 慢性中心性漿液性脈絡網膜症のように外節の伸展 (蓄積) が OCT で観察される. それに伴い FAF で剥離領域で過蛍光が広がっていく[7]. 網膜が完全復位しても IS/OS line の不連続は残存することが多い. 乳頭ピットの境界は網膜復位とともに明瞭になり, ピットの深さも深くなるようにみえる (図4).

自然経過例 (陳旧例): 乳頭ピット黄斑症候群で自然復位例もあるが, 網膜復位までに非常に時間を要すると神経網膜や網膜色素上皮が萎縮する可能性がある. 一部に網膜分離様所見が残存し, 色素上皮の萎縮や網膜外層の変性が観察される (図5).

swept-source OCT の意義: swept-source OCT は, 硝子体腔から眼球の深部まで一度に観察できる縦方向領域が広い. したがって, 乳頭ピットにかかる硝子体線維から乳頭ピットの深部の観察に有利である. 網膜分離様変化の間隙と乳頭ピットの位置関係から, 乳頭ピット黄斑症候群の漿液性剥離は, くも膜下腔の髄液に由来することを示唆する所見が OCT で得られることもある. また, 乳頭ピット付近を牽引する Cloquet 管遺残を示唆するような乳頭上膜を合併することもある[1,2]. 今後, swept-source OCT による乳頭ピットの形態やくも膜下腔との関係などの検討が期待されている (図6).

(平形明人)

5. 加齢黄斑変性と類縁疾患

軟性ドルーゼン，網膜色素上皮剝離

前駆病変

　加齢黄斑変性（age-related macular degeneration；AMD）の初期病変は，わが国での診断基準（**表1**）では前駆病変となる[1]．前駆病変の所見は，軟性ドルーゼンと網膜色素上皮異常がある．1乳頭径未満の網膜色素上皮剝離（retinal pigment epithelial detachment；PED）は，網膜色素上皮異常の所見の一つとなっている．軟性ドルーゼンとPEDのOCT所見は，ともに網膜色素上皮がドーム状に隆起するので鑑別が難しい場合がある．

軟性ドルーゼン

　ドルーゼンにはさまざまな分類があるが，AMDの前駆病変となるのは軟性ドルーゼンであり，ドルーゼンの大きさで分類されたものである．軟性ドルーゼンは，直径63μm以上の大きさと定義されている．それより小さいものは硬性ドルーゼンで，正常の加齢変化に基づく所見であり，臨床的な意味はあまりないとされている．

OCT所見：軟性ドルーゼンは，網膜色素上皮とBruch膜の間に高反射を示し，網膜色素上皮を押し上げる．網膜色素上皮の隆起には，小さい凸型を示すもの（**図1**），円形ドーム状を示すもの（**図2**），軟性ドルーゼンが癒合し扁平なドーム状を示すもの（**図3**），ドーム状隆起の丈が高くて大きいdrusenoid PED（**図4**）などさまざまな形態がある．内部の高反射は，網膜色素上皮の隆起が小さいものでは均一となるが（**図1**），大きいものでは必ずしも均一にならず，部分的に反射が減弱している場合もある（**図4**）．隆起した網膜色素上皮の部分的な高反射は，色素の沈着である（**図4**）．視細胞内節外節接合部（IS/OSライン）を含め網膜の形態は保たれているので，軟性ドルーゼンだけでは，視機能障害は生じにくい．しかし，滲出型AMDへ移行する可能性が高いので注意が必要である．ドーム状に隆起した軟性ドルーゼンが，長期に存在するとドーム状隆起が虚脱し，地図状萎縮となり，萎縮型AMDへ移行し，その範囲に一致し

表1　加齢黄斑変性の分類と診断基準

年齢50歳以上の症例において，中心窩を中心とする直径6,000μm以内の領域に以下の病変がみられる．

1. 前駆病変

軟性ドルーゼン*
網膜色素上皮異常**

2. 加齢黄斑変性

滲出型加齢黄斑変性
主要所見
　①脈絡膜新生血管
　②漿液性網膜色素上皮剝離***
　③出血性網膜色素上皮剝離
　④線維性瘢痕
萎縮型加齢黄斑変性

*　軟性ドルーゼンは，直径63μmのものが1個以上みられれば有意とする．
**　網膜色素上皮異常とは，網膜色素上皮の色素脱出，色素沈着，色素むら，小型の網膜色素上皮剝離（直径1乳頭径未満）を指す．
***　直径1乳頭径以上のもので，脈絡膜新生血管を伴わないものも含める．
（高橋寛二ら：加齢黄斑変性の分類と診断基準．日本眼科学会雑誌 2008；112：1076-1084．）

文献はp.322参照．

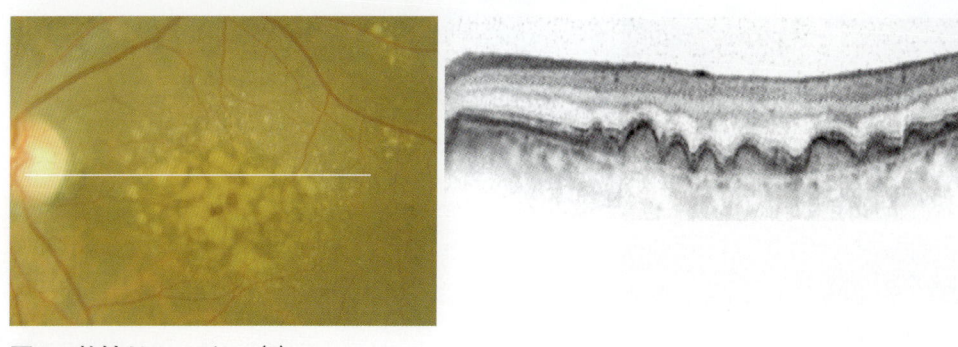

図1 軟性ドルーゼン（1）
網膜色素上皮の隆起は小さい凸型を示し，その内部は均一な高反射を示す．

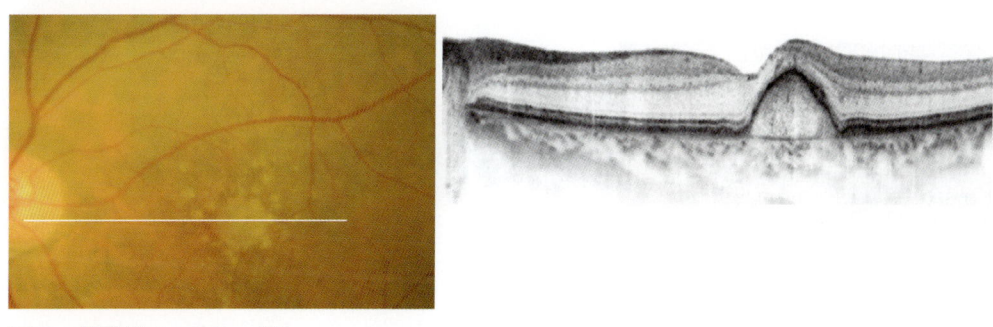

図2 軟性ドルーゼン（2）
網膜色素上皮の隆起はドーム状を示し，その内部は均一な高反射を示す．

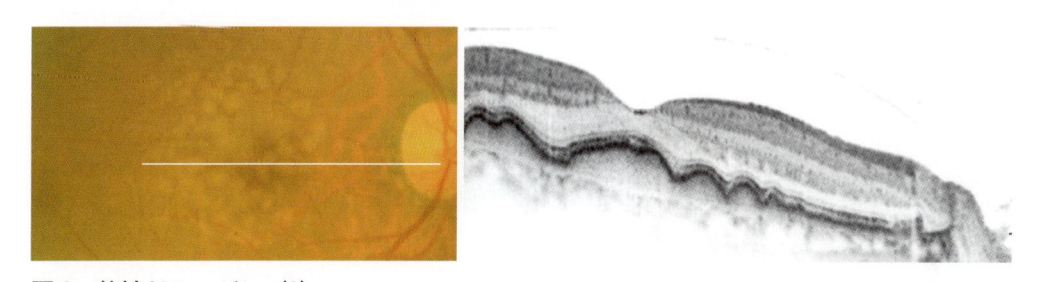

図3 軟性ドルーゼン（3）
軟性ドルーゼンが融合し，網膜色素上皮の隆起は扁平なドーム状を示し，その内部は均一な高反射を示す．

た視機能障害を生じる場合もある（**図5**）．

網膜色素上皮剥離（PED）

　前駆病変の所見である網膜色素上皮異常には，色素脱出，色素沈着，色素むらに加え，小型（直径1乳頭径未満）の漿液性PEDがある．診断基準では，1乳頭径未満は，前駆病変となり，CNV（choroidal neovascularization；脈絡膜新生血管）を伴わなくても1乳頭径以上であれば滲出型AMDの主要所見となる（**表1**）．中心性漿液性脈絡網膜症（central serous chorioretinopathy；CSC）でも小

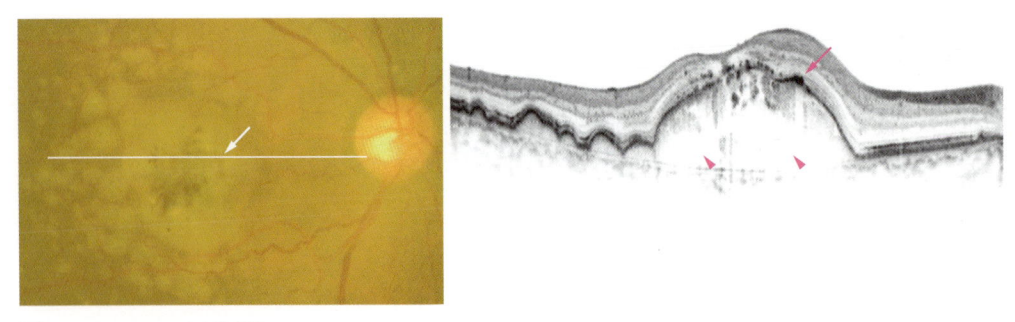

図 4　drusenoid PED
癒合した軟性ドルーゼンで丈が高いドーム状を示す場合，網膜色素上皮剥離との鑑別が難しい．内部は均一な高反射とならず，脈絡膜側は低反射となっている（矢頭）．隆起した網膜色素上皮の部分的な高反射は，色素の沈着である（矢印）．

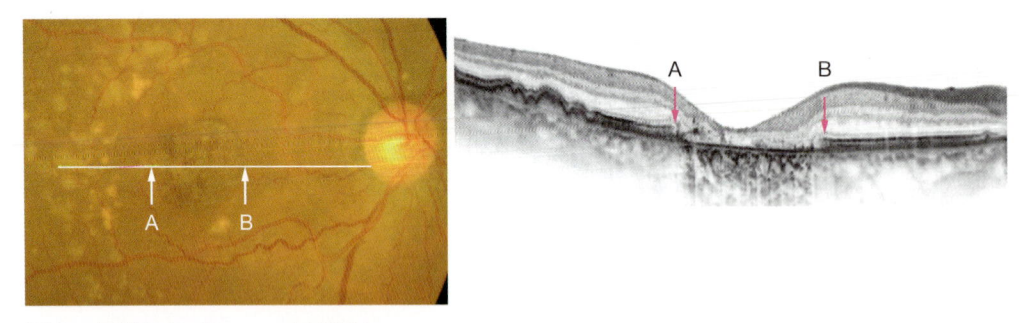

図 5　虚脱した drusenoid PED
図 4 の症例の 8 か月後．ドーム状隆起は虚脱し，地図状萎縮（矢印 A と B の間）となっている．

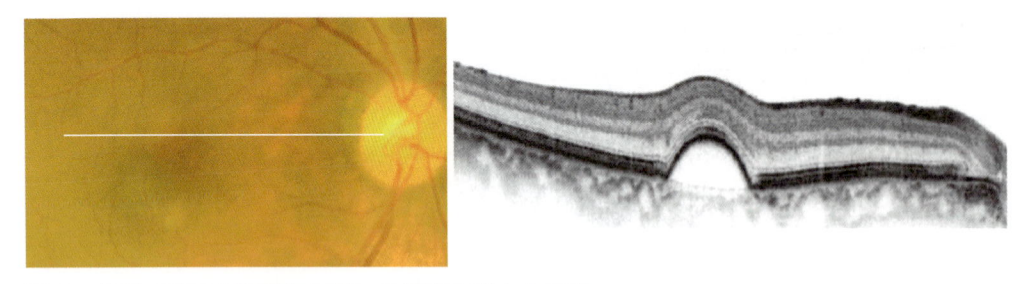

図 6　小型（直径 1 乳頭径未満）の網膜色素上皮剥離
網膜色素上皮はドーム状隆起を示し，その内部は低反射を示す．

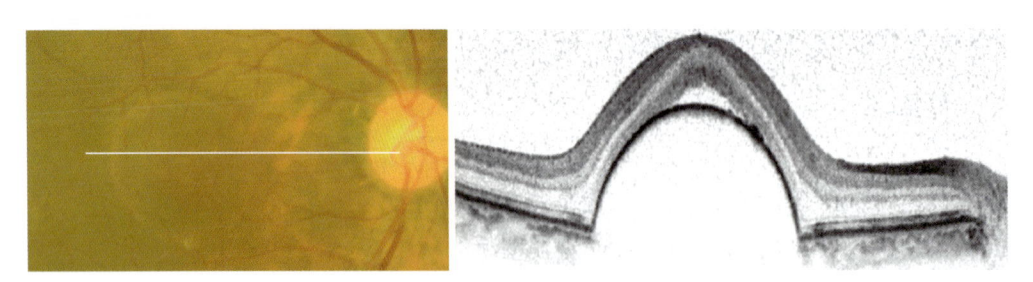

図 7　大型（直径 1 乳頭径以上）の網膜色素上皮剥離
図 6 の症例の 6 か月後．PED は拡大している．網膜色素上皮はドーム状隆起を示し，その内部は，低反射を示す．脈絡膜新生血管を伴わないものでも，大型（直径 1 乳頭径以上）の PED は，滲出型加齢黄斑変性の主要所見となる．

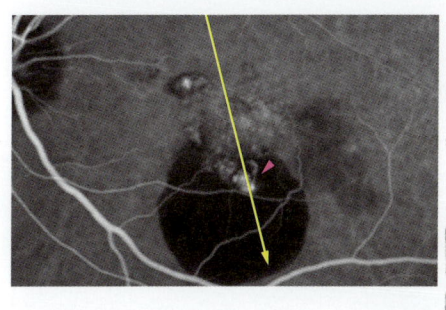

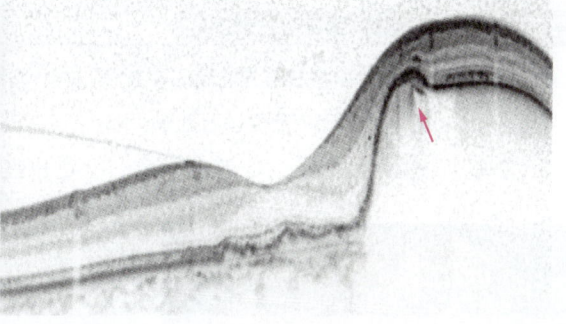

図8 ポリープ状脈絡膜血管症の網膜色素上皮剥離
インドシアニングリーン蛍光眼底造影で認めるポリープ状病巣の部位（矢頭）は，OCT で PED 辺縁の notch（tomographic notch sign，矢印）として認める．

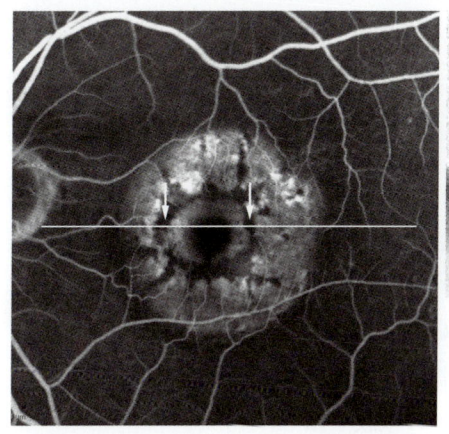

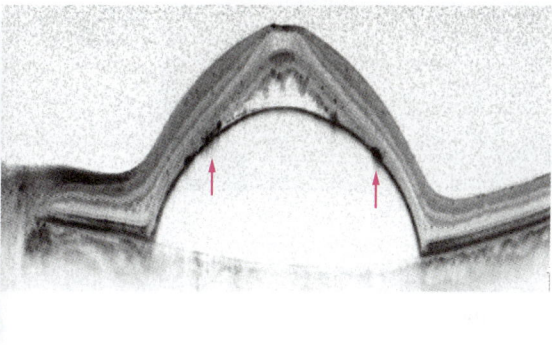

図9 長期に存在した大型の網膜色素上皮剥離（PED）
左図は，フルオレセイン蛍光眼底造影後期像．PED 内は時間の経過とともに pooling による過蛍光を示し，色素沈着の block による低蛍光がみられる（白矢印）．右図の OCT では PED がドーム状に隆起し，内部は低反射となる．色素沈着を伴う部位は高反射が増強している（赤矢印）．

型の PED はみられることもあるので，50 歳以上で小型の漿液性 PED を認めた場合は，CSC と AMD 前駆病変の鑑別ができないこともある．

OCT 所見：小型の PED は，網膜色素上皮と Bruch 膜の間に低反射を示し，網膜色素上皮はドーム状隆起を示す（図6）．大型の PED は，同様にドーム状隆起を示すが（図7），内部に反射を認める場合は，drusenoid PED（図4）と鑑別ができないこともあり，また，内部の反射は CNV の存在も示唆される．網膜色素上皮の不整な隆起や辺縁に notch を認めれば，その部位に CNV やポリープ状脈絡膜血管症のポリープ状病巣の存在が示唆される（図8）[2,3]．網膜色素上皮剥離が長期に存在すると帯状の色素沈着をきたし，OCT では，その部位はドーム状に隆起した網膜色素上皮上に高反射として認める（図9）．

カコモン読解 第22回 臨床実地問題3

66歳の男性．糖尿病の眼底検査を希望して来院した．右眼眼底写真と矢印の部位を横断するOCT像を図A，Bに示す．矢印の所見はどれか．

a 軟性白斑　　b 硬性白斑　　c ドルーゼン　　d 網膜下出血　　e 網膜色素上皮剥離

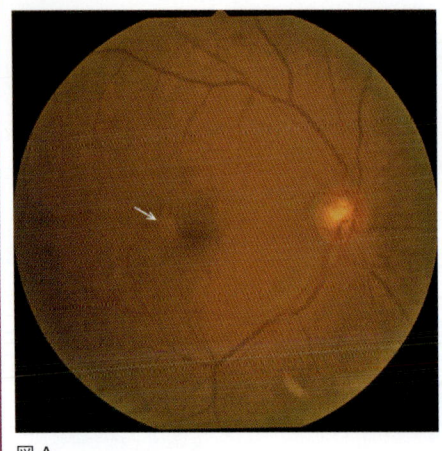

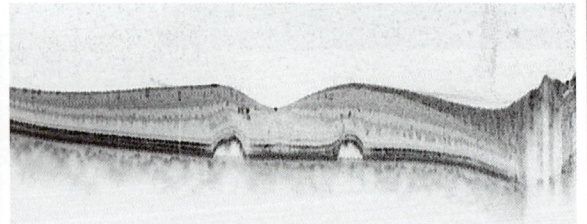

図A

図B

解説　眼底写真の矢印の部位は，aの軟性白斑，bの硬性白斑，dの網膜下出血を示唆する所見を確認できない．さらにOCT像では，網膜色素上皮のドーム状隆起として認めることから網膜内病変である，aの軟性白斑，bの硬性白斑，網膜下病変であるdの網膜下出血を否定することができる．cのドルーゼン（軟性ドルーゼン），eの網膜色素上皮剥離は，ともにOCT像では網膜色素上皮のドーム状隆起として認める．両者の鑑別点は，網膜色素上皮のドーム状隆起の内部の反射の有無で，内部の均一な高反射を認めれば軟性ドルーゼン，認めなければ網膜色素上皮剥離である．したがって，矢印の部位は，内部の反射を認めない網膜色素上皮のドーム状隆起であることから，eの網膜色素上皮剥離となる．

模範解答　e

（森　隆三郎）

滲出型加齢黄斑変性

検査のなかでの OCT の位置づけ

　加齢黄斑変性の治療において，光干渉断層計（optical coherence tomography；OCT）は欠かせない検査となっている．診断において，あるいは治療に対する反応を OCT 結果にて評価することは臨床現場でよくみられることである．しかしながら，まずは検眼鏡検査により病巣をよく観察し，OCT 所見とあわせてフルオレセイン蛍光眼底造影（fluorescein angiography；FA）所見，インドシアニングリーン眼底造影（indocyanine green angiography；IA）所見などから，総合的に病態を解明することが大切である．

　黄斑部に網膜浮腫や網膜下液，網膜色素上皮剥離（retinal pigment epithelial detachment；PED）などの滲出性変化を認めれば，滲出型加齢黄斑変性を疑い，造影検査を施行する．

I 型脈絡膜新生血管

　典型的な I 型脈絡膜新生血管（I 型 CNV，Type 1 CNV）の所見を図 1 に示す．I 型 CNV は，II 型脈絡膜新生血管（II 型 CNV，Type 2

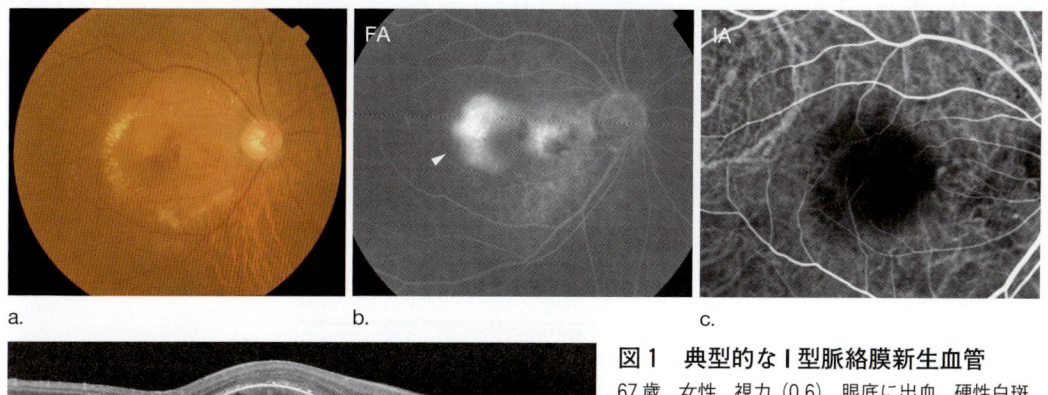

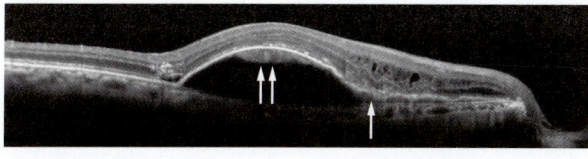

図 1　典型的な I 型脈絡膜新生血管
67 歳，女性．視力（0.6）．眼底に出血，硬性白斑，網膜色素上皮剥離（b，矢頭）を認める．FA（b）では色素貯留による過蛍光を示すが，IA（c）では蛍光遮断による低蛍光を示し，CNV は明らかではない．OCT（d）では，RPE 下の低〜中等度反射帯（矢印）として直接 CNV が検出されている．

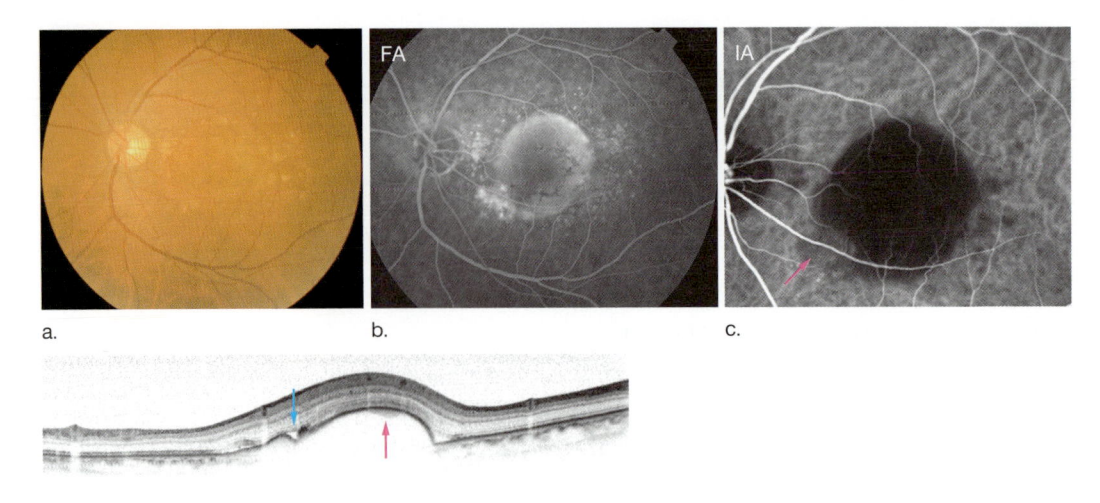

図2 tomographic notch sign を伴う漿液性網膜剥離
70歳，男性．視力（0.7）．眼底にドルーゼン，網膜色素上皮剥離を認める（a）．FA（b）では色素貯留による過蛍光を，IA（c）では蛍光遮断による低蛍光を示し，その辺縁のくびれの部位に編目状の CNV を認める（c，矢印）．CNV に一致して RPE 裏面に中等度反射帯（d，赤矢印）がみられ，tomographic notch sign（d，青矢印）を認める．

CNV）と比較し，病巣が深層にあるため，検眼鏡検査で明らかな CNV 病巣を確認することは困難である．図1のように検眼鏡検査で出血を認めれば脈絡膜新生血管の存在を疑うが，IA で脈絡膜新生血管が検出されないことも多い．このような場合，FA における斑状の過蛍光や，OCT で RPE（retinal pigment epithelium；網膜色素上皮）の下の低～中等度反射帯として直接検出されることがある．あるいは，図2のように検眼鏡検査で滲出性変化やドルーゼンを認め，FA で色素貯留による過蛍光を示し，IA で蛍光遮断による低蛍光を示す PED がみられた場合，その辺縁のくびれの部分に CNV が生じている可能性がある．FA，IA で CNV の存在が不明瞭な場合でも OCT で PED を認め，そこに tomographic notch sign がみられれば，CNV の存在を強く疑うことができる．図3のように fibrovascular PED では眼底に出血や硬性白斑を伴うこともあり，蛍光眼底造影では多数の点状過蛍光，色素漏出がみられ，IA では新生血管網が造影されることが多い．OCT では RPE の不整な隆起がみられ，PED 内部は高輝度信号を認め，時に Bruch 膜と平行に層状構造を示すことがある．

II 型脈絡膜新生血管

典型的な II 型脈絡膜新生血管（II 型 CNV）の所見を図4に示す．眼底に灰白色隆起病巣と出血を認め，FA では造影早期から境界明瞭で均一な過蛍光を認める．IA では，網目状の CNV が検出されるこ

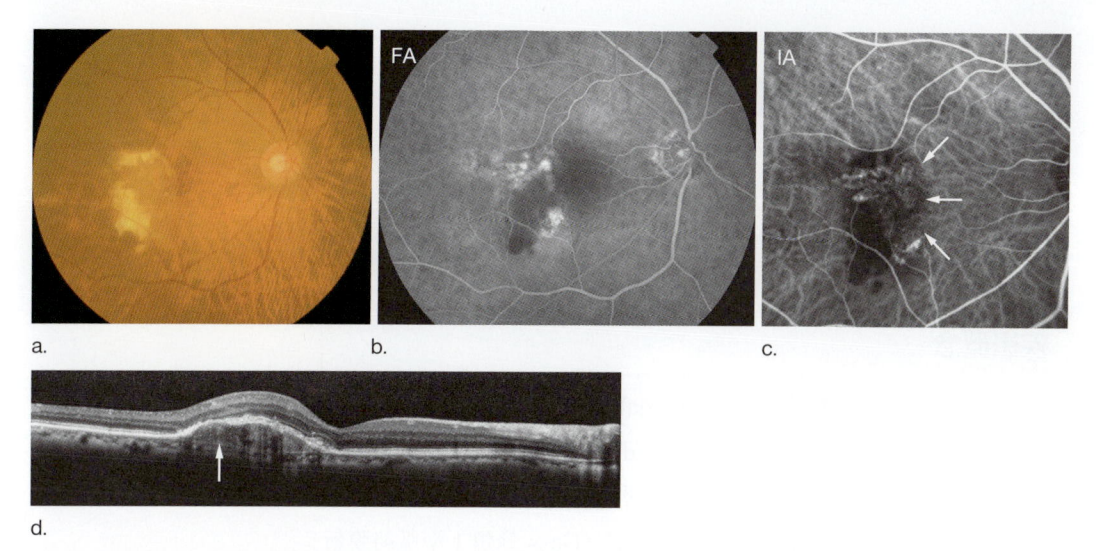

図3 fibrovascular PED
72歳, 女性. 視力 (0.4). 眼底に出血, 硬性白斑を伴う灰白色病巣を認める (a). FA (b) で点状過蛍光, 色素漏出がみられ, IA (c) では CNV (矢印) を認める. OCT では RPE の不整な隆起がみられ, PED 内部は Bruch 膜と平行に層状構造を示す (d, 矢印).

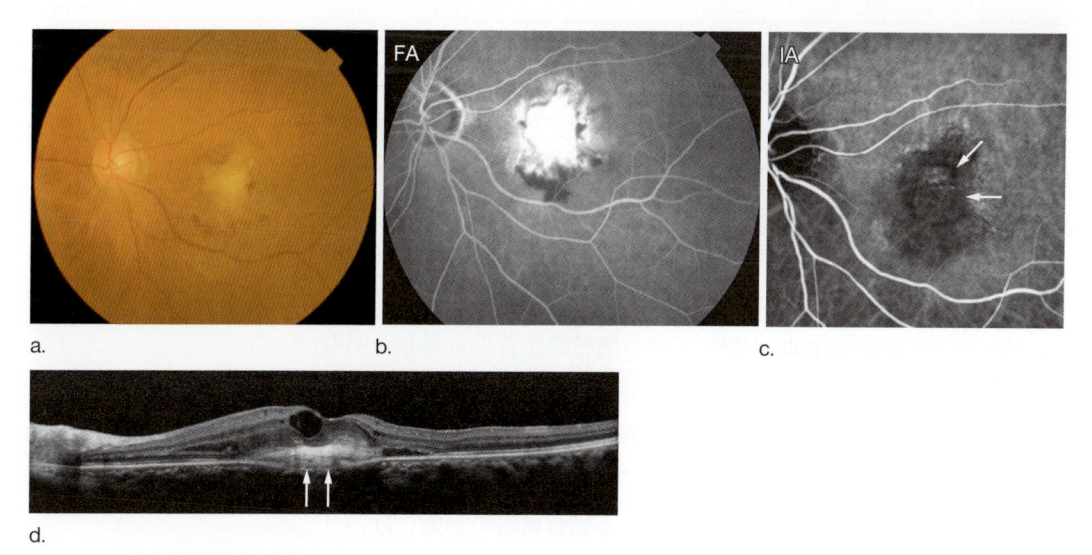

図4 II 型脈絡膜新生血管
68歳, 男性. 視力 (0.3). 眼底に出血を伴う灰白色隆起病巣を認め (a), FA では境界明瞭で均一な過蛍光を認める (b). IA では網目状の CNV (矢印) がみられる (c). OCT では, 眼底の灰白色病巣に一致して神経網膜下に中~高輝度の反射 (d, 矢印) を認める.

とが多い. OCT では, 眼底の灰白色病巣に一致して神経網膜下に中~高輝度の反射がみられる. しばしば出血やフィブリンを伴い, OCT でそれらを分離するのは困難なことも多い.

〔鈴木三保子〕

ポリープ状脈絡膜血管症

疾患概念

ポリープ状脈絡膜血管症（polypoidal choroidal vasculopathy；PCV）は1990年，Yannuzziによってidiopathic PCVとして明らかにされた疾患概念で，当初は脈絡膜表層の血管異常として報告されたが，最近では，網膜色素上皮下新生血管（Gass分類1型脈絡膜新生血管；Type 1 CNV）の形態が，特殊に変化したものとして認知されるようになっている．

PCV の OCT の基本的パターン（図1）

PCVの基本ユニットは，網膜色素上皮下にみられる異常血管網（abnormal vascular network）と，その先端の血管が血管瘤様に拡張した血管塊を形成するポリープ状病巣（polypoidal lesion）からなる．異常血管網は通常，黄斑部または傍乳頭部の網膜色素上皮萎縮部に一致して存在し，インドシアニングリーン蛍光眼底造影（indocyanine green angiography；IA）では，脈絡膜血管の走行とは明らかに異なる不規則に分岐した血管として検出される．検眼鏡的には，ポリープ状病巣は，異常血管網の周辺部に網膜色素上皮の橙赤色隆起病巣としてみられ，IAでは単房性，多房性，ぶどうの房状などの過蛍光を示し，ポリープ状病巣を形成する拡張血管の形態にはバリエーションがある．OCTでは，異常血管網の部分は網膜色素上皮（retinal pigment epithelium；RPE）の扁平な面状隆起としてとらえられ，RPEはその深部のBruch膜の反射から平行に挙上し，その内部の線状腔には低い内部反射がみられる．このRPEとBruch膜の反射は，平行な二層の高反射のラインとして検出されるため，double layer signと呼ばれている[1]．一方，ポリープ状病巣はRPEの高反射ラインの急峻な隆起としてみられ，その急峻度は通常の網膜色素上皮剝離（retinal pigment epithelial detachment；PED）と比べてより急峻である．ポリープ状病巣の底部にはBruch膜に一致する水平ラインが検出される．通常，この隆起病巣の内部には，血管塊に

文献はp.322参照．

a. 眼底所見　　　　　　　　b. FA　　　　　　　　c. IA

d. OCT

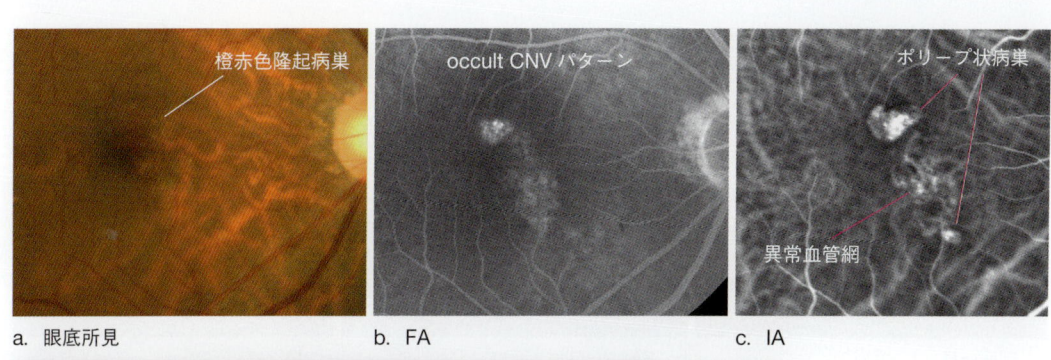

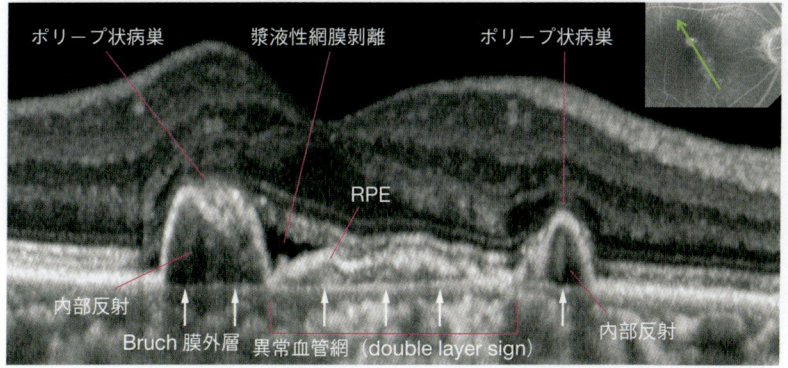

図1　PCV の典型的 OCT 像
異常血管網部の double layer sign，ポリープ状病巣部の RPE の急峻な隆起が特徴である．両者の基底部には Bruch 膜外層（矢印）が水平ラインとして検出され，隆起の内部には中等度の内部反射がみられる．
RPE：retinal pigment epithelium（網膜色素上皮）

よる中等度の内部反射がみられる．これは，内部が完全に無反射となる漿液性 PED との鑑別点として重要である．

PCV 断層像の組織解釈

　PCV は Gass 分類 Type 1 CNV（網膜色素上皮下新生血管）が特殊に変化してできたものであり，Type 1 CNV は RPE 下の Bruch 膜内で発育する新生血管である．Bruch 膜は内層から RPE 基底膜，内膠原線維層，弾力線維層，外膠原線維層，脈絡膜毛細血管の基底膜の5層からなる．RPE 下に CNV や PED などの病変が発生する場合，RPE はその基底膜を伴って深層の内膠原線維層と分離する．このため，異常血管網の double layer sign の2層の高反射は，内層は RPE とその基底膜，外層は Bruch 膜外層（内膠原線維層から外層）を表しているといえる．異常血管網の異常血管はこの両者の間，すなわち Bruch 膜内に存在すると考えられる．ポリープ状病巣においてもこの解釈は同じであり，急峻に隆起した RPE の高反射は，実際には RPE とその基底膜，病巣底部の水平ラインは Bruch 膜の外層

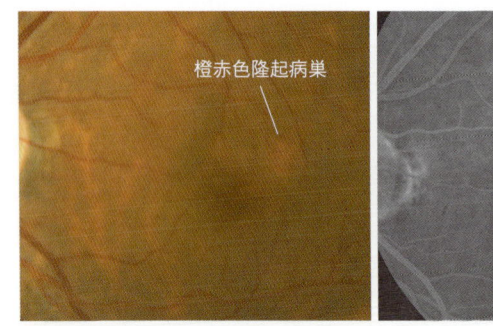

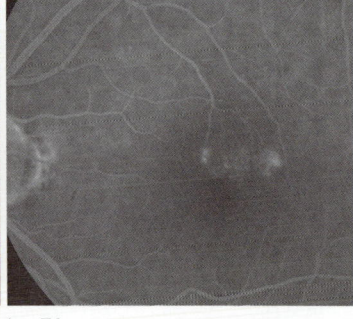

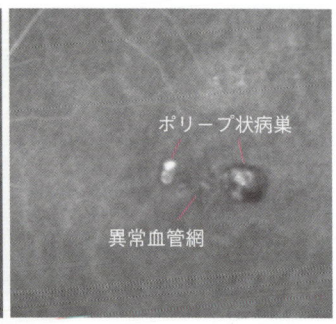

a. 眼底所見　　　　b. FA　　　　c. IA

d. OCT

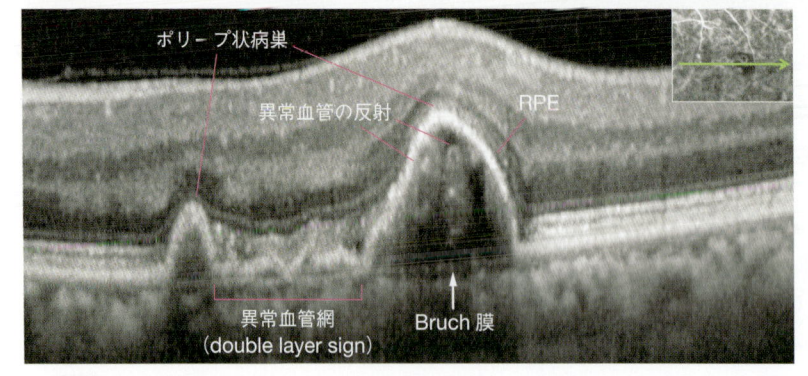

図2　PCV内部構造が明瞭な症例

耳側のポリープ状病巣内部に，異常血管の断層像と考えられるリング状高反射がみられる．

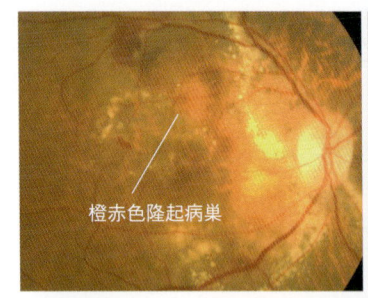

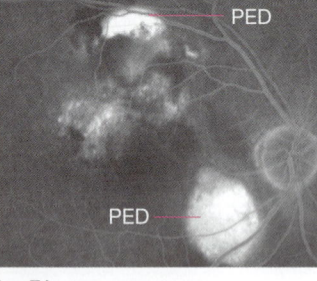

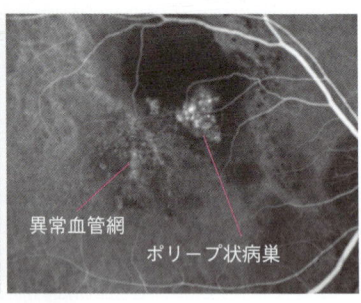

a. 眼底所見　　　　b. FA　　　　c. IA

d. OCT

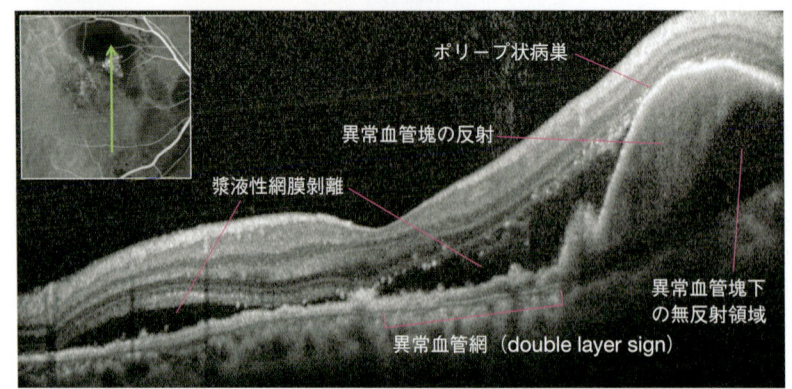

図3　大きいポリープ状病巣をもつPCV症例

異常血管の反射はRPEの隆起を裏打ちするように浮き上がってみられ，その深部には無反射領域がみられる．
PED：retinal pigment epithelial detachment（網膜色素上皮剥離）

a. 眼底所見 b. FA c. IA

d. OCT

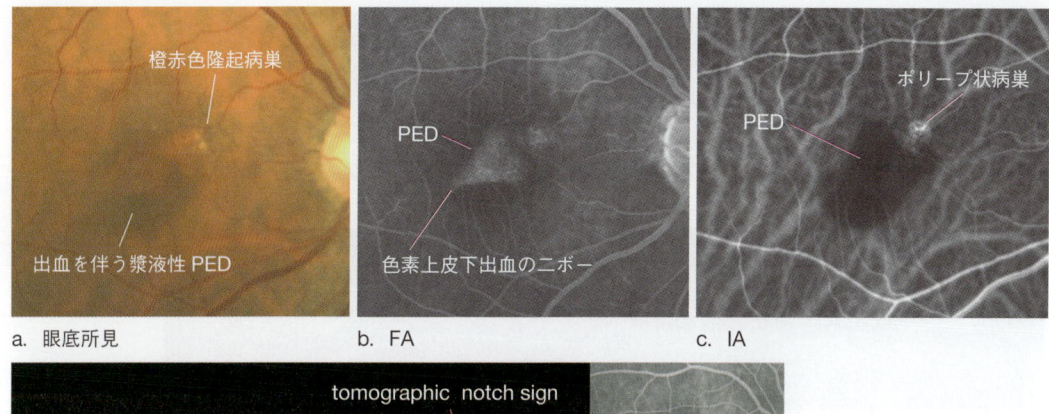

図4 tomographic notch sign
漿液性網膜色素上皮剥離（漿液性PED，この症例では一部色素上皮下出血を伴っている）を伴うPCV症例において，ポリープ状病巣と漿液性PEDの間にRPEの隆起の谷間（tomographic notch sign）がみられる．

であり，異常な血管塊の本体は，本来の内膠原線維層があるべきBruch膜内に存在すると考えてよい．

ポリープ状病巣にみられる OCT 上の特徴的な所見

1. **ポリープ状病巣内の内部構造（図2, 3）**： ポリープ状病巣の内部には単なる血管瘤があるのではなく，複雑に屈曲した異常な拡張血管の塊が充満している．この異常血管の断層像が，ポリープ状病巣内部にリング状高反射として直接確認できる症例がある．通常，ポリープ状病巣内部の異常血管は，RPEの挙上に伴って，その裏打ちをするように癒着して存在し，底部はBruch膜外層とは強い癒着がないと考えられる．病巣からの滲出によって隣接部のRPE下に漿液が貯留し漿液性網膜色素上皮剥離が生ずると，異常血管塊はRPE裏面に接着したまま浮き上がり，Bruch膜から剥離する．この場合，異常血管の反射の深部に無反射領域がみられる症例がある[2]．

2. **漿液性網膜色素上皮剥離合併例にみられるtomographic notch sign（図4, 5）**：PCVには，漿液性網膜色素上皮剥離（漿液性PED）を合併しやすい．tomographic notch signは，隣りあったポリープ状病巣と漿液性PEDの断層像の間にできたRPEの隆起同志の谷間

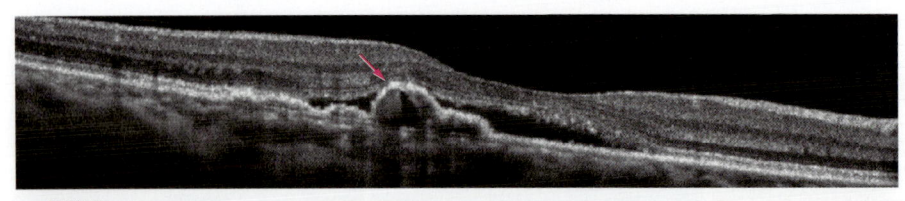

a. 初診時

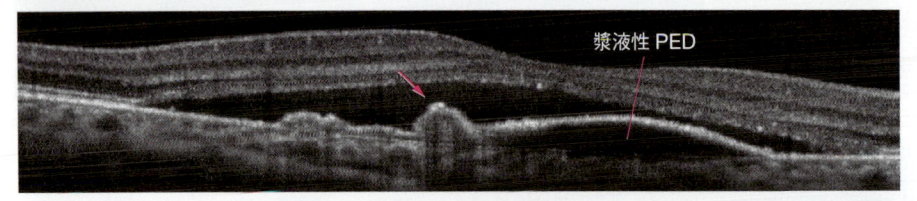

b. 3 か月後

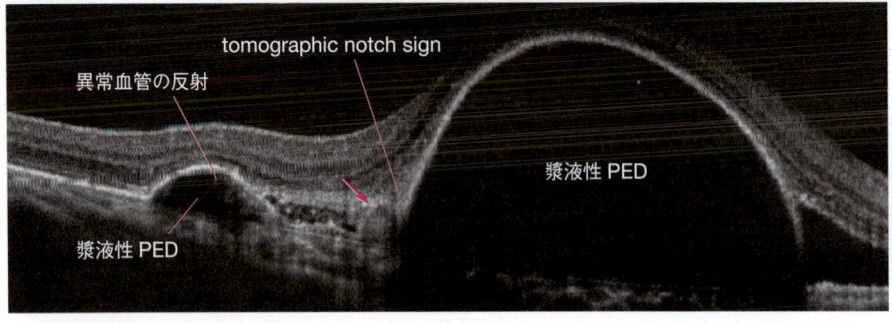

異常血管の反射　tomographic notch sign

漿液性 PED

漿液性 PED

c. 12 か月後

図5　tomographic notch sign の形成過程
中央のポリープ状病巣（矢印）の右側に漿液性 PED が発育し，tomographic notch sign が形成された．ポリープ状病巣の部では RPE と異常血管との強い癒着があることが理解できる．

を指す[3)]．この谷間は，空間的ノッチサインと呼ばれていたもので，通常，ポリープ状病巣に隣接する網膜色素上皮下腔に滲出液が貯留して漿液性 PED が発生し，PED が大きく発育するとみられるようになる．この所見の発生機序として，ポリープ状病巣部では，RPE の基底膜と異常血管塊の間に強い癒着があり，容易に剝離しないが，隣接する健常の RPE 基底膜と内膠原線維層の間には強い癒着がないため漿液が貯留しやすく，ポリープ状病巣の隆起と漿液性 PED の隆起の間に谷間が発生すると考えられる．

3. 網膜下フィブリン（図6,7）：ポリープ状病巣において，異常血管からの血管透過性の亢進がみられる病巣では，網膜下にフィブリンが析出する場合がある（頻度約30％）．この場合，検眼鏡的には網膜下に灰白色の滲出斑がみられ，フルオレセイン蛍光眼底造影（fluorescein angiography；FA）では，classic CNV パターンの強い蛍光漏出を示す．しかし，この病巣は，IA では単なるポリープ状病巣である（透過性亢進病巣，または偽 classic 病巣，または PCV with

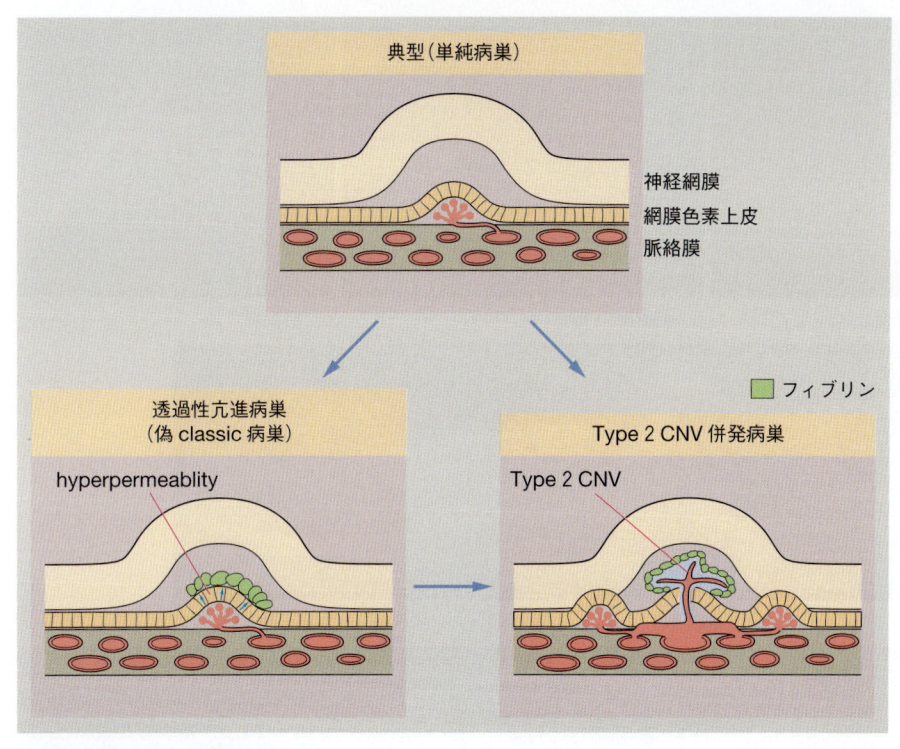

図6 PCVの3病態
透過性亢進病巣では，ポリープ状病巣の上にフィブリンが析出する．Type 2 CNV 併発病巣では RPE を貫いて網膜下に CNV が発育する．
(尾辻 剛ら：自然経過中に classic 脈絡膜新生血管の所見を示したポリープ状脈絡膜血管症の検討．日本眼科学会雑誌 2006；110：451-461．)

fibrin)．この現象は筆者らが初めて報告し[4]，のちに Tamura らも報告した．OCT では網膜下にフィブリンを表す中等度の反射がみられ，侵達性に富む OCT では，その深部にポリープ状病巣の RPE の隆起がみられる．ただし，フィブリンが大量である場合には，深部の構造が確認できない場合がある．網膜下フィブリンを伴う病巣は，PDT（photodynamic therapy；光線力学的療法），抗血管内皮増殖因子療法（抗 VEGF 療法）に反応しやすい．治療後には網膜下フィブリンは急速に消失し，線維化を残さず，退縮したポリープ状病巣が残ることが多い．

4. Type 2 CNV との合併所見（図6,8）：PCV に網膜下新生血管（Type 2 CNV）を合併する場合がある（頻度 10％以下）．この場合，FA で classic CNV が検出されるが，これは真の classic CNV（Type 2 CNV）であり，FA 早期に新生血管の網目状過蛍光が確認できることが多い．断層像では，異常血管網，ポリープ状病巣の所見とともに，Type 2 CNV に一致した網膜下高反射領域がみられる．この場

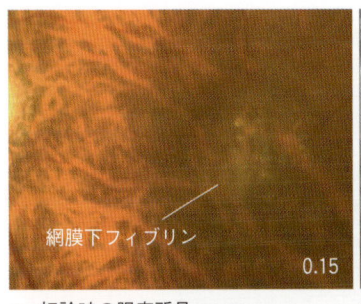

a. 初診時の眼底所見
b. 初診時のFA 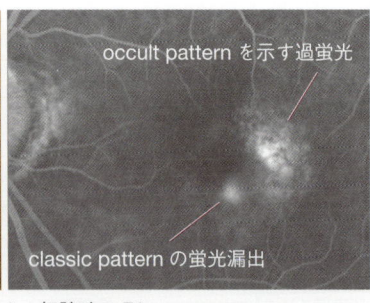
c. 初診時のIA 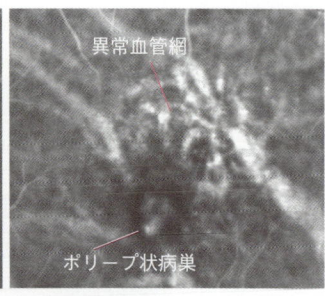
d. 初診時のOCT 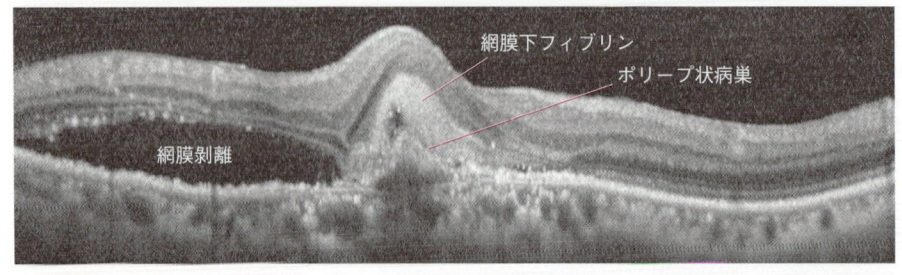
e. ラニビズマブ硝子体内注射開始4か月後の眼底所見 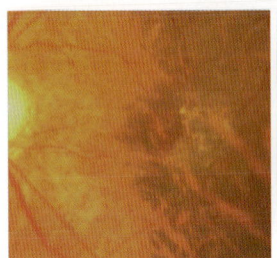
f. ラニビズマブ硝子体内注射開始4か月後のOCT 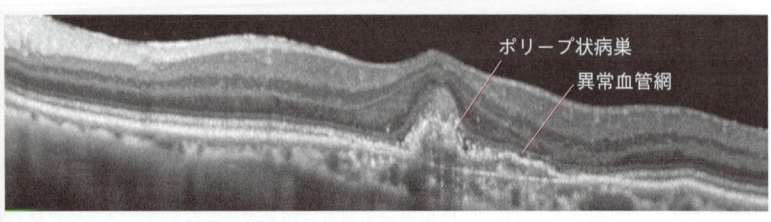

図7 透過性亢進病巣をもつPCV（いわゆる"偽classic病巣"）
黄斑部には灰白色の網膜下フィブリンと漿液性網膜剥離がみられる（a）．FAではclassic patternの網膜下への強い蛍光漏出がみられるが（b），IAではその部はポリープ状病巣である（c）．OCTでは，ポリープ状病巣の急峻な隆起の上に厚いフィブリンの層が覆っている（d）．ラニビズマブ硝子体内注射3回後，治療反応性は良好で網膜下フィブリンはほぼ消失し，ポリープ状病巣と異常血管網のパターンが明らかになった（e, f）．

合，治療を行ってもしばしば線維性瘢痕を残して治癒し，視力予後は不良である．

5. Bruch膜の断裂所見：PCVはType 1 CNVの特殊型であり，脈絡膜内からBruch膜（外層）を貫いてRPE基底膜の下に侵入する．このため，栄養血管がBruch膜の断裂部を通じてRPE下に侵入している状態がOCTで検出されることがある[5]．通常，このような所見は，大きく発育したPCVの太い栄養血管が出入りする部位に検出され，IA所見をもとにしたプランスキャンニングにおいて栄養血管の根幹部のスキャン像で観察される．

6. 脈絡膜所見（図9）：最近，SD-OCT（spectral-domain OCT）の深部強調画像（EDI-OCT），スウェプトソースOCT（SS-OCT）の

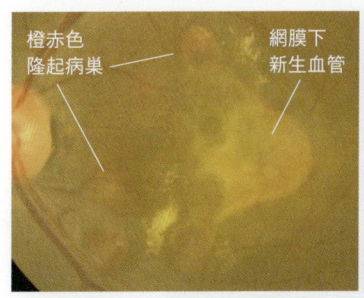

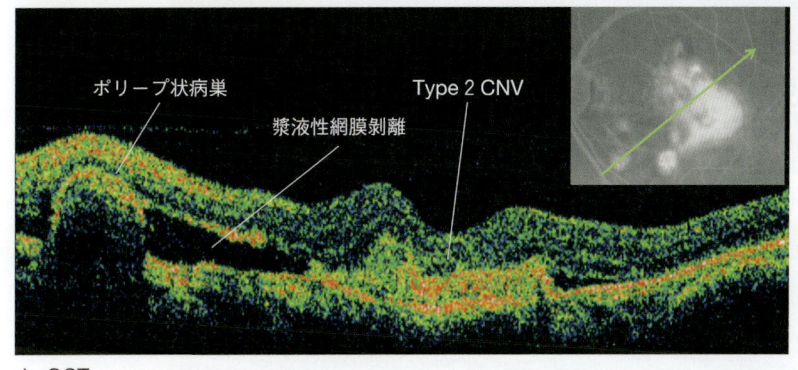

5. 加齢黄斑変性と類縁疾患　123

a. 眼底所見（橙赤色隆起病巣／網膜下新生血管）
b. FA（classic CNV）
c. IA（ポリープ状病巣／Type 2 CNV）
d. OCT（ポリープ状病巣／Type 2 CNV／漿液性網膜剥離）

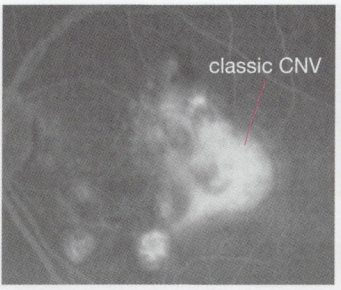

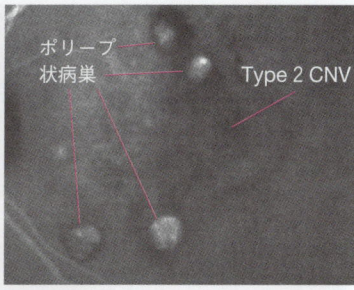

図8　Type 2 CNV を伴う PCV

多数のポリープ状病巣に囲まれて，中心窩下に Type 2 CNV がみられる．OCT でもポリープ状病巣と中心窩下の Type 2 CNV の併存が明瞭である（OCT-3000）．

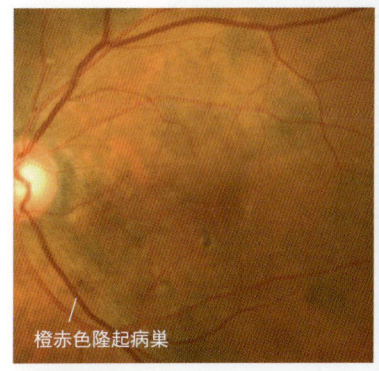

a. 眼底所見（橙赤色隆起病巣）
b. FA
c. IA（異常血管網／ポリープ状病巣） 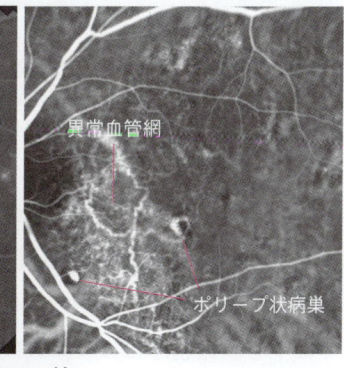
d. EDI-OCT（ポリープ状病巣／異常血管網／中心脈絡膜厚：520μm）

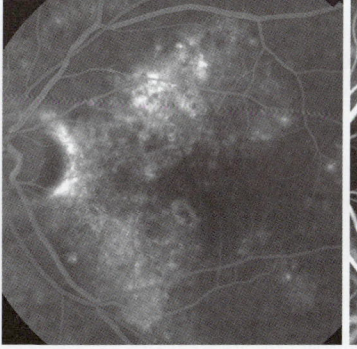

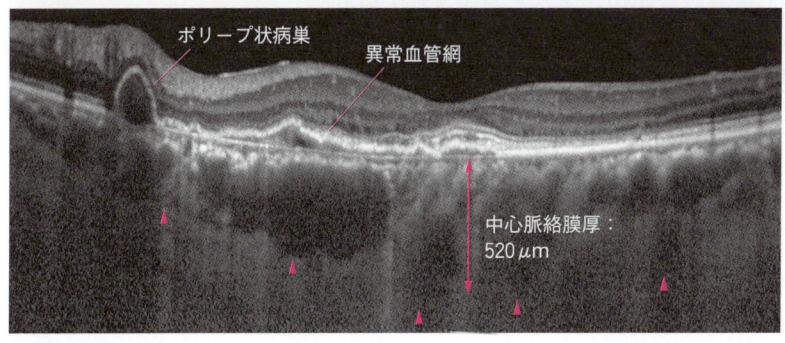

図9　脈絡膜肥厚を伴う PCV

眼底には広範囲の網膜色素上皮障害がみられ（a），IA ではその部に大きい異常血管網と 2 個のポリープ状病巣がある（c）．EDI-OCT では，典型的な異常血管網（double layer sign）とポリープ状病巣がみられ，中心脈絡膜厚は 520μm と肥厚している（d）．矢頭は脈絡膜-強膜境界ライン．

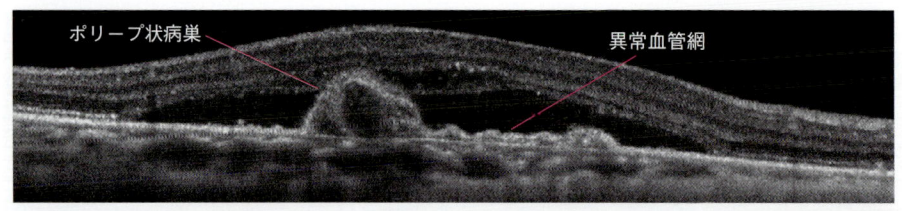

a. PDT 前

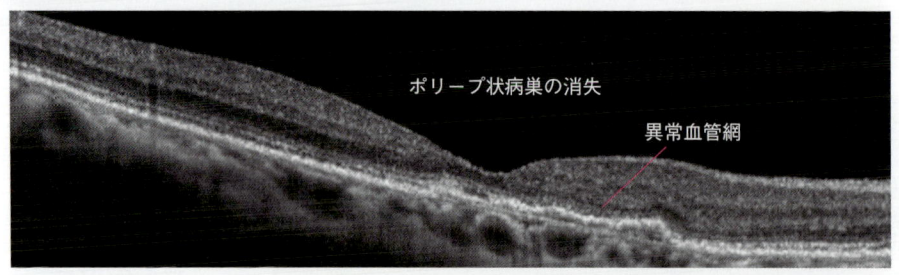

b. PDT 6 か月後

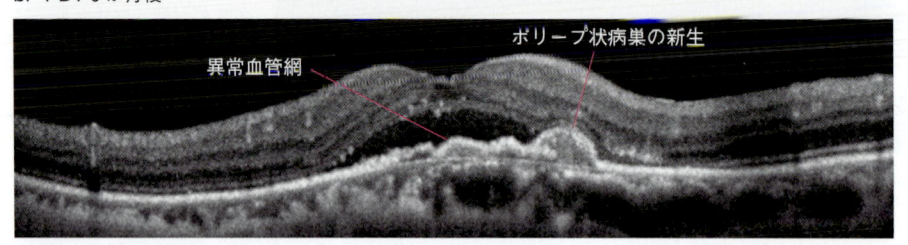

c. PDT 12 か月後

図 10　PCV に対する PDT 後の断層像の経過
PDT 6 か月後，網膜剥離は消失し，ポリープ状病巣も消失したが，異常血管網を示す double layer sign は残存していた（b）．12 か月後，ポリープ状病巣が新生し，網膜剥離が再発した（c）．

発達によって加齢黄斑変性の脈絡膜の病態が明らかになってきた．PCV においても脈絡膜断層像の研究が進んでいる．現在までの報告では，滲出型 AMD の三つの病型のうち，健常眼と比べて典型 AMD では中心脈絡膜厚は減少，網膜血管腫状増殖では明らかな減少を示すのに対し，PCV では中心脈絡膜厚が増加すると報告されている[6]．

治療後における OCT 像の変化（図 10, 11）

　PCV におけるポリープ状病巣は，PDT によって 80％ 程度と高率に退縮するが，1 年以上経過すると再発しやすい（図 10）．一方，抗 VEGF 療法では，ラニビズマブ硝子体内注射単独でのポリープ状病巣の退縮率は 20〜30％ とされており，治療後，網膜剥離など滲出は消失するがポリープ状病巣の形態に変化をみない症例が多い．異常血管網は，PDT 後はいったん閉塞するが，3 か月目には高率に再疎通を起こす．一方，抗 VEGF 薬では異常血管網の閉塞は得られず，全例で残存するとされている（図 11）．中心脈絡膜厚の変化は治療

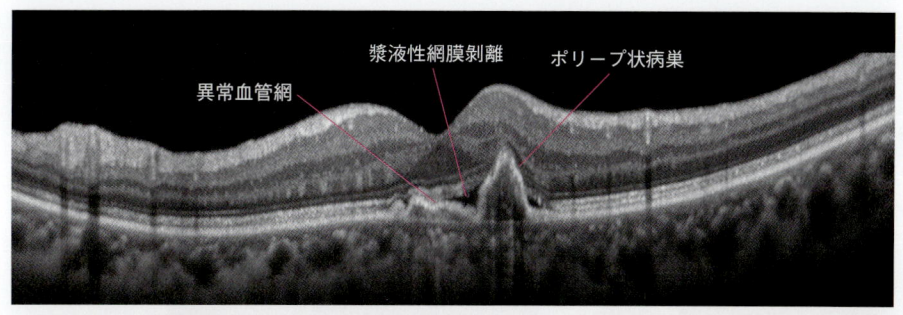

a. ラニビズマブ治療前

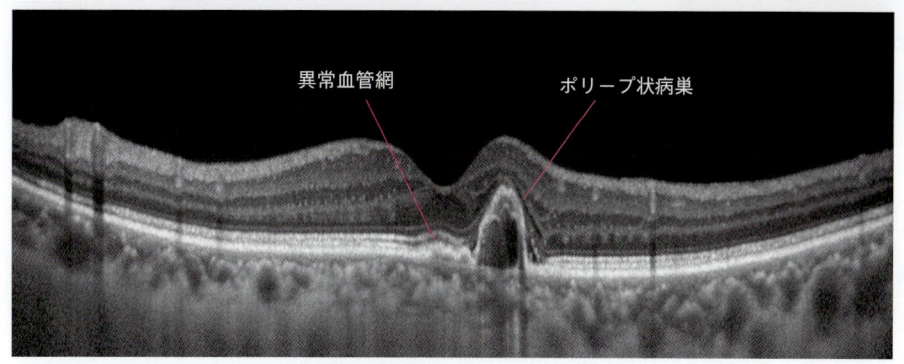

b. ラニビズマブ治療 3 か月後（導入期終了後）

図 11　PCV に対するラニビズマブ療法後の断層像の経過
ラニビズマブ導入期終了後，漿液性網膜剥離は消失したがポリープ状病巣の形態には大きな変化はなく，異常血管網の反射も残存している．

後においても検討されており，PDT 後は減少傾向を示すのに対し，抗 VEGF 療法後では変化がないとされている[7]．

（髙橋寛二）

カコモン読解　第 21 回　臨床実地問題 23

64 歳の男性．左眼のポリープ状脈絡膜血管症で光線力学療法を受けたが，1 週後視力低下を自覚して来院した．視力は左 0.2（矯正不能）．左眼眼底写真とフルオレセイン蛍光眼底造影写真とを図 A, B に示す．みられるのはどれか．

a　網膜剥離
b　網膜色素上皮裂孔
c　脈絡膜循環障害
d　脈絡膜新生血管
e　脈絡膜破裂

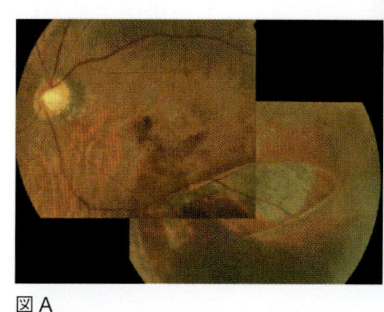

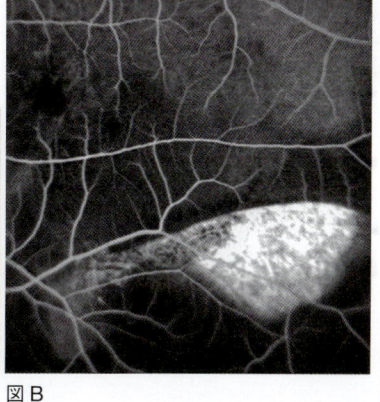

図 A　　　　　　　　　　　図 B

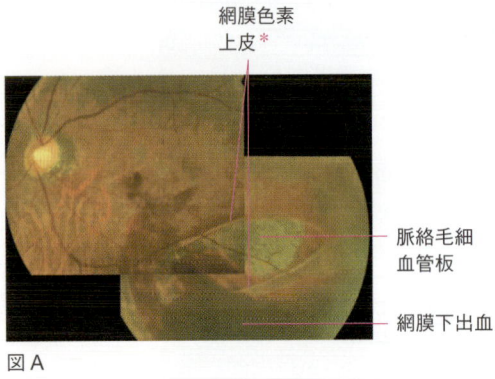

図A — ロールした網膜色素上皮*／脈絡毛細血管板／網膜下出血

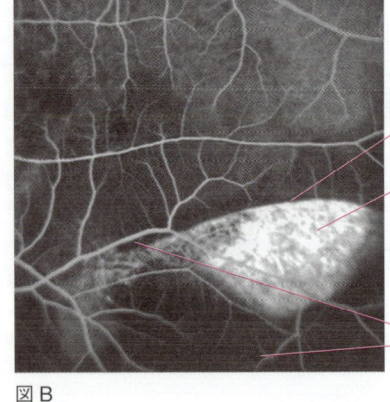

図B — ロールした網膜色素上皮によるブロック／網膜色素上皮のない部の脈絡毛細血管板の組織染／網膜下出血によるブロック

図12 "カコモン読解"解説図（第21回臨床実地問題23）
＊FAでは，ロールした網膜色素上皮のブロックは明らかでない．

解説 黄斑下耳側にみられる灰白色の紡錘形の部分は，FAでは境界鮮明な組織染を示しているので，脈絡膜新生血管は否定される．カラー写真ではその辺縁に褐色の帯状の部分があり，その部分はロールした網膜色素上皮，組織染の部分は網膜色素上皮を欠いた部の脈絡毛細血管板であり，bになる（図12）．

a．網膜剥離の有無は，この写真では不明．

c．脈絡膜循環障害の有無も，この写真では不明．脈絡膜循環障害はFA，IAとも早期には低蛍光を示す．後期にはFAでは循環障害の程度によって低蛍光～過蛍光までさまざまで，通常，IAでは低蛍光になる．

d．脈絡膜新生血管を示す色素の漏れがみられない．

e．脈絡膜破裂は視神経乳頭に対して同心円状の線条様にみえるが，出血に隠れていることもある．線条はFAでは組織染，IAでは低蛍光を示すが，外傷の既往，乳頭との位置関係，造影所見によって鑑別する．

模範解答 b

（湯澤美都子）

網膜血管腫状増殖

疫学

網膜血管腫状増殖（retinal angiomatous proliferation；RAP）は，滲出型加齢黄斑変性の subtype で，高齢の白人に多く発症するといわれており[1]，日本人の有病率は加齢黄斑変性（age-related macular degeneration；AMD）全体の 4.3[2]〜4.5％[3] と報告がある．また，片眼性の RAP は 3 年以内に両眼に 100％ 発症するという海外の報告もあり[4]，わが国でも実際に両眼発症例が多い．

文献は p.322 参照．

Stage I	(a)	網膜内に毛細血管腫様の網膜内新生血管（IRN）が発生する．
Stage II	(b) (c)	IRN は垂直方向に発育して，網膜表層側では網膜細動静脈と IRN が吻合し，網膜深層に進展すると網膜下新生血管（SRN）や網膜色素上皮剥離（PED）を生じる．
Stage III	(d)	網脈絡膜吻合（RCA）や脈絡膜新生血管（CNV）がみられ，IRN は，網膜色素上皮を突き破って脈絡膜血管と吻合する．

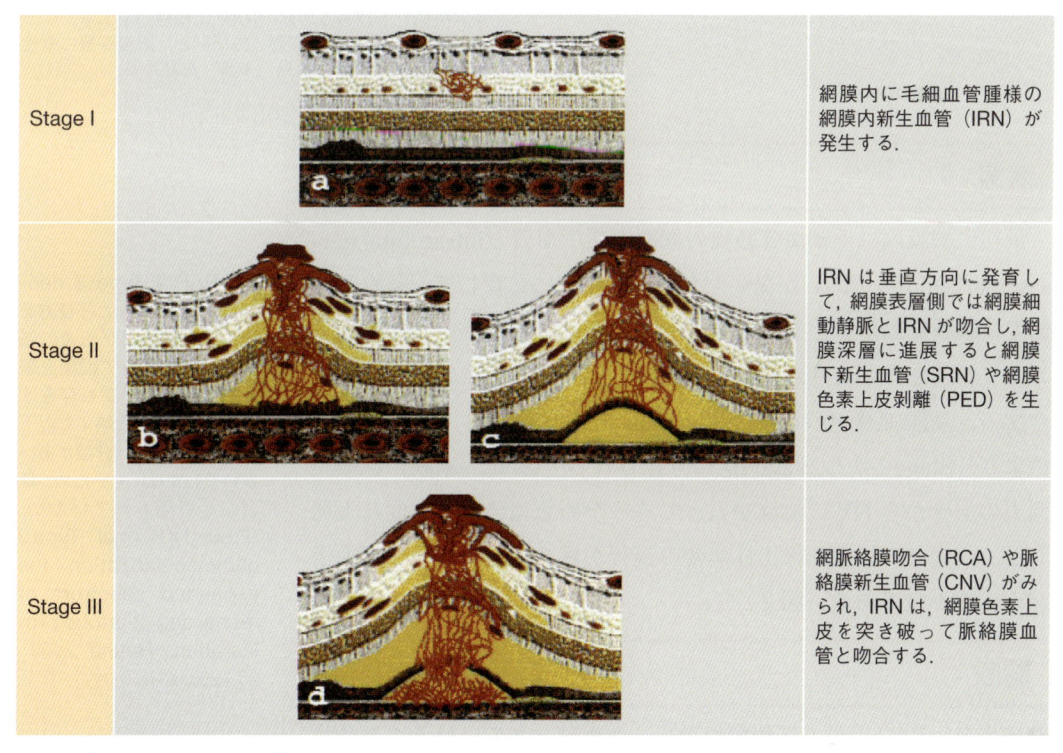

図1　RAP の Stage 分類
CNV：choroidal neovascularization
IRN：intraretinal neovascularization
PED：retinal pigment epithelial detachment
RCA：retinochoroidal anastomosis
SRN：subretinal neovascularization
（Yannuzzi LA, et al：Retinal angiomatous proliferation in age-related macular degeneration. Retina 2001；21：416-434.）

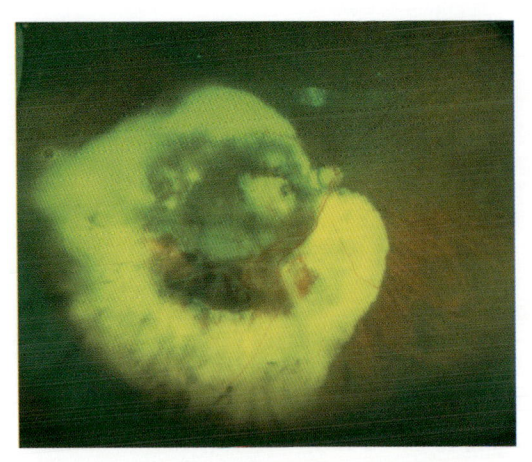

図2 RAPのカラー眼底写真（85歳，男性．右眼）
病変部の拡大や滲出性病変の進行が早く，無治療で放置すると血管アーケードを越えて周辺部に病変が広がり，視力予後不良となる．

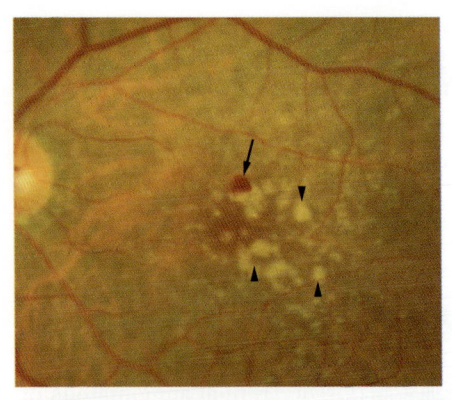

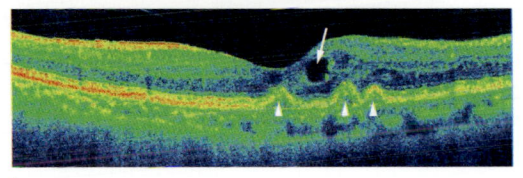

図3 RAP Stage I（83歳，女性．左眼）
a. カラー眼底写真．網膜内出血（矢印）と軟性ドルーゼン（矢頭）を認めるのが，RAPに特徴的である．
b. OCTでは囊胞様黄斑浮腫（矢印）と，網膜深層に軟性ドルーゼンの高輝度所見（矢頭）を認める．

病態

　最初に網膜内に毛細血管腫様の網膜内新生血管（intraretinal neovascularization；IRN）が発生し*1，垂直方向に発育して，網膜表層側では網膜細動静脈とIRNが吻合し，網膜深層に進展すると網膜色素上皮剝離を生じたり，網膜色素上皮を突き破って脈絡膜血管と吻合する．新生血管（neovascularization；NV）の発育，進行の程度により，Stage IからStage IIIに分類される（図1）．網膜，脈絡膜両方の血管からNVに血流が入ってくるため急速に水平方向にも発育し，病変部の拡大や滲出性病変の進行が早く，放置すると視力予後が大変不良である（図2）．

診断

眼底所見：RAPに最も特徴的なのは，黄斑部，あるいはその近傍に網膜前，網膜内出血を認めることである（図3a，矢印）．網膜血管とNVが吻合するため，そのほかのtypeのAMDとは異なり，網膜表層に出血を認めることが多い．また，網膜流出入血管の吻合した所見（retinal-retinal anastomosis；RRA）や，流入細動脈が拡張し

*1 RAPをType 3 neovascularizationと呼び方を変えて，脈絡膜が起源の新生血管が発生して網膜血管と吻合するタイプも存在する，という仮説を唱えた以下の論文もあるが，分類があいまいでわかりにくいため，ほとんど引用されていない．(Freund KB, et al：Type 3 neovascularization：the expanded spectrum of retinal angiomatous proliferation. Retina 2008；28：201-211.)

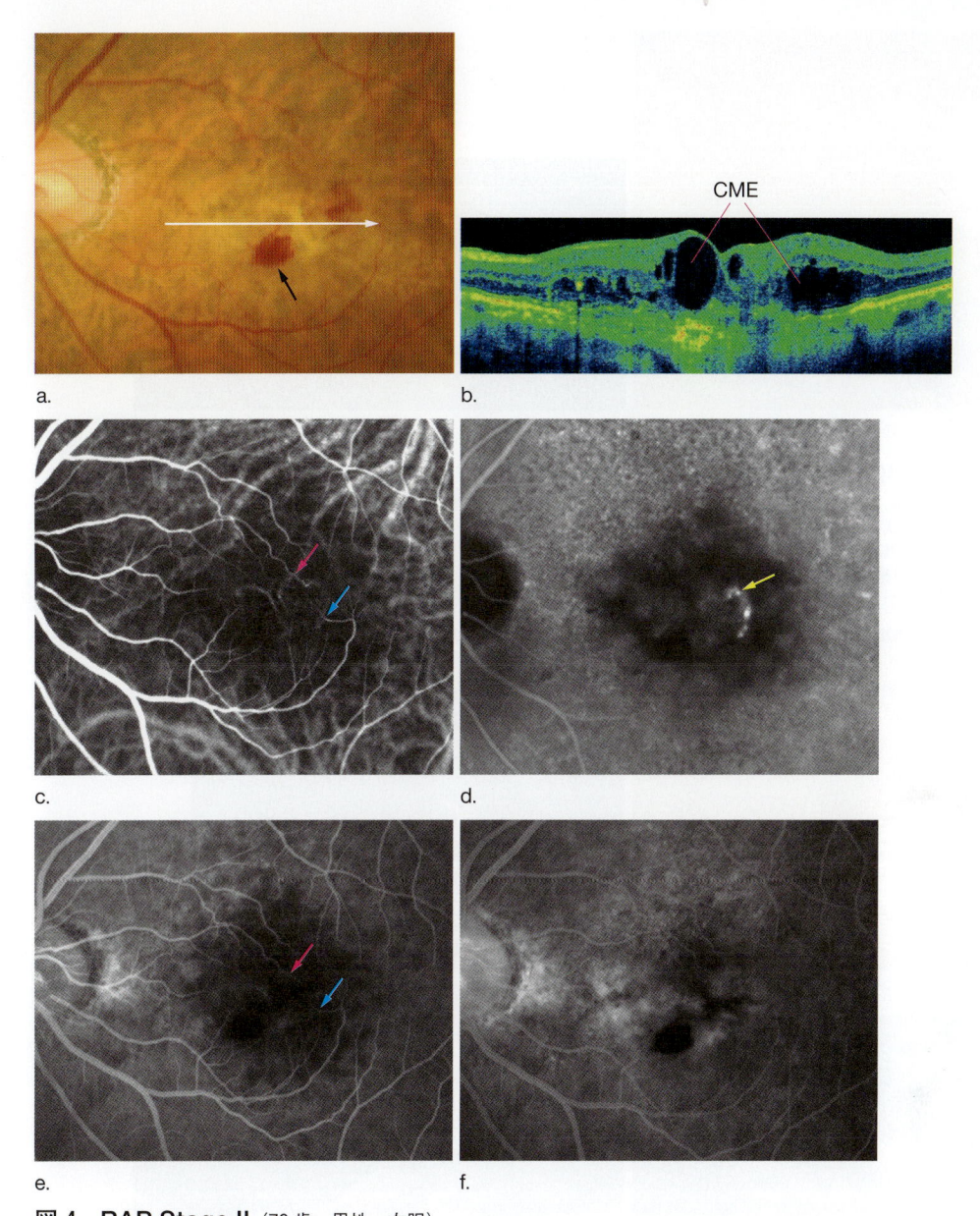

図 4 **RAP Stage II**（78 歳，男性．左眼）
a. カラー眼底写真．黄斑部に黄白色の網膜下新生血管の所見と網膜前出血（黒矢印）がある．
b. a の白矢印方向に OCT でスキャンした画像．強い囊胞様黄斑浮腫（cystoid macular edema；CME）を認めるが，網膜色素上皮下の病変は認めない．
c. IA 早期．網膜血管から新生血管への流入細動脈（赤矢印）と流出細静脈（青矢印）が明瞭に検出できる．新生血管との吻合部で網膜血管が途切れたような所見としてみられる．
d. IA 晩期．新生血管の範囲が組織染（矢印）を示す．
e. FA 早期．FA では造影剤の流入開始から数十秒の間のみ網膜の流出入血管が明瞭に映る（矢印）．
f. FA 後期．新生血管からの造影剤の蛍光漏出に程度によって活動性を評価する．

て NV との吻合部で途切れたようにみえることもある．また，軟性ドルーゼン（**図 3b**, 矢頭）を認める症例が多い[*2]．

造影所見：インドシアニングリーン蛍光造影（indocyanine green

*2 日本人には軟性ドルーゼンを認める症例は少ない．軟性ドルーゼンが存在すれば，RAP を疑って精査する必要がある．

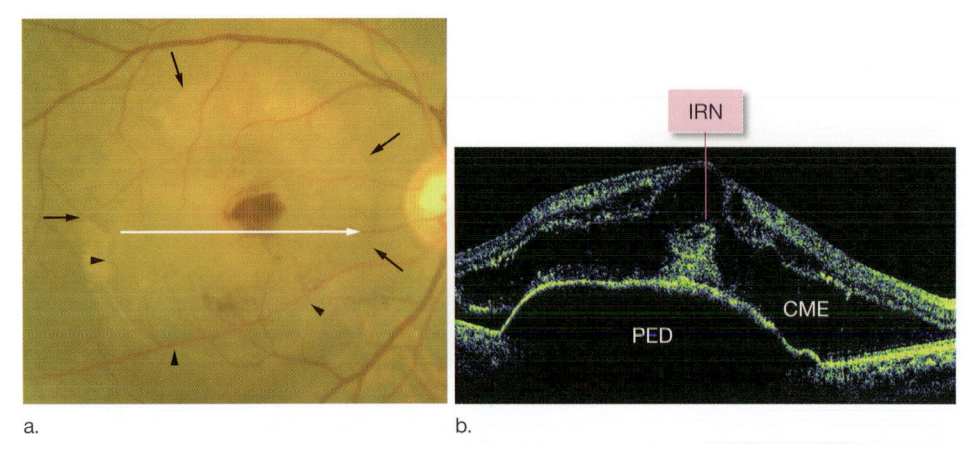

図5 RAP Stage III with PED（82歳，男性．右眼）
a. カラー眼底写真．網膜内出血と，血管アーケード内広範囲に漿液性網膜剥離（黒矢印），漿液性網膜色素上皮剥離（PED，矢頭）を認める．
b. aの白矢印方向にOCTでスキャンした画像．漿液性PEDの範囲の網膜色素上皮と輝度の高い網膜内新生血管（IRN）が癒着したような所見を認める．

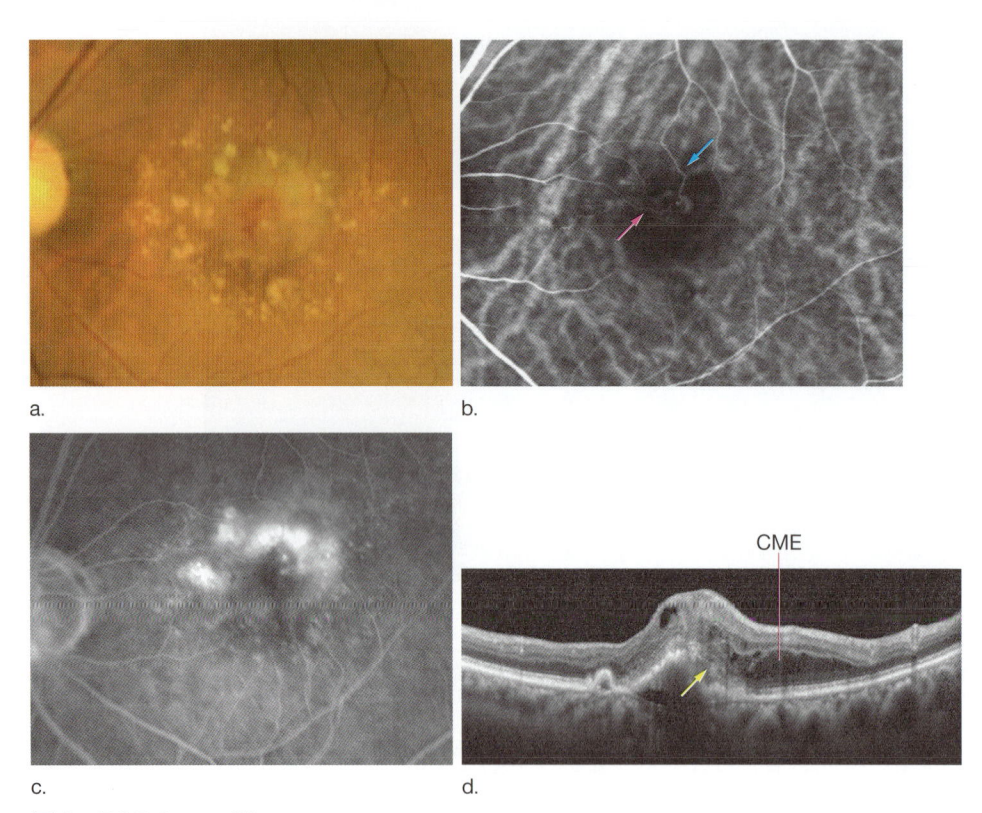

図6 RAP Stage III（76歳，男性．左眼）
a. カラー眼底写真．網膜内出血，軟性ドルーゼンと，黄白色の新生血管膜の所見が明瞭に認められる．
b. IA造影早期．網膜流出入血管（赤矢印：流入細動脈，青矢印：流出細静脈）とIRNとの吻合を認める．
c. FA後期．網膜内から網膜色素上皮下にかけて，新生血管からの強い蛍光漏出を認める．
d. OCTでは，網膜色素上皮が黄斑下で途切れており，IRNと脈絡膜新生血管が吻合した所見（矢印）を認め，Stage IIIであることが明らかである．

angiography；IA）を行うと，ほぼ診断が確定できる．IAでは血管外への蛍光漏出が少ないため，造影後期でもRRAなど網膜血管の走行異常を明確に検出でき，さらに，NVの範囲や網脈絡膜血管との吻合所見も検出しやすい（図4c，図6b）．IA造影晩期にNVが造影剤の組織染（図4d，矢印）によってhot spotと呼ばれる所見を示すことがある．フルオレセイン蛍光造影（fluorescein angiography；FA）は造影早期から蛍光漏出が始まるため，網膜血管の走行を確認できるのは造影早期の数十秒の間のみであるが，NVの活動性を把握するにはFAによる蛍光漏出の程度をみることが重要である（図4f，図6c）．

光干渉断層検査（optical coherence tomography；OCT）：RAPは網膜内にIRN（図5b）が存在するため網膜内の滲出が強く，囊胞様黄斑浮腫（cystoid macular edema；CME）や，網膜内から網膜下にかけて輝度が高いNVと考えられる所見を認める（図6d，矢印）．漿液性網膜色素上皮剥離を認める症例では，網膜色素上皮のライン上に輝度の高いNV所見がみられる（図5b）[*3]．Stage IIIの症例では網膜色素上皮のラインが途切れて，網膜内と網膜色素上皮下両方に高輝度のNV所見と漿液性網膜剝離，vascularized PEDの所見を認める．

[*3] NVが網膜色素上皮を牽引して，PEDが発生するという仮説がある．

カコモン読解　第22回　臨床実地問題20

82歳の男性．2か月前から右眼の視力低下を自覚して来院した．視力は右0.1（矯正不能）．右眼インドシアニングリーン蛍光眼底造影写真を図に示す．考えられるのはどれか．

a 糖尿病網膜症
b 網膜内血管腫状増殖
c 萎縮型加齢黄斑変性
d 網膜静脈分枝閉塞症
e 傍中心窩網膜毛細血管拡張症

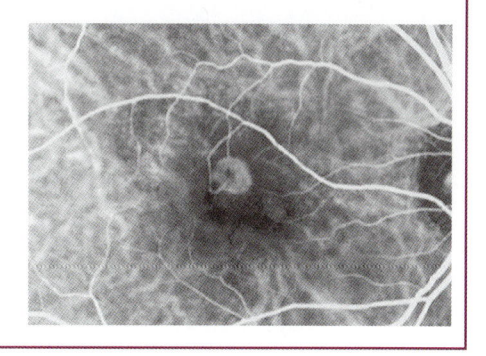

解説　**a．糖尿病網膜症**：糖尿病に特徴的な網膜毛細血管瘤などの病変を認めず，血管病変が黄斑に限局していることと，黄斑部に網膜内～網膜下新生血管の所見を認めることから否定できる．

b．網膜内血管腫状増殖[*4]：網膜の流出入血管と新生血管の吻合所

[*4] 網膜内血管腫状増殖という呼び方は，現在が一般的ではない．網膜血管腫状増殖が正しい呼び方．

見を認め，網膜血管腫状増殖の典型的 IA 所見である．

c．萎縮型加齢黄斑変性：萎縮型は新生血管が関与しない黄斑変性で，IA では網膜色素上皮の萎縮に伴った脈絡膜毛細血管の閉塞所見などを認めることが多い．

d．網膜静脈分枝閉塞症：網膜静脈分枝閉塞症は，網膜動静脈交差部で網膜細静脈の圧迫所見とその末梢血管の拡張，蛇行や網膜毛細血管瘤を認め，血流の迂回路として動静脈吻合が起こることが多いが，RAP の IA 所見とは明らかに異なる．

e．傍中心窩網膜毛細血管拡張症[*5]：中年の男性の片眼に発症しやすく，傍中心窩から黄斑周囲にかけて網膜毛細血管瘤を数個〜数十個ほど認める．網膜毛細血管は拡張蛇行するが，RAP のように網膜細動静脈吻合の所見は認めない．

[模範解答] b

（白神千恵子）

[*5] 傍中心窩網膜毛細血管拡張症という呼び方は，現在は一般的ではない．黄斑部毛細血管拡張症が正しい呼び方．

萎縮型加齢黄斑変性

病態と疫学

　高齢者の黄斑あるいは黄斑周囲に孤発性または複数か所において，外顆粒層の菲薄化・消失に至る視細胞光受容体・網膜色素上皮・脈絡膜毛細血管の萎縮性病変の地図状萎縮（geographic atrophy）がみられる．脈絡膜新生血管を伴わないため，網膜下出血や硬性白斑，漿液性網膜剝離，網膜の浮腫性混濁などの滲出性変化を伴わない．すなわち病変部は乾いた感じを呈するため，欧米では non-exudative 以外に dry type の加齢黄斑変性とも呼ばれる[*1]．図1～3に症例を示す．

　萎縮部は絶対暗点を呈し，萎縮部と周囲の健常部との境界部分では microperimetry で網膜感度の低下[1]が指摘されている．萎縮部は経過とともに徐々に拡大し，萎縮部が中心窩に及ぶと高度の視力低下を生じる．

　久山町スタディ[2]では50歳代以上の1,486人中3人（0.2％）にみられており，脈絡膜新生血管を伴う滲出型加齢黄斑変性の10人（0.67％）より少ない頻度である．しかし滲出型加齢黄斑変性と異なり，いまだ有効な治療法がなく，萎縮部の拡大を止めることはできない．

　前駆病変として多発性軟性ドルーゼン，融合性ドルーゼン，ドルーゼン様色素上皮剝離（drusenoid pigment epithelial detachment）が指摘されている．

眼底所見

　地図状萎縮とともに，ドルーゼン，色素沈着や脱色素など網膜色素上皮の色素分布異常などの加齢性変化もみられる．地図状萎縮は境界鮮明で，円形および楕円形の脱色素部で，周囲の健常な網膜色素上皮にみられる茶色のベール状色調が網膜色素上皮欠損のためにみられない．この地図状萎縮部では脈絡膜血管が透見でき，時に金属様反射を呈する（図1a, 2a, 3a）．

眼底自発蛍光所見（図1b, 2b, 3b）

　眼底自発蛍光は網膜色素上皮にあるリポフスチンが発する蛍光で

[*1] Stargardt 病などの若年性黄斑変性とは，発症年齢で区別できる．また，萎縮型加齢黄斑変性の進行例では両眼性にみられることはあるが，基本的には片眼性であるのに対して，若年性黄斑変性は発症時より両眼性にみられる．

文献は p.322 参照．

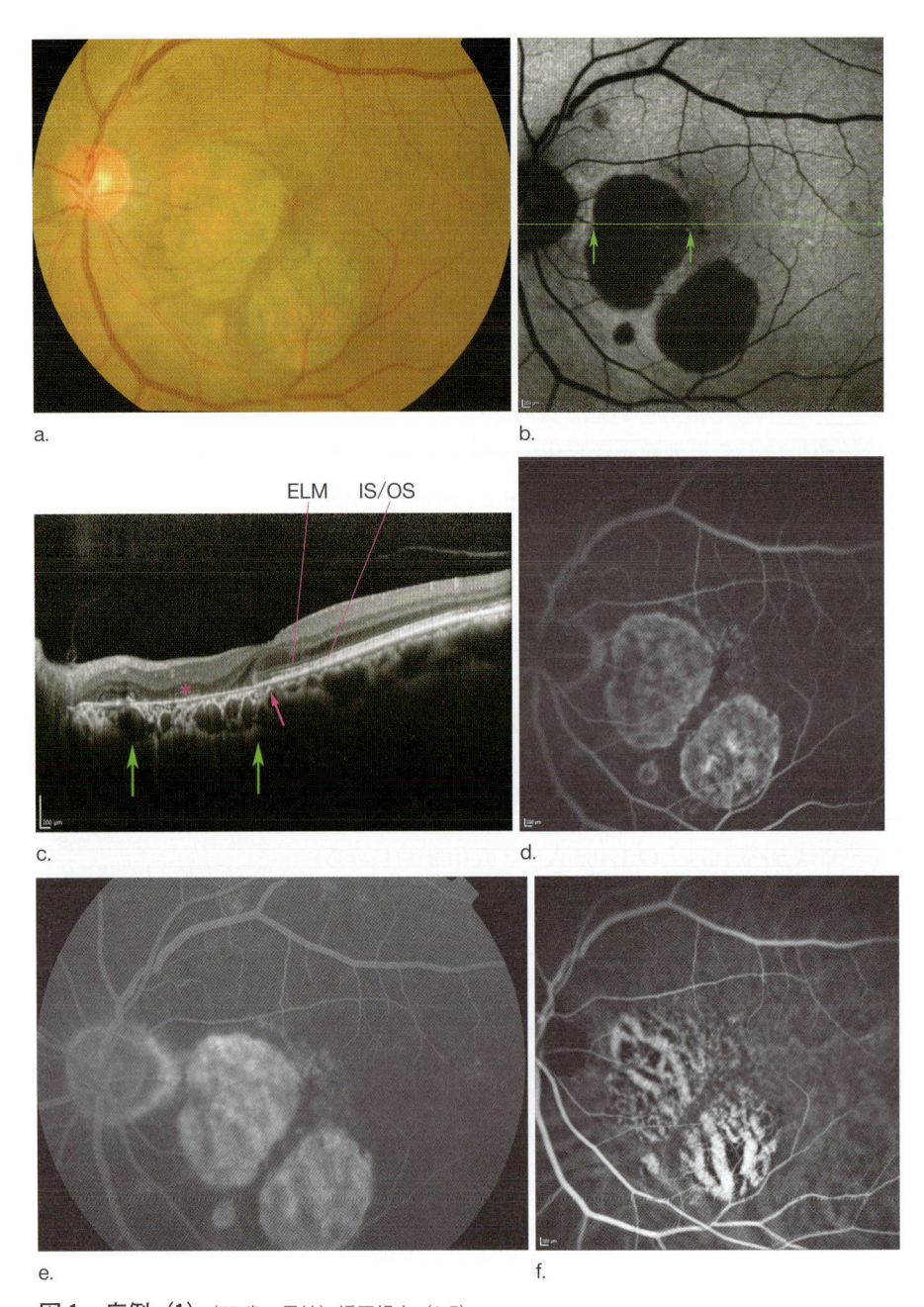

図1 症例(1)（75歳，男性）矯正視力（1.5）

a. カラー眼底写真．3か所の円形および楕円形の境界明瞭な脱色素部がみられ，その中に脈絡膜血管が透見される．中心窩は乳頭耳側にある萎縮病巣縁から若干耳側にあり，萎縮病巣には含まれていない．

b. 眼底自発蛍光写真．脱色素部に一致して眼底自発蛍光が欠如して，黒く描出されている．

c. 光干渉断層計写真．眼底自発蛍光写真で示した緑線の部位の光干渉断層写真．眼底自発蛍光写真での萎縮部辺縁（緑矢印）は，脈絡膜からの強い信号でコントラスト明瞭に描出される脈絡膜強調部の辺縁（緑矢印）と一致している．萎縮部内では内顆粒層（＊）が菲薄化した網膜色素上皮-Bruch膜複合体（おそらくBruch膜）に接している．萎縮部辺縁で外顆粒層の菲薄化，外境界膜（external limiting membrane；ELM）と視細胞内節外節接合部（IS/OS）の途絶，網膜色素上皮-Bruch膜複合体の丈の縮小（赤矢印）がみられる．

d, e. フルオレセイン蛍光造影写真（d：造影開始53秒，e：造影開始3分17秒）．

f. インドシアニングリーン蛍光造影写真（造影開始49秒）．

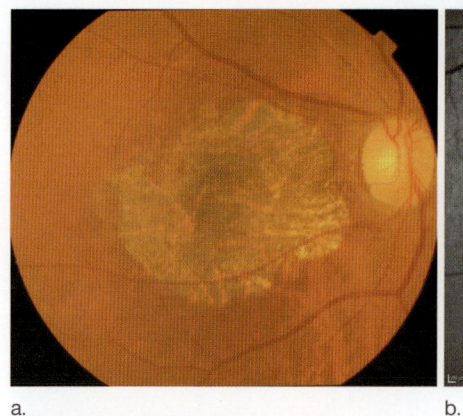

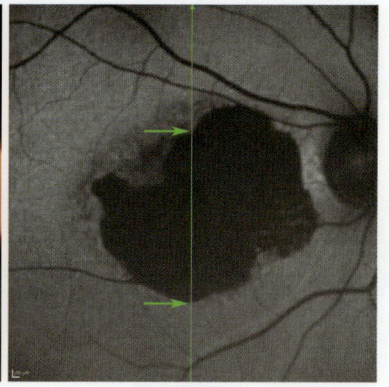

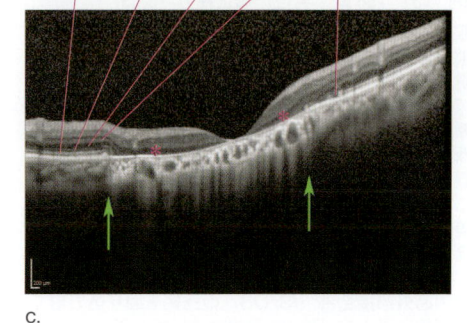

図2 症例（2）（72歳，女性）矯正視力（0.5）
a. カラー眼底写真．黄斑を中心に境界明瞭な脱色素部がみられ，内部に脈絡膜血管の走行が透見できる．
b. 眼底自発蛍光写真．脱色素部に一致して，眼底自発蛍光が欠如して黒く描出されている．
c. 光干渉断層計写真．眼底自発蛍光写真で示した緑線部位の光干渉断層写真．眼底自発蛍光写真での萎縮部辺縁（緑矢印）と脈絡膜強調部辺縁（緑矢印）は一致している．中心窩の陥凹周囲には内顆粒層（＊）が菲薄した網膜色素上皮-Bruch膜複合体に接しているようにみえる．左側の萎縮部辺縁（緑矢印）では，網膜色素上皮-Bruch膜複合体の菲薄化の始まる部位で外境界膜（ELM）と視細胞内節外節接合部（IS/OS）の途絶がみられ，外顆粒層（outer nuclear layer；ONL）と外網状層（outer plexiform layer；OPL）がBruch膜に向かって弯曲している．右側の萎縮部辺縁（緑矢印）では，辺縁部から離れた位置で視細胞内節外節接合部の途絶がみられる．

あり，網膜色素上皮の欠如している箇所では自発蛍光はみられない．したがって，網膜色素上皮の欠落している地図状萎縮部では自発蛍光はみられず，暗く描出される．なお，萎縮部辺縁および周囲では，局所的あるいはびまん性に強い自発蛍光がみられることがある．萎縮部の拡大スピードは症例によりさまざまで，萎縮部片縁の眼底自発蛍光分布様式に基づいた分類では，びまん性およびbanded蛍光所見を呈するもので萎縮部が拡大しやすい[3]．

光干渉断層計所見（図1c, 2c, 3c）

中心窩が地図状萎縮に含まれるか否かは，光干渉断層計（OCT）で把握できる．典型的な萎縮部では外顆粒層・外境界膜・視細胞内節外節接合部がみられず，網膜色素上皮-Bruch膜複合体は菲薄化している．網膜色素上皮萎縮によりレーザーが脈絡膜に届きやすくなり，萎縮部では周囲よりも脈絡膜はコントラストが強く描出される[4]．この脈絡膜強調部の辺縁は，眼底自発蛍光での萎縮部辺縁に一致する[5]．

萎縮部辺縁付近では，外顆粒層の菲薄化，外境界膜のBruch膜側

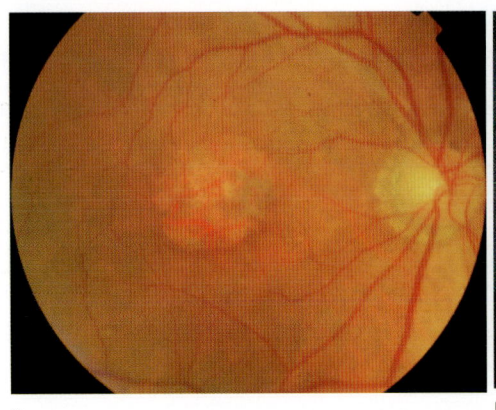

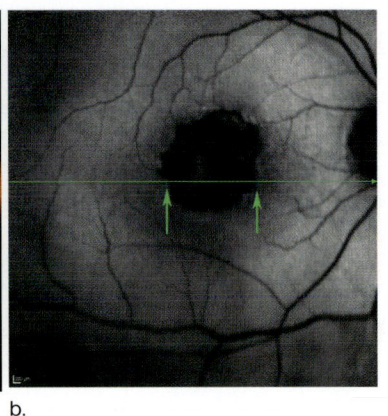

図3 症例（3）（86歳，男性）矯正視力（0.03）
a. カラー眼底写真．黄斑を中心に境界明瞭な脱色素部がみられ，内部に脈絡膜血管の走行が透見できる．
b. 眼底自発蛍光写真．脱色素部に一致して，眼底自発蛍光が欠如して黒く描出されている．
c. 光干渉断層計写真．眼底自発蛍光写真で示した緑線部位の光干渉断層写真．眼底自発蛍光写での萎縮部辺縁（緑矢印）と脈絡膜強調部辺縁（緑矢印）は一致している．中心窩の陥凹周囲には内顆粒層（*）はみられるが，外顆粒層はみられない．萎縮部内では Bruch 膜に相当する部位の上に，残渣物の集合とも網膜色素上皮ともみえるライン（赤矢印）がみられる．左側の萎縮部辺縁（緑矢印）では，外境界膜（ELM）が視細胞内節外節接合部（IS/OS）の途絶を回り込む形で菲薄した網膜色素上皮-Bruch 膜複合体に接している．

への弯曲または途絶，視細胞内節外節接合部の途絶，網膜色素上皮-Bruch 膜複合体の丈の縮小がみられる．視細胞光受容体部の菲薄化は，萎縮部辺縁をまたぐ形でみられることが多い．

フルオレセイン蛍光造影所見

網膜色素上皮と脈絡膜毛細血管が萎縮・消失しているため，造影早期には地図状萎縮に一致して低蛍光部としてみられ，その中に脈絡膜血管からの過蛍光がみえる．蛍光色素は，萎縮部周囲の脈絡膜毛細血管から萎縮部内に向かって拡散し始める（図1d）．造影経過とともに萎縮部は拡散した色素によって染まり，過蛍光を呈する（図1e）．

インドシアニングリーン蛍光造影写真

地図状萎縮部では脈絡膜毛細血管が欠如しているため，脈絡膜毛細血管からのスリガラス状びまん性蛍光はみられず，大きな脈絡膜血管の走行が明瞭にみられる（図1f）．

（白木邦彦）

エビデンスの扉

抗 VEGF 療法における管理法

VEGF の作用と抗 VEGF 療法

　VEGF（vascular endothelial growth factor；血管内皮増殖因子）は，生理的あるいは病的な状態で産生されるサイトカインである．細胞の虚血，炎症などの病的状態が起こると，細胞内のシグナルによって組織中に分泌され，血管内皮細胞上にある受容体に結合すると，チロシンキナーゼにリン酸化を生じ，その後種々のカスケードを経て血管新生を起こす．加齢黄斑変性では，中心窩脈絡膜新生血管（choroidal neovascularization；CNV）に対して抗 VEGF 療法が行われる．

　抗 VEGF 薬は VEGF が受容体に結合するのを阻害する．現在使用できる保険承認の抗 VEGF 薬には，ペガプタニブ（マクジェン®），ラニビズマブ（ルセンティス®）があり，最近，アフリベルセプト（アイリーア®）が承認された．これらは分子量，創薬デザイン，阻害分子，投与法が異なる（表1）．

抗 VEGF 薬硝子体内投与の管理方法

　ラニビズマブは抗 VEGF 中和抗体の Fab 断片を基準構造とし，

表1　現在使用できる保険承認の抗 VEGF 薬

薬剤名	分子量(kD)	創薬デザイン	阻害分子	投与法
ペガプタニブ（マクジェン®）	50	アプタマー	$VEGF_{165}$ のみ	6週に1回硝子体内投与
ラニビズマブ（ルセンティス®）	50	中和抗体断片	VEGF	1か月ごと3回硝子体内投与　その後は1か月に1度経過観察し不安なら再投与
アフリベルセプト（アイリーア®）	110	VEGF受容体融合蛋白	VEGF PIGF*	1か月ごと3回硝子体内投与．その後は2か月ごとの計画的投与

＊PIGF：placental growth factor（胎盤成長因子）

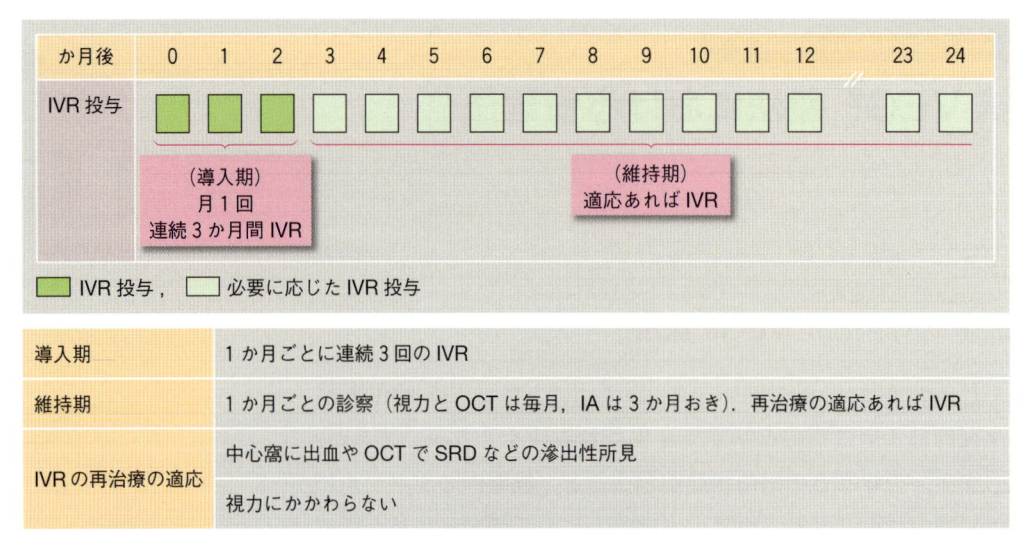

か月後	0	1	2	3	4	5	6	7	8	9	10	11	12	23	24
IVR投与	■	■	■	□	□	□	□	□	□	□	□	□	□	□	□

（導入期）月1回 連続3か月間IVR
（維持期）適応あればIVR

■ IVR投与，□ 必要に応じたIVR投与

導入期	1か月ごとに連続3回のIVR
維持期	1か月ごとの診察（視力とOCTは毎月，IAは3か月おき）．再治療の適応あればIVR
IVRの再治療の適応	中心窩に出血やOCTでSRDなどの滲出性所見
	視力にかかわらない

図1　推奨されるラニビズマブの投与と経過観察
IA：indocyanine green angiography（インドシアニングリーン蛍光造影）
SRD：serous retinal detachment（漿液性網膜剥離）

　VEGF-Aファミリーのすべてのアイソフォームを阻害でき，臨床試験によってラニビズマブ0.5mg硝子体内投与（intravitreal ranibizumab；IVR）で1年後，2年後の視力改善効果が確認されている（図1）．

　IVRは導入期として1か月に1回計3回行うと，フルオレセイン蛍光造影（fluorescein angiography；FA）のパターン（predominantly classic CNV, minimally classic CNV, occult with no classic CNV）にかかわらず，平均視力の改善が得られる．維持期には，改善した視力を維持するために二種類の管理方法がある．第一は"treat and observe"で，1か月おきに来院し必要があれば再治療する方法であり，わが国で広く行われている．しかし，この方法では来院回数が減らない，患者は診察するまで再IVRが確定せず不安であるなどの欠点がある．第二は"treat and extend"で，黄斑がドライになるまで1か月ごとにIVRを行い，その後は経過観察間隔を延ばし，来院時には必ずIVRを行う．たとえば4週ごとのIVRで黄斑がドライになったら次の来院は6週後とし，来院時にはドライな状態であってもIVRを行う．次は8週後の来院とし，ドライであってもIVRを行う．多くの場合，来院の延長は3か月までとし，最終的には3か月ごとのIVRになる．もし，来院時に黄斑がwetであればIVRを行い，来院までの時間を前回の来院時と同じ間隔に戻す．しかし，この方法では患者は不必要なIVRを受ける可能性がある．

一方，アフリベルセプトは1か月に1回計3回の投与後，2か月ごとの計画的投与を行う．この方法では投与間隔が固定されているので，投与に対する患者の精神的負担は少ない．しかし，黄斑所見には関係なく投与するため，過剰あるいは過少投与になる可能性がある．

経過観察のポイント

　PrONTO study[*1]では症例の10％で少なくともETDRSチャートで15文字以上の視力低下がみられたが，その原因は黄斑の萎縮の進行であった．このことは，視力低下だけで再IVRを決めるのは不適切であることを示している．一方，OCTの中心窩網膜厚の減少はIVR 1週で現れ，視力の改善と関係した．また，2年後でも中心窩網膜厚は視力の改善に関係していた．このことから，OCTでの網膜剝離や網膜厚は，再IVRを決める重要なポイントであることがわかる．一方，再IVRの適応の基準の一つと考えられる網膜内，網膜下および網膜色素上皮下出血は，OCTでは見逃す可能性がある．そこで，検眼鏡やカラー写真による出血の有無の判定が大切なポイントになると考えられる．以上から，treat and observe の場合の経過観察は視力，眼底検査かカラー眼底撮影，OCTで行う．長期的な視力改善を得るための再投与は，OCTで少しでも網膜剝離や網膜浮腫がみられた場合と新しい黄斑出血が提唱されている．

[*1] **PrONTO**
Prospective **O**ptical coherence tomography imaging of patients with **N**eovascular age-related macular degeneration **T**reated with intra**O**cular ranibizumab

蛍光眼底造影を必要とするとき

　経過観察中にFAおよびインドシアニングリーン蛍光造影（indocyanine green angiography；IA）を必要とするのは，病変が変化しその原因を明らかにする場合，治療が奏効せず治療法を変更する可能性がある場合である．前者には，突然の橙赤色隆起病巣や網膜色素上皮剝離の出現，特発した大量の網膜下出血，網膜色素上皮下出血，網膜色素上皮裂孔の疑い，視力低下の原因として黄斑萎縮の状態を調べる場合，CNVが拡大していると考えられる場合などが挙げられる（図2〜4）．

治療の変更

　厚生労働省網膜脈絡膜・視神経萎縮症調査研究班が提唱した治療のガイドラインでは，CNVによる加齢黄斑変性では抗VEGF薬が推奨されている．維持期になって抗VEGF薬が無効の場合，あるい

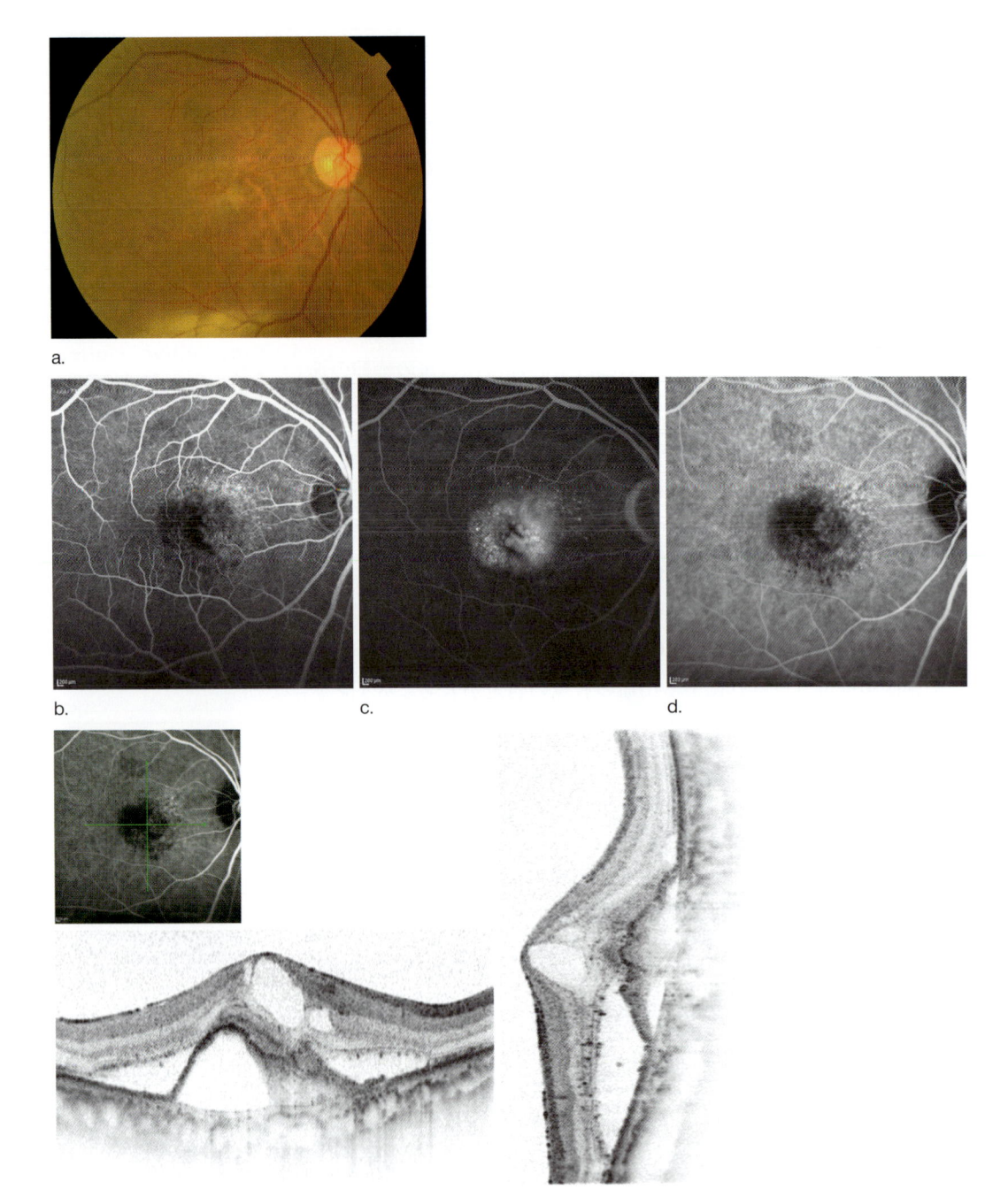

図2 治療前の所見（78歳，女性．Vd＝0.3）
a. カラー眼底写真．黄斑の網膜色素上皮の萎縮，フィブリンがみられる．
b. FA 早期．境界不鮮明な過蛍光がみられる．
c. FA 後期．occult with no classic CNV がみられる．
d. IA．CNV を示唆する過蛍光がみられる．
e. 網膜剝離，網膜色素上皮剝離，網膜内囊胞に加え，網膜色素上皮下 CNV を示す中等度反射がみられる．

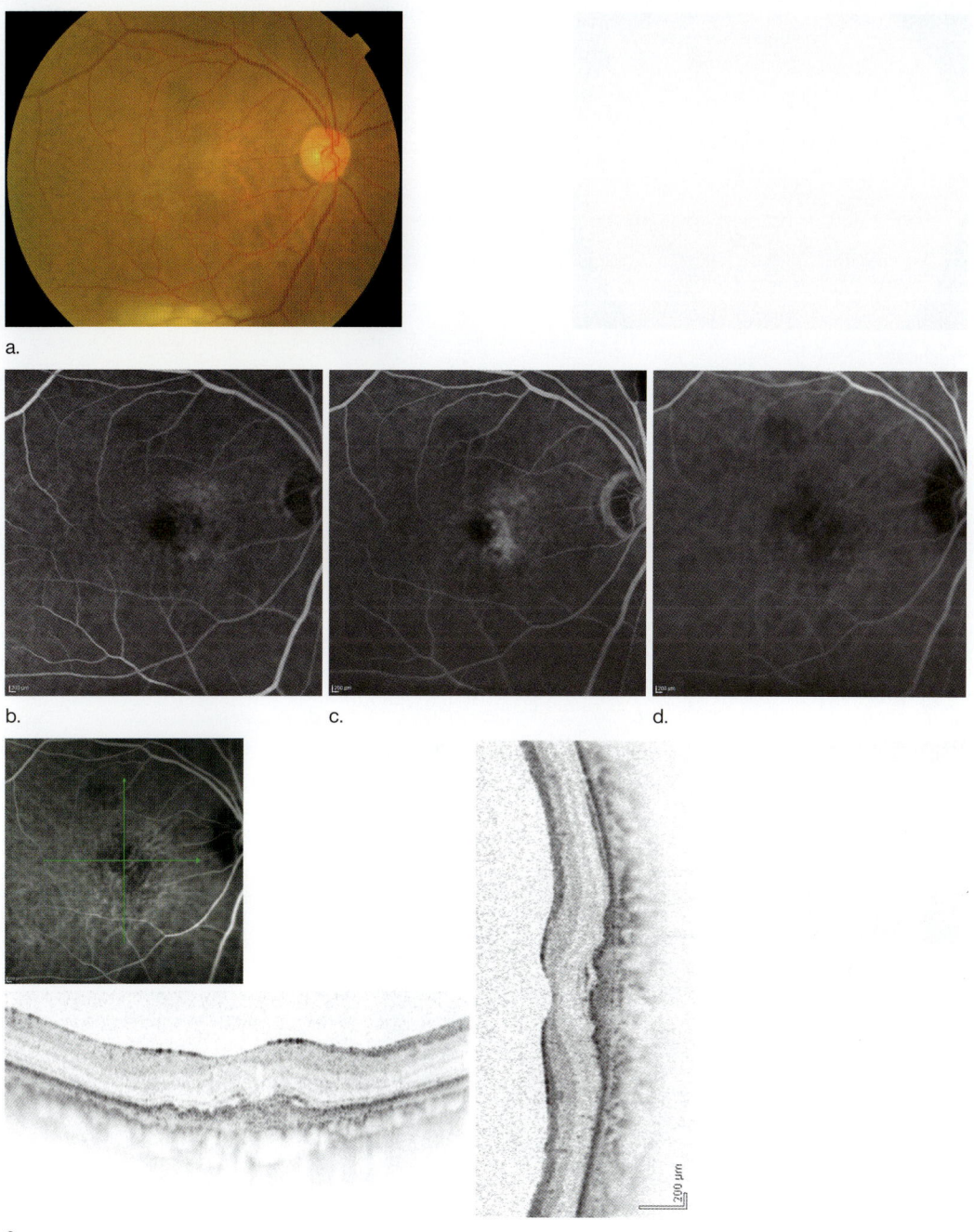

図3 図2の症例のIVR 3回施行後 (Vd = 0.5)
a. カラー眼底写真．黄斑部に萎縮病巣を認める．
b. FA早期．後期のcともにoccult CNVを示す過蛍光は消失している．
c. FA後期には，組織染を示す過蛍光がみられる．
d. IA．活動性のCNVを示す明らかな所見はない．
e. OCT．網膜剥離，網膜色素上皮剥離，網膜内浮腫は消失している．

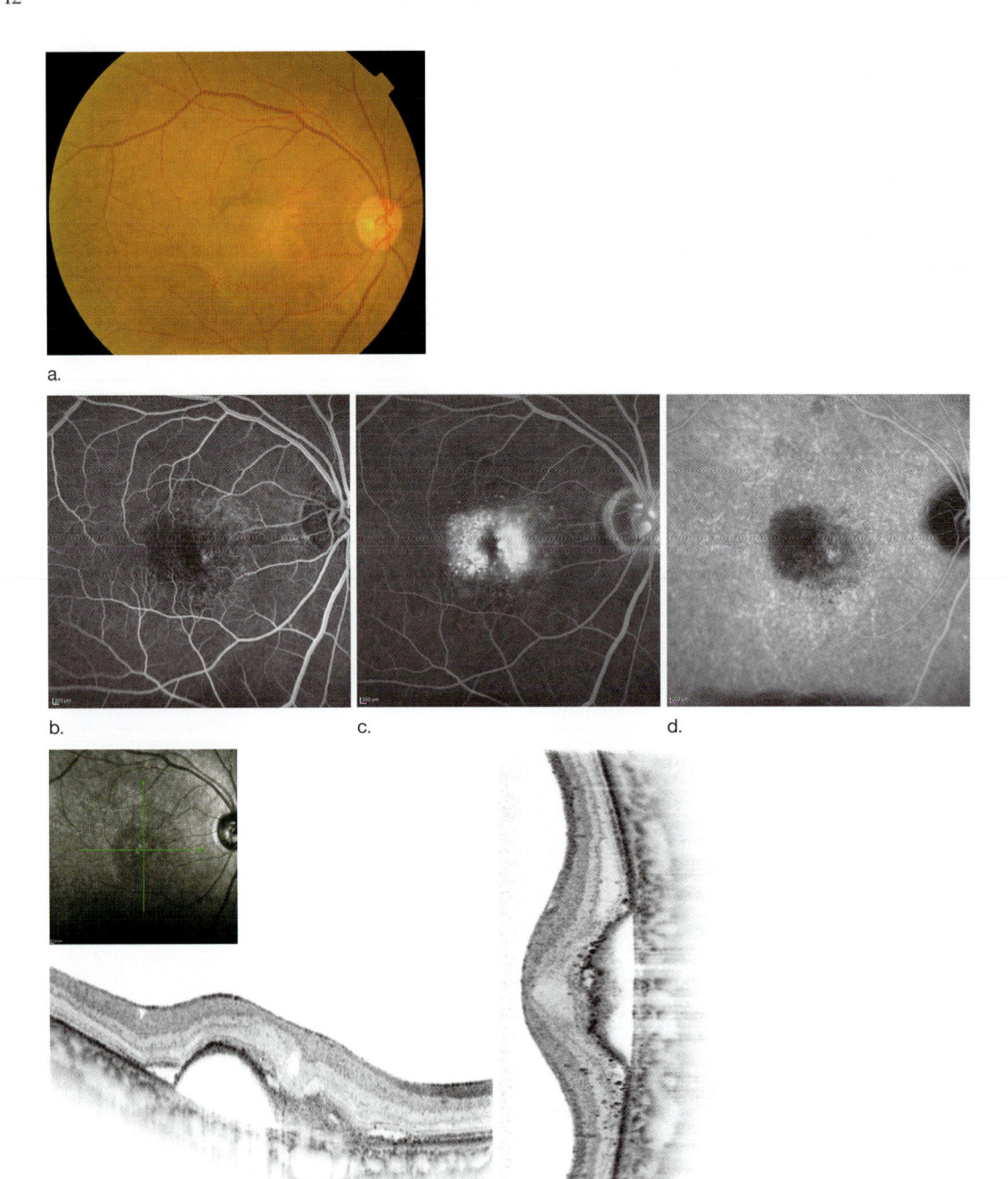

図4 図2の症例の初回治療6か月後 (Vd=0.2)
a. カラー眼底写真．黄斑部に網膜剥離を認める．
b. FA早期．中心窩の鼻側に過蛍光を認める．
c. 回復期．occult CNVを認める．
d. IA．治療前に比較して小型のCNVが同じ部位にみられる．
e. OCT．網膜色素上皮剥離に加え，少量の網膜剥離を認める．

は途中から無効になった場合には，他の抗VEGF薬に変更する．ポリープ状脈絡膜血管症（polypoidal choroidal vasculopathy；PCV）では，出血・滲出の原因となるポリープが閉塞しない場合には，視力0.5以下なら光線力学療法あるいは光線力学療法との併用療法を再施行する．ポリープが閉塞し，FAで異常血管網からの漏れと判定された場合には抗VEGF薬に変更する．視力が0.6以上なら抗VEGF薬を投与するが，維持期に無効の場合には他の抗VEGF薬に変更する．黄斑萎縮が生じた場合には，治療を中止する．

その他の抗VEGF薬療法の管理法（ペガプタニブのVISION[*2]）

通常，ペガプタニブは0.3mgを6週ごとに硝子体内投与し，経過観察する．来院時に視力検査，眼底検査，OCTを行う．

ペガプタニブはVEGF$_{125}$を選択的にブロックするため，脳・心血管イベントを起こしにくいと考えられるが，VEGFの全部をブロックできるものに比較するとその効果は弱い．そこで3回のラニビズマブの導入療法の後，維持期にペガプタニブの6週ごとの硝子体内投与を行い，悪化したときにのみ強力な抗VEGF薬を用いる方法（VISION）の有用性も報告されている．この場合も6週ごとに視力検査，眼底検査，OCTを行う．

（湯澤美都子）

[*2] **VISION**
VEGF Inhibition Study in Ocular Neovascularization.

クリニカル・クエスチョン
黄斑下血腫がみられる疾患の鑑別について教えてください

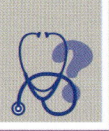

Answer 黄斑下血腫をきたす疾患として重要なのは，網膜細動脈瘤破裂と滲出型加齢黄斑変性です．網膜細動脈瘤破裂では網膜のさまざまな層に出血を起こすことが多く，滲出型加齢黄斑変性では網膜下血腫を認めることが多いです．

文献は p.323 参照.

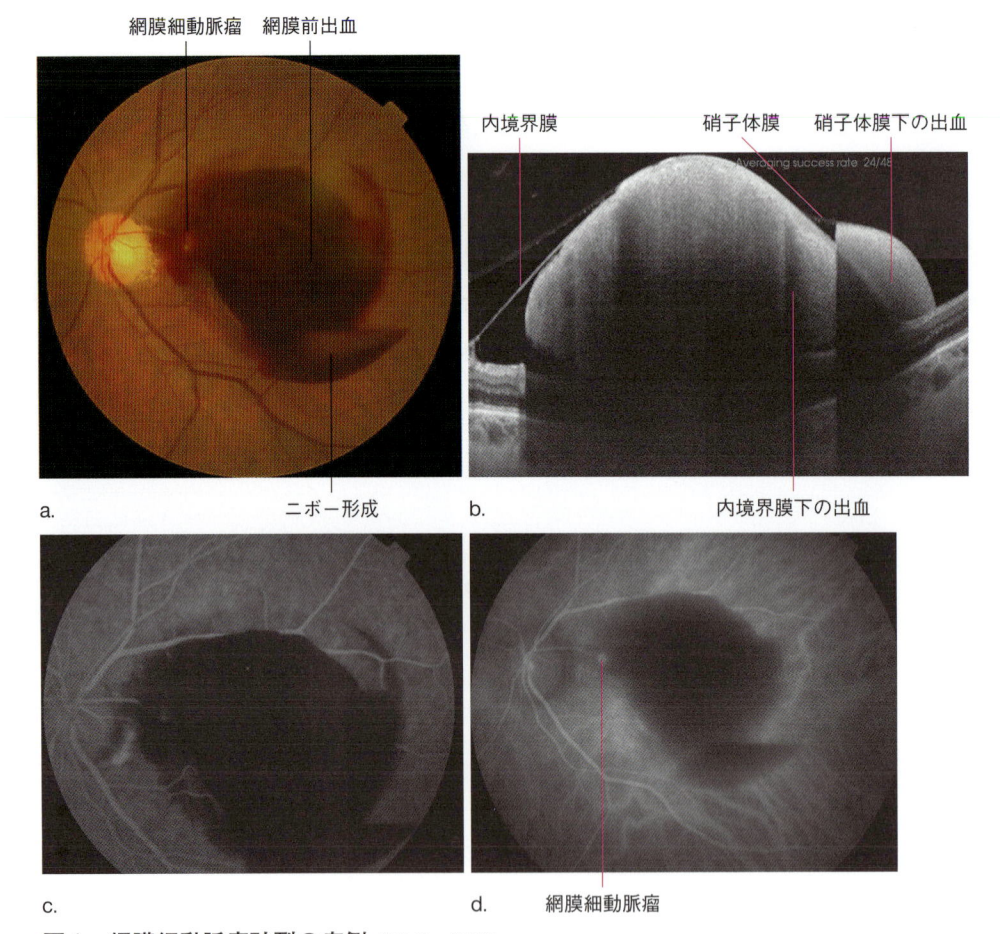

図1 網膜細動脈瘤破裂の症例（62歳，男性）
a. 眼底カラー所見．網膜下出血，網膜前出血が認められる．視神経乳頭黄斑間に灰白色の病変を認め，網膜細動脈瘤が疑われる．出血のさらに前面にニボーを伴う出血があり，網膜前出血は内境界膜下の出血と，硝子体膜下の出血に分かれていることがわかる．
b. OCT所見．内境界膜下の出血と，硝子体膜の下に出血があることがわかる．黄斑部は厚い網膜前出血のため，詳細不明である．
c. フルオレセイン蛍光眼底造影所見．網膜細動脈瘤は，はっきりしない．
d. インドシアニングリーン蛍光眼底造影所見．血管に沿った細動脈瘤がはっきり描出されている．

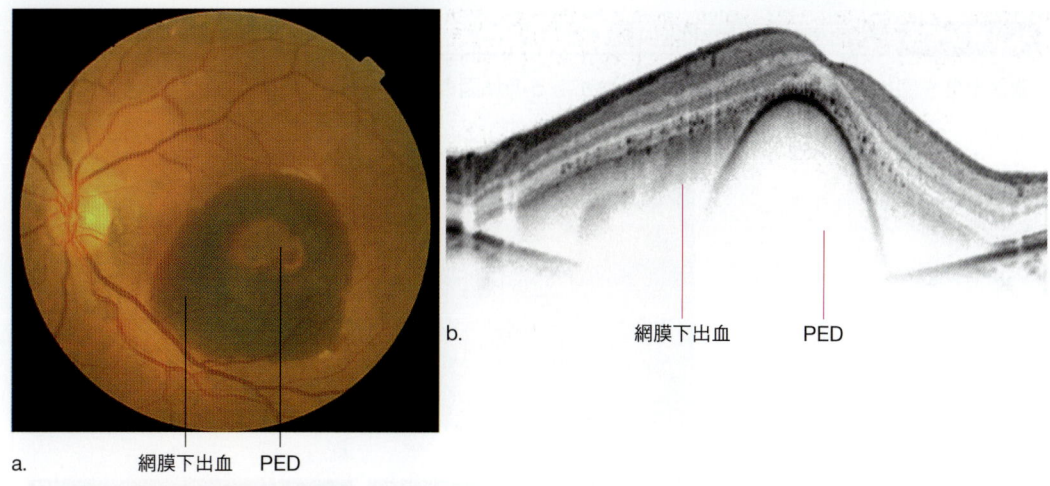

図2 滲出型加齢黄斑変性の症例（71歳，男性）
a. 眼底カラー所見．網膜下出血を認める．黄斑部に網膜色素上皮剥離（PED）を伴い，滲出型加齢黄斑変性が疑われる．
b. OCT所見．中心窩に大きなPEDがあり，その周囲に網膜下出血がある．

網膜のどの部位に出血があるか

網膜細動脈瘤破裂による黄斑下血腫では，硝子体膜下の出血，内境界膜下の出血，網膜内出血，網膜下出血など，複数の層に出血がみられることも多い．また，網膜細動脈瘤は灰白色の血管に沿った病変として観察される（図1a）．光干渉断層計（OCT）では，さらに詳細に出血の部位診断が可能である（図1b）[*1]．

一方，滲出型加齢黄斑変性による黄斑下血腫では，脈絡膜新生血管が原因で起こる出血のため，基本的に出血の部位は網膜下や脈絡膜下となる．その他の所見として，網膜色素上皮剥離（retinal pigment epithelial detachment；PED）などが認められる（図2a, b）．脈絡膜下の出血は出血性PEDとして観察される[*2]．

造影所見による診断

フルオレセイン蛍光眼底造影，インドシアニングリーン蛍光眼底造影で網膜細動脈瘤や脈絡膜新生血管を検出する．インドシアニングリーン蛍光眼底造影では，厚い出血があってもさらに奥の病変が検出でき，どちらの疾患でも有用である（図1c, d）[*3]．

[*1] 出血が網膜前出血主体であれば，手術で出血を除去することで視力が速やかに改善する可能性がある．網膜前，網膜下両方に出血がある症例では，黄斑円孔を合併している場合がある．黄斑部に厚い網膜下出血を認める場合は，硝子体ガス注入による血腫移動を行う．

[*2] 滲出型加齢黄斑変性による黄斑下血腫では，PEDや硬性白斑などの所見を伴うことが多い．厚い網膜下出血を認める場合は，硝子体ガス注入による血腫移動を行う．抗VEGF薬を併用する場合もある．

[*3] インドシアニングリーン蛍光眼底造影は，脈絡膜など網膜より奥の病変の描出が可能になるため，診断に苦慮する場合にはどちらの疾患でも有用性が高い検査であり，施行することが望ましい．

カコモン読解　第21回　臨床実地問題19

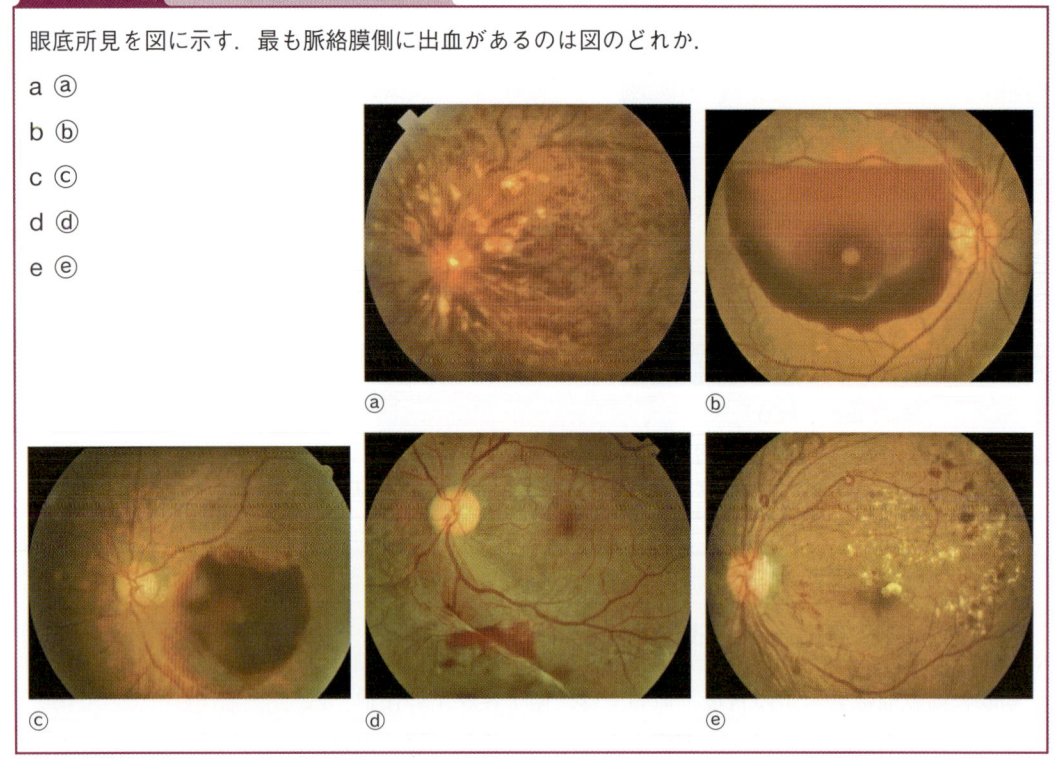

眼底所見を図に示す．最も脈絡膜側に出血があるのは図のどれか．

a ⓐ
b ⓑ
c ⓒ
d ⓓ
e ⓔ

解説　a．左眼底所見．視神経乳頭中心に火炎状出血が網膜全体に広がる．視神経乳頭付近に多発する軟性白斑を認め，視神経はやや浮腫状である．静脈の蛇行，拡張を認める．網膜中心静脈閉塞症による網膜出血と考えられる．

b．右眼底所見．血管アーケード内にニボーを伴う広範囲の出血を認める．出血部位の血管は透見できず，網膜前出血と考えられる．網膜細動脈瘤破裂や網膜新生血管（網膜静脈分枝閉塞症などに伴うもの）などが鑑別に挙げられる．

c．左眼底所見．網膜前出血を認める．その下方の出血部位に走行する網膜血管は観察できるので，一部の出血は網膜下にある．網膜細動脈瘤破裂が疑われるが，黄斑の出血であり，滲出型加齢黄斑変性も考慮する必要がある．網膜下出血があるので，脈絡膜側に出血がある．

d．左眼底所見．血管アーケード下方に増殖膜と牽引性網膜剝離，網膜前出血を認める．アーケード内に点状の網膜出血や硬性白斑を認める．増殖糖尿病網膜症による，網膜前出血と網膜出血が疑われる．

e．左眼底所見．黄斑部に硬性白斑の沈着がある．乳頭近傍に線状出血，アーケード血管に静脈異常（ループ形成）を認める．耳側には斑状の網膜出血，硬性白斑を認める．増殖糖尿病網膜症による，網

ⓐ 乳頭浮腫　軟性白斑　放射状の網膜出血

ⓑ ニボー形成　網膜前出血

ⓒ 網膜下出血　網膜前出血

ⓓ 牽引性網膜剥離　点状出血　網膜前出血　増殖膜

ⓔ 線状出血　静脈異常（ループ形成）　硬性白斑　斑状の網膜出血　新生血管

図3　"カコモン読解"解説図（第21回臨床実地問題19）

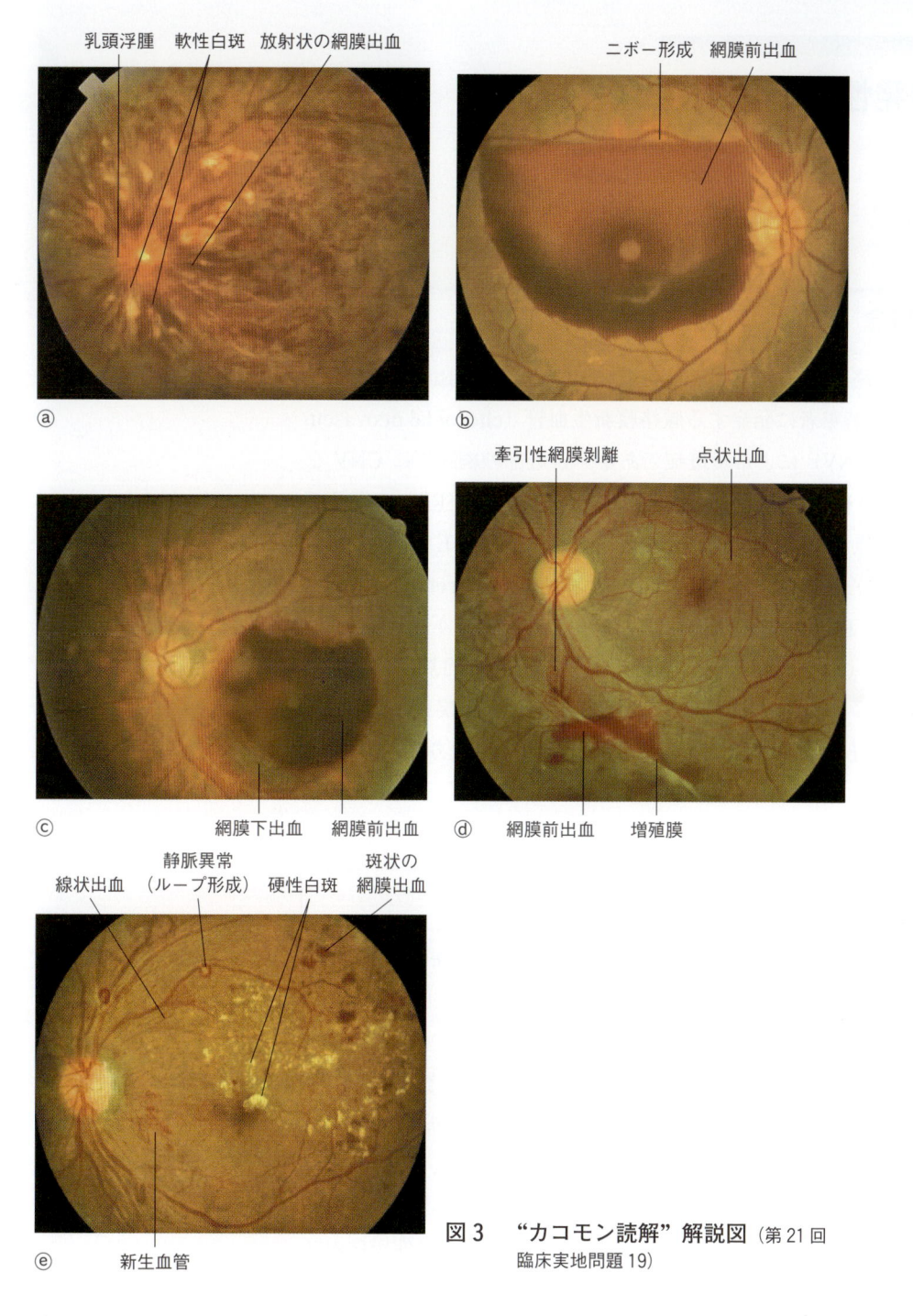

膜出血が疑われる．

模範解答　c

（狩野麻里子）

特発性脈絡膜新生血管

疾患概念

　特発性脈絡膜新生血管（idiopathic choroidal neovascularization；ICNV）は，若年者に発症する脈絡膜新生血管（choroidal neovascularization；CNV）による黄斑症である．黄斑部の網膜下に CNV を生じ，漿液性網膜剥離（serous retinal detachment；SRD）や網膜下出血，嚢胞様黄斑浮腫（cystoid macular edema；CME）などを引き起こす（図1）．ICNV における CNV は網膜色素上皮（retinal pigment epithelium；RPE）の上（硝子体側）に生じる，いわゆる Gass 分類2型の CNV（Type 2 CNV）である．一方で CNV に自然退縮傾向のあるものが多く，CNV を生じるほかの黄斑変性類縁疾患と比べ，視力予後は良好とされる[1]．しかし，再発を繰り返したり，巨大 CNV 化したりすることで，黄斑部に瘢痕病巣を残し，視力予後不良となる例も少なくない．

文献は p.323 参照．

診断と治療

　診断には，フルオレセイン蛍光眼底造影（fluorescein angiography；FA）とインドシアニングリーン蛍光眼底造影（indocyanine green angiography；IA）による CNV の検出が不可欠である．さらに，特発性であるため強度近視やトキソプラズマなどに続発する CNV の黄斑症は，診断から除外される．また，光干渉断層計（OCT）は CNV，SRD，CME などを客観的に評価できるため，診断の補助検査として大変有効である．治療は，現在，抗 VEGF 療法が中心である．治療効果の判定や経過観察には，OCT による滲出性変化の評価が必要不可欠となっている．

OCT1 所見

　OCT1（time-domain OCT）による Iida らの報告[2]があり，CNV を RPE との位置関係から protruding 型と fusiform 型の二つのパターンに分類している．protruding 型は OCT1 で中〜高反射の CNV

5. 加齢黄斑変性と類縁疾患   149

a.

b. FA   classic CNV

網膜下出血
SRD
灰白色病変

c. IA   低蛍光

d. SRD   Type 2 CNV   CME

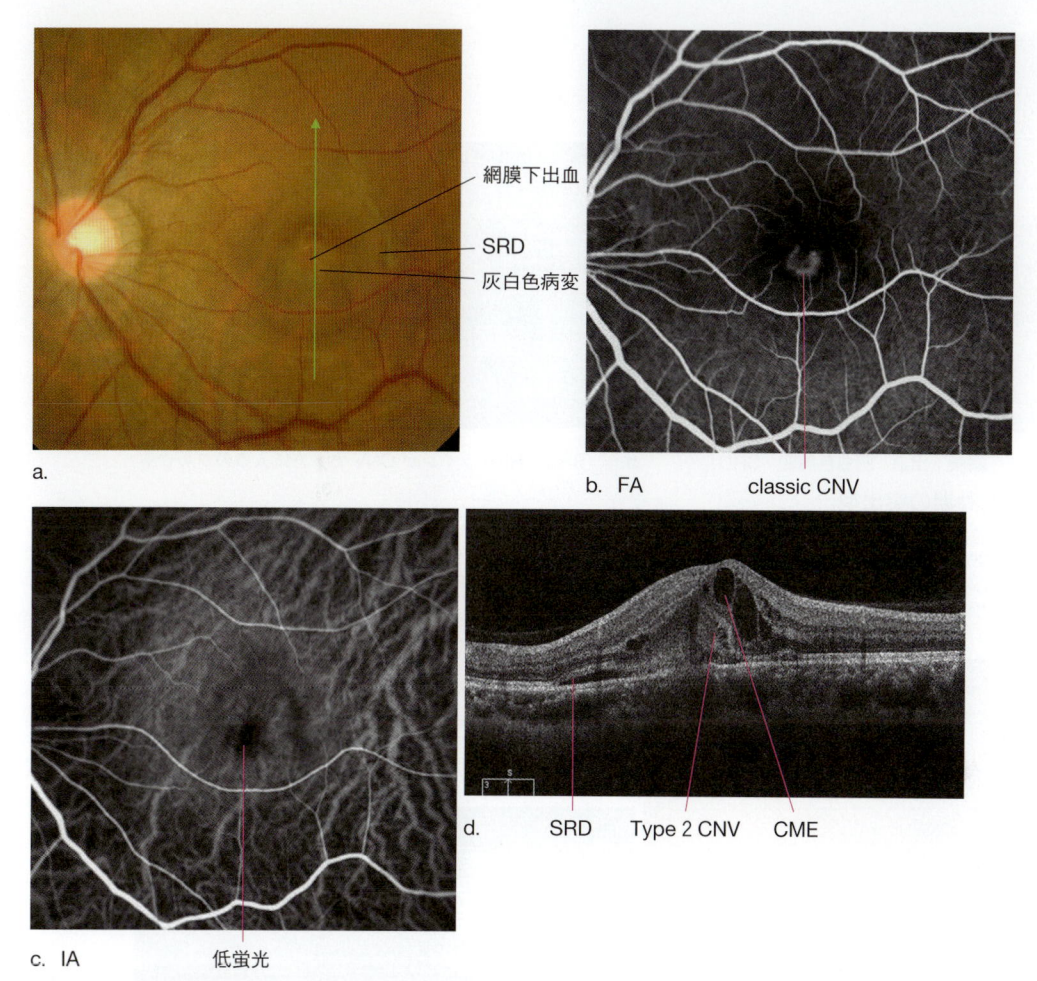

図1　ICNV の典型
29歳，女性．左眼．視力（0.1）．1週間前から歪みと視力の低下を自覚し受診．カラー眼底写真では黄斑部に 1/2 乳頭径大の灰白色病変があり，耳側上方に網膜下出血を伴う（a）．FA で早期から輪郭明瞭な過蛍光を示す classic CNV を検出（b）．IA では，CNV 周囲に低蛍光所見あり（c）．OCT では，RPE ラインの上に CNV が突出する形状で描出されている（d）．その CNV の周囲には SRD（serous retinal detachment）と CME（cystoid macular edema）が観察できる．

が RPE の前方に突出して描出され，fusiform 型は CNV と RPE が一塊の高反射で描出される．protruding 型の CNV の 91% は経過観察中に fusiform 型に移行し，protruding 型は活動期にある CNV，fusiform 型は安定期にある CNV，としている．

現在の OCT 所見

spectral-domain OCT（SD-OCT）の登場で，OCT 画像の解像度は向上し，さらに加算平均処理で，より鮮明な OCT 画像が得られようになった．CNV やその周囲の所見についての情報も増え，OCT1 の時代より細かな観察が可能である．

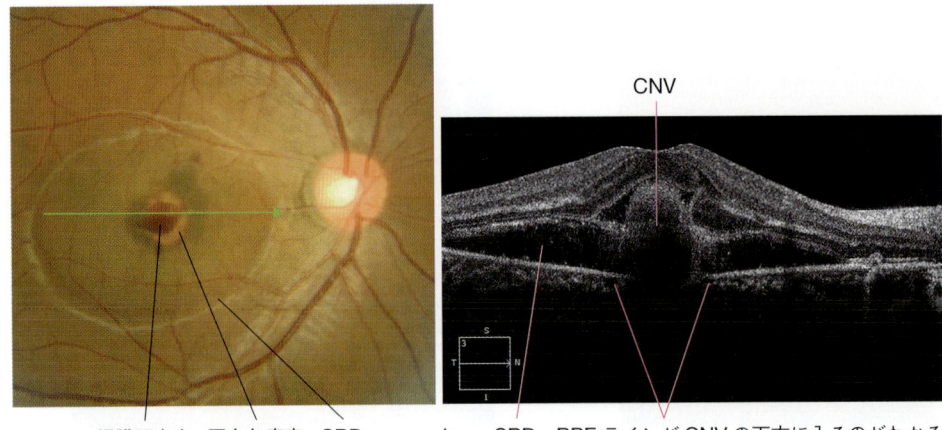

a. 網膜下出血 灰白色病変 SRD　　b. SRD　RPE ラインが CNV の下方に入るのがわかる

図2 活動期の突出型
21歳，男性．右眼．視力（0.7）．2週間前から視力低下を自覚し受診．カラー眼底写真では，1/2乳頭径大の灰白色病変があり，周囲は網膜下出血を伴う（a）．さらに，その周りには漿液性網膜剝離が生じている．OCTでは，中心窩下に高反射の CNV があり周囲には SRD を伴う（b）．RPE ラインは，CNV の下方に入り込んで低反射となり，途中で消失している．

a. 灰白色病変　　b. RPE ラインが CNV の下方にわかる

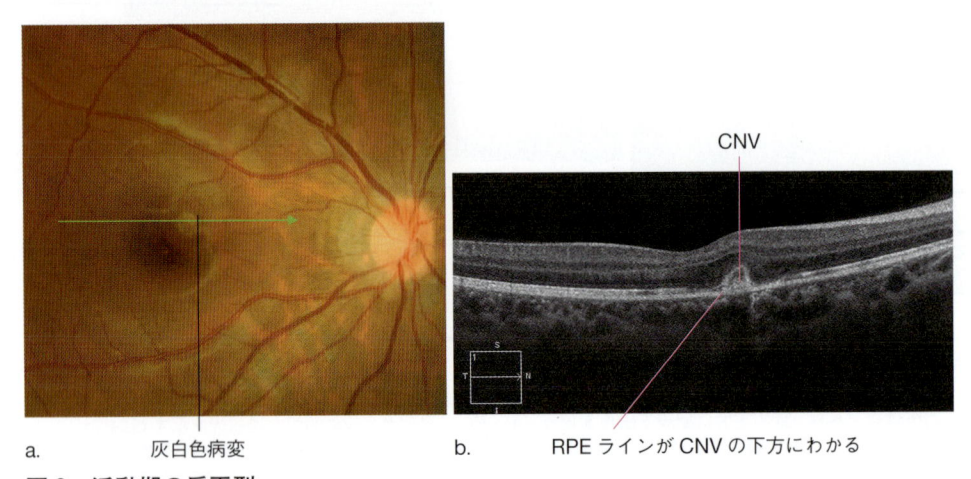

図3 活動期の扁平型
20歳，女性．右眼．視力（1.2）．3週間前から右眼の歪みと暗点を自覚し受診．カラー眼底写真では，中心窩の鼻側上方に 1/4 乳頭径大の灰白色病変がある（a）．出血，SRD は伴わない．OCT では網膜下に小さな高反射病変が描出されており CNV である（b）．RPE ラインは CNV の下方に描出されており，CNV と区別可能である．

　SD-OCT において，ICNV の活動期の CNV は高反射塊で描出され，その下方（脈絡膜側）に RPE の高反射層（RPE ライン）が入り込んでいく．CNV が大きいと，RPE ラインは CNV 後方で信号がブロックされ低反射となり一部は消失する（突出型，図2）．また，CNV が小さく扁平であれば，RPE ラインよりも低反射で RPE ラインと一塊にはならずに描出される（扁平型，図3）．いずれも RPE ラインと CNV 塊が，おおむね区別可能に分離されて描出される．

　安定期は RPE の CNV への囲い込みが進み，RPE ラインと CNV 上方の高反射が連続で描出される．CNV が大きいと CNV 内部の反

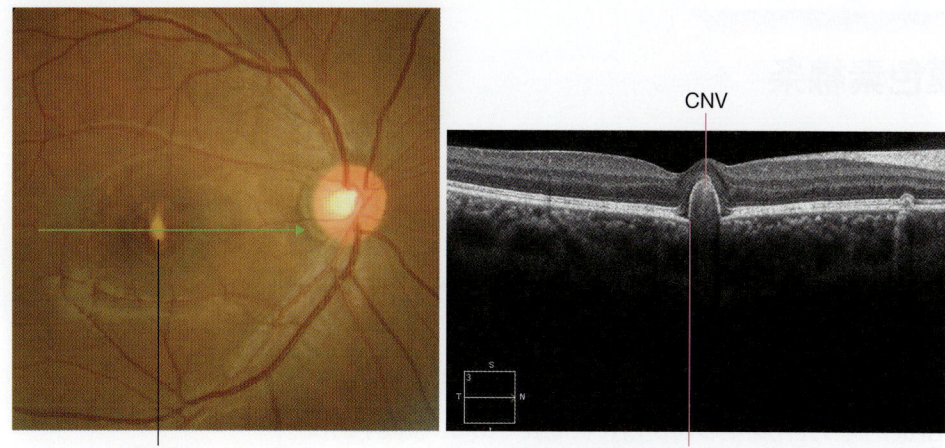

a. 灰白色病変　　　　　　　　　　　b. RPE ラインは CNV の下方にはみえない．CNV の上方の高反射と連続して PED 様になる．

図4　安定期の PED 型
23歳，男性．視力（1.2）．図2の症例の2年7か月後．治療後安定し経過観察中．カラー眼底写真では，中心窩下に CNV の瘢痕病巣が残る（a）．OCT では網膜下にあった CNV の上方が高反射となり，RPE ラインと連続している（b）．RPE ラインが CNV の下側に入り込むようにはみえない．内部に低反射を伴うが，PED のような形状で描出される．本症例は CNV 上方に接する網膜外層に，視細胞内節外節接合部（IS/OS ライン）や外境界膜が描出されており，視力も良好である．

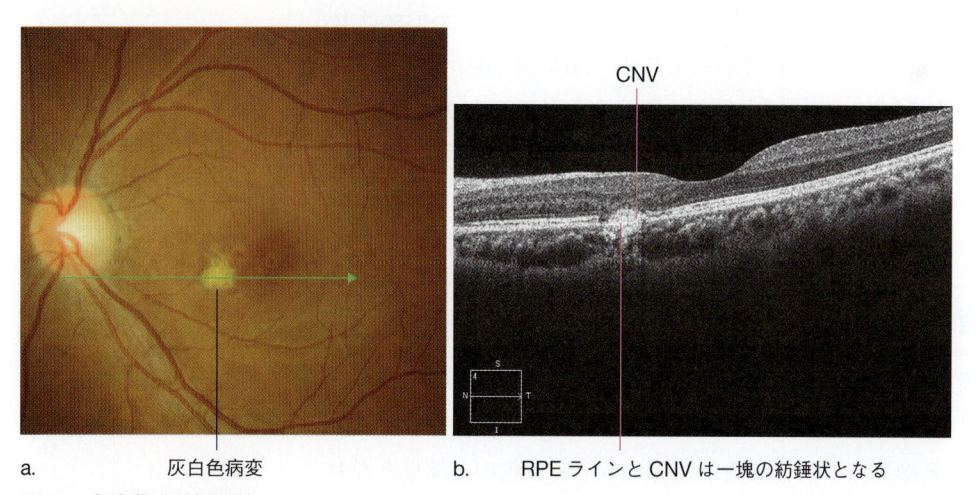

a. 灰白色病変　　　　　　　　　　　b. RPE ラインと CNV は一塊の紡錘状となる

図5　安定期の紡錘型
29歳，女性．左眼．視力（1.2）．初診から2年3か月後．状態は安定し経過観察中．カラー眼底写真では，中心窩鼻側下方に 1/4 乳頭径大の CNV 瘢痕病巣がある（a）．OCT では，CNV と RPE が癒合して一塊の紡錘状になっている（b）．

射はブロックされるため内部反射は減弱または消失する．このため，OCT 上では網膜色素上皮剝離（retinal pigment epithelial detachment；PED）のように描出される（PED 型，**図4**）．CNV が小さいと RPE ラインと CNV 塊はいずれも高反射で連続して一塊となり，紡錘状に描出される（紡錘型，**図5**）．安定期における RPE ラインと CNV 塊は連続して描出され，それらを区別することは難しい．

〔堀内康史〕

網膜色素線条

文献は p.323 参照.

疾患の概要

網膜色素線条（angioid streaks；AS）とは，視神経乳頭から放射状に走る Bruch 膜の弾性線維のひび割れ状亀裂である．組織学的には Bruch 膜の弾性線維変性・石灰沈着がみられる．全身疾患との関連が深く，AS の約半数では弾性線維性仮性黄色腫（pseudoxanthoma elasticum；PXE）患者が含まれ，Grönblad-Strandberg 症候群と呼ばれる．PXE の頻度は 10～30 万人に 1 人といわれ，常染色体劣性遺伝を示す．PXE は，物質輸送に関与している ATP-binding cassette transporter の一つである MRP6（multidrug resistance-associated protein 6）分子の異常に伴う疾患である（*ABCC6* 遺伝子変異）．皮膚や眼だけでなく，心・脳血管にも障害を生じることがある．他の全身疾患と AS の関連において，Ehlers-Danlos 症候群，Paget 病，鎌状赤血球症との合併も報告されている．特徴的な眼底所見が複数あるため，習熟すれば眼底所見から診断できる場合は少なくない．

眼底所見と OCT 所見

網膜色素線条と乳頭：検眼鏡的には，乳頭から眼底周辺部に向けて放射状に伸びる黒褐色あるいは灰褐色の色素線条が特徴的で（図 1，白矢印），乳頭周囲の色素線条が進行すると灰白色の萎縮巣となり，乳頭周囲には，火炎状・ヒトデ型を呈する乳頭周囲網脈絡膜萎縮もみられる．まれではあるが，視神経乳頭ドルーゼンが観察される場合もあるが，検眼鏡的には判断が難しく，眼底自発蛍光撮影を行えば発見は容易である．

色素線条や，後述する梨子地眼底を観察するには，フルオレセイン蛍光眼底造影（fluorescein angiography；FA）よりも，近赤外反射光（near-infrared reflectance；NIR）が優れている．また，インドシアニングリーン蛍光眼底造影（indocyanine green angiography；IA）の後期像，特に，共焦点走査型レーザー検眼鏡（confocal scanning laser ophthalmoscope；cSLO）で撮影した IA 後期像では，

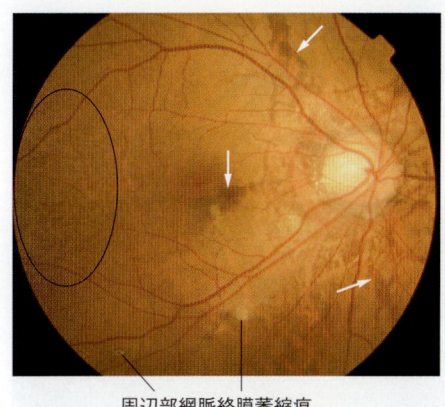

図1　網膜色素線条の典型例
乳頭から放射状に伸展する色素線条（白矢印）を認め，耳側には梨子地眼底（○）がみられる．

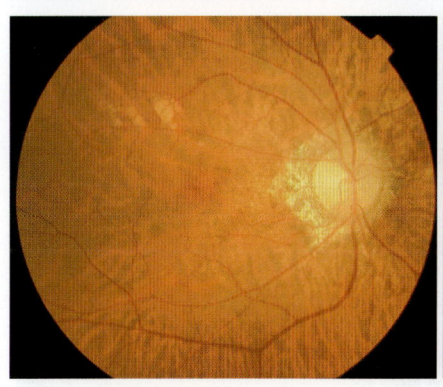

a. カラー眼底写真　　　b. IA所見

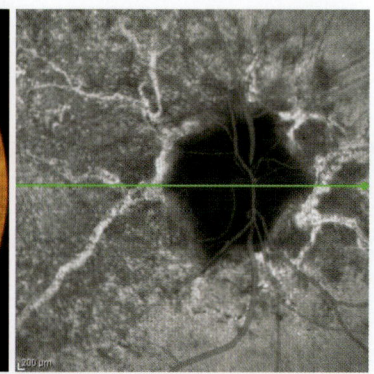

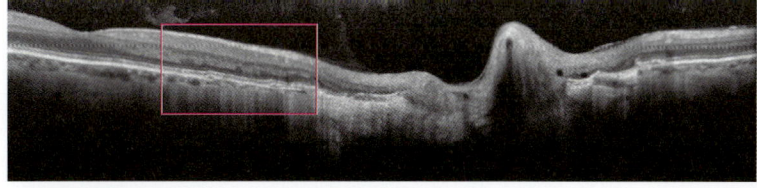

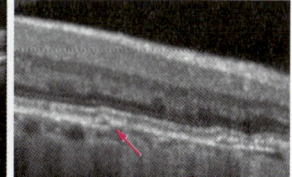

c. OCT所見　　　　　　d. cの□の拡大

図2　網膜色素線条と乳頭周囲網脈絡膜萎縮
dでは，色素線条部のBruch膜の断裂が観察される．乳頭周囲萎縮に一致して，網膜外層が菲薄化し，RPE-Bruch膜層による高反射層は消失している．

色素線条を明瞭に観察できる．

　図2では，cSLOのIA所見とSpectralis®で撮影したOCT画像を提示する．IAでの色素線条の過蛍光部位に一致して，OCTではBruch膜の断裂，網膜色素上皮（retinal pigment epithelium；RPE）のわずかな隆起を認める（**図2d**，矢印）．また，乳頭周囲萎縮においては，RPE層を含む網膜外層が菲薄化し，Bruch膜も観察できない．
梨子地眼底（peau d'orange，mottled fundus）：黄斑部耳側から中間周辺部にかけて広範囲にみられる，西洋梨子様のざらざらした

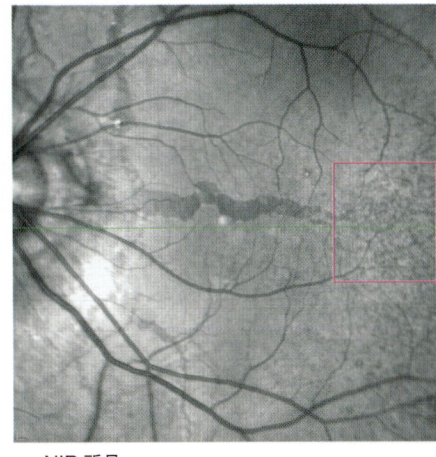

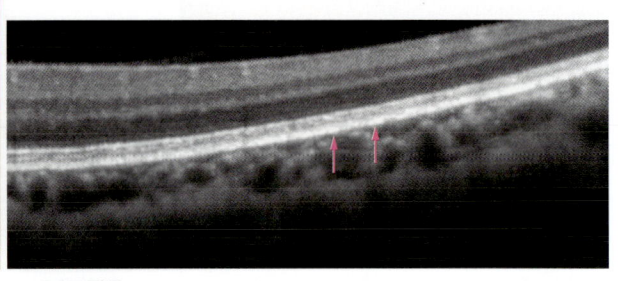

a. NIR 所見　　　　　　　　　　　　　　b. OCT 所見

図 3　梨子地眼底（▢）
RPE-Bruch 膜層に高反射が観察される（b，矢印）．

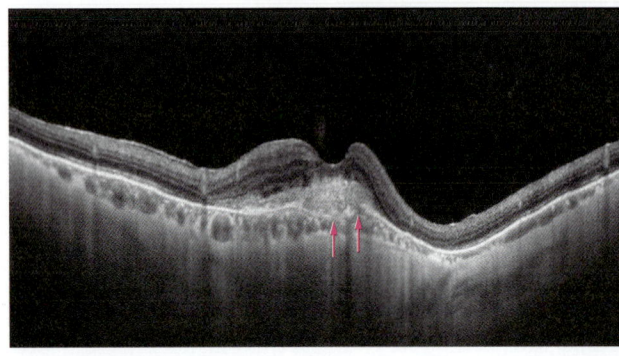

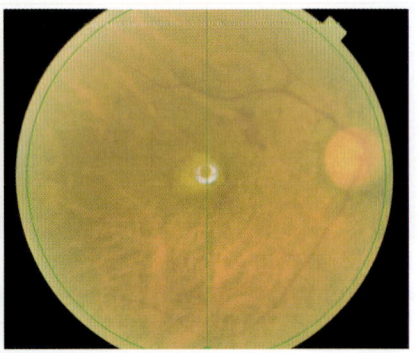

a. OCT 所見　　　　　　　　　　　　　　b. カラー眼底写真

図 4　線維化した Type 2 CNV 例
CNV は高反射塊となり，線維化 CNV 下には RPE-Bruch 膜層の断裂（a，矢印）がみられる．

皮の外観に類似した色調変化である梨子地眼底も AS の特徴である．図 3 に NIR 画像と Spectralis® 画像を提示するが，黄斑部耳側に梨子地眼底による斑点が観察される．梨子地眼底での OCT では，RPE-Bruch 膜層に高反射が観察される．

脈絡膜新生血管（choroidal neovascularization；CNV）：AS の視力予後に影響する要因として，脈絡膜新生血管は重要である．Bruch 膜ならびに RPE 層を突き破って，網膜下に進展する Type 2 CNV を合併することが多い．図 4 は Type 2 CNV 例で，抗 VEGF（vascular endothelial growth factor；血管内皮増殖因子）治療後に線維化を生じたため，OCT では CNV は高反射塊として観察される．また，線維化 CNV 下には，RPE-Bruch 膜層の断裂が観察される．

周辺部網脈絡膜萎縮斑：周辺部には，小さな円形の網脈絡膜萎縮斑

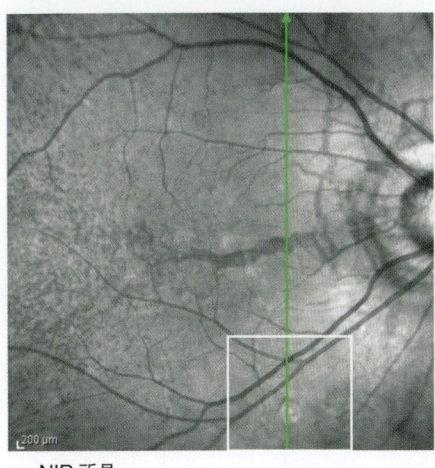

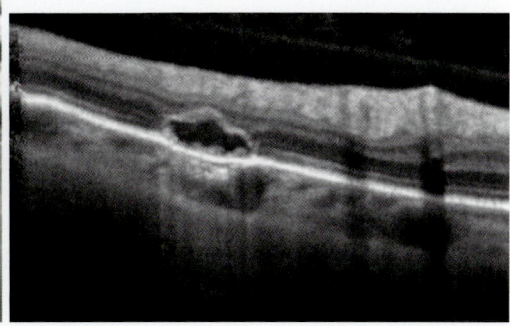

a. NIR 所見　　　　　　　　　　　b. OCT 所見

図5　周辺部にみられる網脈絡膜萎縮斑
萎縮斑は，網膜外層の低反射領域として観察される．

が観察されることがある．萎縮では網膜外層が菲薄化するものと考えがちであるが，AS でみられる萎縮斑では網膜外層の低反射領域として観察される（**図5**）．

（沢　美喜）

カコモン読解　第18回　臨床実地問題 21

45歳の男性．1週前から右眼の視力低下を自覚して来院した．視力は右 0.1（矯正不能），左 1.0（矯正不能）．右眼眼底写真を図に示す．みられる所見はどれか．

a　Bruch 膜断裂
b　lacquer cracks
c　網膜細動脈瘤
d　網脈絡膜血管吻合
e　ポリープ状脈絡膜血管

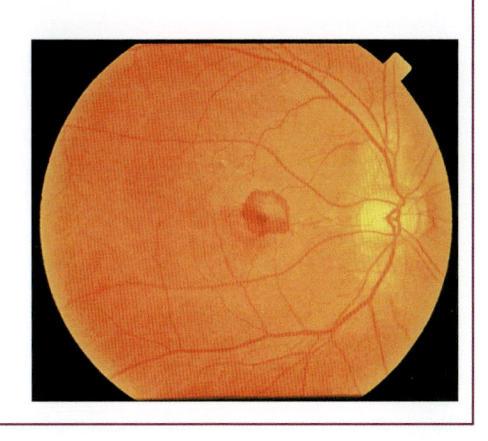

解説　図の眼底は，黄斑部付近に出血を伴う灰白色病変があり，視神経乳頭から放射状に伸びる線条が不規則に蛇行している．本症例に明らかな梨子地眼底の所見はないが，網膜色素線条で脈絡膜新

生血管を生じたものと考えられる．

a. **Bruch 膜断裂**：視神経乳頭より放射状に伸びる線条の所見があり，この線条は Bruch 膜断裂である．

b. **lacquer cracks**：これも Bruch 膜断裂の一つではあるが，強度近視眼で眼軸長が長くなるために生じる断裂を特に lacquer crack と呼ぶ．lacquer crack は特に視神経乳頭から放射状に伸びる，ということはなく，本症例の線条とは異なる．また，本症例は豹紋状眼底や後部ぶどう腫など強度近視の所見もない．

c. **網膜細動脈瘤**：出血を伴う灰白色病変部だけに着目すれば，灰白色病変を網膜細動脈瘤と解釈できなくもないが，本症例は網膜色素線条であり，灰白色病変は線条部から生じた脈絡膜新生血管と考えるほうが妥当である．

d. **網脈絡膜血管吻合**：網膜血管が脈絡膜血管と吻合すると，網膜血管は脈絡膜側に引き込まれて行くため，血管がそこで途絶し盲端のようにみえる．本症例にはみられない．

e. **ポリープ状脈絡膜血管**：検眼鏡的には赤橙色の病変だが，本症例にはみられない．

[模範解答]　a

（堀内康史）

6. 網膜血管病変

糖尿病網膜症

病態

　糖尿病網膜症は網膜血管病変であり，その主な病態は，①血管透過性亢進による網膜浮腫，②血管閉塞による網膜虚血，③血管新生である．毛細血管瘤や網膜血管からの漏出によって網膜浮腫が生じる．黄斑は浮腫の好発部位であり，黄斑浮腫は増殖の有無にかかわらず糖尿病網膜症による視力障害の主因のひとつとなっている．さらに網膜毛細血管閉塞の拡大によって，網膜虚血が高度になると視神経乳頭や網膜血管から新生血管が発生し，硝子体出血や牽引性網膜剝離が起こる．これらの病態の多くは検眼鏡や蛍光眼底造影で検出できるが，黄斑浮腫・網膜剝離・視細胞の状態などはOCTによって客観的に評価することができる．

spectral-domain OCT の有用性

　time-domain OCTでは，主に網膜断層像で糖尿病網膜症の評価を行っていた．spectral-domain OCT（SD-OCT）は，網膜断層像の解像度の向上だけではなく，スキャンスピードが格段に速くなり容易に三次元画像が得られる．これによって黄斑浮腫の程度や範囲，硝子体と網膜との関係が簡単にわかるようになった．糖尿病網膜症では，OCTの網膜断層像だけではなく，網膜厚マップや三次元画像を活用することも重要である．

黄斑浮腫（1）分類と治療

　黄斑浮腫は，浮腫の範囲や発症機転の違いによって局所性浮腫とびまん性浮腫に分類される．
局所性浮腫（図1）：主に毛細血管瘤からの漏出によって起こる限局性の浮腫であり，浮腫の辺縁に硬性白斑を伴うことが多い．光凝固による毛細血管瘤の直接凝固が有効である．
びまん性浮腫（図2）：黄斑部を含む広範な浮腫である．毛細血管瘤からの漏出と網膜血管からの漏出が関与するといわれている．びま

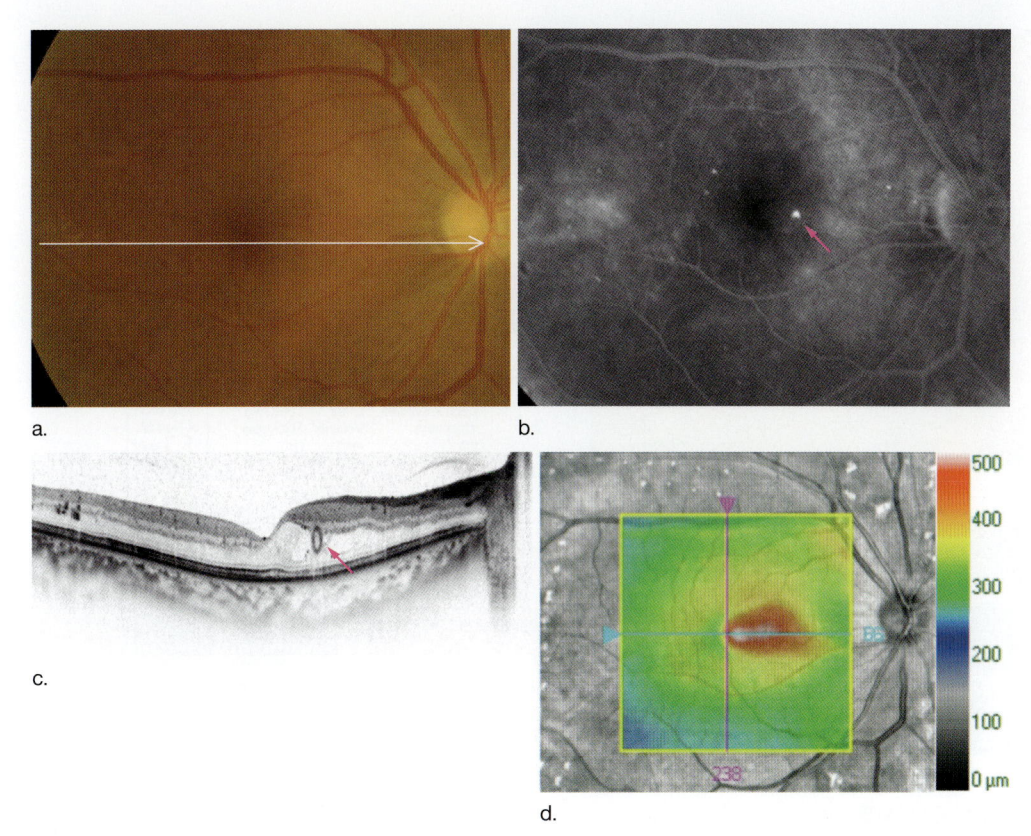

図 1　局所性浮腫と毛細血管瘤（66 歳，男性．視力 1.2）
a．カラー眼底．黄斑鼻側に局所性浮腫がある．
b．FA．中心窩鼻側にある毛細血管瘤（矢印）が過蛍光を示し，軽度の漏出がある．
c．OCT 水平断．毛細血管瘤（矢印）は楕円形に描出されているが，これは OCT 画像の縦横比が縦方向に引き伸ばされているためである．
d．網膜厚マップ．毛細血管瘤周囲の網膜が厚くなっている．

ん性浮腫に対し，硝子体手術や薬物治療などが行われているが，症例によっては治療効果が出にくく，局所性浮腫に比べて視力転帰が不良である．

治療：レーザー治療が有効な局所性浮腫を見落とさないことが重要で，その検出には浮腫の分布がわかる網膜厚マップが有用である．網膜断層像だけでは，びまん性と局所性の区別はつきにくい．局所性浮腫は網膜厚マップで網膜が部分的に肥厚し，嚢胞様黄斑浮腫を合併することもある．

治療後の評価：黄斑浮腫の増減傾向を知ることが重要である（図 3）．網膜断層像では浮腫が減っていないようにみえても，マップで網膜厚を調べると浮腫がわずかに減少していることがある．浮腫吸収には時間がかかることもあり，追加治療を検討する前に，経時的に網膜厚マップを比較すると浮腫の増減傾向がわかる．

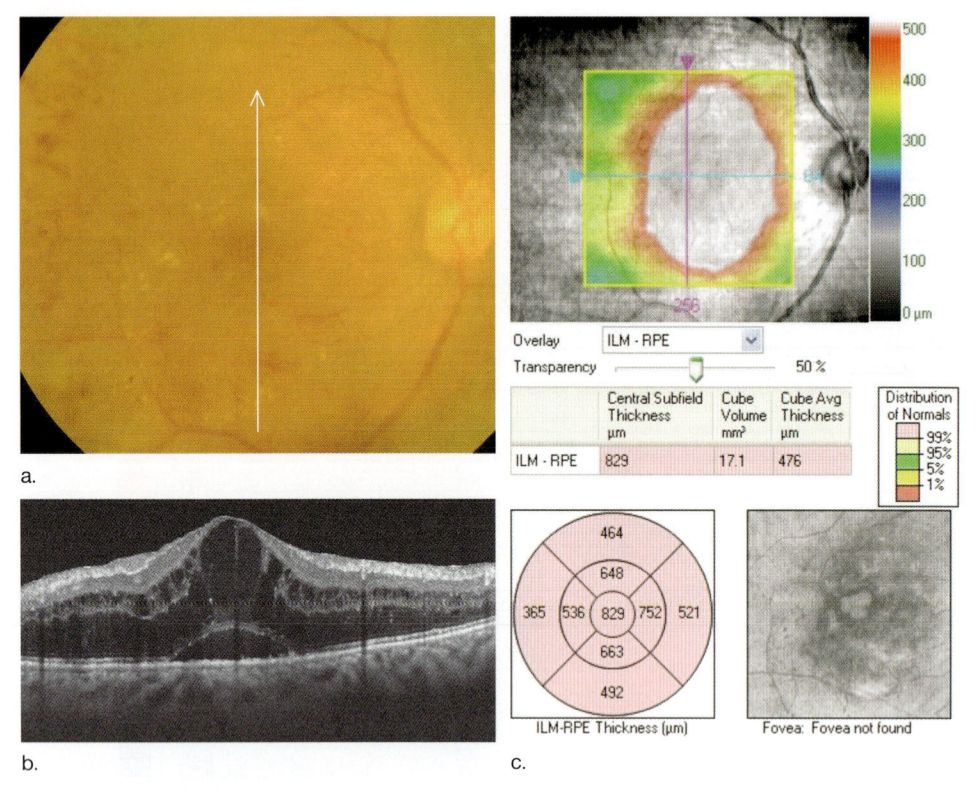

図2 びまん性浮腫 (57歳，男性．視力0.4)
a．カラー眼底．囊胞様黄斑浮腫を合併し，黄斑部全体に浮腫がある．
b．OCT 垂直断．囊胞様変化と漿液性網膜剥離がある．
c．網膜厚マップ．黄斑部が著明に厚くなっている．

黄斑浮腫（2）局在

　網膜内の浮腫は，OCT では網膜膨化と囊胞様変化に分類される．
網膜膨化：主に外網状層の Henle 線維[*1]に起こりやすい（図4）．OCT で網膜膨化は均質無構造な低反射となり，外顆粒層が膨化しているようにみえるが，これは Henle 線維層が OCT では描出されにくいためである．基本的に OCT 画像は組織からの反射光の情報により構成されるため，反射が弱いとその組織は低反射となり描出されにくい．また，OCT の測定光が組織に垂直に入射すると反射光は強くなるが，組織が測定光に対し斜めになっていると反射は減弱する．Henle 線維は測定光に対し斜めに走行するため，Henle 線維からの反射は発生しにくく低反射となる．測定光が Henle 線維に対し垂直になるように，測定光の入射角度を変えると，浮腫がない状態では Henle 線維層が明瞭に描出できる（図5）[1)]．
囊胞様変化：内顆粒層と外網状層に起こりやすく，OCT では，中心

[*1] **Henle 線維**
黄斑部の外網状層は視細胞のシナプス（内層3分の1）と視細胞の軸索である Henle 線維層（外層3分の2）からなる．Henle 線維は中心窩から遠心性に斜めに走行しているため，黄斑外の視細胞の軸索よりも長い．

文献は p.323 参照．

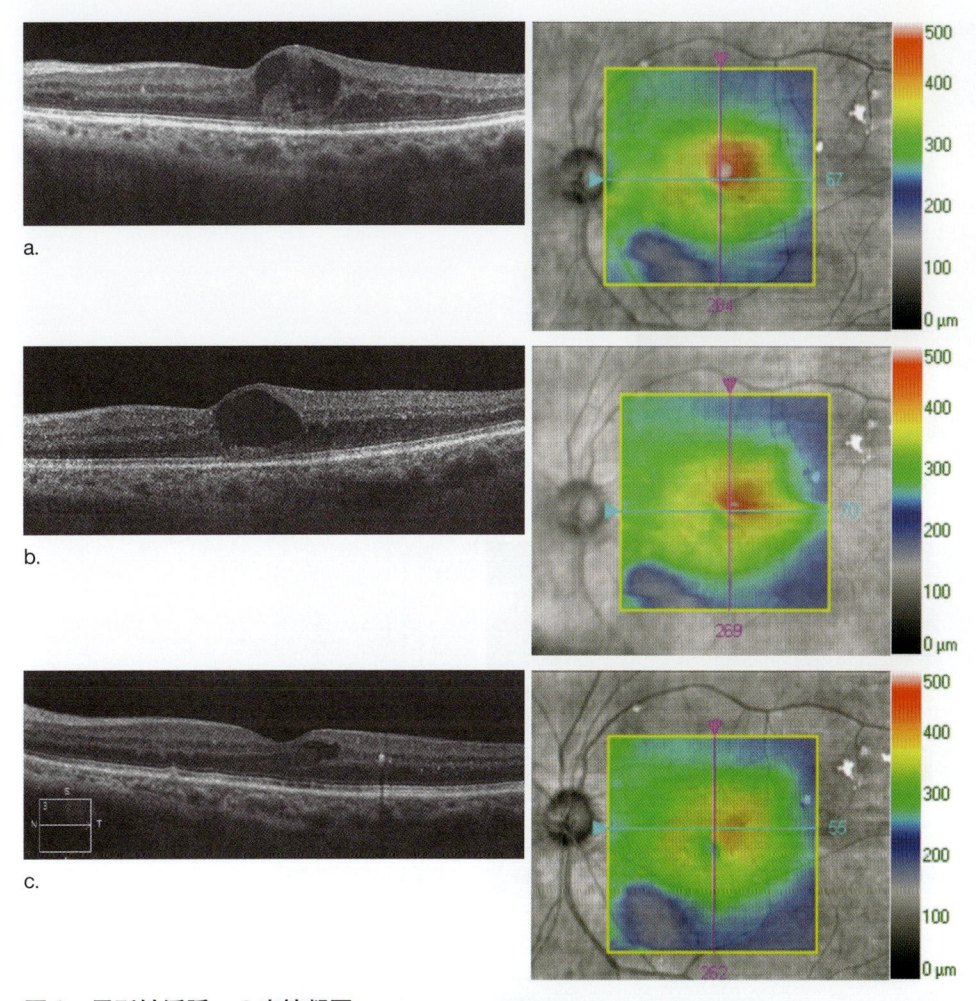

図3　局所性浮腫への直接凝固（79歳，男性．左眼）
黄斑耳側の局所性浮腫内の毛細血管瘤に光凝固を行った．
a. 治療前のOCT．水平断（左図）には囊胞様変化があり，網膜厚マップ（右図）では黄斑耳側に局所性浮腫がある．視力は0.7であった．
b. 1か月後のOCT．水平断（左図）には治療前と同様に囊胞様変化がある．網膜厚マップ（右図）では局所性浮腫がやや減少していることがわかる．視力は0.9であった．
c. 3か月後のOCT．水平断（左図）では明らかに囊胞様変化が減少している．網膜厚マップ（右図）でも局所性浮腫がほぼ消失していることがわかる．視力は1.2に改善した．

窩周囲に2層の囊胞様変化が観察されることがある（**図6**）．通常，外網状層内の囊胞様変化のほうが内顆粒層内のそれよりも大きい．中心窩には内顆粒層が存在しないため，1～2個の大きな囊胞様変化が単層で存在する．内顆粒層に囊胞様変化がある場合，フルオレセイン蛍光造影で中心窩周囲に蜂巣状の過蛍光が観察されることが多く，内顆粒層の囊胞様変化内に貯留した蛍光色素を反映していると考えている（**図7**）[2]．

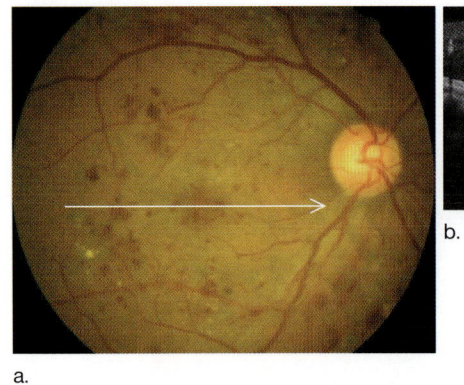

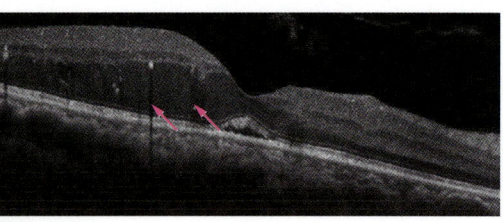

a.

b.

図 4　網膜膨化 (46 歳, 男性. 視力 1.2)
a. カラー眼底. 黄斑耳側に浮腫がある.
b. OCT 水平断. 外網状層の Henle 線維に網膜膨化があり, 均質無構造な低反射となっている (矢印).

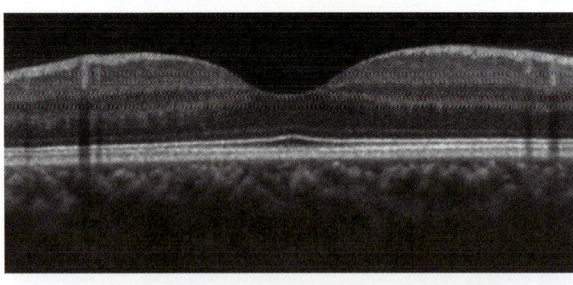

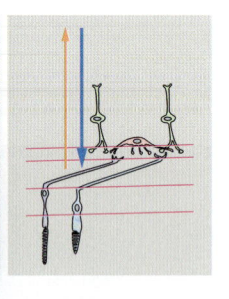

a.

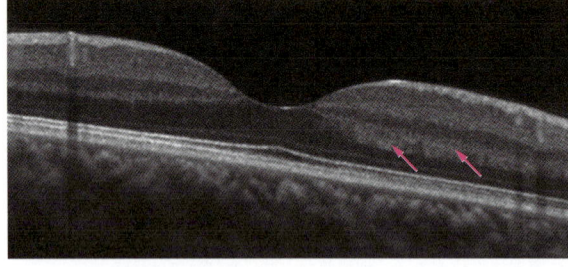

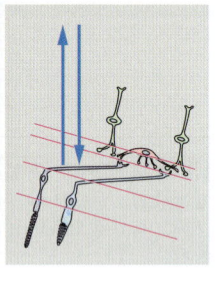

b.

図 5　Henle 線維層の描出
a. Henle 線維は測定光に対し斜めに走行するため, Henle 線維からの反射は発生しにくく低反射となる.
b. 測定光が Henle 線維に対し垂直になるように, 測定光の入射角度を変えると, Henle 線維層が明瞭に描出できる (赤矢印).

黄斑浮腫 (3) 合併する漿液性網膜剝離

　糖尿病に限らず黄斑浮腫に漿液性網膜剝離 (serous retinal detachment ; SRD) が合併することがあるが[3]，検眼鏡ではその存在を判定しにくい．OCT では，中心窩下に，剝離した神経網膜と網膜色素上皮に囲まれた低反射領域として観察される．網膜血管からの漏出液が網膜内を経て網膜下に移動すると考えられ，SRD が単独で存在

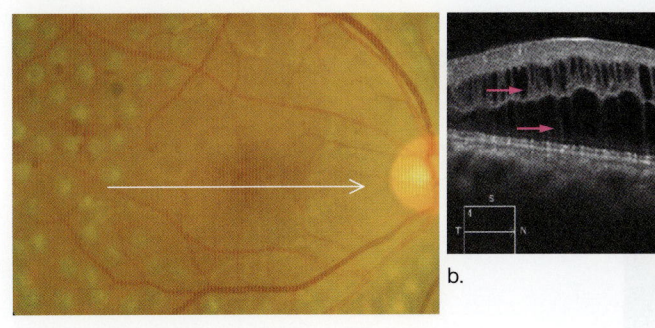

図6 囊胞様変化（36歳，男性．視力0.5）
a. カラー眼底．囊胞様黄斑浮腫がある．
b. OCT水平断．内顆粒層と外網状層の2層に囊胞様変化（矢印）が描出されている．

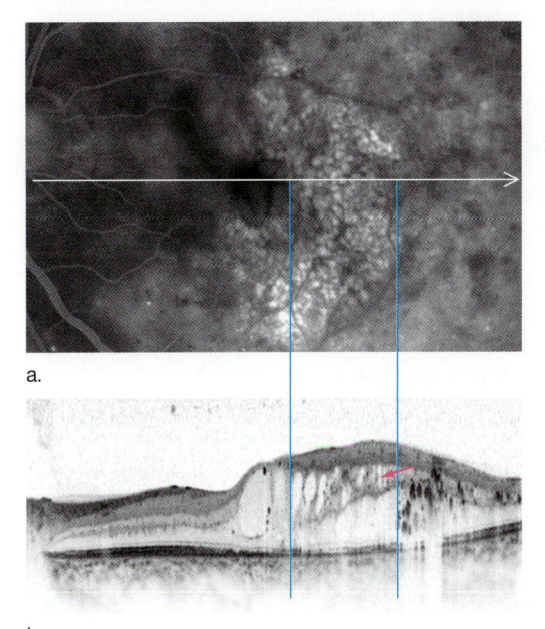

図7 FAと囊胞様変化（54歳，男性．視力0.5）
a. FA後期．中心窩には花弁状，その周囲には蜂巣状の過蛍光がある．
b. OCT水平断．蜂巣状の過蛍光と内顆粒層内の囊胞様変化（矢印）の位置は一致している（2本の青線内）．

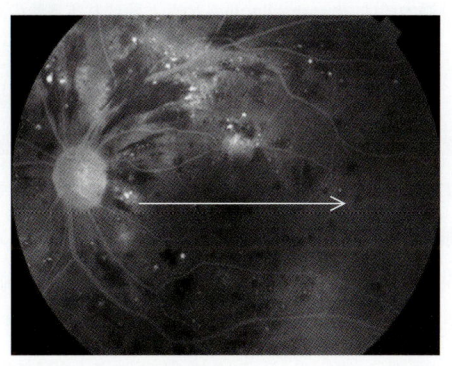

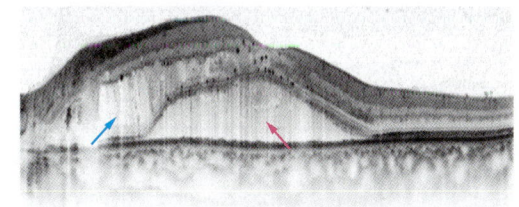

図8 FAと漿液性網膜剥離（63歳，男性．視力0.4）
a. FA後期．視神経乳頭から血管アーケードにかけて蛍光漏出がある．
b. OCT水平断．乳頭黄斑間に網膜膨化があり（青矢印），黄斑下には漿液性網膜剥離（赤矢印）がある．網膜下液は，やや混濁している．

することはなく，網膜膨化や囊胞様変化を伴う（図8）．網膜下液が混濁していると，SRDはやや高反射となる．

黄斑浮腫（4）硬性白斑とhyperreflective foci

　糖尿病黄斑浮腫の網膜断層像をSD-OCTで観察すると，多数の高反射点が網膜内の毛細血管瘤壁内および網膜のあらゆる層に散在する（図9）．Bolzらは，この点状病巣をhyperreflective fociと名づけ

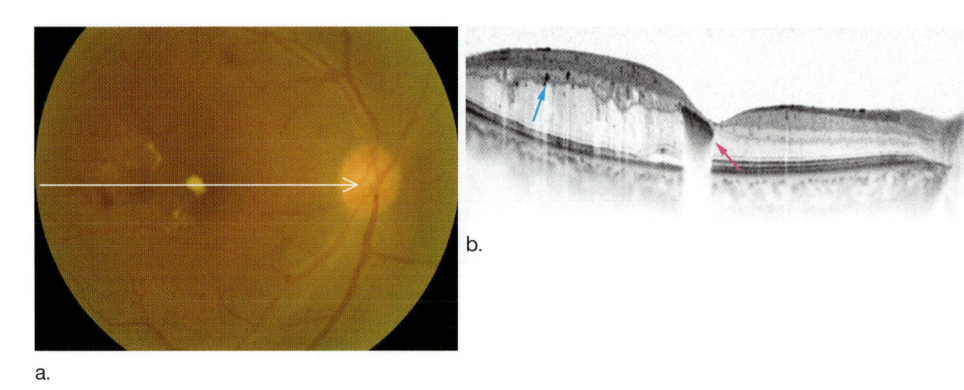

図9 硬性白斑（71歳，男性．視力0.4）
a. カラー眼底．黄斑耳側に局所性浮腫があり，中心窩付近に硬性白斑がある．
b. OCT水平断．中心窩やや耳側の網膜表層付近に硬性白斑（赤矢印）があり，高反射となっている．局所性浮腫内には，hyperreflective fociと呼ばれる多数の高反射点が散在する（青矢印）．

た[4]．これらは血管外に漏出したリポ蛋白であり，これらが凝集したものが硬性白斑であると考えられている．硬性白斑は主に外網状層に貯留し，OCTの測定光は硬性白斑において強い反射が起こるため，強い反射塊として描出される（図9）．一方，硬性白斑によって測定光がブロックされるため，その後方（強膜方向）は低反射となる．硬性白斑は中心窩下にも沈着し，OCTでは硬性白斑と網膜色素上皮が融合しているように描出される（図10）．中心窩下に硬性白斑が沈着する前段階でSRDが観察されることが多い[5]．

虚血性黄斑症

網膜内層は網膜血管によって栄養されているため，網膜血管の閉塞によって網膜内層が薄くなる（図11）．糖尿病網膜症における毛細血管閉塞は中間周辺部から拡大していくことが多いが，黄斑部にも毛細血管閉塞によって視力障害が引き起こされる．浮腫がなければ，OCTによって内顆粒層よりも内層の網膜が薄くなる．

視細胞と視力

SD-OCTは，黄斑浮腫が強くなければ，外境界膜（external limiting membrane；ELM）や視細胞内節外節接合部（photoreceptor inner segment/outer segment junction；IS/OS[*2]）の観察が可能である．ELMやIS/OSが消失している場合は，視細胞が障害を受けている可能性が高い．浮腫程度（網膜厚）よりもELM・IS/OSの状態のほうが視力への影響力が強い．浮腫が吸収しても，ELM・IS/OSが消失していると，視力は思ったほど改善しない（図12）．また糖尿病

[*2] IS/OS
SD-OCTで観察すると，網膜最外層には4本の高反射ラインが存在する．この4本のラインは，内側から順にELM・IS/OS・錐体外節外縁・網膜色素上皮であると考えられていたが，Spaideらは IS/OS は視細胞内節の一部を構成するエリプソイドであると主張している[6]．

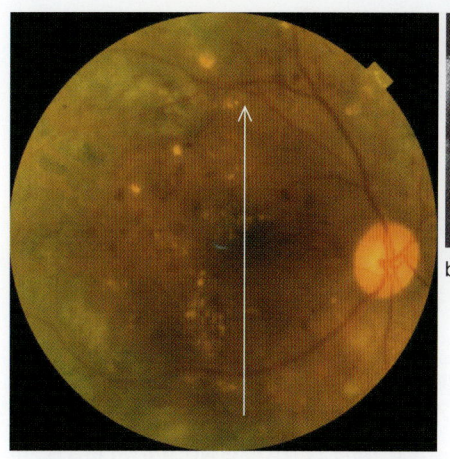

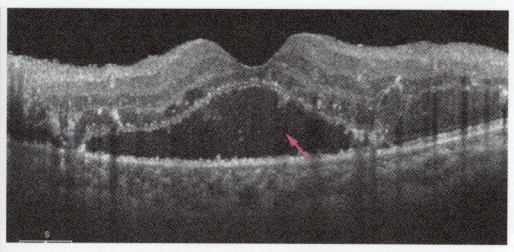

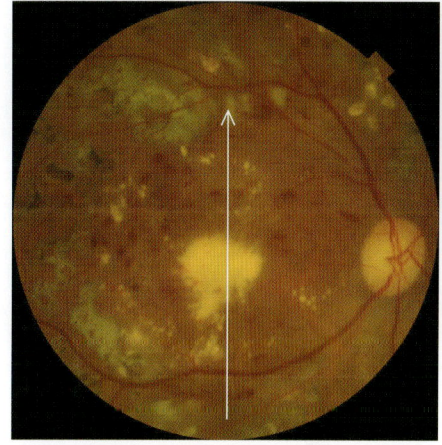

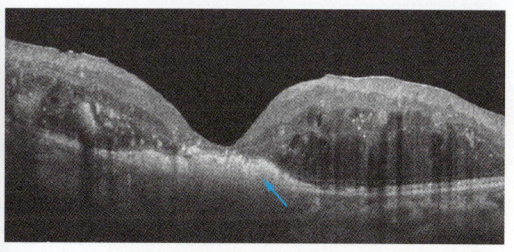

図10 硬性白斑 (76歳, 女性)

びまん性浮腫に対し硝子体手術を行った.
a. 手術前のカラー眼底. 黄斑にびまん性浮腫がある. 視力は 0.1 であった.
b. OCT 垂直断. 漿液性網膜剥離（赤矢印）がある.
c. 術後 4 か月のカラー眼底. 黄斑下に硬性白斑が沈着している. 視力は 0.09 に低下した.
d. 術後 4 か月の OCT 垂直断. 漿液性網膜剥離は消失しているが, 黄斑下に硬性白斑が沈着している（青矢印）.

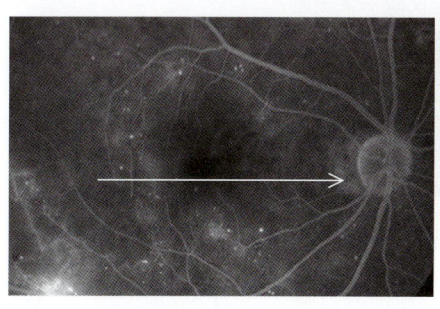

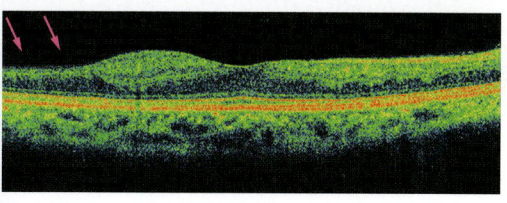

図11 毛細血管床閉塞による網膜内層菲薄 (52歳, 男性. 視力1.2)

a. FA 後期. 黄斑部の耳側から周辺にかけて毛細血管床が閉塞している.
b. OCT 水平断. 毛細血管床の閉塞に一致して網膜内層が薄くなっている（矢印）.

a.

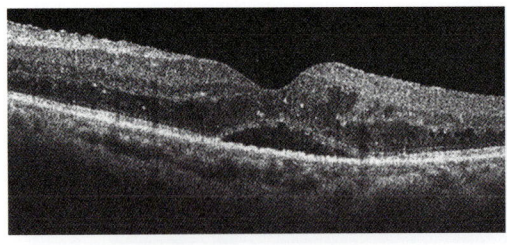

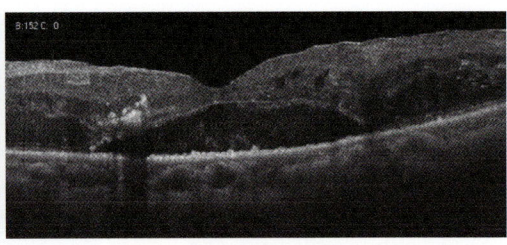

b.

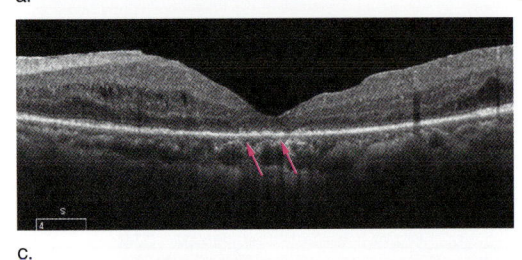

c.

図12　視細胞内節外節接合部の消失（64歳，女性）
びまん性浮腫に対し硝子体手術を行った．
a. OCT 水平断（手術前）．中心窩下に漿液性網膜剥離がある．視力は 0.2 であった．
b. OCT 水平断（術後 22 か月）．漿液性網膜剥離は悪化している．視力は 0.1 であった．
c. OCT 水平断（術後 43 か月）．浮腫は消失しているが，中心窩では外境界膜や視細胞内節外節接合部は消失している（矢印）．

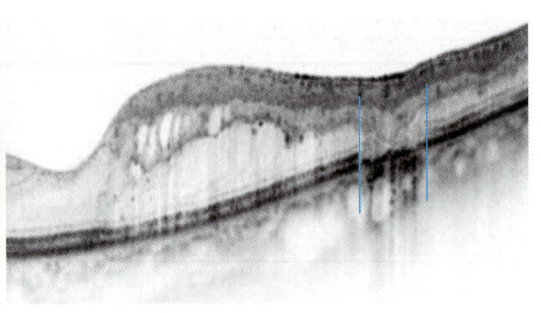

a.

b.

図13　レーザーによる瘢痕（75歳，男性．視力 0.9）
a. カラー眼底．黄斑耳側に局所性浮腫があり，さらに耳側には古い光凝固斑がある．
b. OCT 水平断．黄斑耳側に局所性浮腫があり，光凝固斑の部位（2本の青線内）では網膜外層の外顆粒層・外境界膜・視細胞内節外節接合部・視細胞外節は消失し，内顆粒層よりも内層の組織が瘢痕部に向かって陥凹している．網膜色素上皮の萎縮によって，脈絡膜が通常よりも高反射となっている．

　網膜症では，硬性白斑・網膜浮腫・出血などによって OCT の測定光が減衰しやすく，網膜外層にある ELM や IS/OS まで測定光が届かないために，これらが描出されていないこともあり注意が必要である．

光凝固の瘢痕

　光凝固による瘢痕を OCT で観察すると，網膜外層の外顆粒層・ELM・IS/OS・視細胞外節は消失し，内顆粒層よりも内層の組織が瘢痕部に向かって陥凹し，網膜は薄くなる．網膜色素上皮の萎縮があると，OCT の測定光の透過が強くなるため瘢痕部の脈絡膜が通常よりも高反射となる（図13）．

6. 網膜血管病変　167

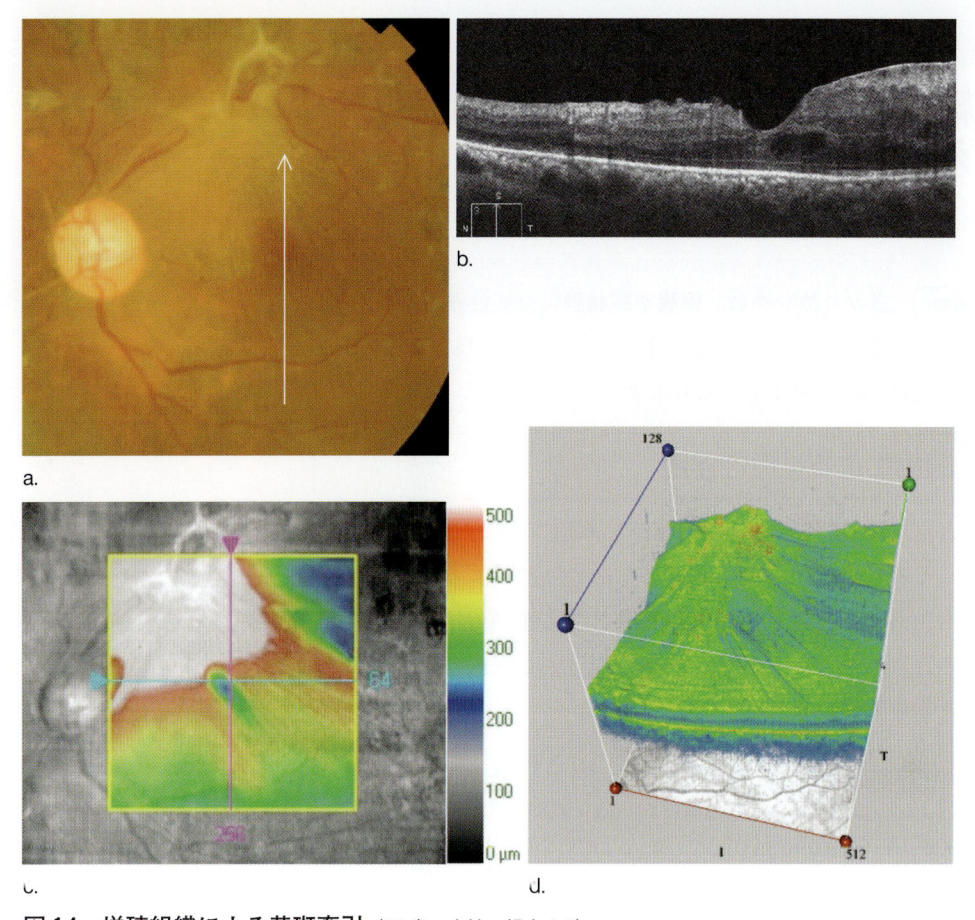

図14　増殖組織による黄斑牽引（40歳，女性．視力0.3）
a. カラー眼底．黄斑から上方の血管アーケードにかけて増殖組織がある．
b. OCT垂直断．中心窩の陥凹は上方に偏位しており，黄斑上方は網膜が厚くなっている．
c. 網膜厚マップ．黄斑部の上方〜鼻側は増殖組織によって網膜が厚くなり，中心窩が上鼻側に牽引されている．
d. 黄斑部の三次元画像．上鼻側に向かって黄斑が引き寄せられていることがわかる．

増殖膜による黄斑牽引

　増殖糖尿病網膜症の硝子体手術適応を検討するときに，増殖組織による黄斑牽引の有無の判定が重要である．中心窩が，部分的に剝離した硝子体皮質によって直接牽引されていることもあるが，黄斑周囲の増殖組織の収縮によって黄斑が増殖組織の方向に牽引されていることも多い（**図14**）．増殖組織や肥厚した硝子体皮質，部分的に剝離した硝子体はOCTで明瞭に描出することができる．さらに黄斑部を3Dで観察すると，増殖組織による牽引や硝子体剝離の範囲などがわかりやすい．

（大谷倫裕）

クリニカル・クエスチョン

汎網膜光凝固後の網膜・黄斑部変化について教えてください

Answer 多かれ少なかれ，網膜や脈絡膜に炎症性浮腫をきたし，OCT上では視力障害のない傍中心窩の肥厚に引き続き，視力障害をきたす中心窩の浮腫にまで至ることもあります．

網膜光凝固による炎症性浮腫

光凝固とは，酸素需要の高い視細胞を熱破壊することであるから，程度の差こそあれ炎症の誘導は避けられない．熱による炎症は組織に浮腫をもたらす．指先を熱いものに触れてしまい火傷になると水膨れができた経験はないだろうか．光凝固という網膜での火傷でもたらされる水膨れが，炎症性の浮腫である．

汎網膜光凝固の適応症例は炎症を起こしやすい

汎網膜光凝固（panretinal photocoagulation；PRP）は，どんな病態に適応となるのか考えてみよう．最も典型的な症例は糖尿病網膜症のなかでも，びまん性に無灌流領域が存在している症例や，血管透過性が著しく広範囲に亢進している症例である．ここで大事なことは，糖尿病は慢性炎症病態であるということである．また，増殖硝子体網膜症や網膜中心静脈閉塞のような，びまん性虚血性疾患においてもPRPの適応となることがあるが，いずれも炎症病態を伴っていることが一般的である．

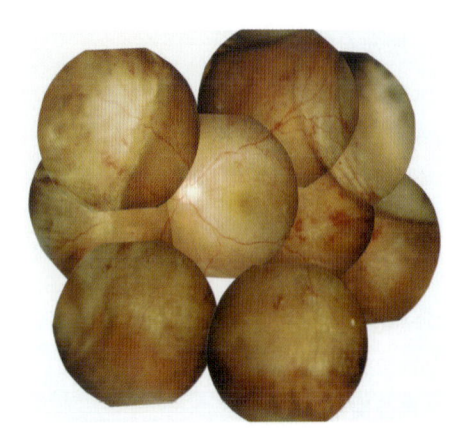

図1 PRP後の脈絡膜剝離
汎網膜光凝固後に脈絡膜剝離を起こした症例．経過観察2週間で，剝離は消失する．

＊1 特殊な例
PRPは炎症をできるだけ抑制するために照射機会を分割して行うため，完成までに4〜8週間かかるが，血管新生緑内障のように，網膜の虚血を速やかに改善しなければならない場合は，やむをえず一度に2,000発を超える網膜光凝固を施行しなくてはならないこともある．このような場合は，脈絡膜剝離を呈することがある（図1）．

網膜光凝固は，レーザーによる光エネルギーを網膜色素上皮に吸収させ，熱エネルギーへと変換させて隣接する視細胞を破壊している．したがって，一度に多数の照射を行った場合，網膜色素上皮の機能障害と脈絡膜の炎症が重なり，脈絡膜剝離を生じると考えられている．通常は自然経過で改善するが，遷延化するようであればステロイドの内服が有効なことがある．

a. PRP 施行前, VA＝(1.0)

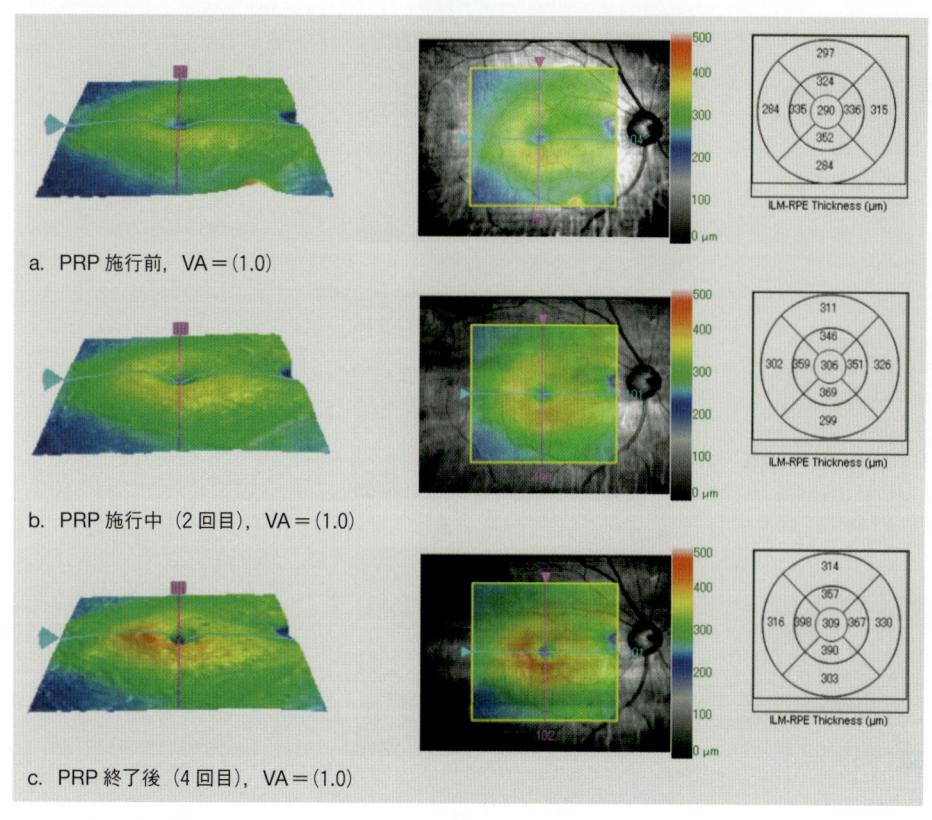

b. PRP 施行中 (2 回目), VA＝(1.0)

c. PRP 終了後 (4 回目), VA＝(1.0)

図2　糖尿病網膜症に対するPRP後の黄斑部の変化 (1)
視力の変化こそ認められないものの, 傍中心窩の浮腫に引き続き中心窩が浮腫を起こしてくる

　すなわち, "PRPをしなくてはいけないような症例は, 炎症病態を呈していることが多い"ということを忘れてはならない. したがって, 網膜光凝固によってもたらされる浮腫は増悪しやすいと考えてよい.

PRP がもたらす視力低下

　PRPは黄斑部を除く網膜周辺領域に光凝固を照射する方法であるので, 黄斑部を除く周辺網膜が炎症性浮腫をきたすことになり, 理論上, 黄斑部に浮腫は起こらず, したがって中心視力が低下することはないはずである. しかしながら, 実際は視力低下を示すことがある.

　言うまでもなくPRPを一度の照射機会で完成させることは, 特殊な例[*1]を除き, ない. 大抵は3～4回に分けて, 1～2週間隔をおき, かつ一度の照射機会で500発を限度とすることが一般的である. これは, PRPによる炎症を最小限に抑えようという先人の知恵でも

[*1] は p.168 参照.

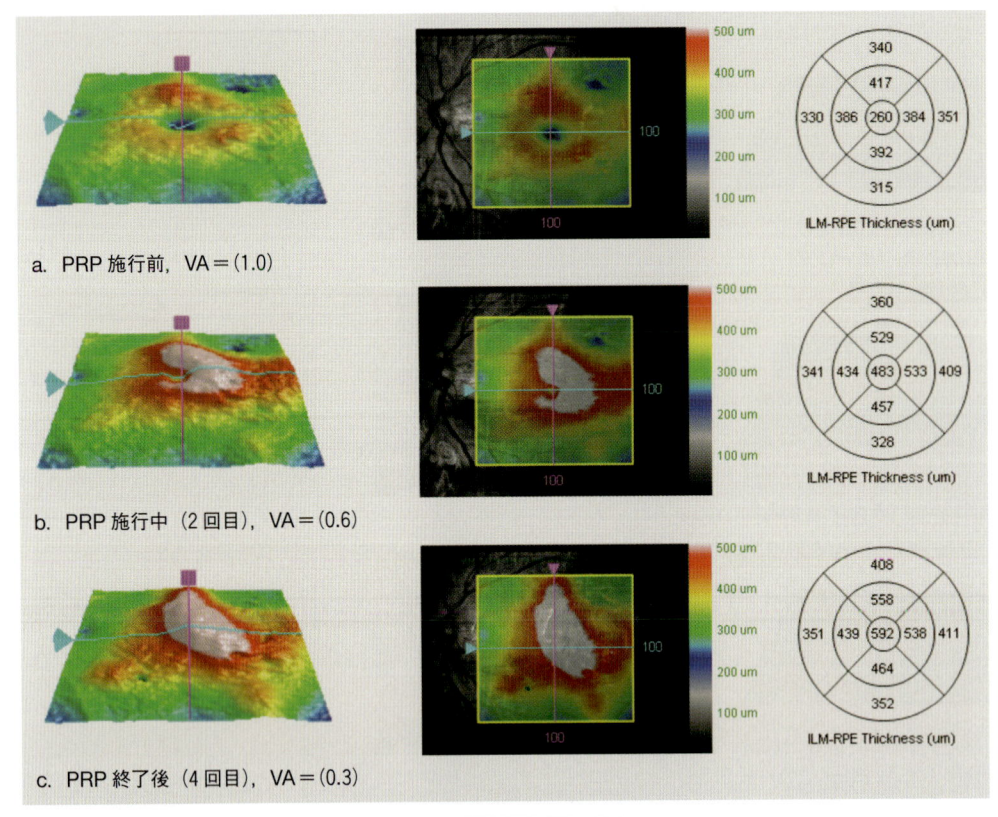

図3 糖尿病網膜症に対するPRP後の黄斑部の変化（2）
中心窩の網膜厚が正常で良好な視力の症例であっても，傍中心窩に肥厚を認めるような症例に対してPRPを施行すると，黄斑浮腫が中心窩に及び，視力低下を示してしまう．

a. PRP施行前，VA＝(1.0)
b. PRP施行中（2回目），VA＝(0.6)
c. PRP終了後（4回目），VA＝(0.3)

あり経験則でもある．しかしながら，OCTによる黄斑部の変化を経時的に観察した結果，PRPを行うと，図2に示すように，視力の変化こそ認められないものの，傍中心窩の浮腫に引き続き中心窩が浮腫を起こしてくることがわかってきた．これは光凝固の照射によって黄斑部以外で誘導されたIL-6, IL-8, VEGF, MCP-1, ICAM-1, RANTESといった種々の炎症性サイトカインが黄斑部に徐々に及び，いわゆる黄斑浮腫を起こすためである[1]．糖尿病による腎機能低下など，全身状態の悪い患者に対しPRPを施行すると，急速に黄斑浮腫による視力低下を認めることがあるため，十分な説明が必要である．

文献はp.323参照．

PRP後の視力低下は前もって説明しておく

視力の良好な糖尿病網膜症に対してPRPを行った場合，可逆的にせよ不可逆的にせよ，視力が低下してしまう症例は10～15％みられると報告されている[2]．実際，中心窩の網膜厚が正常で良好な視

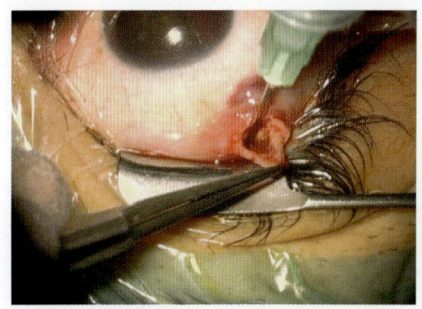

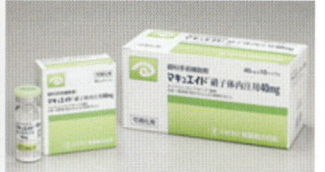

a. Tenon 囊下投与（マキュエイド® 20 mg/0.5 mL）
b. トリアムシノロンアセトニド（マキュエイド® 40 mg/アンプル）

図4　トリアムシノロンの Tenon 囊下投与

力の症例であっても，傍中心窩に肥厚を認めるような症例に対して PRP を施行すると，黄斑浮腫が中心窩に及び，視力低下をきたしてしまうことがある（図3）．したがって PRP を施行するときには，前もって対象となる患者に対し，PRP 施行後の黄斑浮腫やそれに伴う視力低下について説明しておく必要がある．

PRP 後に黄斑浮腫になりそうな糖尿病網膜症への対応

　PRP 施行以前に傍中心窩が肥厚していたり，蛍光造影検査で血管透過性が著しく亢進しているような症例では，PRP によって黄斑浮腫による視力低下をきたす可能性が高いため[3]，前もって顆粒状ステロイドであるトリアムシノロンを Tenon 囊下に投与しておくと炎症性浮腫を抑制することで，視力低下を予防できることが知られている[4]．ただし，Tenon 囊下への投与は結膜切開を併用する強膜露出と，ニードルというよりはむしろカニューラによる眼球後方への確実な薬液漏れのない投与が必要であり，不完全な投与は有効性を下げるばかりでなく，眼圧上昇をもたらすことになる[5]ので十分な経験と注意を要する（図4）．

〔志村雅彦〕

網膜静脈閉塞症

OCT 検査の意義

　網膜静脈閉塞症（retinal vein occlusion）のマネジメントには，OCTは必須である．OCTから病態の重症度，（再）治療の必要性を判定することができ，予後予測がある程度可能となる．これまで網膜静脈閉塞症に対しては内服治療，光凝固，硝子体手術などの治療が行われてきたが，これからは抗血管内皮増殖因子（vascular endothelial growth factor；VEGF）薬の硝子体内注入が主体となるであろう．抗VEGF治療は繰り返し治療を行う必要がある．受診時に再発の有無を判定し，迅速に再治療を行う．このような点においてもOCTはきわめて有用である．

マネジメント[*1]

　網膜静脈閉塞症は，網膜静脈分枝閉塞症（branch retinal vein occlusion；BRVO），網膜中心静脈閉塞症（central retinal vein occlusion；CRVO）に分けることができる．BRVOは網膜動静脈交叉部や視神経乳頭辺縁での網膜主幹静脈の循環障害によって生じる．一方，CRVOは篩状板後方での網膜中心静脈の循環障害によって生じる．ともに，急性期には閉塞領域の静脈は拡張蛇行し，刷毛状出血を生じる．しかし，マネジメントの仕方は大いに異なる．急性期BRVOに対しては，黄斑浮腫が治療のメインターゲットである．黄斑浮腫によって視機能が低下しているようであれば，積極的な治療を検討する．一方，CRVOでは虚血型か非虚血型かの判定が必須である．新生血管緑内障を発症すると治療に難渋することが多いため，虚血型CRVOに対しては，わが国では早急に汎網膜光凝固を行うことが多い．非虚血型や汎網膜光凝固後のCRVOに対しては，黄斑浮腫により視力低下を伴っていれば，BRVOと同様に黄斑浮腫に対する治療を検討する．

[*1] CRVOでは，虚血型か非虚血型かの判定が必須である．虚血型CRVOに対しては，早急に汎網膜光凝固を行う．BRVOに対しては，黄斑浮腫に対する治療が主体となる．

表1　網膜静脈閉塞症に伴う所見のOCTでの見えかた

網膜出血	網膜内層の高輝度
軟性白斑	網膜内層の高輝度
虚血網膜	網膜内層の高輝度
黄斑浮腫	網膜外層を中心とした網膜の膨化．網膜の層構造が乱れている．
囊胞様腔	網膜内の類円形の無反射～低反射領域．外膜は伴わない．網膜のいずれの層にも生じるが，中心窩，中心窩周囲の外網状層に特徴的に認める．
硬性白斑	hyperreflective foci として外網状層，外境界膜付近にみられることが多い．網膜下に認めることは少ない．BRVOでは，障害領域周囲の健常な網膜に認めることが多い．
漿液性網膜剝離	網膜下の低輝度領域．広い漿液性網膜剝離を伴う症例もあるが，限局した網膜剝離を中心窩下に認めることが多い．
網膜下出血	網膜下の高輝度として描出される．漿液性網膜剝離に混ざるようにして中心窩近傍に限局して認めることが多い．
囊胞様腔内の出血	囊胞様腔内にニボーを形成することが多い．

眼底所見，フルオレセイン・インドシアニングリーン蛍光眼底造影所見

　急性期には閉塞領域の毛細血管，細静脈内圧が上昇することにより血液成分が網膜内に漏出してくる．典型的には神経線維層に刷毛状出血を生じ，軟性白斑，硬性白斑，黄斑浮腫を伴っていることも多い．障害を受けた網膜の毛細血管網が閉塞すると無灌流領域を形成する．無灌流領域の検出には，フルオレセイン蛍光眼底造影（fluorescein angiography；FA）が必須である．広汎な無灌流領域を伴った症例では，虚血網膜から産生されたVEGFの作用によりBRVOでは網膜新生血管，CRVOでは虹彩・隅角新生血管を生じることがある．CRVOでは，視神経乳頭は浮腫を認めることもある．

OCT所見[*2]

　急性期網膜静脈閉塞症では，主に網膜浅層に出血を生じる．OCTでは，出血は網膜表層の高輝度として描出され，深層の情報をブロックすることが多い（表1）．しかし，軟性白斑，浮腫を伴った虚血網膜も網膜表層の高輝度として描出されるため，OCTだけでは鑑別は難しい（図1）．網膜静脈閉塞症に伴う黄斑浮腫は網膜外層の膨化が特徴的であり，しばしば囊胞様腔を伴っている[1)]．黄斑浮腫はOCTでは網膜の肥厚として描出され，網膜の微細な構造が不明瞭に

[*2] **OCT検査のポイント**
網膜静脈閉塞症に伴う黄斑浮腫では，中心窩と中心窩近傍の外網状層に認める囊胞様腔が特徴である．
　急性期網膜静脈閉塞症は漿液性網膜剝離を伴っていることが多い．網膜下出血，囊胞様腔内出血もしばしば認める．
　硬性白斑は外網状層，外境界膜付近にみられることが多い．網膜下に集積することは少ない．
　後部硝子体剝離の有無の判定にも有用．

文献はp.324参照．

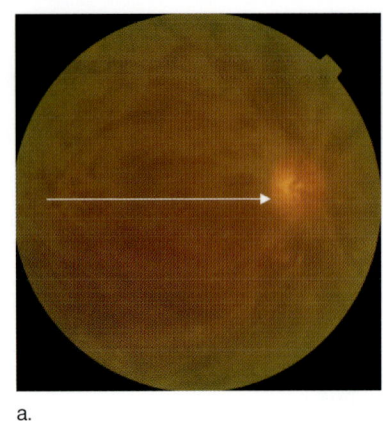

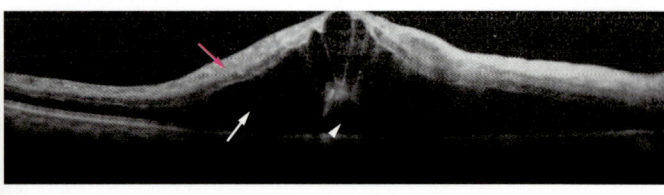

図1 網膜中心静脈閉塞症（65歳，女性．視力0.5）
a. 刷毛状の網膜出血を認める．
b. OCT水平断層像．網膜出血により網膜内層は高輝度を示している（赤矢印）．黄斑浮腫による著しい網膜外層の肥厚を認め，微細な構造は不明瞭である（白矢印）．中心窩下には限局性の漿液性網膜剥離を認める（矢頭）．

なる．囊胞様腔は網膜のいずれの層にも生じうるが，特徴的には中心窩と中心窩近傍の外網状層に認めることが多い．OCTでは囊胞様腔は被膜を伴っていない類円形の低輝度を示す．急性期の囊胞様腔は隔壁を伴っており，多数の小さな囊胞様腔を伴っていることが多い．慢性期に移行すると，隔壁は消失し，大きな囊胞様腔が中心窩下に単独で認められるようになる（図2）．

急性期網膜静脈閉塞症は漿液性網膜剥離を伴っていることが多いが，検眼鏡的には判別できないことが多い．しかし，OCTでは網膜色素上皮と感覚網膜との間の無輝度〜低輝度領域として，少量でも容易に検出することができる．ほとんどの場合，中心窩を含んで認められる（図3）[2]．OCTでは，多くの症例で網膜下出血も網膜下腔の高輝度として検出される．また，急性期網膜静脈閉塞症では，しばしば囊胞様腔内に出血が貯留している．ニボーを形成するため，OCTでは囊胞様腔内部の下方に高輝度に描出され，少量でも容易に検出できる．

硬性白斑は，hyperreflective foci として外網状層，外境界膜付近にみられることが多い．糖尿病網膜症と異なり，網膜下に認めることは少ない．BRVOでは，障害領域周囲の健常な網膜に認めることが多い[3]．

また，後部硝子体膜もOCTでは明瞭に検出することができるので，後部硝子体剥離の有無の判定にも有用である（図2，3）．

OCTによる視機能の評価*3

視力は中心窩視細胞層外層の構造・機能が，いかに保たれているかに大きく依存している．OCTで検出される外境界膜，視細胞外節内節接合部のラインを指標として，細胞層外層の構造を評価するこ

*3 OCTでの外境界膜，視細胞外節内節接合部のラインは視細胞の健全性の指標として有用である．

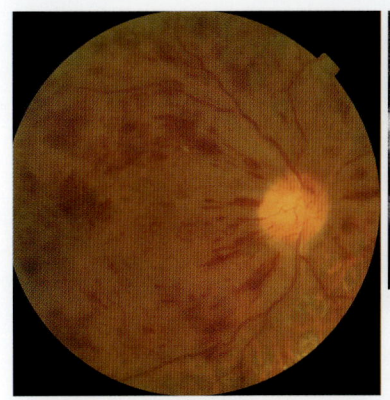

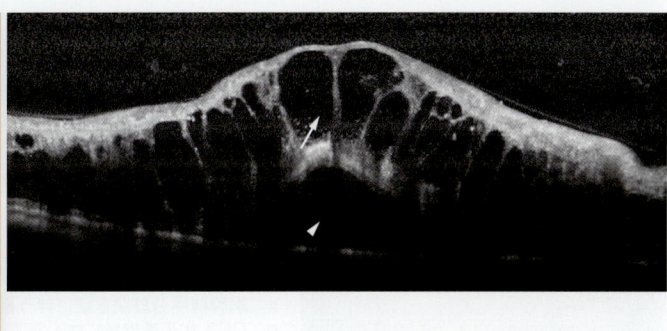

a.（左図：カラー眼底所見，右図：OCT 所見）

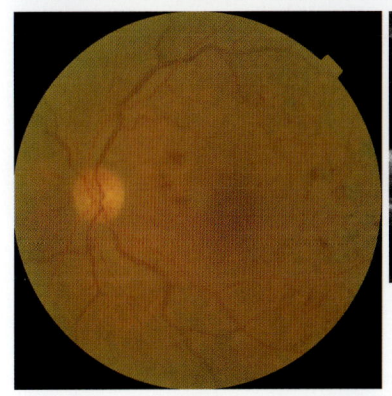

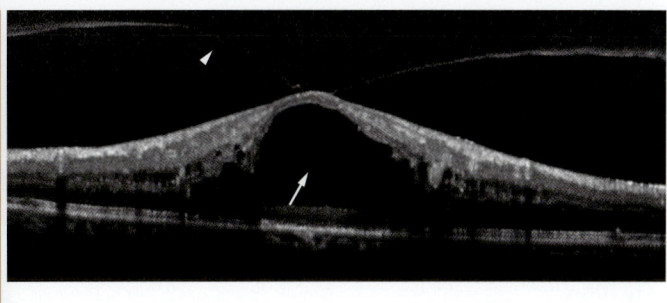

b.（左図：カラー眼底所見，右図：OCT 所見）

図2　網膜中心静脈閉塞症に伴う急性期黄斑浮腫と慢性期黄斑浮腫
a. 66歳，男性．視力0.1．急性期の網膜中心静脈閉塞症に伴う刷毛状の網膜出血を認め，黄斑浮腫を伴っている．OCT 水平断層では隔壁を伴った囊胞様腔を認め（矢印），中心窩下には限局性の漿液性網膜剥離を伴っている（矢頭）．
b. 76歳，男性．視力0.06．慢性期の網膜中心静脈閉塞症で，網膜出血はほぼ吸収されているが，黄斑浮腫を伴っている．OCT 水平断層では隔壁は伴っていない大きな囊胞様腔を中心窩下に認める（矢印）．後部硝子体膜の牽引を明瞭に観察できる（矢頭）．

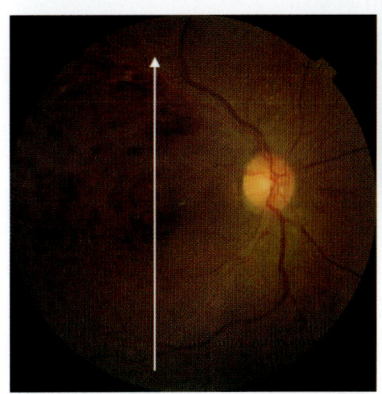

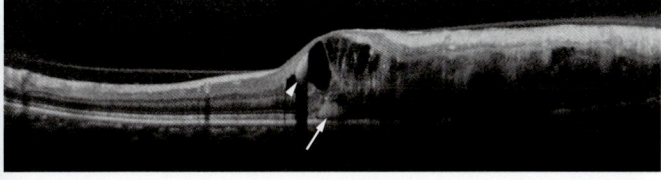

a.

b.

図3　網膜下出血，囊胞様腔内出血を伴った網膜静脈分枝閉塞症（55歳，女性．視力0.5）
a. 網膜静脈分枝閉塞症に伴う刷毛状の網膜出血を認める．
b. OCT 垂直断層像．中心窩下には囊胞様腔を認めるが，内部には出血が貯留し，ニボーを形成している（矢頭）．中心窩下には，網膜下出血も認める（矢印）．

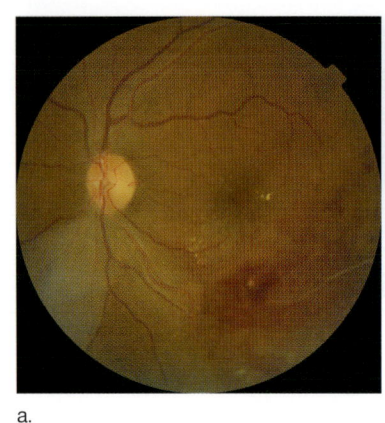

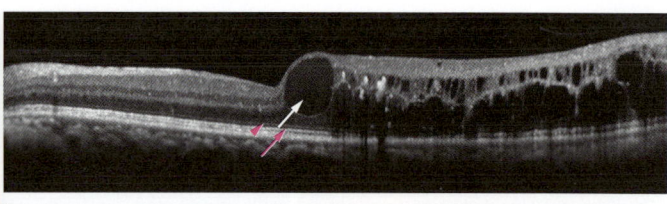

図4 嚢胞様腔を伴った視力良好な網膜静脈分枝閉塞症
a. 網膜静脈分枝閉塞症に伴う網膜出血を認める．視力1.0.
b. OCT水平断層像．中心窩下には嚢胞様腔を認めるが（白矢印），中心窩下の網膜構造は保存されている．外境界膜（赤矢頭），視細胞内節外節接合部のライン（赤矢印）もたどることができる．

とができる．黄斑浮腫があっても，中心窩下の網膜構造が保たれていると視力が良好であることがある（**図4**）．一方で，黄斑浮腫がなくても，外層の構造が乱れていたり，外層自体が消失しているような症例では視力は悪く，また，改善も期待しがたい．OCTで評価できる中心窩下視細胞外節内節接合部のラインの状態は視力と強く相関していることが報告されている[4]．

再治療の判定

OCTは，黄斑浮腫に対する治療効果の判定・再治療の必要性の判断に最も威力を発揮する．抗VEGF治療を行った際，注射後2～3か月でしばしば黄斑浮腫は再発する．再発を認めても，自覚症状を伴わないこともあるので，受診ごとにOCT検査を行い，再治療を行うかどうかの判定を行う必要がある．

〔辻川明孝〕

網膜動脈閉塞症

解剖と病態

　網膜中心動脈は眼球後方で眼動脈から分岐し，視神経内を走行した後，視神経乳頭篩状板を通過して眼球内に入り，網膜表層 2/3 の深さに分布して，内顆粒層よりも硝子体側に位置する網膜内層を栄養する．網膜動脈閉塞症（retinal artery occlusion；RAO）は，網膜中心動脈本幹，またはその分枝の閉塞で，網膜内分枝での閉塞は網膜動脈分枝閉塞症（branch retinal artery occlusion；BRAO）を生じ（図 1），視神経乳頭内の篩状板レベルでの本幹の閉塞は網膜中心動

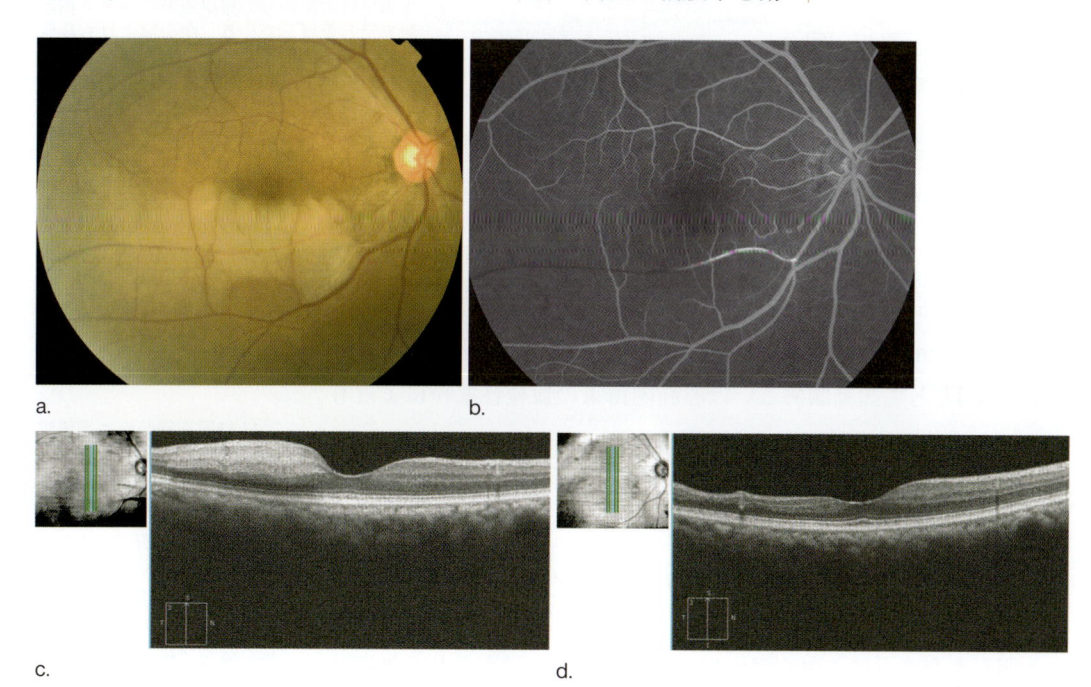

a.

b.

c.

d.

図 1　BRAO の症例（79 歳，女性）
a. 右眼下耳側動脈の BRAO の発症翌日の眼底写真．矯正視力は（1.2）．下耳側動脈の最初の分岐部よりも末梢の網膜が白濁している．
b. フルオレセイン蛍光眼底造影写真．静注後 33 秒の写真で，下耳側動脈の最初の分岐部に蛍光染色にて過蛍光を示す血栓が確認できる．そのすぐ末梢部分は不均一な血栓の染色により過蛍光像を示し，さらに末梢はこの時点でまだ造影されず，無蛍光の血管シルエット像を示している．
c. SD-OCT 画像（Cirrus™ HD-OCT, HD 5 Line Raster 像）．OCT 画像で左半分の下方網膜は肥厚している．内層網膜の層構造は確認できるが，画像右半分の上方健常網膜に比べて高反射を示す．
d. 2 年後の SD-OCT 画像（Cirrus™ HD-OCT, HD 5 Line Raster 像）．閉塞部の下方網膜が菲薄化している．内層の層構造は，この例ではなんとか確認できる．外層の IS/OS ラインには明らかな異常はみられない．

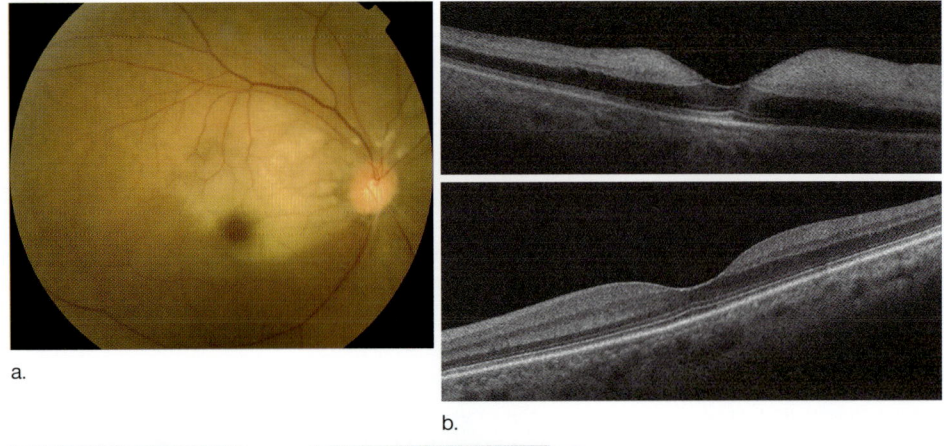

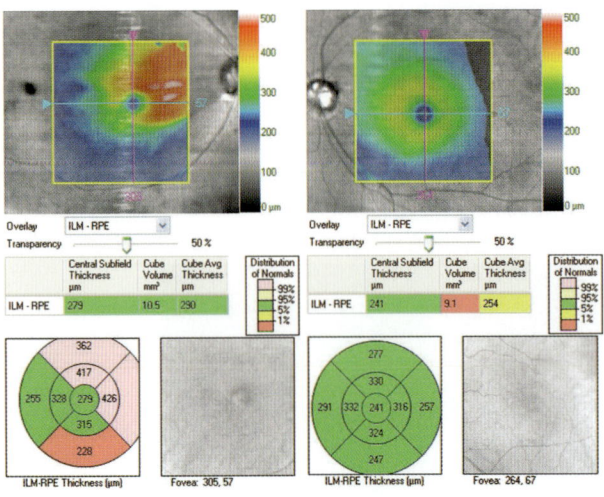

図2　CRAOの症例（67歳，男性）

a. 発症後10日目の眼底写真．右眼で矯正視力は指数弁．中心窩は暗赤色を示し，その周囲は白濁した網膜で囲まれている．下耳側網膜も罹患しているが，白濁程度は軽度にとどまっている．
b. 患眼（上図）と対側眼（下図）のSD-OCT画像（Cirrus™ HD-OCT, HD 5 Line Raster像）．いずれも水平方向の断面で，上段の罹患眼では内層網膜の層構造が不明瞭で高反射を示し肥厚している．中心窩よりも鼻側（上段OCT画像で右半分）での肥厚が，耳側よりも著明である．外顆粒層には異常なく，外境界膜，IS/OSラインはやや不鮮明だが，高反射を示す内層網膜による減弱効果の影響と考えられる．
c. 患眼（左図）と対側眼（右図）のretinal map（Cirrus™ HD-OCT, macular cube 512×128でのretinal thickness像）．内境界膜-網膜色素上皮間の厚さをマップ表示している．患眼で，中心窩上方と鼻側が特に肥厚している．

脈閉塞症（central retinal artery occlusion；CRAO）を生じる（図2，4a）．原因として頸動脈あるいは心腔内由来の血栓性塞栓によるもののほか，動脈れん縮などでも生じる（図4a）[1]．

眼底所見

RAOの罹患網膜部位では，虚血性浮腫[*1]のメカニズムで，網膜中心動脈が栄養する内層網膜が白濁する（図1a, 2a）．健常OCT画像でも明らかなように，中心窩中央は脈絡膜循環で栄養される外顆粒層[*2]が大部分を占め，層構造を示す網膜のうち，外網状層よりも内側の網膜構造を欠如する．そのためCRVO眼の中心窩以外では，白濁した内層網膜が赤色の正常脈絡膜色調を覆い隠すが，その効果が中心窩では欠如するためチェリーレッドスポットの像を示す（図2a）．動脈閉塞が不完全だと，まだらな白濁を示す（図4a）．確定診断にはフルオレセイン蛍光眼底造影検査が必要で，網膜動脈の

文献はp.324参照．

[*1] 糖尿病網膜症や網膜静脈閉塞症では，主に血管透過性による浮腫がみられるが，これらは細胞外浮腫であり，網膜肥厚を示すものの白濁することは少ない．これに対して，動脈閉塞症では，低酸素による網膜神経細胞自体の障害で細胞内浮腫を生じる結果，光が散乱されて白濁する．

[*2] 外顆粒層は視細胞核の層で，網膜血管が分布していない．視細胞外節を包む網膜色素上皮細胞に代謝を頼っているが，網膜色素上皮細胞は脈絡膜循環で栄養されている．

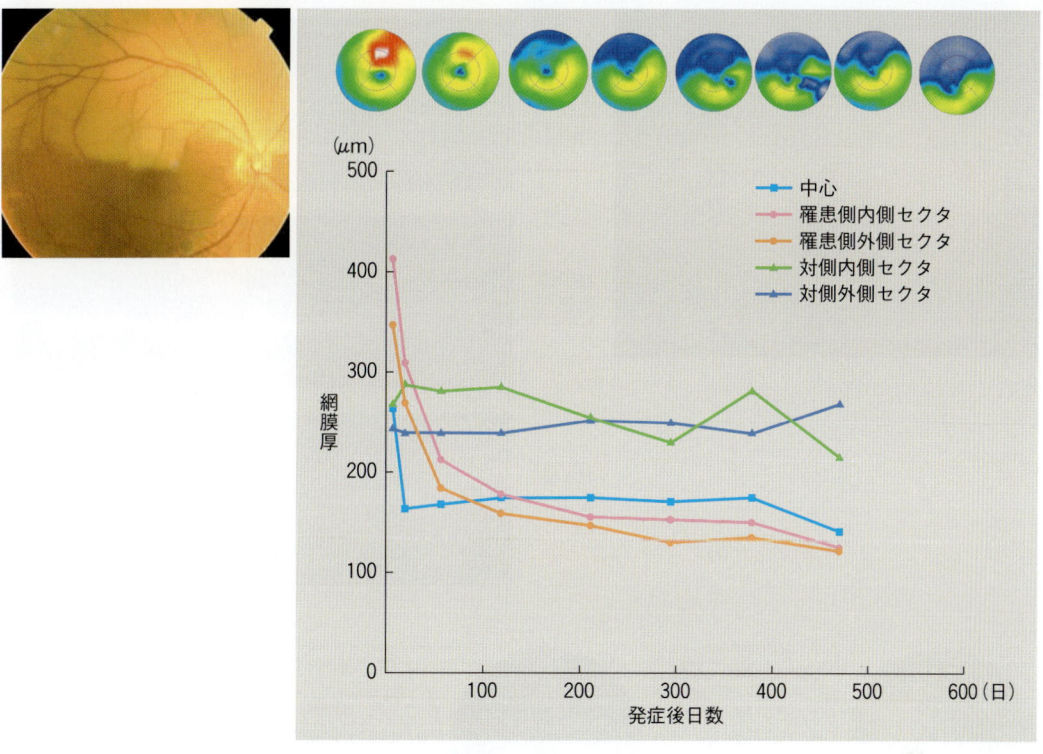

図3 上方 BRAO を生じた網膜厚の経時的変化 (57歳, 男性, 右眼)
上段左に発症時の眼底写真, その右に経過中 8 回の網膜全層厚の黄斑マップ (Stratus OCT™ による fast macular thickness map の retinal thickness/volume analysis) を並べて示した. 折れ線グラフで平均網膜厚変化を示している. 罹患側網膜が, 発症後の肥厚した状態から指数関数的に菲薄化していく経過がわかる.

造影が遅延または欠如する. BRAO では, 原因となった血栓が確認できることもある (**図1b**).

治療とマネジメント

発症後早期の CRAO では, 血流再開を目指して眼球マッサージや前房穿刺, 血管拡張薬, 組織プラスミノーゲンアクチベータなど, 種々の治療法が試みられる. BRAO では視野障害は残るものの, 視力予後は良好なため, 積極的な治療は行わないことが多い[1]. いずれも, 原因となる塞栓源[*3]の発見が, 生命予後改善のために重要である[2].

急性期 RAO の OCT

虚血性浮腫により白濁を示す網膜内層は, OCT で肥厚と高反射像を示す[3,4]. BRAO では水平方向ではなく垂直方向の OCT 画像を記録すると, 閉塞のない健常側との差を明瞭に示すことができる

[*3] 網膜動脈閉塞症の多くは, 心房細動や心筋梗塞後の心腔内血栓, あるいは粥状硬化を示す内頸動脈の壁在血栓からの塞栓が原因であることが多い. これらを見逃すと, 脳梗塞を起こすことがある.

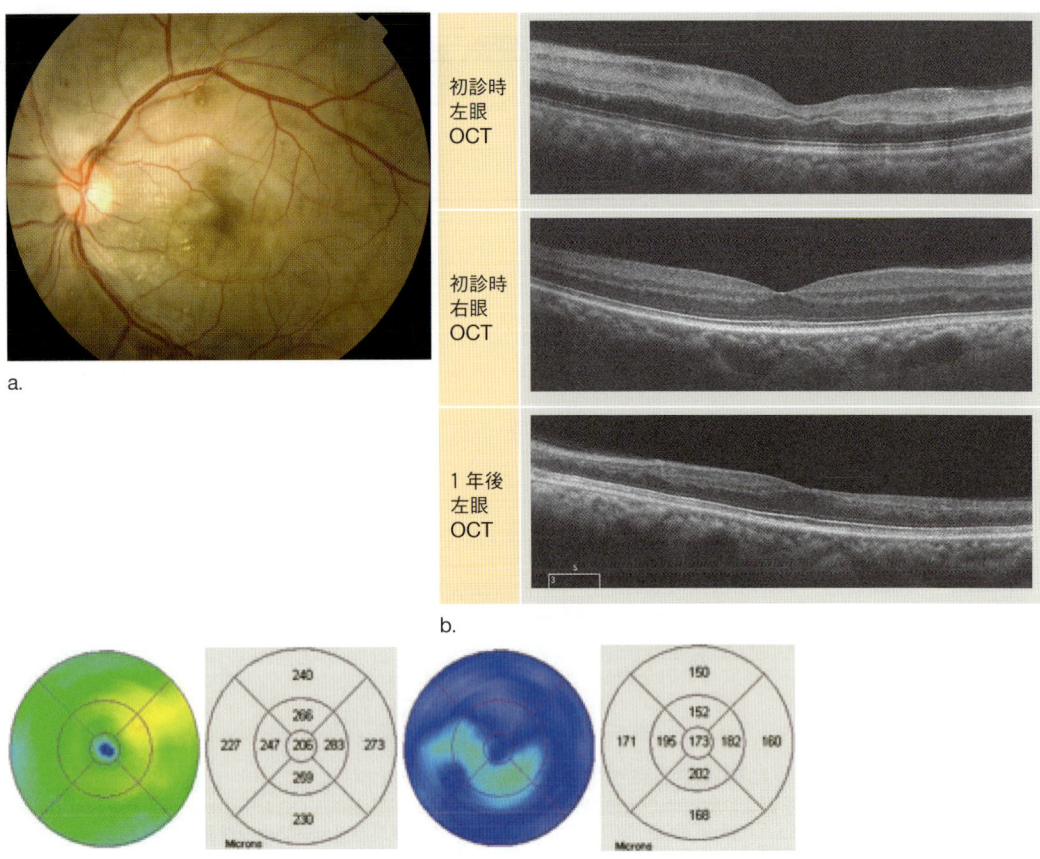

図 4 CRAO の症例（53 歳，男性）
a. 発症翌日の眼底写真．左眼で，矯正視力は（0.08）．虚血浮腫による網膜白濁はまだらで，この時点でフルオレセイン蛍光眼底造影検査では，動脈造影は回復していた．頸動脈，心腔内血栓は確認されず，発症当時 210/130 の高血圧であった．発症メカニズムとして，網膜中心動脈のれん縮による CRAO が疑われた．
b. SD-OCT 画像（Cirrus™ HD-OCT, HD 5 Line Raster 像）．初診時の左眼 OCT（上図）は，正常な右眼 OCT（中図）に比較して内層網膜の層構造が不明瞭で，虚血浮腫のため高反射を示す．1 年後の左眼 OCT（下図）では，網膜内層の菲薄化がみられる．
c. 半年後の網膜全層厚の黄斑マップ（Stratus OCT™ による fast macular thickness map の retinal thickness/volume analysis）．左眼（右側の二つの図）の菲薄化が明らかである．

（図 1c）．CRAO では他眼と比較するとわかりやすい（図 2b, c）．白濁が強いと網膜内の層構造は不明瞭となるが（図 2b 上図），肥厚して反射が増強した網膜神経線維層，神経節細胞層，内網状層，内顆粒層，外網状層がある程度区別できる場合もある（図 1c）．層別にみると，内網状層の肥厚が最も著しく[5]，外顆粒層よりも外層には著変はない．急性期に肥厚した網膜は，閉塞後数か月をかけて指数関数的に菲薄化する（図 3）[6]．

慢性期 RAO の OCT

発症から 1～2 か月以上経過すると，虚血性浮腫による網膜の白

濁は消失して，眼底写真上は一見正常にみえるようになる．しかしOCTで網膜断面を観察すると，正常に比較して著しく菲薄化している（図4b, c）．BRAOでは垂直方向のOCT像をみると，健常側に比較して菲薄化していることが明瞭である（図1d）．網膜の層別では外顆粒層よりも外層は，ほぼ正常でIS/OSラインも正常に観察できる．内層は菲薄化して，しかも層構造を区別できないことも多い[5]．

カコモン読解 第18回 臨床実地問題28

65歳の男性．右眼の急激な視力低下を自覚して来院した．初診時の視力は右0.02（矯正不能），左1.0（矯正不能）．右眼眼底写真を図に示す．正しいのはどれか．2つ選べ．

a 毛様網膜動脈がある．
b 中心窩下出血がある．
c 網膜色素上皮剥離がある．
d 網膜の白濁は網膜外層の浮腫による．
e ERGでb波の振幅が低下する．

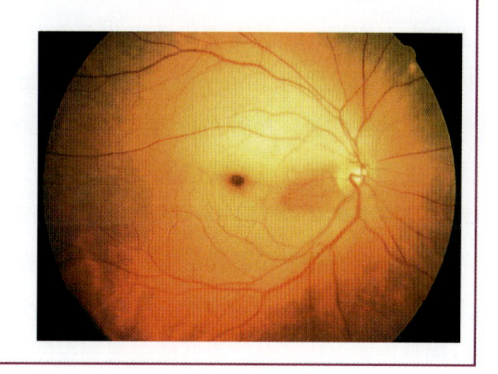

解説 急激で高度の視力低下（0.02）をきたした65歳，男性の眼底写真で，チェリーレッドスポットの像がみられ，CRAOと診断できる．中心窩の赤色は選択肢bの出血ではない．また，選択肢cの網膜色素上皮剥離でもなく，正常の網膜色調である．周囲の白濁は網膜中心動脈の枝で栄養される網膜内層の虚血性浮腫によるもので，網膜外層の浮腫だとする選択肢dは誤りである．なお，視神経乳頭の耳側（左側）にも正常な網膜色調が残り，その中央を1本の動脈枝が走っている．これは毛様網膜動脈と考えられ，aは正しい．毛様網膜動脈は網膜中心動脈の枝ではなく，脈絡膜に分布する短後毛様動脈の枝であるので，CRAOの際に血流が維持されて白濁から免れる．網膜中心動脈は網膜内層を栄養しており，その閉塞によって網膜内層機能は高度に障害される．しかしERGのa波の起源である網膜外層の視細胞は障害されない．選択肢eのERGについては，b波は網膜内層起源のERG成分なので障害を受けて振幅が低下する．そのためb波がa波よりも小さくなるnegative ERGの所見を示す．

模範解答 a, e

（飯島裕幸）

高血圧網膜症

病態と眼底所見

高血圧網膜症（hypertensive retinopathy）は，高血圧による網膜血管変化に網膜循環障害による網膜実質変化を伴ったものであり，Keith-Wagener 分類（表 1）III 群以上，Scheie 分類（表 2）H3 以上のものを指す．動脈硬化性変化および血管れん縮性変化により，内側血液網膜関門（inner blood-retinal barrier）が破綻し，網膜虚血による軟性白斑，血管からの滲出による網膜表層出血，網膜浮腫，およびそれに伴う星芒状白斑などを認め，さらに進行例では視神経乳頭浮腫を生じる（図 1）．また，血圧の著明な上昇とその遷延により脈絡毛細血管板が障害を受けると，障害領域の網膜色素上皮は混濁，壊死をきたし黄色調を呈する（Elschnig 斑）．また，劇症例では網膜色素上皮における外側血液網膜関門（outer blood-retinal barrier）の破綻が起こり，脈絡膜から網膜下へ水分が流入し，漿液性網膜剝離（serous retinal detachment）を呈し，高血圧脈絡膜症（hypertensive choroidopathy）と呼ばれる．同様に脈絡毛細血管板の微小梗塞による漿液性網膜剝離を生じる疾患として，血栓性血小板減少性紫斑病（thrombotic thrombocytopenic purpura；TTP），播種性血管内凝固症候群（disseminated intravascular coagulation；DIC），妊娠高血圧腎症（preeclampsia）が報告されている[1,2]．

文献は p.324 参照.

表 1 Keith-Wagener（K-W）分類慶大変法

高血圧眼底	I 群	軽度の動脈狭細化と交叉現象
	IIa 群	中等度の動脈狭細化と交叉現象
	IIb 群	IIa 群の所見に加えて，動脈硬化性網膜症，網膜静脈閉塞症
高血圧網膜症	III 群	高度の動脈狭細化と交叉現象，血管れん縮網膜症
	IV 群	III 群の所見に加えて，乳頭浮腫

表 2 Scheie 分類

	高血圧性変化（H）	動脈硬化性変化（S）
1 期	軽度の動脈狭細化	軽度の血柱反射亢進と交叉現象
2 期	中等度の動脈狭細化，口径不同	中等度の血柱反射亢進と交叉現象
3 期	高度の動脈狭細化，網膜出血，軟性・硬性白斑	高度の血柱反射亢進（銅線動脈）と交叉現象
4 期	3 期の所見に加えて，乳頭浮腫	高度の血柱反射亢進（銀線動脈）と交叉現象

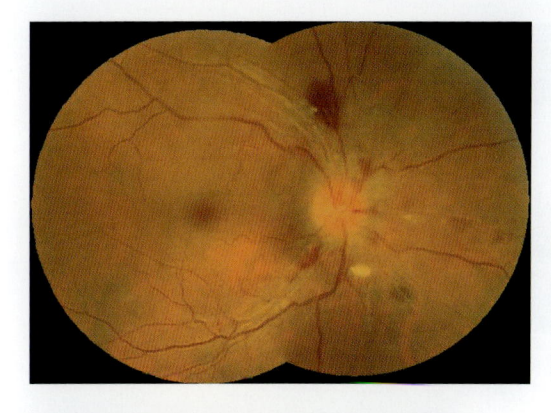

図 1　視神経乳頭浮腫を伴う症例
52歳，男性．視力は両眼とも（1.2）．収縮期血圧 200 mmHg と著明な高血圧を認め，眼底評価目的に紹介．視神経乳頭浮腫および軟性白斑，網膜出血がみられ，動脈の硬化性変化も著明で銀線動脈を示している．Scheie 分類 H4S4，Keith-Wagener 分類 IV 群の高血圧網膜症である．

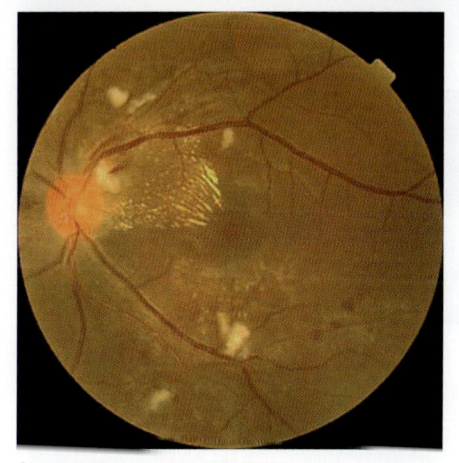

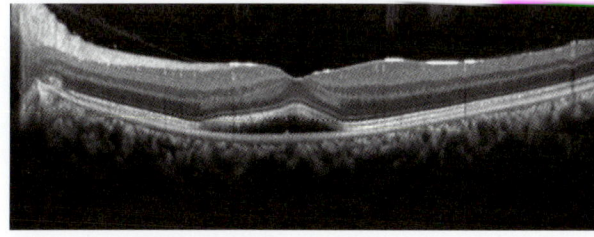

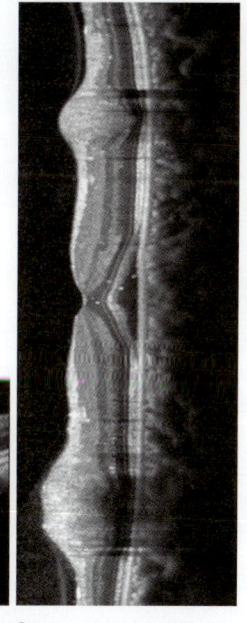

図 2　漿液性網膜剥離を伴う症例
29歳，男性．視力は右眼（0.4），左眼（0.7）．血圧 260/160 mmHg．
a．左眼カラー眼底写真．視神経乳頭周囲の軟性白斑と線状出血，黄斑鼻側の星芒状白斑がみられる．
b．OCT 水平断．黄斑部の漿液性網膜剥離を確認できる．星芒状白斑は外網状層，網膜下の点状高反射としてとらえられる．
c．OCT 垂直断．水平断同様，漿液性網膜剥離を認める．軟性白斑は網膜表層の高反射の隆起としてとらえられる．

　このような眼底変化をきたす高血圧として，原因不明の本態性高血圧と，腎疾患や妊娠高血圧症候群，甲状腺機能亢進症，褐色細胞腫などに合併する二次性高血圧があるが，いずれも治療の主体は血圧のコントロールであり，通常，保存的治療により眼底所見は改善し，視力予後は良好であることが多い．

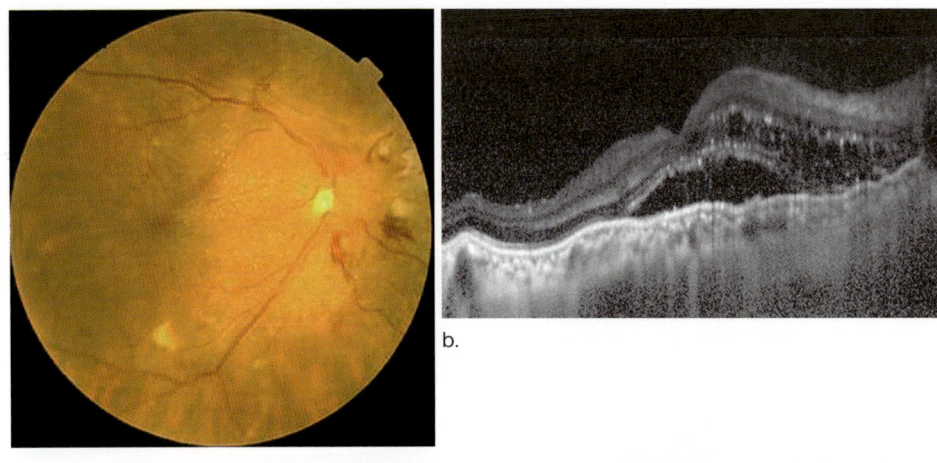

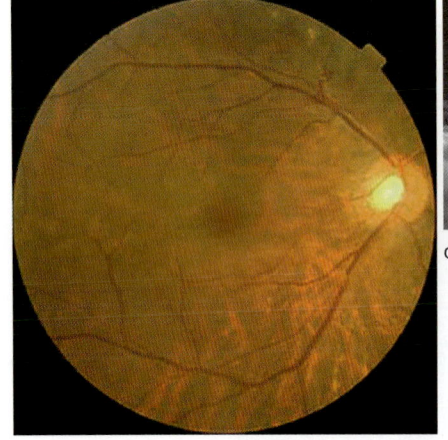

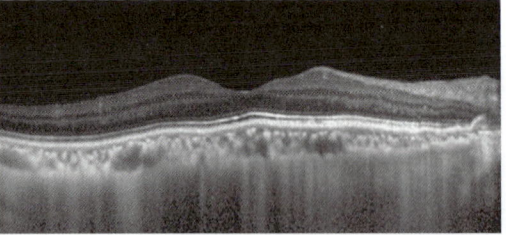

図3　血圧コントロールが奏効した症例

47歳，男性．視力は右眼（0.6），左眼（0.4）．232/140 mmHgの著明な高血圧と視力低下があり受診．
a. 初診時右眼カラー眼底写真．視神経乳頭浮腫，乳頭周囲の軟性白斑，網膜出血および黄斑部漿液性網膜剥離を認めた．
b. 初診時OCT．漿液性網膜剥離と網膜色素上皮の不整がみられる．EDI-OCTの手法を用いて測定した中心窩下脈絡膜厚は215 μmであった．
c. 3か月後の右眼カラー眼底写真．初診後，直ちに降圧治療が施され，3か月後には視神経乳頭浮腫は消失し，眼底はほぼ正常化した．
d. 3か月後のOCT．漿液性剥離は消失し，脈絡膜厚は177 μmに減少した．

OCT所見

著明な高血圧により，前述のように多彩な眼底所見を呈する．

血管れん縮網膜症（angiospastic retinopathy）の出現によって，軟性白斑や網膜浮腫，硬性白斑を認める．OCTでは，高血圧による血管の硬化やれん縮を直接とらえることはできないが，軟性白斑は網膜内層の高反射の隆起，硬性白斑は外網状層から網膜下に高反射点としてとらえることができ，その後方の信号はブロックされる．硬

性白斑は，黄斑部においては Henle 層に沿って放射状に存在するため星芒状白斑（star figure）となる．乳頭周囲の網膜浮腫を認めるが，黄斑浮腫を呈することは少ない．

　高血圧脈絡膜症に伴う黄斑部の漿液性網膜剝離も OCT で観察することができる（図2）．漿液性網膜剝離は形態学的には中心性漿液性脈絡網膜症（central serous chorioretinopathy；CSC）と類似しており，注意を要する症例がある．また，網膜剝離下の網膜色素上皮のラインが不整に描出されることもあり，これは高血圧による脈絡膜の形態変化を反映する所見と考えられている．近年，spectral-domain OCT による enhanced depth imaging（EDI）の手法や，長波長光源を用いた swept-source OCT を用いることによって脈絡膜構造を OCT で観察することが可能となった[*1]．高血圧脈絡膜症でも網膜色素上皮障害による外側血液網膜関門の破綻に加えて，脈絡膜血管透過性亢進による脈絡膜の肥厚が漿液性網膜剝離の出現に関与している可能性が指摘されており，脈絡膜の肥厚が予想される．少数例ではあるが，自験例では高血圧脈絡膜症発症時の脈絡膜は正常と比較して肥厚していた．また，全例で血圧コントロールにより脈絡膜厚は正常化した（図3）．このことから，OCT で脈絡膜の変化をみることで循環動態の変化をとらえることができると思われる．今後は多数例で検討する必要がある．

[*1] この手法を用いて，CSC[3]や Vogt-小柳-原田病[4]などでは脈絡膜が肥厚しており，これが漿液性網膜剝離の出現に関与していることが報告されている．

カコモン読解　第20回 臨床実地問題 19

28歳の女性．両眼の視力低下を訴えて来院した．両眼の眼底写真を図A，Bに示す．診断に必要な検査はどれか．

a 血圧測定　　b 眼圧測定　　c 血糖値測定　　d 頭部MRI　　e 頸動脈超音波検査

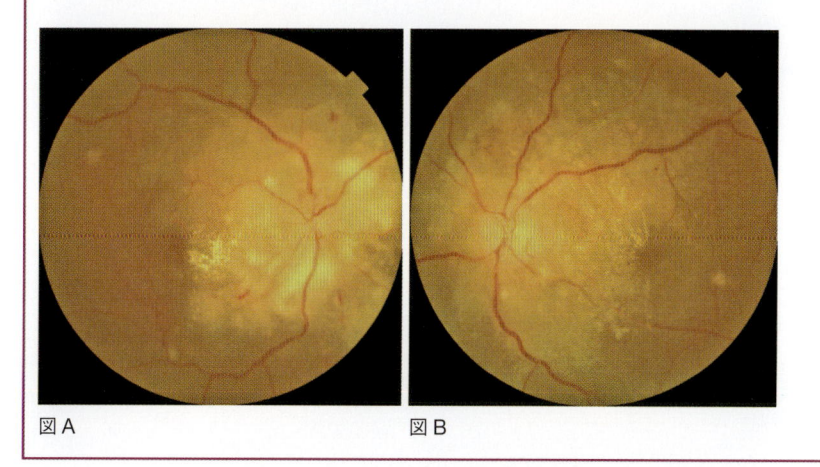

図A　　図B

解説 両眼の視力低下を訴え来院した28歳, 女性. カラー眼底写真で, 両眼とも視神経乳頭浮腫および乳頭周囲の網膜浮腫, 軟性白斑, 線状出血を認め, 中心窩鼻側には星芒状硬性白斑がみられる. 中心窩周囲には漿液性網膜剥離の存在が疑われる. 両眼ともに網膜動脈は著明に狭細化している. 以上の所見より高血圧網膜症(Keith-Wagener分類Ⅳ群)が最も疑われ, まず診断に必要な検査として, aの血圧測定が考えられる.

bの眼圧測定は, 眼底疾患の診断のために必要な検査とは考えにくい.

cの血糖値は, 糖尿病網膜症を想定した選択肢. 糖尿病網膜症では網膜出血や輪状硬性白斑, 黄斑浮腫などが特徴的であり, 血糖値測定は鑑別診断のために重要だが, まず必要な検査ではない.

dの頭部MRIは, 頭蓋内圧亢進によるうっ血乳頭を想定した選択肢と思われる. うっ血乳頭では両眼性の乳頭腫脹および乳頭出血, 時に乳頭周囲の軟性白斑をきたすが, 硬性白斑や動脈狭細化などの血管病変は, 通常みられないことより否定的である.

eの頸動脈超音波検査は眼虚血症候群を想定した選択肢と思われる. 眼虚血症候群は, 通常網膜症に左右差を認める. もし両眼性の頸動脈狭窄に伴う病変だとしても, 乳頭浮腫や漿液性網膜剥離などの所見は眼虚血症候群では通常みられない.

模範解答 a

(菅野幸紀)

網膜細動脈瘤

文献は p.324 参照.

病態とOCT検査の意義

　網膜細動脈瘤（retinal arteriolar macroaneurysm）は，第3分枝以内の網膜動脈に生じる血管瘤を指す[*1]．60歳以上の高齢女性に多く，全身疾患（高血圧，動脈硬化，高脂血症）を伴う場合が多い．動脈瘤が存在するだけであれば，通常自覚症状は伴わない．しかし，動脈瘤から出血が生じると急激な視力低下が生じうる．また，動脈瘤からの滲出性変化によって，漿液性網膜剥離や黄斑浮腫が中心窩に及ぶと視力低下を自覚する．出血が高度な場合にはOCTの意義は低い．しかし，出血の貯留している層や，中心窩の状態を把握することは治療方針を決定し，視力予後を予測するうえで重要である．この点においてOCTは有用である．また，滲出性変化を伴った症例でも，中心窩に病変が及んでいるかどうかの判断にはOCTが威力を発揮する．

[*1] 網膜細動脈瘤は第3分枝以内の網膜動脈に生じる血管瘤．出血型と滲出型に分けることができる．

特徴[*2]

　網膜細動脈瘤は網膜下出血，内境界膜下出血，網膜前出血，硝子体出血などさまざまな形態の出血を生じうる．大量の出血を伴っていると網脈瘤は観察できないこともある．しかし，白色～橙色の小さな病変として動脈の走行と一致して検眼鏡的に確認できることも多い．確定診断のためにフルオレセイン蛍光眼底造影（fluorescein angiography；FA）を通常行うが，出血のために造影されない場合にはインドシアニングリーン蛍光眼底造影（indocyanine green angiography；IA）のほうが検出感度が高い．出血が多い場合には，診断に迷うことがあるが，網膜下出血と網膜前出血（内境界膜下出血）をともに認める場合には，網膜細動脈瘤からの出血であることが多い．

[*2] 網膜の硝子体側と強膜側との両方に出血をともに認める場合には，網膜細動脈瘤からの出血であることが多い．

治療と予後[*3]

　網膜下の出血は視細胞に悪影響を与えるため，長時間放置すると視機能の回復は期待できなくなる．中心窩下に厚い網膜下出血が存在する場合には，早急にガス注入を考慮する．硝子体出血，網膜前

[*3] 中心窩下に厚い網膜下出血が存在する場合には，早急にガス注入を行う．硝子体出血，網膜前出血，内境界膜下出血に対しては硝子体手術を行う．
　中心窩に滲出性変化が及んでいる場合には，光凝固を行う．

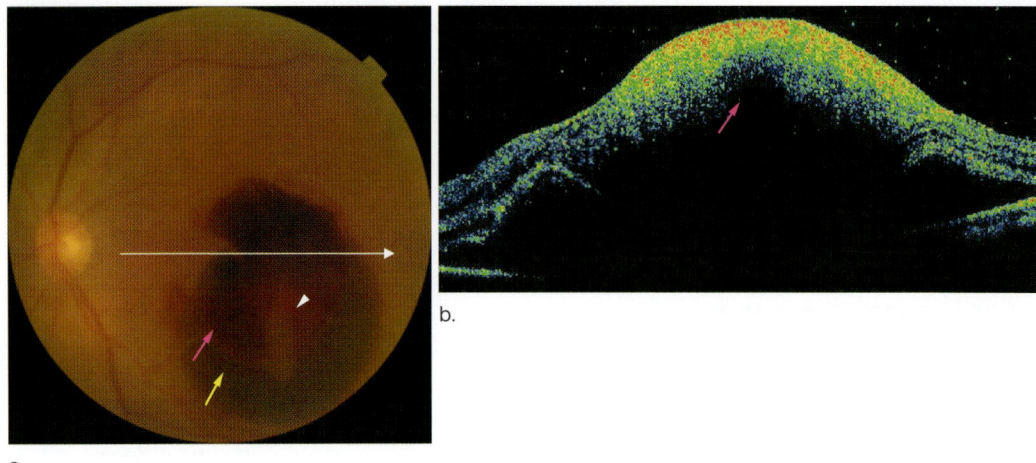

図1 出血を伴った網膜細動脈瘤（76歳，女性．視力0.03）
a. 網膜細動脈瘤（矢頭）からの出血で，内境界膜下出血（赤矢印），網膜下出血（黄矢印）を後極部に認める．
b. OCT水平断層像．厚い内境界膜下出血（矢印）は高輝度を示し，その下の構造は不明瞭である．このような内境界膜下出血の下には，網膜下出血は存在しないことが多い．

出血，内境界膜下出血に対しては硝子体手術を行うことが多い．破裂後の動脈瘤は鎮静化することが多く，光凝固を行う必要があるかどうかどうかは症例による．中心窩を含む厚い内境界膜下出血を伴っている場合には，網膜下出血は境界膜下血によって圧排され，中心窩下には貯留していないことが多い．そのような症例の視力予後は，良好である（図1）．

動脈瘤からの滲出性変化により，網膜剥離や黄斑浮腫を生じることがある．また，滲出液の吸収過程で硬性白斑を認めることも多い．中心窩に滲出性変化が及ぶと視機能が障害されるので，光凝固を行うことが多いが，視力予後は比較的良好である．しかし，中心窩下に硬性白斑が集簇すると，視力予後は悪くなる．

OCT所見

硝子体出血が高度な場合には網膜構造，網膜下の病変は描出できないため，OCTの意義は低い．しかし，OCTは出血の存在する層の確認，中心窩の状態の把握・網膜色素上皮下の病変の有無の判定には有効であり，治療方針を決定する際に多くの情報を与えてくれる．
眼底所見との関連[*4]：内境界膜下出血は通常類円形で，ニボーを形成していることも多い．OCTでは，網膜前面の高輝度として描出される．内境界膜下の出血は通常，濃度が濃いため，出血の後方の情報は得られにくい．網膜下出血は内境界膜下出血に隣接していたり，

[*4] 内境界膜下出血は通常類円形で，ニボーを形成していることも多い．新鮮例では鮮血色にみえる．網膜下出血は，内境界膜出血の周囲にみられることが多い．やや黒っぽくみえる．

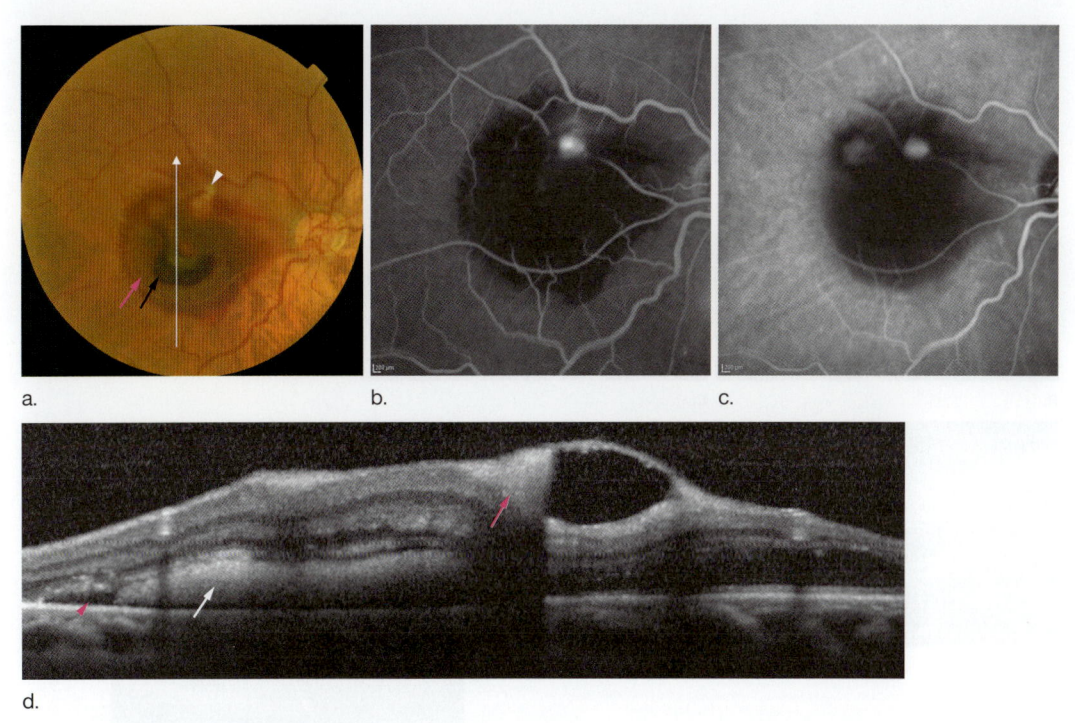

図2 出血を伴った網膜細動脈瘤（78歳，女性．視力 0.15）
a. 網膜細動脈瘤（矢頭）からの出血で，内境界膜下出血（黒矢印），網膜下出血（赤矢印）を認める．
b, c. フルオレセイン蛍光眼底造影（b），インドシアニングリーン蛍光眼底造影（c）．動脈瘤が明瞭に描出されている．
d. OCT 垂直断層像．内境界膜下出血（赤矢印）は高輝度を示し，ニボーを形成している．網膜下出血（白矢印）は高輝度を示しているが，その周囲には漿液性網膜剥離（矢頭）を伴っている．

周囲を取り囲むように認めることが多い．OCT では，おのおのの出血の存在範囲が明瞭に判別できる（**図2**）．

中心窩の状態の把握[*5]：網膜下の出血には漿液性成分が含まれていることが多く，高濃度の出血を伴った症例から漿液成分によって薄められた出血を伴った症例までさまざまである．OCT では，網膜下の出血（下液）の濃さをある程度判定することができる．網膜下の出血の輝度が低く，網膜内の構造が保たれているような症例の予後は良好である．また，このような出血はガス注入によっても出血が移動しやすい．しかし，網膜下出血が非常に高輝度で，網膜内にも出血が浸潤しているようにみえる症例では，出血は濃く視力予後は不良である．

また，OCT は網膜色素上皮下の状態の把握にも有用である．大量の出血を伴っている症例では，網膜色素上皮の状態は検眼鏡では判断できないことが多い．しかし，OCT では網膜色素上皮のラインの評価は容易である．一見，動脈瘤からの出血が疑われても，出血の下に網膜色素上皮剥離を伴っている場合には，加齢黄斑変性・ポリ

[*5] 出血の下に網膜色素上皮剥離を伴っているのが確認された場合には，加齢黄斑変性・ポリープ状脈絡膜血管症からの出血である可能性が高い．

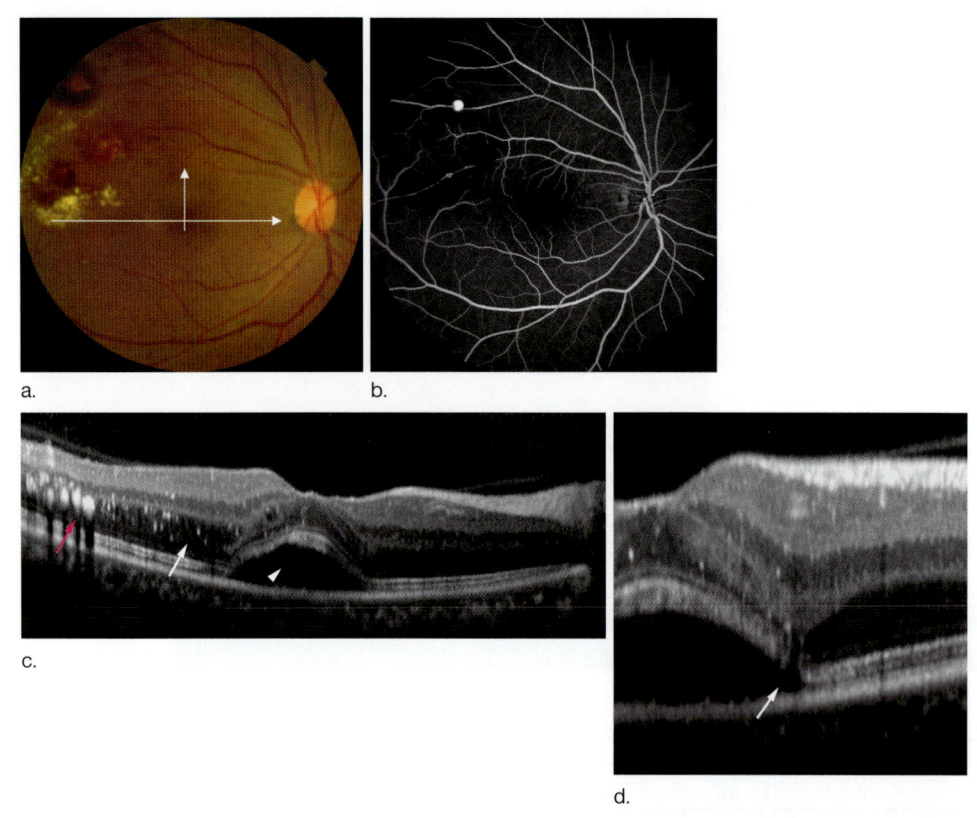

図3　滲出性変化を伴った網膜細動脈瘤（58歳，女性．視力0.6）
a. 硬性白斑を伴った網膜細動脈瘤を認める．
b. フルオレセイン蛍光眼底造影では動脈瘤が明瞭に描出されている．
c. OCT水平断層像．網膜外層の肥厚（白矢印）と中心窩下に限局性の漿液性網膜剥離（矢頭）を認める．硬性白斑（赤矢印）は外網状層にみられる．
d. OCT垂直断層像．網膜外層と漿液性網膜剥離をつなぐ網膜の裂隙（矢印）を認める．
(Tsujikawa A, et al：Retinal structural changes associated with retinal arterial macroaneurysm examined with optical coherence tomography. Retina 2009；29：782-792.)

ープ状脈絡膜血管症からの出血である可能性が高い．

滲出性変化が強い症例[*6]：この場合においてもOCTは非常に有用である．動脈瘤が中心窩から離れて存在していても，滲出性変化が中心窩に及ぶと視機能は障害される．OCTでは外網状層を中心とした網膜外層の浮腫，漿液性網膜剥離がしばしば検出されるが，網膜内層の障害は軽度であることが多い．嚢胞様黄斑浮腫を伴うことは多くはない．動脈瘤からの滲出液が網膜外層を伝わって後極部に至り，中心窩近傍で網膜下に達すると推測されている．OCTでは，中心窩近傍で網膜外層の裂隙が観察できることもある（図3）．滲出性変化が強い症例では動脈瘤を光凝固するが，治療効果の判定にもOCTは有用である．

（辻川明孝）

[*6] 滲出型の網膜細動脈瘤では外網状層を中心とした網膜外層の浮腫，漿液性網膜剥離が，しばしば検出される．網膜内層の障害は軽度であることが多い．

黄斑部毛細血管拡張症

分類におけるこれまでの経緯と現状

　黄斑部毛細血管拡張症（idiopathic macular telangiectasia；IMT）は特発性の黄斑部網膜毛細血管拡張とそれに伴う視機能低下を特徴とする疾患群の総称である．1993年にGassらがidiopathic juxtafoveolar retinal telangiectasis（IJRT）の名のもと，検眼鏡所見およびフルオレセイン蛍光眼底造影（fluorescein angiography；FA）所見より提唱した分類（Gass分類)[1]が長年広く用いられてきた．Gass分類ではGroup 1からGroup 3に分類され，それぞれのグループが重症度や臨床的背景の差異によりAとBのサブグループに分けられていた．さらに最も頻度の高いGroup 2Aは，病期によりStage 1からStage 5に分類されていた．そのGass分類は病態の本質をとらえた非常に優れた分類である一方，やや煩雑で馴染みにくいという側面もあった．その後，2006年にYannuzziらがGass分類を改変，さらにOCT所見も考慮した再分類を提唱し（Yannuzzi分類），IMTと命名した[2]．表1に両分類の概要を示す．Yannuzzi分類ではGass分類のサブグループであったA，Bは一つに集約され，さらにGroup

文献はp.324参照．

表1　黄斑部毛細血管拡張症の分類

Gass分類（1993年）		Yannuzzi分類（2006年）	
呼称	idiopathic juxtafoveolar retinal telangiectasis（IJRT）（$n=140$）	呼称	idiopathic macular telangiectasia（IMT）（$n=36$）
Group 1A	visible and exudative IJRT（$n=31$）	Type 1	aneurysmal telangiectasia（$n=10$）
Group 1B	visible, exudative, and focal IJRT（$n=8$）		
Group 2A	occult and nonexudative IJRT（$n=92$）（病期によりStage 1からStage 5に分類）	Type 2	perifoveal telangiectasia（$n=26$）（nonproliferative stageとproliferative stageに分類）
Group 2B	juvenile occult familial IJRT（$n=2$）		
Group 3A	occlusive IJRT（$n=3$）	Type 3	occlusive telangiectasia（$n=0$）
Group 3B	occlusive IJRT associated with central nervous system vasculopathy（$n=4$）		

2Aの五つのステージはnonproliferative stage, proliferative stageにまとめられた．現在ではYannuzzi分類が一般的に用いられており，そのなかのType 1からType 3はそれぞれGass分類のGroup 1からGroup 3に相当する．しかしGass分類のGroup 3は非常にまれであり，実際Yannuzzi分類では該当する症例が見当たらなかったこと，毛細血管拡張よりも血管閉塞を主体とした病態であること，また何らかの全身疾患を合併していたことより特発性という概念からは外れると考えられ，Type 3を分類から除外することが提案されている．本項でも主にYannuzzi分類に基づいてType 1, Type 2にフォーカスを絞り，その検眼鏡所見，FA所見，およびOCT所見について概説する．

Type 1 IMT：aneurysmal telangiectasia（Gass分類のGroup1 IJRTに相当）

平均発症年齢は40歳前後であり，男性に多く，ほとんどが片眼性である[1]．検眼鏡的に中心窩周囲の毛細血管瘤が確認できることも多く，典型的にはその周囲に輪状の硬性白斑を認める（図1）．FAでは，黄斑部に毛細血管拡張と多発性の明瞭な毛細血管瘤からの旺盛な蛍光漏出がみられる（図2）．OCTでは，FAでの漏出所見を反映した黄斑部網膜の囊胞様変化とそれに伴う網膜の肥厚所見を認める（図3）[2,3]．しかし，同じく網膜血管障害である網膜静脈閉塞症，糖尿病網膜症などでも同様の所見をとりうるため，そのOCT所見は非特異的であるといえる．

Type 2 IMT：perifoveal telangiectasia（Gass分類のGroup2 IJRTに相当）

平均発症年齢は約55歳であり，性差はみられない．ほぼ全例が両眼性である[1]．Type 1とは異なり検眼鏡的に毛細血管拡張や毛細血管瘤は目立たず，病初期は診断に苦慮することも多い．
Gass分類：前述のようにGroup 2Aを病期の進行程度に応じて以下の五つのステージに分類している．
Stage 1：検眼鏡的にほぼ正常所見であり，FA後期に傍中心窩にわずかな蛍光漏出を認める．
Stage 2：黄斑部網膜の透明性低下，クリスタリン様物質など，Type 2 IMTに特徴的な所見がみられるようになる．FAでも，造影早期より毛細血管拡張および同部位からの淡い蛍光漏出が認められる

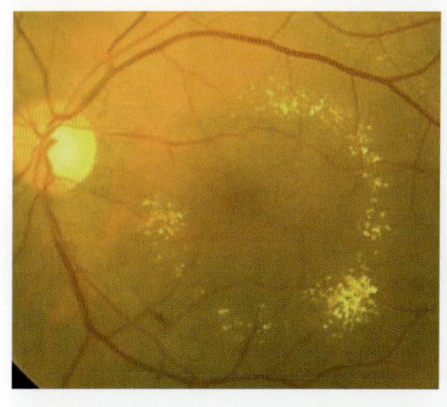

図1 Type 1 IMT の眼底カラー写真
中心窩周囲に網膜毛細血管瘤とその周囲に輪状の硬性白斑の沈着を認める.

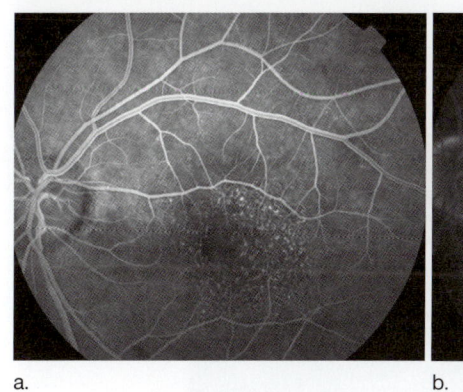

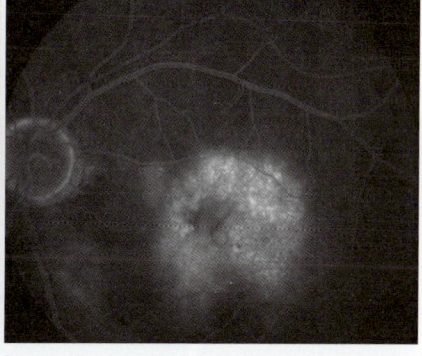

図2 Type 1 IMT の FA 所見
早期（a）では中心窩周囲の網膜毛細血管拡張と多数の毛細血管瘤，後期（b）では著明な蛍光漏出と囊胞様黄斑浮腫の所見がみられる.

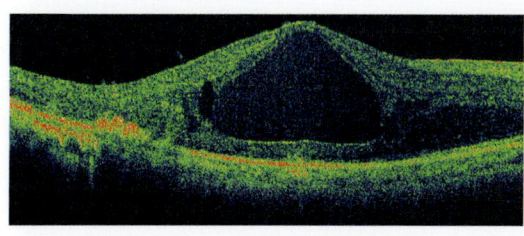

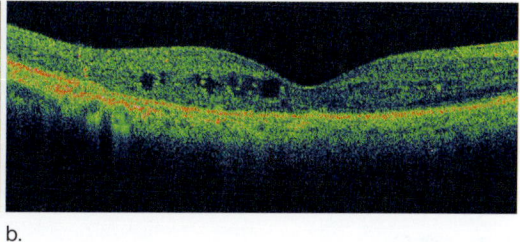

図3 Type 1 IMT の OCT 水平断
a. 黄斑部網膜に著明な囊胞様変化と肥厚がみられる.
b. a の症例に対し毛細血管瘤の直接光凝固を行い，黄斑浮腫の改善が得られている.

（図4）.

Stage 3：FA での毛細血管拡張はさらに明瞭となり，網膜細静脈が急に途絶したような所見（right angle venules）がみられ，拡張した深層毛細血管網に向かって垂直方向に連続する網膜血管を反映している.

Stage 4：拡張した毛細血管網は網膜外層方向へと進展，侵入し，反

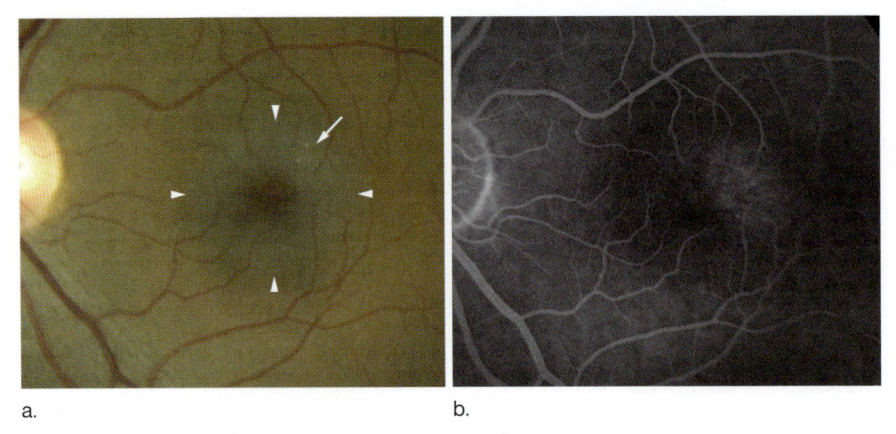

図4 Type 2 IMT（nonproliferative stage）
眼底カラー写真（a）では黄斑部網膜の透明性低下（矢頭）およびクリスタリン様物質（矢印），FA（b）で中心窩耳側を中心に網膜毛細血管拡張と淡い蛍光漏出を認める．

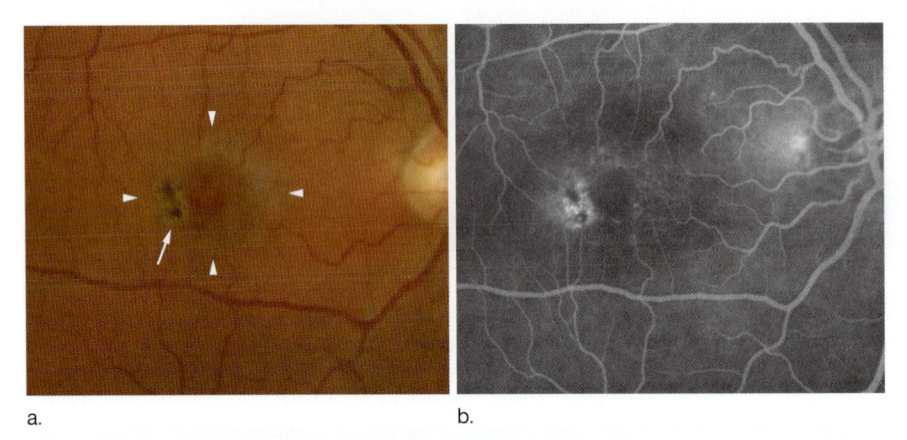

図5 Type 2 IMT（nonproliferative stage）
眼底カラー写真（a）では黄斑部網膜の透明性低下（矢頭），および中心窩耳側に色素沈着（矢印）を認める．FA（b）では，中心窩周囲に毛細血管拡張および色素沈着の部位に蛍光ブロックを認める．

応性に生じた網膜色素上皮細胞の遊走が色素沈着の所見としてみられる（図5）．

Stage 5：毛細血管網の網膜外層方向への進展と侵入はさらに進行し，その結果として網膜下で新生血管が形成される（図6）．

Yannuzzi 分類：Type 2 IMT を nonproliferative stage（Gass 分類の Stage 1 から Stage 4 に相当）と，網膜下新生血管を伴う proliferative stage（Gass 分類の Stage 5 に相当）にシンプルに分類している．診断には FA での両眼性の毛細血管拡張とそこからの蛍光漏出に加え，黄斑部網膜の透明性低下，クリスタリン様物質，色素沈着など特徴的な随伴所見が診断の助けとなる．

OCT 所見：Type 2 の OCT 所見は Type 1 とは異なり，疾患特異的

a.　　　　　　　　　　　　　　　　　b.

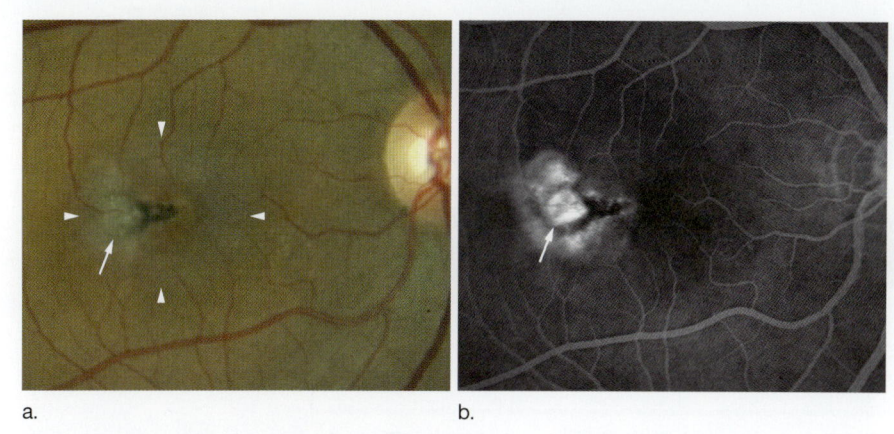

図6　Type 2 IMT（proliferative stage）
眼底カラー写真（a）では黄斑部網膜の透明性低下，色素沈着に加えて網膜下新生血管（矢印）を認め，FA（b）でも同部位に明瞭な過蛍光を認める．

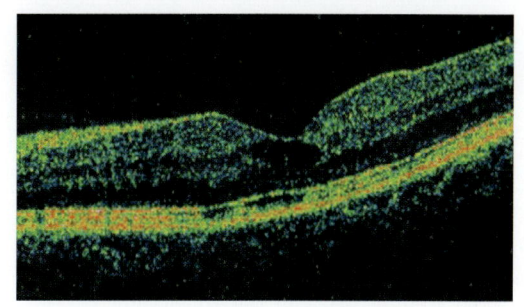

図7　図4と同一症例のOCT水平断
中心窩に囊胞様変化を認めるが，網膜肥厚はみられない．

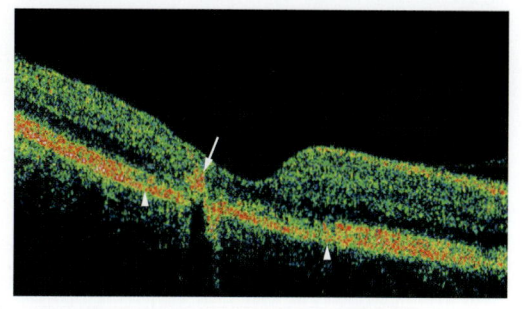

図8　図5と同一症例のOCT水平断
中心窩周囲のIS/OSラインの消失（矢頭間）に加え，色素沈着に一致した高輝度反射（矢印）により，その後方がシャドーとなっている．網膜肥厚はみられない．

な所見を示すため診断的意義が高い．nonproliferative stageでのOCT所見の特徴として，①Type 1とは異なり網膜厚の増加は明らかでなく，むしろ減少することも多い，②視細胞外節内節接合部（IS/OS）ラインの消失，③FAでの蛍光漏出や貯留と一致しない網膜内外層の萎縮，囊胞様変化などが挙げられる（図7,8）[2-6]．これらの所見は，検眼鏡所見やFAで病変が不明瞭な病初期でもみられるため非常に有用である．最近では，そのようなOCT所見の特徴から，病態の起源はMüller細胞などの異常であり，毛細血管拡張はむしろ二次的な変化ではないかと考えられている．proliferative stageでは上記の所見に加え，網膜下新生血管に一致した高輝度反射を認める（図9）．

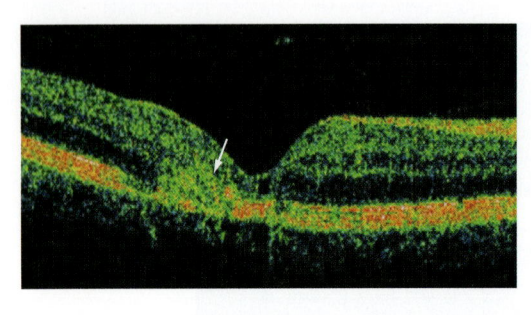

図9　図6と同一症例のOCT水平断
網膜下新生血管に一致して高輝度反射（矢印）がみられる．
図7，図8と同様，網膜肥厚は明らかでない．

まとめ

　以上，IMTのOCTを中心とした臨床所見につき述べた．Type 1，Type 2は同じIMTというカテゴリーとして一括されているものの，実は両者はまったく異なる病態をその背景にもつことを知っておくことは重要である．

（古泉英貴）

7. 近視

近視網膜，強度近視

眼球の深部構造の観察の進展

　近視は眼球の伸展に伴い，眼底に多彩な病変を示す．後部ぶどう腫の形成により三次元的なダイナミックな眼球形態の変化が起きる．脈絡膜新生血管の発生・網脈絡膜萎縮の形成は，重篤な視力障害の原因となる．近年のOCTの技術革新により，近視における眼球伸展の機構の一部が明らかになってきた．特に本巻他項目で述べられているEDI-OCT（enhanced depth imaging OCT）やswept-source OCTは，網膜より深部の脈絡膜・強膜の構造を明らかにする技術であり，強度近視眼球についての多くの新知見が明らかとなった．

近視眼での脈絡膜の変化（図1～3）

　強度近視[*1]では眼軸の延長により，Bruch膜のlacquer crack，脈絡膜新生血管，網脈絡膜の萎縮が形成される．眼軸の延長により網膜組織の伸展が起き，網膜機能も低下する．一方，若年の強度近視眼では眼軸の延長にもかかわらず，視力は良好であり，加齢に伴い，視力は低下していく．網膜外層の栄養供給は脈絡膜からなされるので，強度近視眼での網膜機能低下に脈絡膜循環が影響を与えている可能性が考えられる．近視眼での脈絡膜はインドシアニングリーン血管造影（indocyanine green angiography；IA）画像による研究から，循環血流量の低下が起こることがわかっていた．

　EDI-OCTによる脈絡膜撮影により，強度近視眼（平均年齢59.7歳の31人55眼，平均屈折度数－11.9D）での中心窩下脈絡膜厚は93.2μm（±62.5）であった．これは，同一施設の網膜疾患のない健常人での脈絡膜厚287μm（±76）と比較して有意に薄い．また，強度近視眼において中心窩下脈絡膜厚は年齢が増大するほど薄く，負の屈折値が増えるほど薄くなった．

　回帰分析の結果，強度近視眼での脈絡膜厚は10年年齢が増すと12.7μm薄くなり，1D負の屈折値が増すと，8.7μm薄くなること

[*1] **強度近視**
強度近視は，－5ジオプトリーから－10ジオプトリー以上の近視と，かなり幅をもって定義されてきた[1]．最近のわが国の報告では－8ジオプトリー以上の近視または眼軸長26.5mm以上と定義されている[2]．強度近視のうち，視力障害を伴う変性のあるものを病的近視という．近視性脈絡膜新生血管，lacquer crack，近視性の網脈絡膜萎縮が代表的な所見である．

文献はp.325参照．

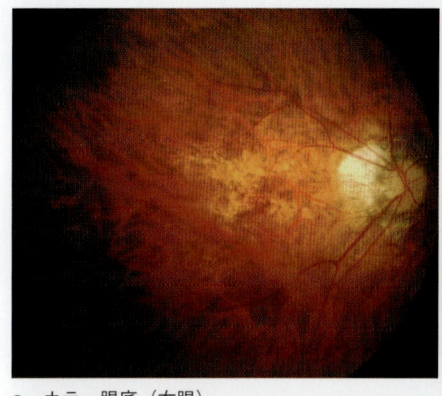

a. カラー眼底（右眼）　　　b. カラー眼底（左眼）

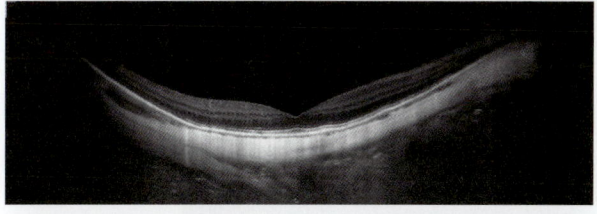

c. 中心窩を通る OCT（右眼）

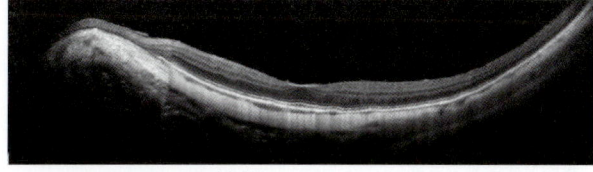

d. 中心窩を通る OCT（左眼）

図1　後部ぶどう腫を伴う強度近視
（71歳，女性）
視力右眼（1.2），左眼（1.2），屈折度数不明（初診時他院で白内障手術施行されていた）．脈絡膜は非常に菲薄化しているが（10μm 程度），本症例は視力は良好である．

がわかった．さらに興味深いことに，脈絡膜の菲薄化は脈絡膜新生血管の存在と相関した[3]．

近視眼での強膜の変化（図2）

　強度近視眼において，眼球は伸展し，強膜は伸展に伴い菲薄化していく．後部ぶどう腫は，強度近視眼の後方への眼球突出による眼底の陥凹である．後部ぶどう腫だけでもすでに 10 種類の形態が報告されており，OCT では後部ぶどう腫の位置に一致して，きれいな弧を描くような強膜の突出が観察される．EDI-OCT を用いることにより，強膜の厚さも測定が可能になった．近年の興味深い発見として，強度近視眼にみられる dome-shaped macula という隆起性病変がある．当初，dome-shaped macula は脈絡膜の肥厚によるものではないかと推測された[*2]．その後，EDI-OCT を用いた研究により，dome-shaped macula は黄斑下の強膜の肥厚であることがわかった[4]．強度近視では，眼球は伸展し，伸展に伴い強膜は菲薄化する

[*2] 脈絡膜の肥厚をきたす中心性漿液性脈絡網膜症（central serous chorioretinopathy；CSC）では，強い脈絡膜隆起により黄斑部が硝子体側へ突出するときがある．

a. カラー眼底（右眼）

b. カラー眼底（左眼）

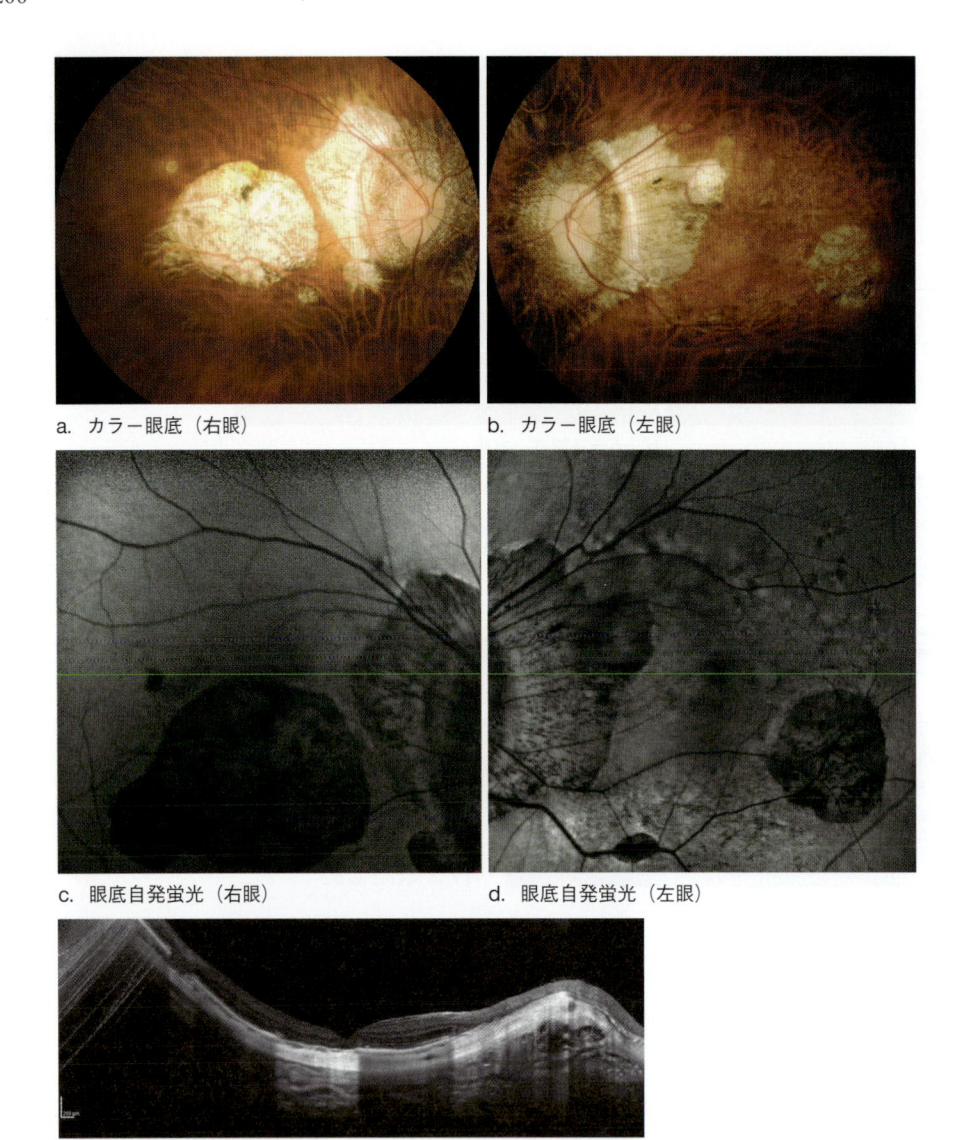

c. 眼底自発蛍光（右眼）

d. 眼底自発蛍光（左眼）

e. 中心窩を通る OCT（右眼）

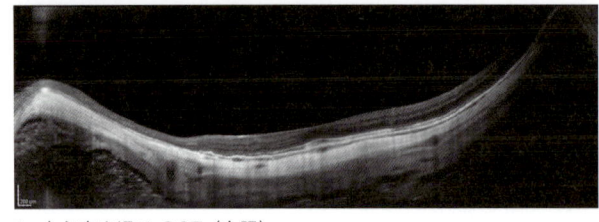

f. 中心窩を通る OCT（左眼）

図2　後部ぶどう腫を伴う強度近視
（65歳，女性）

視力右眼（0.7），左眼（1.2），屈折度数右－19D，左－19D．網脈絡膜萎縮が出始めており，中段の自発蛍光像で低蛍光像を呈する．OCTでは脈絡膜は消失しかけており，強膜の線維構造が観察できる．強膜の背部の脂肪組織もみえる．本症例は視力は比較的良好であるが，緑内障性の視野障害を合併した．

と考えられていたが，強度近視眼には強膜の隆起性病変を伴う眼底変化が存在したわけである．強度近視眼での強膜の構造は，1μmの波長の入力光をもつ high penetration OCT によってさらに進められた．わが国からの研究成果によれば，眼軸 26.5mm を超える強度

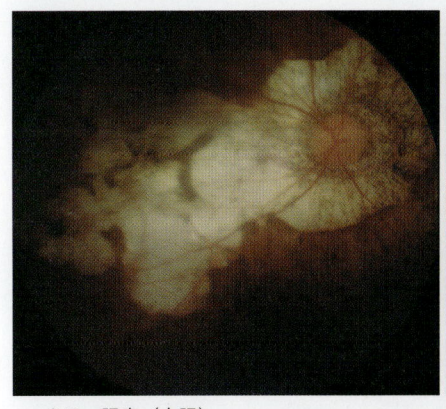

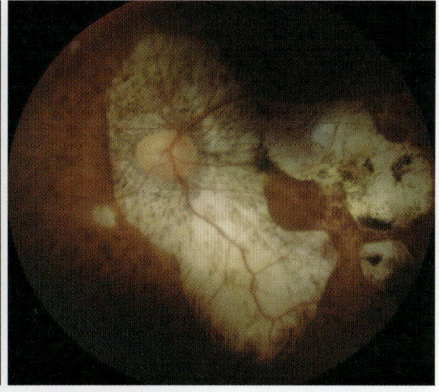

a. カラー眼底（右眼）　　　　b. カラー眼底（左眼）

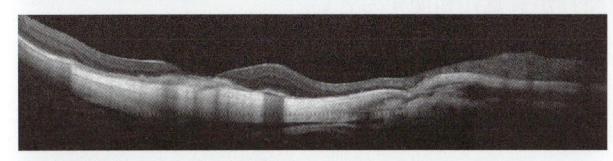

c. 中心窩を通る OCT（右眼）

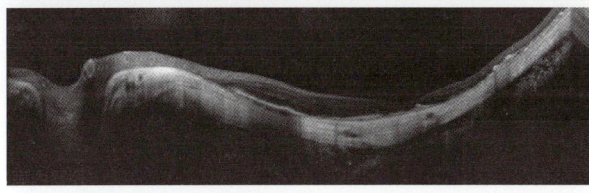

d. 中心窩を通る OCT（左眼）

図3　眼底に広範な網脈絡膜萎縮を伴う強度近視眼（77歳，女性）
視力右眼（0.15），左眼（0.2），屈折度数不明（紹介受診時，すでに無水晶体眼），脈絡膜はほぼ完全に消失しており，網膜の構造も外層を中心に破壊されている．

近視眼（$n=58$）での中心窩下強膜厚は $335\,\mu m$ であった[5]．

近視眼での視力と脈絡膜の関係

　強度近視では網膜分離，黄斑円孔，脈絡膜新生血管，網脈絡膜萎縮の発生により視力障害が発生する．しかし，上記のような黄斑病変がなくても強度近視眼は加齢とともに視力などの網膜機能が低下する．黄斑病変がない強度近視眼の視力については，米国とわが国の二施設の共同研究によって，脈絡膜厚が相関することが明らかになり，脈絡膜厚が薄いほど視力が低下することが報告された[6]．網膜外層の栄養は脈絡膜によってなされるので，脈絡膜の菲薄化が視細胞の機能不全の誘因であると考えられる．

近視眼での緑内障性変化における脈絡膜厚の影響（図2）

　剖検眼を用いた研究で，緑内障では脈絡膜が健常眼に比べて薄いことが報告されている．視神経の篩板付近は脈絡膜から血流を受けているので，脈絡膜の菲薄化が緑内障の誘因となる可能性がある．

実際，脈絡膜が菲薄化する強度近視では緑内障が多く，age-related choroidal atrophyと呼ばれる加齢性の脈絡膜萎縮でも緑内障の合併が多い[7]．脈絡膜厚と緑内障の関係を示唆する別の研究として，脈絡膜の肥厚をきたすCSCでは年齢相関の対照群と比較して有意に緑内障の頻度が低い[8]．強度近視眼の正常眼圧緑内障眼では，年齢・屈折度数を相関させた対照群と比較して脈絡膜が有意に薄い[9]．強度近視眼では，脈絡膜の血流量の低下が視神経の栄養障害をきたし緑内障の進展に関与する可能性がある．

 また，強度近視眼における視野障害の進行に，特定の眼球形態（Curtin分類のVII型およびIX型ぶどう腫）が有意に相関するという報告もある[2]．視神経線維が特有の眼球形態異常により病的に伸展されて，視野異常が発生する可能性も考えられる．

〔今村　裕〕

近視性中心窩分離症と黄斑円孔網膜剝離

病態と所見

　強度近視眼の特徴的後眼部合併症の一つとして牽引性黄斑症があり，近視性中心窩分離症（myopic foveoschisis；MF）と黄斑円孔網膜剝離（macular hole and retinal detachment；MHRD）が代表として挙げられる．眼軸延長や後部ぶどう腫形成に加えて，硝子体牽引，内境界膜や網膜血管における伸展不全によって網膜内層が牽引され，これらの疾患が発症すると考えられている．広範囲に網膜剝離をきたしているMHRDは検眼鏡的にも診断可能であるが，MFや限局的な網膜剝離を伴うMHRDでは網脈絡膜萎縮や網脈絡膜の菲薄のために，検眼鏡的所見のみでは診断が困難なことが多く，OCTが診断に有用である．MFでは，網膜内層分離や網膜間隙に架橋構造を認める．

近視性中心窩分離症：われわれはMFを進行の様式に従い，次のように3型に大別している．①黄斑分離型（FS type），②黄斑剝離型（FD type），③黄斑円孔型（MH type）である（**表1**）．FS typeから始まり，FD typeへと進行し，硝子体牽引や伸展抵抗の解離のためにMH typeへと進行し，さらにMFからMHRDへ進行する症例もある．約半数の症例が，約3年間で円孔を併発することが報告されている（図3）．

黄斑円孔網膜剝離：MHRDは強度近視眼において発症頻度が高く，また，視力予後は一般的に不良で，再発率も高い疾患である（図4）．原因としては網膜血管微小皺襞，網膜上膜，網膜分離の残存が挙げられるが，網膜復位を得ても一部に網膜下液の残存を認める症例が

表1　近視性中心窩分離症の病型

黄斑分離型（FS type）	分離は存在するものの，視細胞は網膜色素上皮に接着している（図1）
黄斑剝離型（FD type）	中心窩網膜視細胞が網膜色素上皮より剝離している（図2）
黄斑円孔型（MH type）	全層網膜欠損している

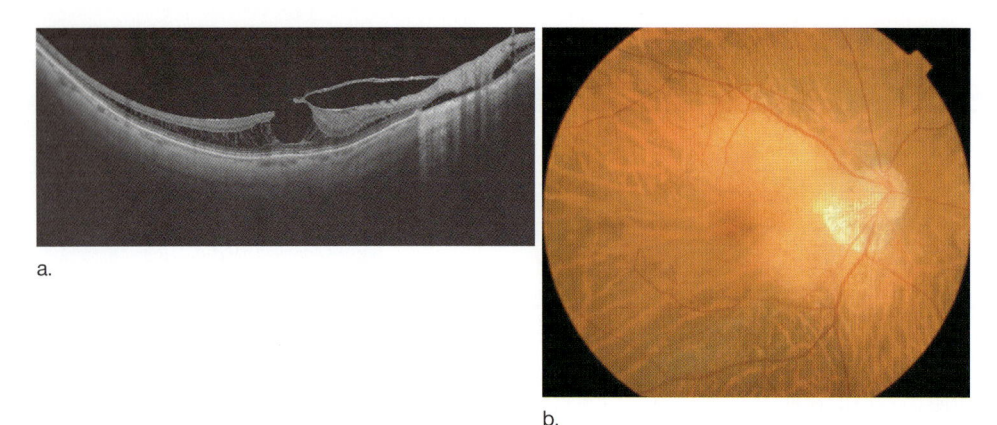

図1 近視性中心窩分離症の黄斑分離型（FS type）
a. OCT 所見では，黄斑内層円孔を認めるものの，豹紋状眼底のためはっきりと MF は確認しがたい（SS-OCT, TOPCON）.
b. カラー眼底写真．硝子体牽引，網膜分離と網膜内層円孔を認める．矯正視力（0.8）．手術せず経過観察となる．

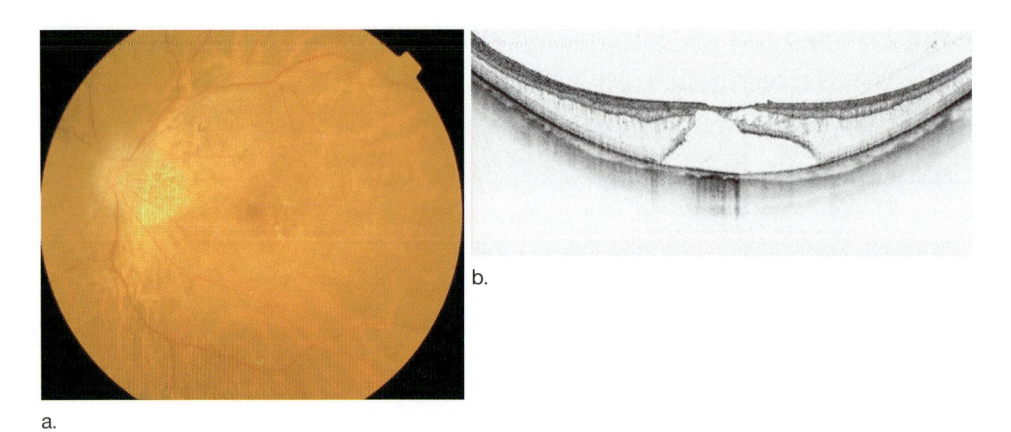

図2 近視性中心窩分離症の黄斑剝離型（FD type）
a. カラー眼底写真．検眼鏡的には明らかな MF 認めず．
b. OCT 所見．矯正視力（0.2）．網膜分離と黄斑部に網膜剝離を認める（NIDEK の機器を使用）．

あり，これも再発の原因と考えられる．OCT にて黄斑円孔と網膜剝離を認めるが，周辺部に網膜裂孔を伴うことは少なく，また MHRD の円孔は時にとても小さいため，3D モードで詳細に観察することも重要である．

治療

硝子体手術やガスタンポナーデ，黄斑バックル（図5）などがある．MF では，矯正視力低下や自覚症状の悪化がなければ経過観察となる症例も少なくない．図1 の症例では矯正視力（0.8），自覚症状も軽度であったため経過観察とした．一方，図2 の症例では矯正

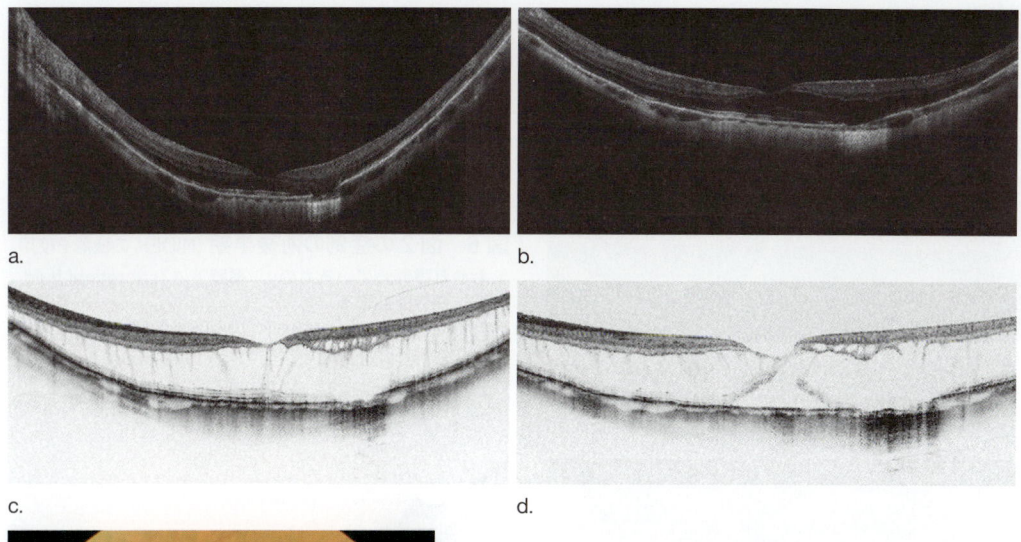

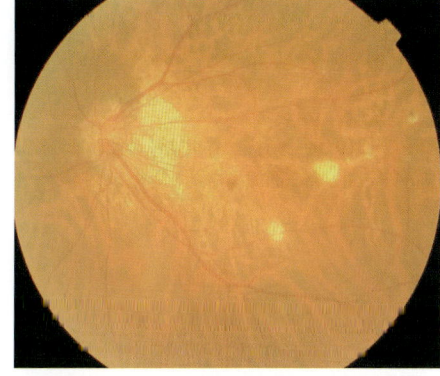

図3 近視性中心窩分離症の黄斑円孔型（MH type）
（a〜d；NIDEK の機器を使用）
a. 初診時．MF は認めない．
b. 6 か月後．網膜内層分離を認める．
c. 1 年後．悪化時．硝子体牽引を認め，広範囲に及ぶ網膜内層分離と網膜間隙に架橋構造認める．
d. 1 年 1 か月後．黄斑部に網膜剥離が出現した．
e. d と同日のカラー眼底写真．網膜脈絡膜萎縮を認めるも，明らかな MF は観察しがたい．

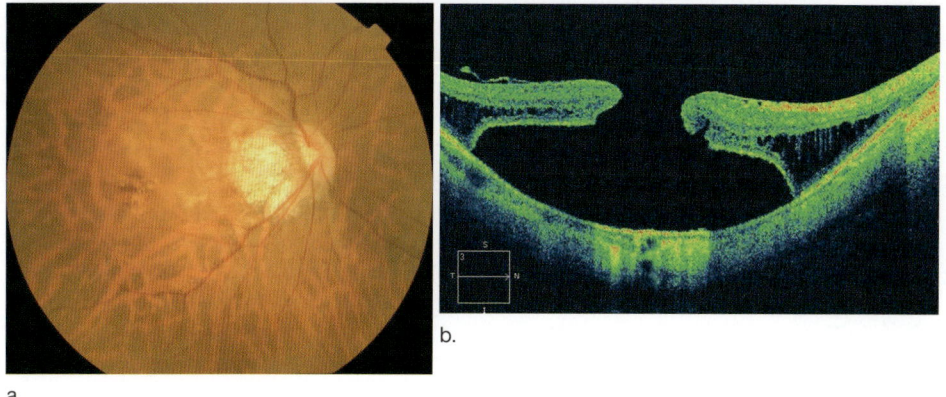

図4 黄斑円孔網膜剝離（MHRD）
a. カラー眼底写真．豹紋状眼底のため明らかな MHRD は認めない．
b. OCT 所見（Cirrus™ OCT）．黄斑円孔と周囲に網膜剝離を認める．

視力（0.2）と低下しており硝子体手術施行するも，術後早期には網膜下液が残存しており（図6），術後 1 年後に網膜下液が消失した

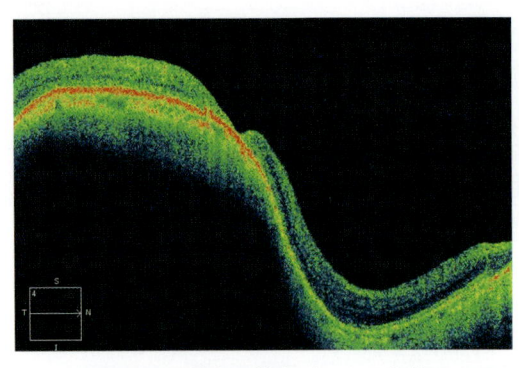

図5 MHRDに対する黄斑バックル術後のOCT所見（Cirrus™ OCT）

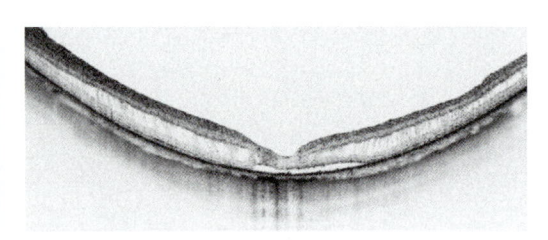

図6 図2の症例の術後早期（NIDEKの機器を使用）
おおむね復位しているものの，網膜下液（subretinal fluid；SRF）残存を認める．

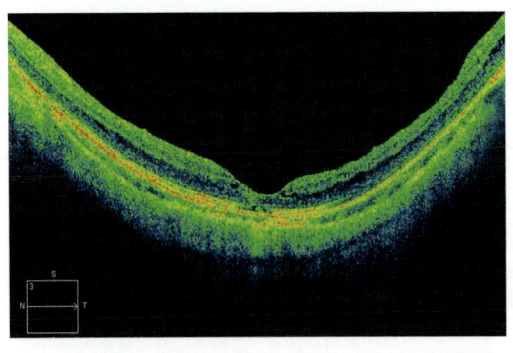

図7 図2の症例の術後1年後（Cirrus™ OCT）
SRFが減少している．

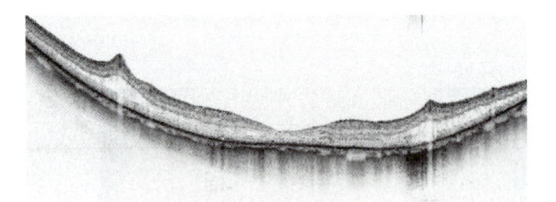

図8 MF（FDtype）術後（NIDEKの機器を使用）
網膜血管によって生じた網膜微小皺襞を認める．

（図7）．また，牽引性黄斑症の硝子体手術後に網膜血管微小皺襞が高頻度にみられ，これら潜在的牽引力が，前述したように再発に関与している（図8）．

手術成績：MHRDの手術成績はあまり芳しくなく，最終網膜復位率は90％以上であるが，円孔閉鎖率はそれほどではない．黄斑バックルでは円孔閉鎖率が硝子体手術より高いが，術後の変視などが問題となることがある．一方，MFはほぼ100％が復位し，術後2段階以上の視力改善は黄斑剝離型で81％，黄斑分離型で50％，黄斑円孔型で41％であった．

まとめ

　MFやMHRDは強度近視眼に高頻度に発症するが，検眼鏡的に見逃される症例も多い疾患であった．OCTの出現により比較的容易に診断が可能となり，早期の段階での診断と硝子体手術施行のタイミングの判断が，多くの患者の視力予後を向上させていると考える．

（城　友香理）

近視性脈絡膜新生血管

概要

　近視性脈絡膜新生血管（myopic choroidal neovascularization；近視性 CNV）は，強度近視の黄斑部に生じる脈絡膜新生血管であり，現在では保険適応外ではあるが，PDT（photodynamic therapy）や抗 VEGF（vascular endothelial growth factor）療法などの治療が行われている．しかしながら，近視性 CNV は退縮後の網脈絡膜萎縮の発生などの問題があり，依然として強度近視の重篤な視力障害の原因である．

OCT 所見

　近視性 CNV は，その病期を三段階に分けることができる[1,2]．以下，その代表的所見について述べる．

1. **活動期（active phase）**：近視性 CNV は，ほぼ Gass 分類 Type II の脈絡膜新生血管であり，活動期の OCT 所見は，網膜色素上皮を越えて伸展している脈絡膜新生血管に加えて，網膜下液や色素上皮剝離，囊胞様変化などのさまざまな滲出性変化を伴っている（図1）．しかしながら加齢黄斑変性に比べて病変は小さく，所見に乏しいことが多い[3]．
2. **瘢痕期（scar phase，Fuchs 斑）**：滲出性変化が減少し，CNV が退縮し瘢痕期となる．OCT ではやはり滲出性変化が改善し，囲い込むように CNV 周囲を網膜色素上皮が伸展してくる（図2）．
3. **萎縮期（atrophic phase，macular atrophy）**：CNV はさらに退縮し，CNV 周囲の網脈絡膜は菲薄化し，網脈絡膜萎縮となる．OCT では，CNV 周囲の菲薄化した網膜を認める（図3）．

文献は p.325 参照．

合併病変

　以前われわれは，萎縮期の CNV には近視性牽引黄斑症（myopic traction maculopathy；MTM）の頻度が高いことを報告した（図4）[4]．また，近視性 CNV に対する抗 VEGF 療法後に，急速に

図1　活動期の近視性 CNV
a. 黄斑部をはさんで鼻側，および耳側に灰白色の病巣を認める．
b. 同症例の後期 FA 像．旺盛な色素漏出を認める．
c. 同症例の OCT．網膜色素上皮上の CNV と，周囲に滲出性網膜剝離を認める．

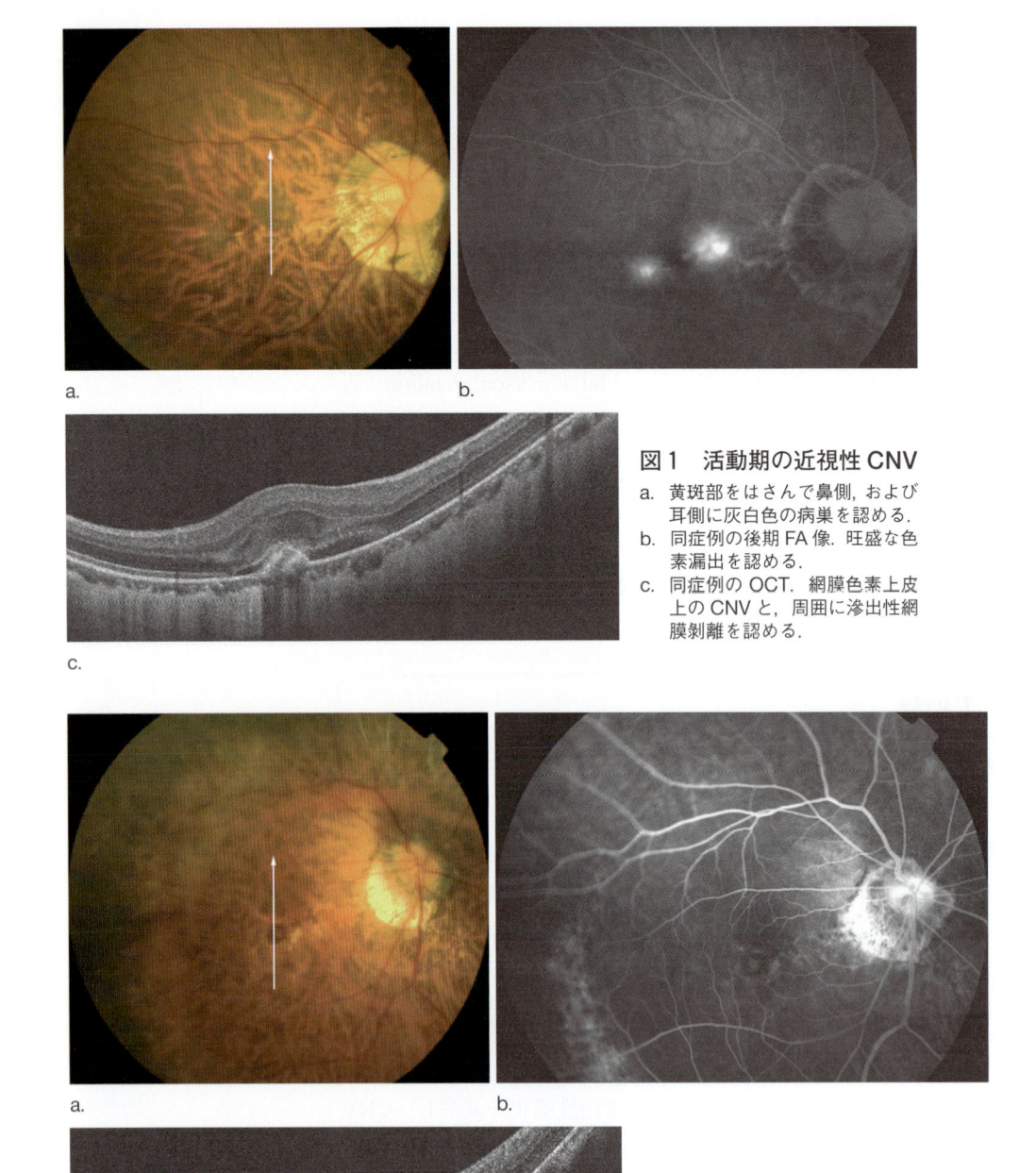

図2　瘢痕期の近視性 CNV
a. 黄斑部に円形の色素沈着を伴う病巣を認める．
b. 同症例の後期 FA 像．色素漏出は認めない．
c. 同症例の OCT．滲出性変化は認めず，網膜色素上皮による CNV の囲い込みがみられる．

MTM が進行する症例があることも報告している（図5）[5]．このように萎縮期に入った後や治療によって瘢痕化を得た症例でも，定期

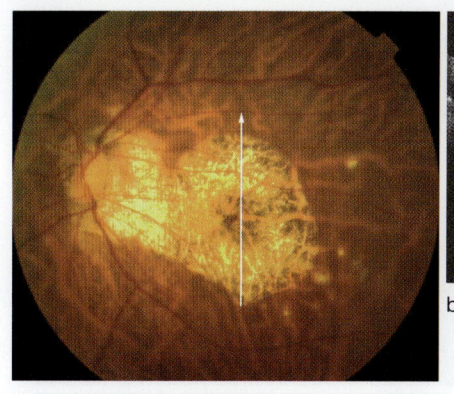

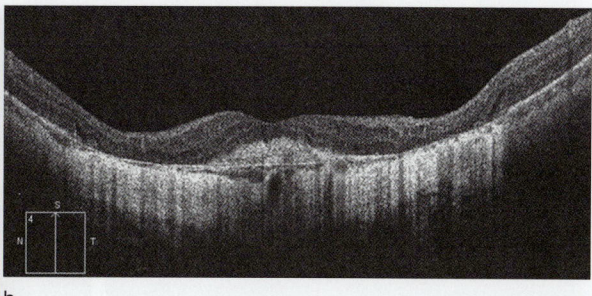

図3 萎縮期の近視性CNV
a. CNV周囲に網脈絡膜萎縮を認める.
b. 同症例のOCT. 網膜は菲薄化し, 網脈絡膜萎縮部位での強膜の輝度上昇を認める.

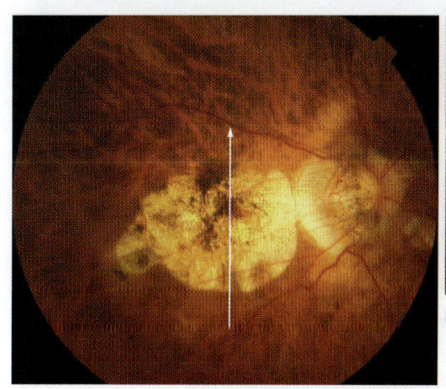

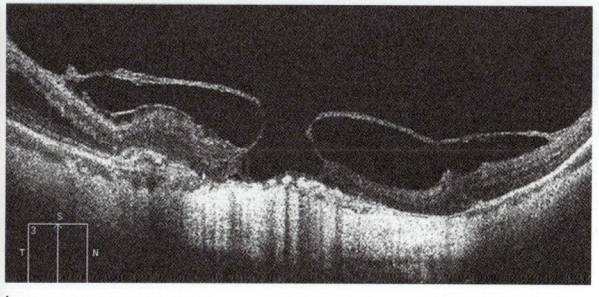

図4 萎縮期CNVにMTMが合併している症例
OCTにて網脈絡膜萎縮内に網膜分離, 内層分層円孔を認める.

的にOCTにて経過をみることが必要である. さらに, 治療前にすでにMTMを合併している症例では, 治療後のMTMの増悪に十分気をつけて経過をみる必要がある.

抗VEGF療法前後の近視性CNV

　近視性CNVに対して抗VEGF療法を行い, その効果判定をOCTにて行う施設が多い. 抗VEGF療法によってCNVの滲出性変化が減少し, 瘢痕化した所見を認める. このように, PDTや抗VEGF療法などによる治療効果判定にはOCTは非常に有用であるが, OCT単独での判定には注意を要する. 近視性CNVは, 加齢黄斑変性によるCNVと異なり, 滲出性変化に乏しいことが多く, また, 治療後のFA (fluorescein angiography；フルオレセイン蛍光造影) 上で

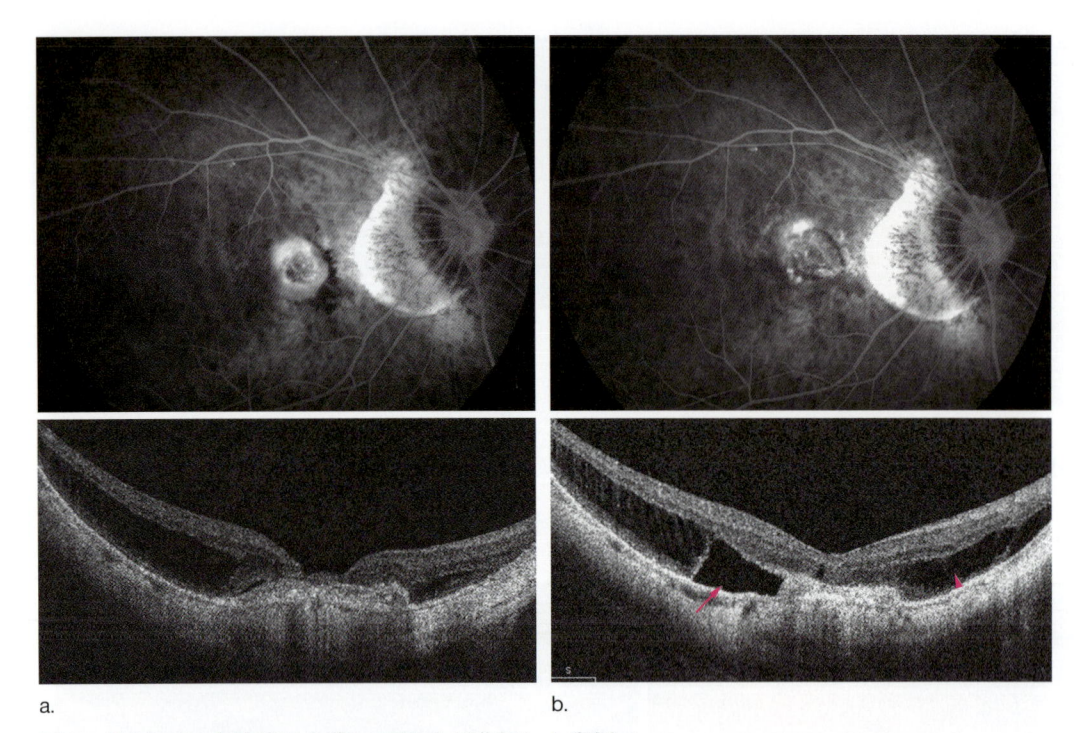

図5 抗VEGF療法後に急速にMTMが進行した症例（a, bともに上図はFA，下図はOCT）
a. FAにて色素漏出を伴うCNVおよび周囲に出血によるブロックを認める．OCTにてCNV周囲のMTMが確認できる．
b. 同症例の抗VEGF療法後9か月後のFAおよびOCT．FAにてCNVからの色素漏出は認めず，瘢痕化を得ている．OCTでは，網膜分離の増悪（矢頭）および網膜剥離の出現（矢印）を認める．

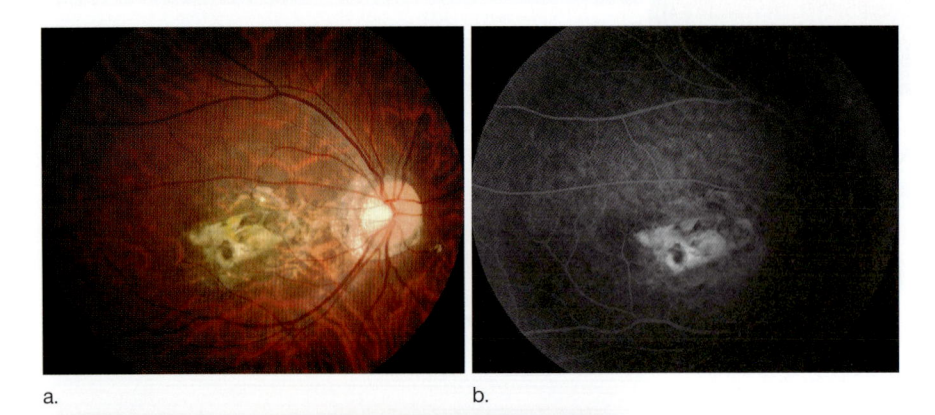

図6 CNV瘢痕期に網膜囊胞が残存している症例
a. カラー眼底写真．瘢痕化したCNVを認める．
b. 同症例の後期FA像．色素漏出は認めず，組織染による過蛍光を呈している．
c. 同症例のOCT．瘢痕化したCNVの上に網膜囊胞が残存している．

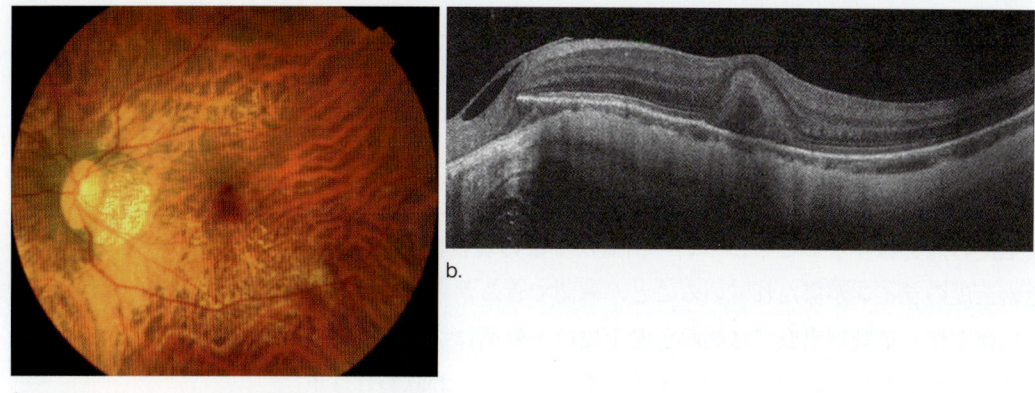

図7 典型的な単純型黄斑部出血の症例
a. カラー眼底写真にて，黄斑部の出血を認める．
b. OCTでは，網膜色素上皮のラインが保たれている．

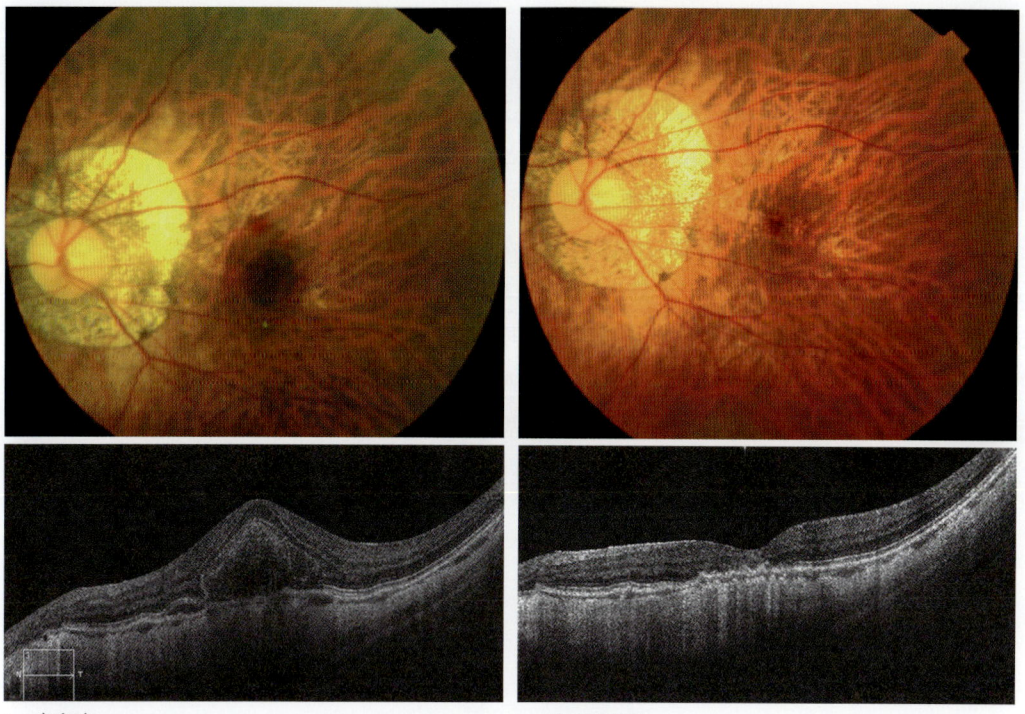

a. 出血時　　　　　　　　　　　　　　　　　b. 出血吸収後

図8 多量の出血をきたした単純型黄斑部出血の症例（a, bともに上図はカラー眼底写真，下図はOCT）
a. 黄斑部に背景の紋理眼底が確認できないほどの濃厚な出血を認める．OCTでは網膜色素上皮のラインが不鮮明であり，出血は外境界膜を越えて伸展している．
b. 出血は自然吸収されたが，OCTにてIS/OSの不整が残存している．矯正視力も（0.5）と，完全には戻っていない．

漏出のない瘢痕期でも網膜囊胞が残存していることがあり，滲出性変化が残存していると誤ってしまうことがあるからである（**図6**）．

近視性 CNV と鑑別を要する疾患：単純型黄斑部出血

　単純型黄斑部出血は，lacquer crack と呼ばれる Bruch 膜の微細な機械的断裂に伴う出血である．自然吸収が期待され比較的予後良好な疾患である．近視性 CNV と同様，黄斑部に出血を伴うが，網膜色素上皮の障害は少ないことが多い．出血が少量の場合は OCT 網膜色素上皮のラインが保たれていることが確認できるが（図7），多量の出血を伴う単純型出血では網膜色素上皮は不鮮明になり，近視性 CNV と OCT だけで鑑別するのは困難である（図8）．われわれは単純型黄斑部出血の OCT 所見と視力予後の関係を詳細に検討し，その結果，外境界膜を越えて内層に及ぶ出血は自然吸収されても IS/OS の不整を残し視力が完全に戻らないことが多いと報告した[6]．

OCT 検査の位置づけ

　近視性 CNV の OCT 所見について概説した．近視性 CNV の治療進歩とともにその効果判定に OCT を用いることが多々あると思われる．OCT は FA に比してはるかに非侵襲的な検査であり，瘢痕化を得たときの所見は FA に劣らないほど信頼性が高い．しかしながら前述したように，OCT 単独での効果判定には多少の注意を要する．また，萎縮期に入った CNV でも MTM の増悪を念頭に定期的に検査をしたほうが望ましい．今後，OCT は FA にとって代わって近視性 CNV 診療における重要な検査になると思われるが，以上のことに注意する必要がある．

　　　　　　　　　　　　　　　　　　　　　　　（森山無価）

クリニカル・クエスチョン

正視眼にみられる黄斑円孔網膜剝離について教えてください

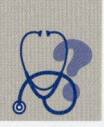

Answer 正視眼に黄斑円孔網膜剝離が発生することはまれですが，もしみられたら通常の黄斑円孔に硝子体黄斑牽引症候群が併発した状態と考えられます．

文献は p.325 参照．

病態と発生機序

黄斑円孔網膜剝離は，一般に後部ぶどう腫や後極部脈絡膜萎縮などに伴った，中等度から高度近視の変性近視眼に発症する．正視眼に発症することはまれであるが，硝子体黄斑牽引症候群の病態が併発した際には，黄斑円孔網膜剝離を発症する場合がある．

強度近視と正視における違い

強度近視と正視における黄斑円孔網膜剝離の大きな違いは，後部硝子体剝離の状態である．強度近視の場合，後部硝子体剝離は生じている場合が多い．一方，正視の場合，未剝離か不完全である．網膜剝離の発生機序としては，近視の場合，後部硝子体剝離が形成さ

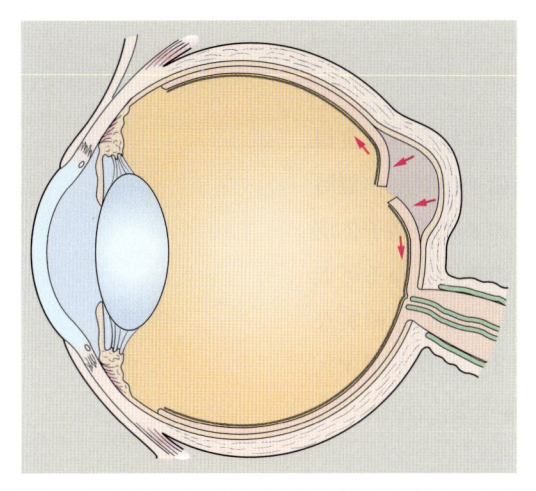

図1 近視眼における黄斑円孔網膜剝離の発生機序
眼軸の延長や後部ぶどう腫の進行により，網膜の長さが不足し黄斑円孔が形成され，それに加えて薄い硝子体皮質の収縮により前方に向かう牽引が生じることで，黄斑円孔網膜剝離が発生する．

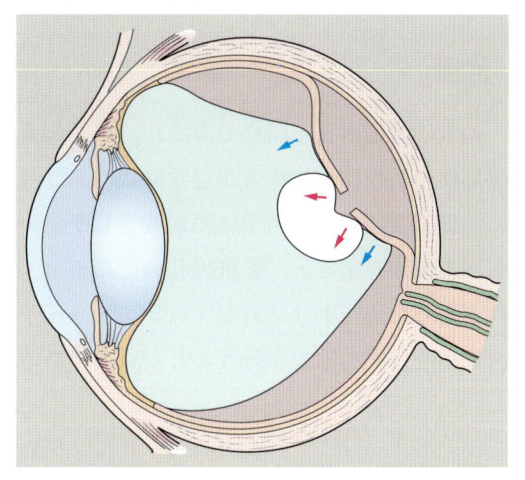

図2 正視眼における黄斑円孔網膜剝離の発生機序
特発性黄斑円孔と同様に，黄斑上の硝子体の収縮により黄斑部に牽引が掛かり（図1，矢印），円孔が形成される．さらに広範囲に網膜硝子体癒着が存在した場合，硝子体の収縮に伴い牽引され（青矢印），網膜剝離が発症する．

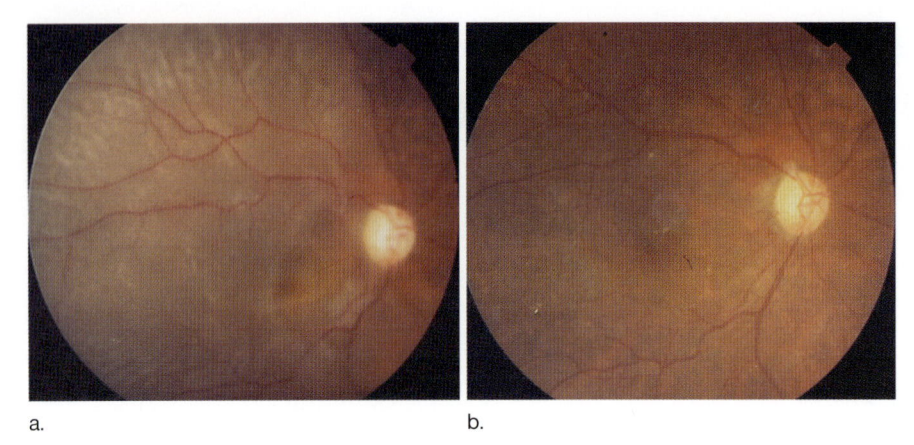

図3 正視眼にみられた黄斑円孔網膜剝離
a. スリット状の黄斑円孔とその周囲に肥厚した後部硝子体膜を認めた.
b. 網膜は復位し黄斑円孔の閉鎖を認める.

れていたとしても，硝子体皮質が網膜全面に存在していることが多く，それによる網膜の伸展性の低下，および眼軸の延長や後部ぶどう腫の進行により，網膜の長さが不足し黄斑円孔が形成され，それに加えて薄い硝子体皮質の収縮により前方に向かう牽引が生じることで，黄斑円孔網膜剝離が発生する（図1）．一方，正視眼の場合，特発性黄斑円孔と同様に，黄斑上の硝子体の収縮により黄斑部に牽引が掛かり（図1，矢印），円孔が形成される．さらに広範囲に網膜硝子体癒着が存在した場合，硝子体の収縮に伴い牽引され（図2，青矢印），網膜剝離が発症する可能性がある．

治療

通常の黄斑円孔と同様であるが，硝子体黄斑牽引症候群では黄斑部周囲の網膜硝子体癒着が通常強固であり，後部硝子体剝離作製時に黄斑部周囲に後部硝子体膜が残存しやすい．このような硝子体皮質が術後残存すると，黄斑円孔の閉鎖不全・拡大の要因となる可能性があるため，トリアムシノロンにより硝子体を可視化し，確実な後部硝子体膜の除去を行うことが重要である．図3に症例を示す．

（佐藤孝樹，池田恒彦）

8. 緑内障，視神経疾患

OCT による乳頭解析

OCT と HRT の比較

　緑内障診断において，視神経乳頭および網膜神経線維層（retinal nerve fiber layer；RNFL）の形態学的変化の検出はきわめて重要であり，視神経乳頭の陥凹やリム，RNFL 厚などを定量的に測定できる光干渉断層計（optical coherence tomograph；OCT）は緑内障診断に有用である．乳頭形状解析で代表的なものは Heidelberg Retina Tomograph（HRT）であるが，HRT でリムの評価をするには検者が乳頭外縁を決める必要があり，また，陥凹とリムの境界を決める基準面が，HRT では乳頭耳側の網膜表面から 50 μm の深さを基準にしているため，緑内障の進行に伴う RNFL の菲薄化により基準面が変化するという欠点があった[1]．一方，OCT は網膜色素上皮（または Bruch 膜）の断端を検出し自動的に乳頭外縁が決められ，また，基準面も網膜色素上皮の高さを基準に決めるため RNFL の菲薄化の影響を受けず，再現性と診断力の向上が期待されている[2,3]．

　ここでは，四つの spectral-domain OCT による視神経乳頭解析について，それぞれの解析項目も含め具体的に説明する．

3D OCT-2000（トプコン）

　3D OCT-2000 では，網膜色素上皮の断端を自動検出し乳頭外縁が決められ，また，網膜色素上皮を結んだ面より 120 μm の高さを基準面として乳頭陥凹，リムが定められる．視神経乳頭形状の解析結果は図 1 のように示され，表 1 の項目が表示される．また，R/D ratio では各経線方向での R/D 比が示され（図 2），リムの菲薄化している部位が一目でわかる．

RTVue®-100（Optovue）

　RTVue®-100 では，まず 3D Disc 解析で乳頭外縁を自動検出する（図 3）．網膜色素上皮の断端をもとに乳頭外縁が決められ，網膜色素上皮を結んだ面より 150 μm の高さを基準面として乳頭陥凹，リ

文献は p.326 参照．

＊1 Linear CDR
経線に沿った平均的な線カップ／ディスク比＝面積カップ／ディスク比の平方根

＊2 R/D 比（角度）
R/D 比が最小になる角度で，角度の座標系は右眼／左眼によらず，解析画面を正面にみて，以下のようになる．

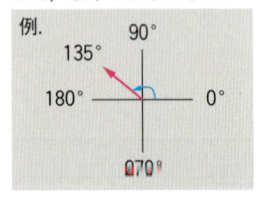

表1 機種ごとの解析項目

3D OCT-2000	RTVue®-100	Cirrus™ HD-OCT	RS-3000
Disc area（mm^2） Cup area（mm^2） Rim area（mm^2） C/D area ratio Linear CDR[*1] Vertical CDR Cup volume（mm^3） Rim volume（mm^3） Horizontal D.D（mm：垂直方向の最大乳頭径） Vertical D.D（mm：水平方向の最大乳頭径）	Disc area（mm^2） Cup area（mm^2） Rim area（mm^2） Rim volume（mm^3） Nerve head volume（mm^3） Cup volume（mm^3） Cup/Disc area ratio Cup/Disc Horizontal ratio Cup/Disc Vertical ratio	Rim area（mm^2） Disc area（mm^2） Average C/D ratio Vertical C/D ratio Cup volume（mm^3）	C/D比（水平） C/D比（垂直） R/D比（最小：リム乳頭径比が一番小さくなる値） R/D比（角度：リム乳頭径比が最小になるときの角度）[*2] Disc面積（mm^2） Cup面積（mm^2）

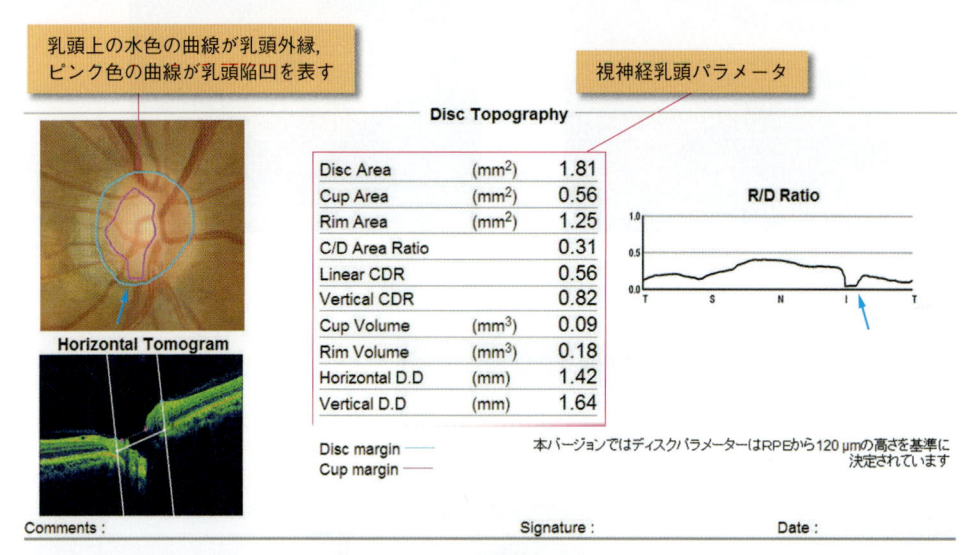

図1 3D OCT-2000の視神経乳頭形状解析結果
眼底写真にみられる下方のノッチがR/D ratioで一致してみられる（青矢印）．

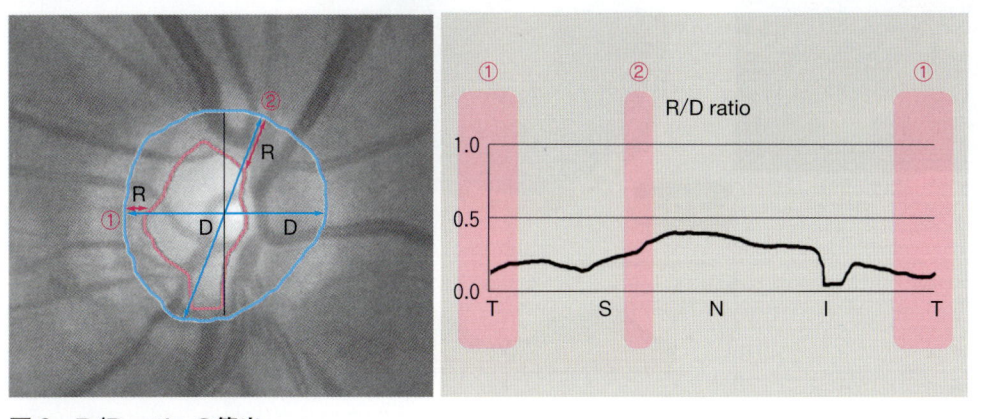

図2 R/D ratioの算出
D：乳頭重心を通る指定方向の直径
R：D上で，重心からカップの距離を引いてリム幅を算出
右図：R/Dを各経線方向で算出しグラフ化

オレンジ色が乳頭外縁

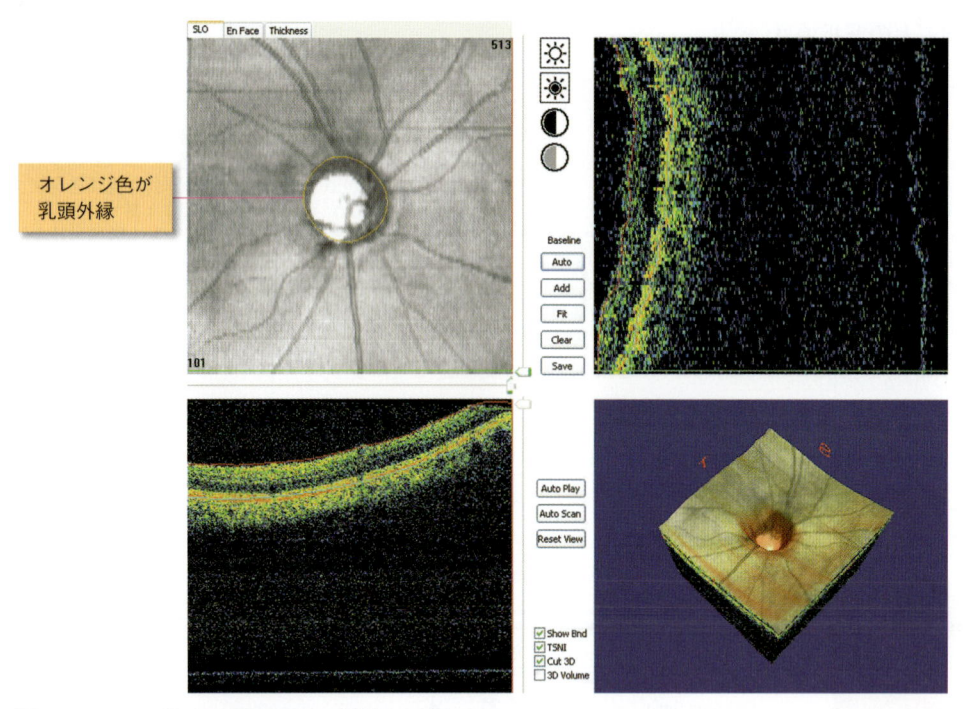

図3　RTVue®-100 3D Disc 解析

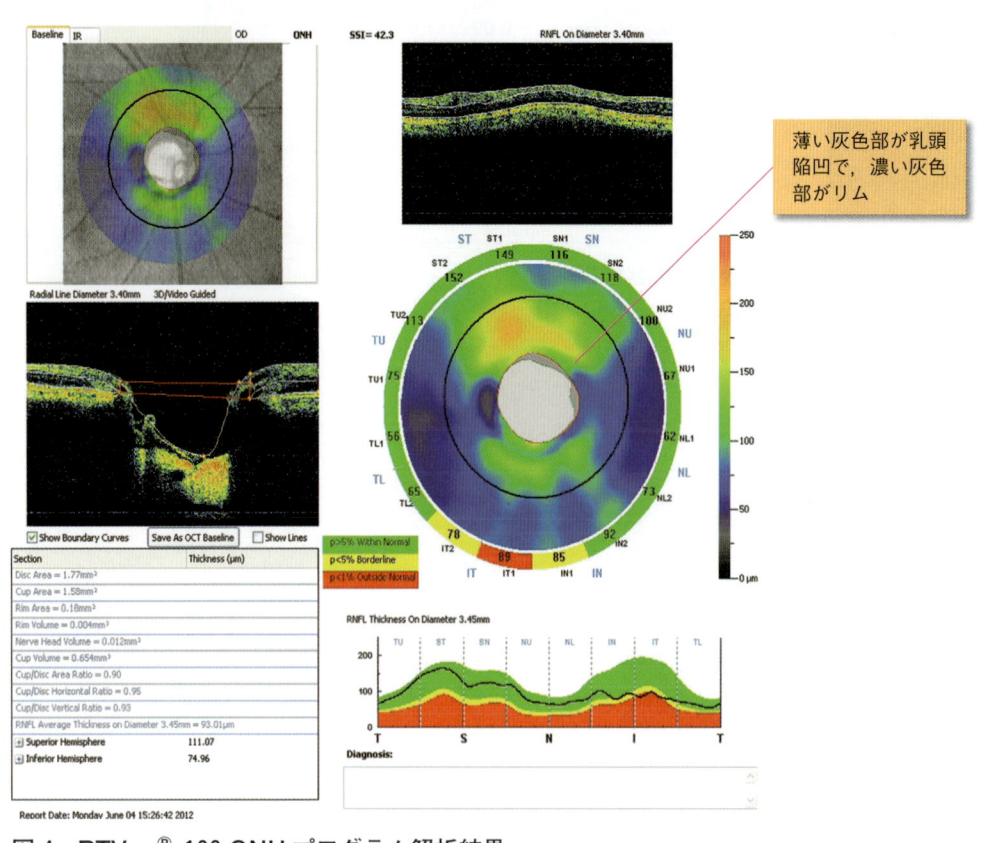

薄い灰色部が乳頭陥凹で，濃い灰色部がリム

図4　RTVue® 100 ONH プログラム解析結果

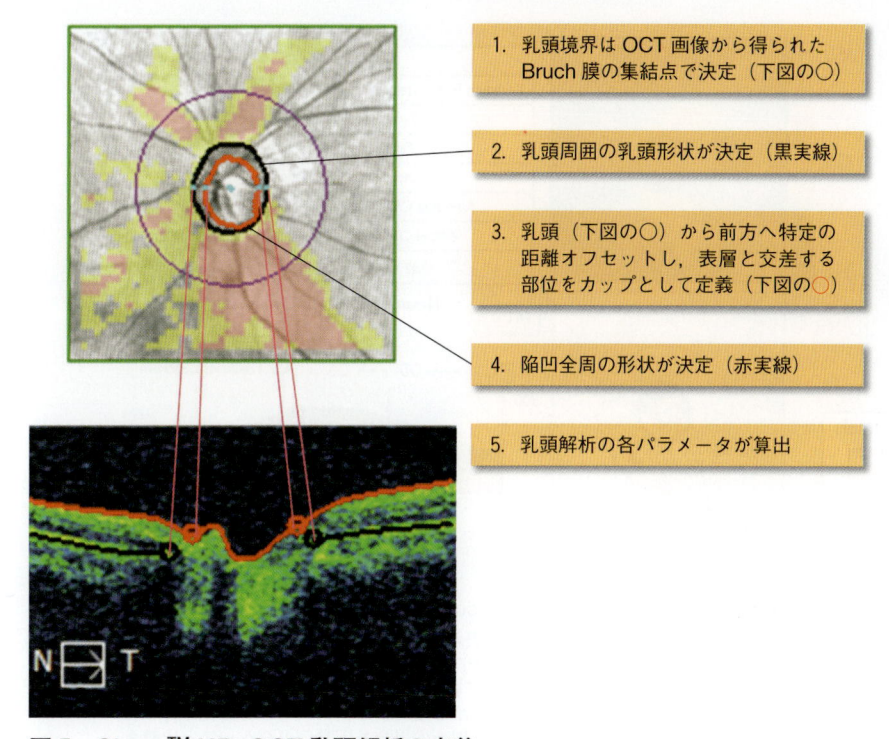

図5 Cirrus™ HD-OCT 乳頭解析の定義
(写真提供：software version 5.0, Carl Zeiss Meditec)

1. 乳頭境界は OCT 画像から得られた Bruch 膜の集結点で決定（下図の○）
2. 乳頭周囲の乳頭形状が決定（黒実線）
3. 乳頭（下図の○）から前方へ特定の距離オフセットし, 表層と交差する部位をカップとして定義（下図の○）
4. 陥凹全周の形状が決定（赤実線）
5. 乳頭解析の各パラメータが算出

ムが定められる. もし 3D Disc 解析で乳頭外縁の自動検出がうまくできないときは, video disc baseline で二次元的にマニュアルで乳頭外縁を定めることもできる. 視神経乳頭形状の解析結果は図4のように示され, 表1の項目が表示される.

Cirrus™ HD-OCT（Carl Zeiss Meditec）

Cirrus™ HD-OCT は, ほかの OCT のように基準面をもとに乳頭陥凹, リムを定める方法ではなく, 図5に示すように Bruch 膜終端から最短の網膜表面をプロットしてカップエリアを定めている. 視神経乳頭形状の解析結果は図6のように示され, 表1の項目が表示される. 乳頭面積以外の視神経乳頭パラメータは年齢正常データベースと比較して, 正常は緑, ボーダーライン（<5%）は黄色, 正常範囲外（<1%）は赤色で示される. また, 乳頭面積が $1.33\,mm^2$ 以下もしくは $2.5\,mm^2$ 以上の場合は, 正常データベースと比較されず適応外（灰色）となる.

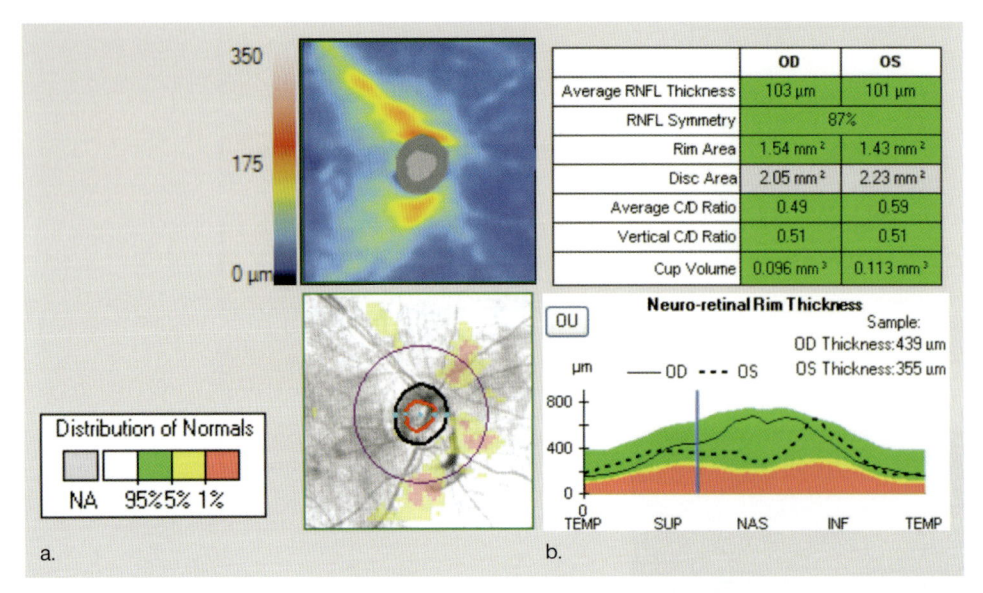

図6　Cirrus™ HD-OCTの視神経乳頭形状解析結果（software version 5.1）
a（上図）．RNFL厚カラーマップでカップ・ディスク形状を灰色で表示．陥凹内は薄い灰色，リムは濃い灰色．
a（下図）．OCT fundus上にRNFL測定サークル（紫），カップ（赤）とディスクマージン（黒）を表示．
b（上図）．視神経乳頭パラメータが年齢正常データベースと比較して表示される．緑色は正常，黄色はボーダーライン（<5％）赤色は正常範囲外（<1％）．Disc areaは正常データベースとの比較は行われず，また，Disc areaが1.33 mm²以下もしくは2.5 mm²以上の場合も正常データベースと比較されず適応外（灰色）となる．
b（下図）．視神経乳頭全周のリム厚のTSNITグラフ．右眼が実線，左眼が点線で表示．

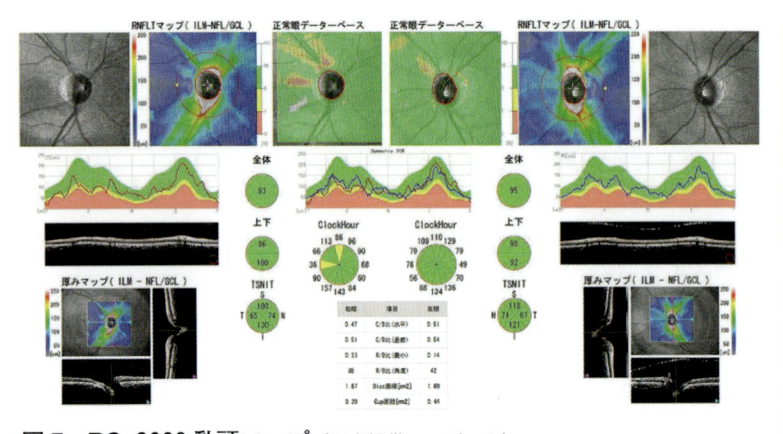

図7　RS-3000乳頭マップ（写真提供：ニデック）

RS-3000（ニデック）

　RS-3000では，網膜色素上皮の断端を自動検出し乳頭外縁が決められ，また，網膜色素上皮を結んだ面より150μmの高さを基準面として乳頭陥凹，リムが定められる．視神経乳頭形状の解析結果は図7のように示され，表1の項目が表示される．視神経乳頭形状編集機能があり，乳頭外縁だけでなく，乳頭陥凹の編集も可能である（図8）．

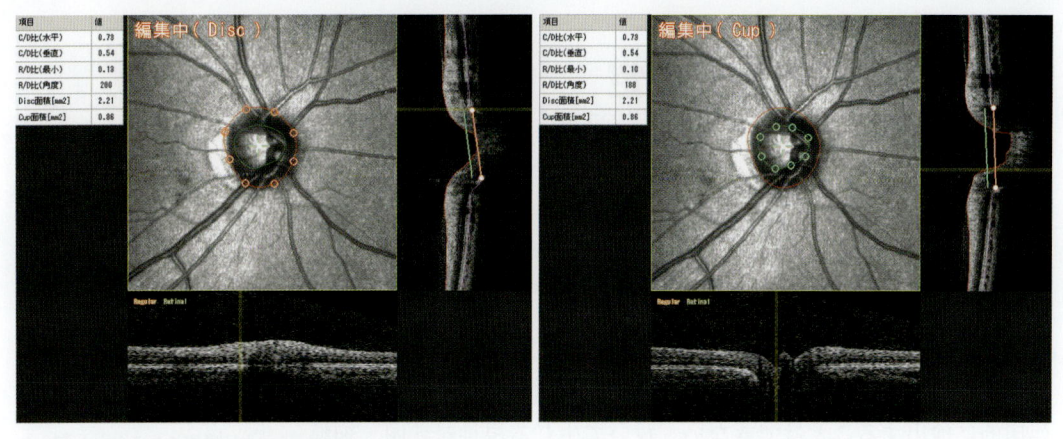

図8 視神経乳頭形状編集機能（写真提供：ニデック）

OCTによる乳頭形状解析の利点

視神経乳頭陥凹やリムの変化とRNFL厚の変化を同時に判定することができ、緑内障の診断に有用である。

また、視神経乳頭の大きさが定量でき、RNFL厚は乳頭面積に影響を受けることが報告されていること[4]、また、大きな視神経乳頭では生理的陥凹が大きいことが知られており、その点を踏まえて診断ができる。さらに、視神経乳頭陥凹の拡大進行を定量することができ、診断のみならず進行判定に有効な可能性がある。

OCTによる乳頭形状解析の注意点

OCTで算出される陥凹乳頭径比（cup-to-disc ratio；C/D比）やリム乳頭径比（R/D比）は、一定のアルゴリズムに従って自動的（機械的に）判定されるため、実際の臨床所見とは多少異なる場合がある。

傍乳頭網脈絡膜萎縮の大きな症例や、画像の質が低い症例では乳頭外縁の自動検出が不正確になることがある[5]ため、その際はマニュアルで乳頭外縁の設定をしなおす必要がある（四つのOCTすべてに乳頭外縁の修正機能がある）。

（安樂礼子，富田剛司）

網膜神経線維層厚測定

測定におけるこれまでの問題点

　緑内障の最も初期の段階で起こる網膜神経節細胞死[*1]は，通常，臨床的に検出することはできない．続いて生じる視神経乳頭，網膜神経線維層（retinal nerve fiber layer；RNFL）の変化は眼底鏡による観察や眼底写真でもとらえることが可能で，かつ，慢性的な緑内障では視野障害の出現に数年以上先行することが知られている[1]ため，緑内障の初期診断においては眼底の詳細な観察が最も重要視されてきた．しかし，検眼鏡的観察や写真の撮影・判定には主観的な要素が入る余地が大きく，また，判定者によって結果の不一致が少なくない[2]など，より客観的な評価，診断方法が求められ，複数の画像診断機器がそれに応えるべく発展してきた．従来，画像診断にも固有の問題点があり，臨床的な有用性は少なからず限られていたが，近年の光干渉断層計（optical coherence tomography；OCT）の著しい高性能化によって，OCTによる画像評価は緑内障診断において，これまでにない大きな役割を果たすようになっている．

緑内障眼の網膜神経線維層

　網膜神経節細胞が障害されると，軸索の変性・脱落は主に視神経乳頭の上下から局所的に発生したあと徐々に拡大し，検眼鏡的には視神経乳頭から弧状に連続する神経線維束欠損（nerve fiber layer defect；NFLD）として観察される．網膜と網膜色素上皮層の薄い近視眼では，また，びまん性のNFLDは眼底検査や眼底写真では色調の変化が観察しにくいことがあるが，そのような条件下でも，OCTによりRNFLの層厚を定量的に測定することで，NFLDをその幅と深さを含めて客観的に評価することが可能となる．

　すべての神経節細胞の軸索は視神経乳頭に収束するため，視神経乳頭周囲のRNFLを円周状に評価すれば，原理上は視野検査の測定範囲外も含めたすべての神経節細胞の軸索を見落としなく評価できる．

[*1] 緑内障では，網膜神経節細胞が主にアポトーシスにより障害されることが知られている．アポトーシスとは，不要になった細胞を除去するために働く細胞死の過程の一種で，プログラムされた細胞死である．

文献はp.326参照．

OCTによる視神経乳頭周囲RNFL厚の撮影と結果の評価

　現行のほとんどのOCT機器では，固視灯による誘導で視神経乳頭を画面のほぼ中央においてスイッチを押すことで，視神経乳頭の位置を自動的に検出して撮影が行われ，乳頭周囲のRNFL厚がすぐに解析される．撮影方法は機種によって若干異なるが，大きくは"サークルスキャン法"と"3Dスキャン法"に二分される．前者は視神経乳頭を中心にした直径約3.4 mmの円周状に1本のB-スキャンを行うもので，従来のtime-domain OCTと共通の撮影方法である．現在のOCTでは測定時間が非常に短くなったため，測定中の患者の固視のずれが生じにくく，測定後の解析も短時間ですむ．しかし，測定部位がずれると撮影後の修正は不可能なため再度撮影を行う必要があり，測定を検査員に依頼する場合や経時変化を解析する場合には注意が必要である．これに対し後者は，視神経乳頭周囲を含む広い領域を面状に撮影したのちに，あとから視神経乳頭と円周状の解析位置を決定して，神経線維層厚を評価する方法である．撮影には通常2〜3秒を要するため固視の維持が難しい症例もあるが，解析位置の修正が撮影後にいつでも可能であり，広範囲のNFLDの連続性をみることができるなど，大きなメリットがある．こうして測定されたRNFL厚を正常人データと比較して評価することになるが，RNFLの正常値は年齢とともに薄くなり[3]，人種によっても異なるので[4]，年齢をマッチさせた同じ人種の正常人データと比較しなければならない．

測定結果のよみかた

　実際のOCT（3D OCT-2000，トプコン）の測定結果を図1に示す．この図では両眼視神経乳頭を3Dスキャン法で撮影・解析した結果の表示から，左眼部分だけを抜粋した．図の左側には，円周状に解析したRNFL厚を展開してグラフ表示する，いわゆる"TSNITグラフ"が示される．乳頭の上下の位置で二峰性のピークをもつRNFL厚の正常眼データとともに，検査眼のRNFLがどの位置でどれぐらいの厚みをもつのかをグラフにした，一覧性に優れた，従来からの表示方法である．その右下方には，360°の円周を4分割，12分割，36分割したセクタごとのRNFL厚の平均値が示され，正常人データベースをもとに有意水準$p<5\%$で菲薄化している部分が黄色，$p<1\%$で菲薄化している部分が赤色で表示されている．大きな

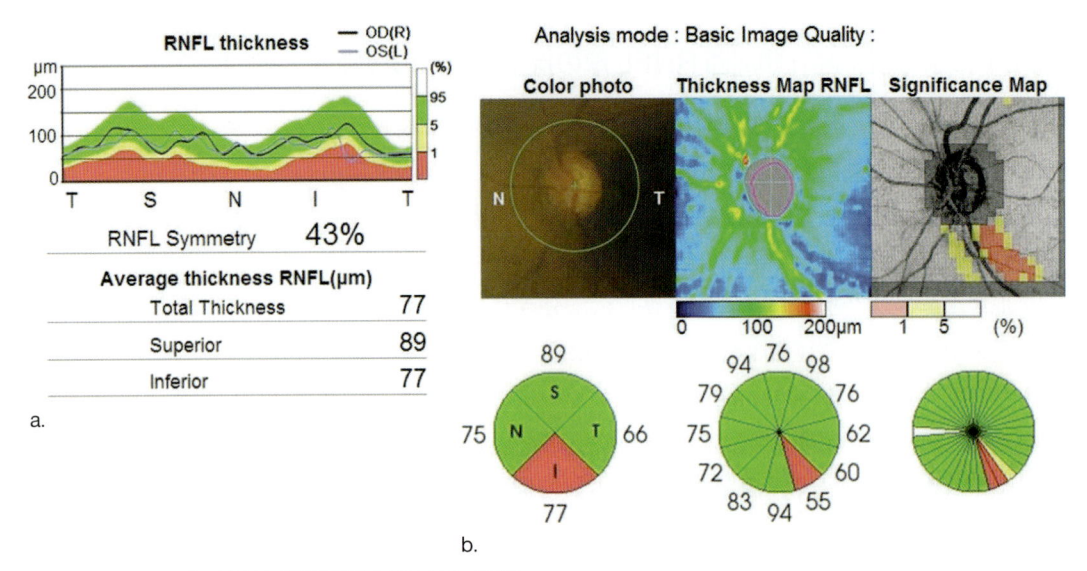

図1 OCTによる視神経乳頭周囲RNFL評価

76歳，女性．開放隅角緑内障患者の3Dスキャン結果．耳下側の視神経乳頭辺縁が薄くなっていることが，TSNITグラフ（a），および円周上に4分割，12分割，36分割したセクタごとのRNFL厚平均と正常人の比較をしたマップ（b）でわかる．またThickness Map，Significance MapでNFLDの連続性を確認することができる．

セクタでの判定は特異度が高く，小さなセクタでの判定は感度が高い．その右上方の表示は，3Dスキャン法で得られる特徴的な情報であり，視神経乳頭周囲の眼底写真と，RNFL厚の実測値をμm単位でマップ表示したThickness Map，そのRNFL厚を細かな格子状のグリッドごとに平均し，正常人データベースをもとに，$p<5\%$と$p<1\%$の有意水準で色で表示したSignificance Mapが並んで表示される．眼底写真では自動認識された視神経乳頭の中心が示されるので，位置がずれていることがわかればマニュアルで調整する必要がある．Thickness MapではRNFLの薄い部位の連続性が確認でき，正常人データと比較したSignificance Mapとあわせてみると，その位置や形状からNFLDであるかどうか，アーチファクトでないか，といった判断が眼底写真を読影するような手順で行いやすい．

実際の症例

前述の図1は76歳，女性．開放隅角緑内障のOCT画像である．視神経乳頭写真を確認すると視神経乳頭辺縁は耳下側で菲薄化しており，連続した部位のRNFL厚が正常眼に比較して薄くなっていることがわかる．図2に示した同じ眼の静的視野検査結果では，上方Bjerrum領域[*2]の暗点が認められ，OCTや視神経乳頭写真の結果と一致していることが確認される．

[*2] 盲点から伸び，鼻側水平経線に至る弓状の領域．この領域で緑内障性視野障害の出現頻度が高い．

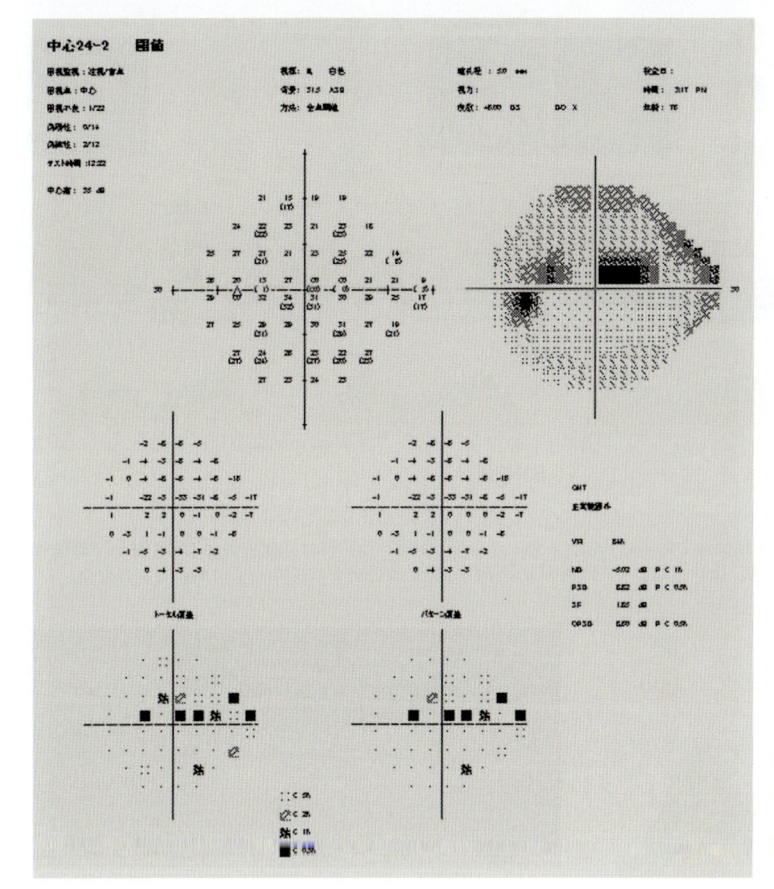

図 2 静的視野検査結果
図 1 と同一症例に対して，同日施行した静的視野検査である．上方 Bjerrum 領域の暗点が認められ，図 1 の OCT 結果と一致している．

OCT での評価に注意を要する例

白内障手術後の症例：図 3 は 65 歳，女性の緑内障患者の白内障手術前後での OCT（Cirrus™ HD-OCT, Carl Zeiss Meditec）結果を示している．術前（図 3a）には $p<1\%$ で菲薄化している部分が広く存在するが，術後（図 3b）には $p<1\%$ で菲薄化している部分がなくなっている．白内障や小瞳孔では信号強度が減弱し RNFL 厚が過小評価される傾向があり，白内障術後に RNFL 厚が増大してみえることがある[5,6]．

硝子体混濁によりアーチファクトが生じた症例（図 4）：図 4a は 69 歳，男性の視神経乳頭周囲の RNFL 厚を示している．この図からは上耳側，上方に加え，下方にも RNFL の菲薄化が疑われるが，実際に B スキャン像（図 4b）を確認すると矢印部分に明らかな画像の乱れがみられる．この症例では，後部硝子体剥離に伴う Weiss' ring が結果に影響していた．

a. 術前 b. 術後

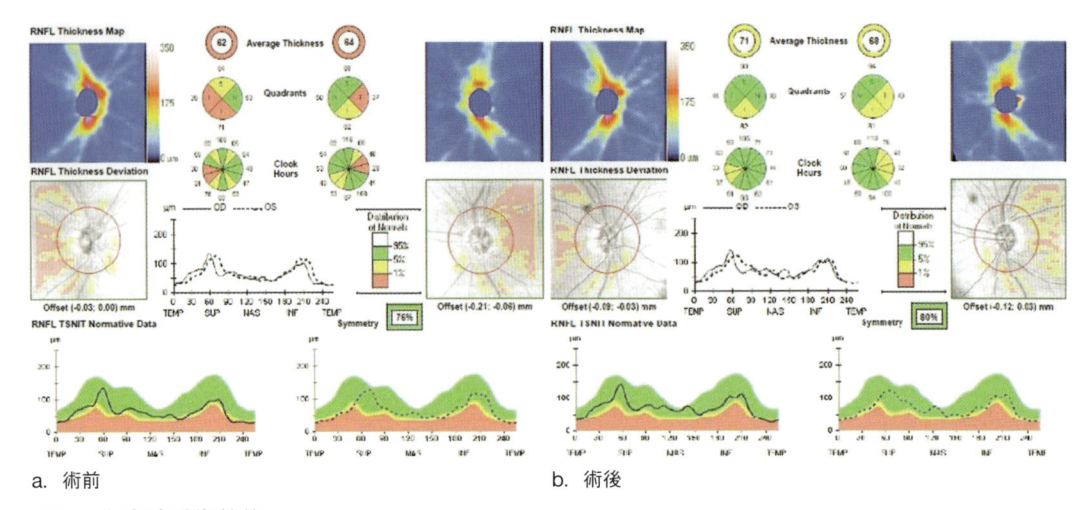

図3 白内障手術前後
65歳，女性．緑内障患者の白内障手術前後でのOCT結果を示している．術前（a）には正常眼のp＜1％基準で菲薄化している部分が広く存在するが，術後（b）にはp＜1％基準で菲薄化している部分がなくなっていることがわかる．

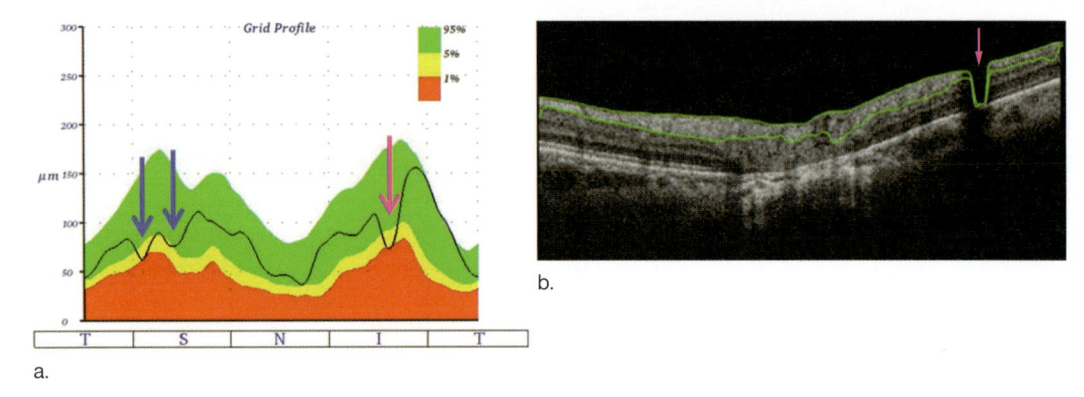

図4 硝子体混濁によるアーチファクト（69歳，男性）
a. 視神経乳頭周囲RNFL厚グラフ．このグラフからは上耳側，上方，下方にRNFLの菲薄化が疑われる．
b. 視神経乳頭周囲Bスキャン画像．矢印部分に明らかな画像の乱れがみられる．

その他：網膜血管（図5），乳頭小窩[*3]，後部硝子体剝離が不完全に生じている症例などもRNFL厚測定に影響を与えている可能性があるので注意を要する．

[*3] 生理的陥凹とは異なる陥凹が，乳頭内の耳側または耳下側にみられることが多く，これによりNFLD，視野障害をきたすこともある．

黄斑部解析

視神経乳頭周囲のRNFL厚測定について述べたが，RNFL厚を含む黄斑部の網膜内各層厚の評価が近年重要視されている．図6は3D OCT-2000（トプコン）による黄斑部解析の一例である．RNFL厚，網膜神経節細胞層（ganglion cell layer；GCL）を含む網膜内層の層厚が黄斑部の6×6mmの範囲で測定されており，その内部を10×10に分割した区画ごとに正常眼との比較が色分けして表示されて

8. 緑内障, 視神経疾患　227

a.

b.

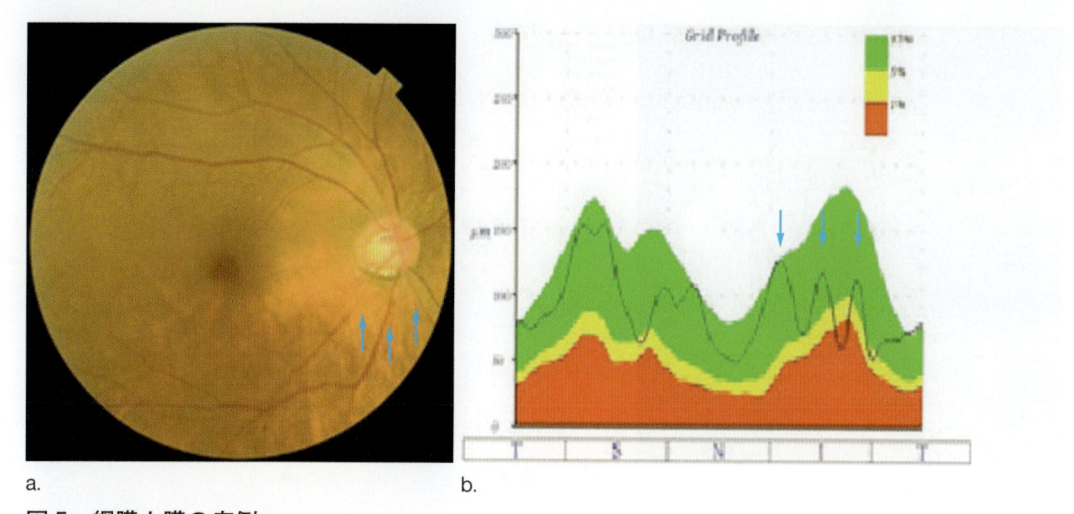

図5　網膜上膜の症例
網膜血管により網膜に牽引が掛かっており, 正確な RNFL 厚が評価できていない.

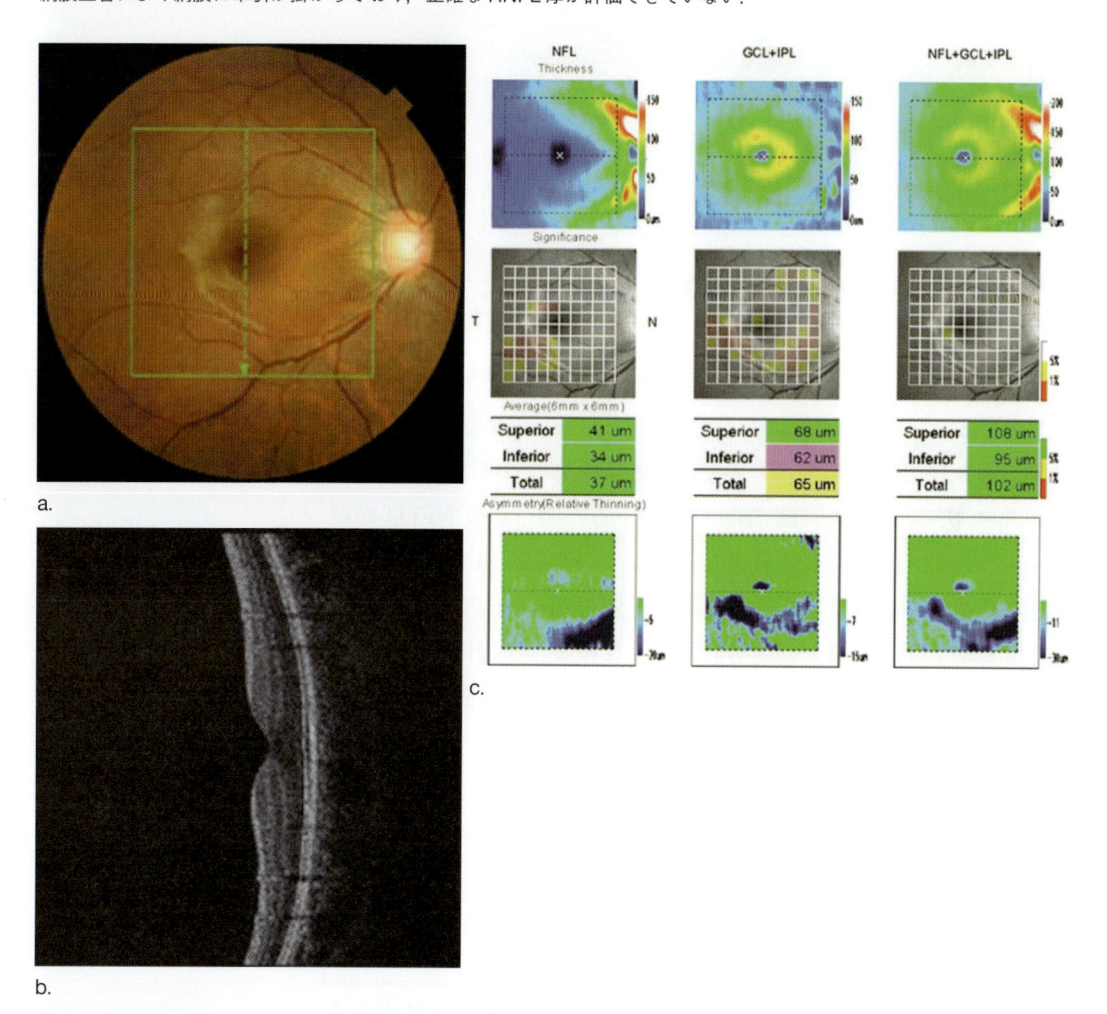

a.

b.

c.

図6　黄斑部解析
26歳, 男性. RNFL および網膜内層が下方で菲薄化している.

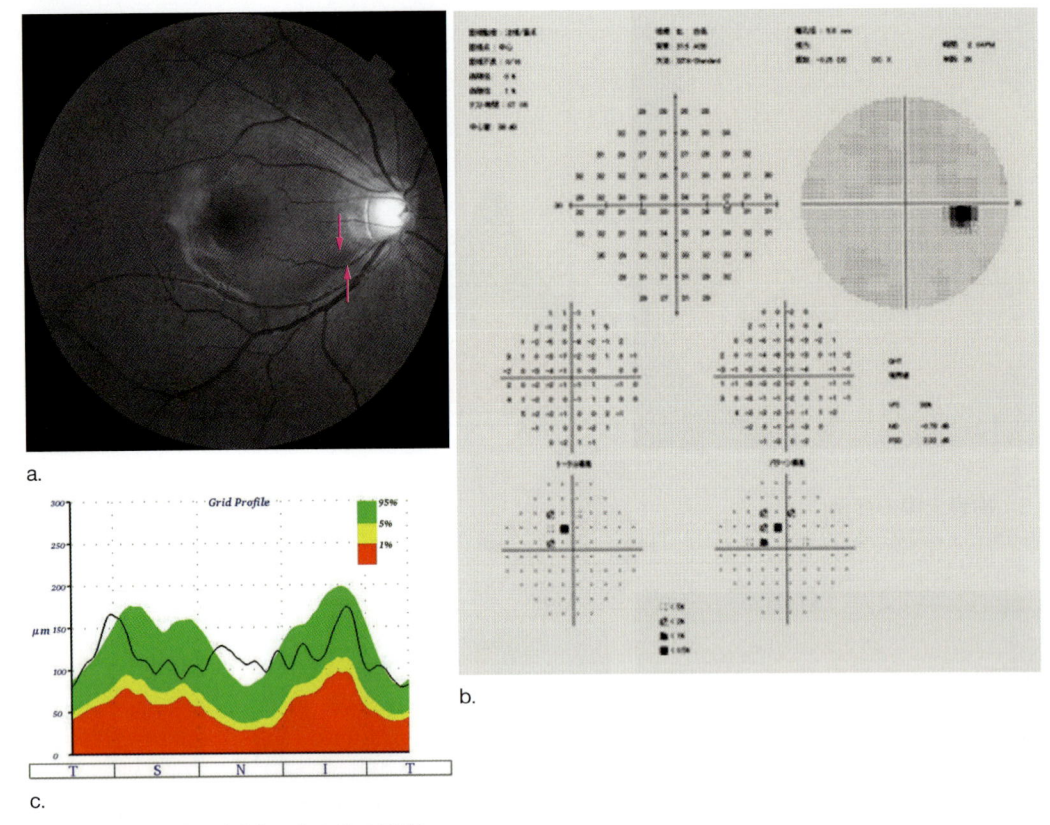

図7 図6と同一症例のその他の所見
a. 眼底写真．矢印部分にNFLDが認められる．
b. 静的視野検査．NFLDに対応する視野障害が認められる．
c. 視神経乳頭解析．網膜が全体的に厚く，視神経乳頭解析では異常と判定されない．

いる．図6は26歳，男性のもので，黄斑部の解析では下方にNFLDがみられる．眼底写真（図7a）では，下方に明らかなNFLDが認められ，視野（図7b）にも同部位に対応する障害が出ている．しかし，この症例の視神経乳頭周囲のRNFL解析（図7c）では網膜が全体的に厚いため，異常と判定されない．このような症例もあり，視神経乳頭解析に加えて黄斑部解析をすることで緑内障診断の精度が上がることが期待される．

　黄斑部解析でも，評価が困難な場合がある．図8は−16Dの強度近視の緑内障眼であるが，黄斑部の下方は後部ぶどう腫となっていて，網膜厚の正確な測定ができていない．

注意点

　OCTは測定も平易で，測定部位・スキャン方法・解析方法をうまく組みあわせることで有用なデータを与えてくれる優れた機器であ

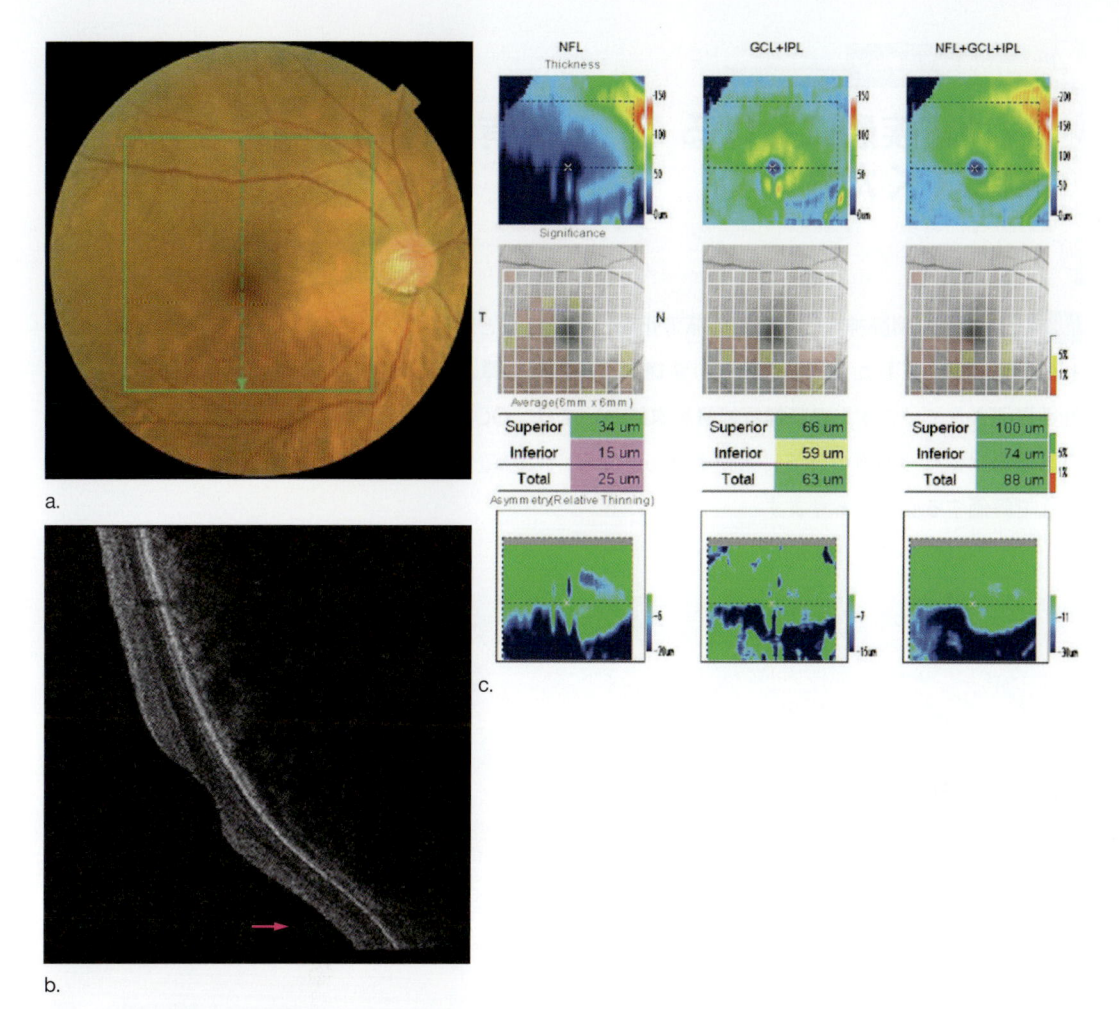

図8 強度近視の緑内障眼の黄斑部解析
黄斑部の下方は後部ぶどう腫となっていて,網膜厚の正確な測定ができていない.

る.しかし,OCTの結果だけでは診断を誤りやすい症例も少なからずあり,網膜硝子体を含め,緑内障以外の病態も考えて詳細な眼底観察を行うことも忘れてはならない.

(青山裕加,間山千尋)

視神経疾患における OCT の有用性と注意点を教えてください

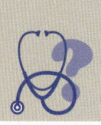

Answer 網膜神経線維層厚の菲薄化が視機能障害と関連するとされ計測されてきましたが，最近になり黄斑部内層網膜の厚み計測の有用性も指摘されています．網膜神経線維層厚については，OCT の機種により計測結果にばらつきのあることがわかっており，このことも理解したうえで評価する必要があります．

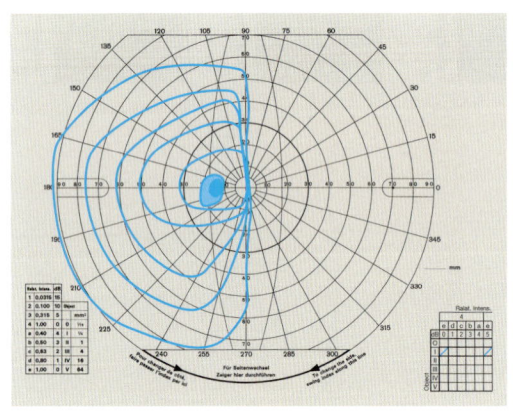

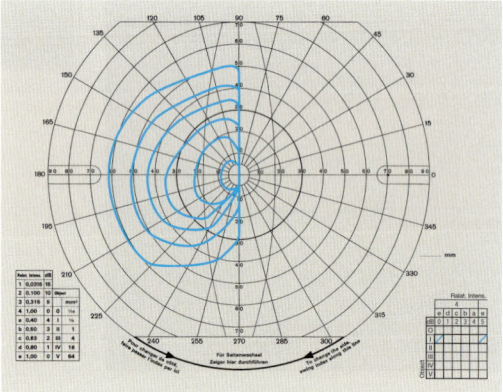

a. Goldmann 視野（左図：左眼，右図：右眼）

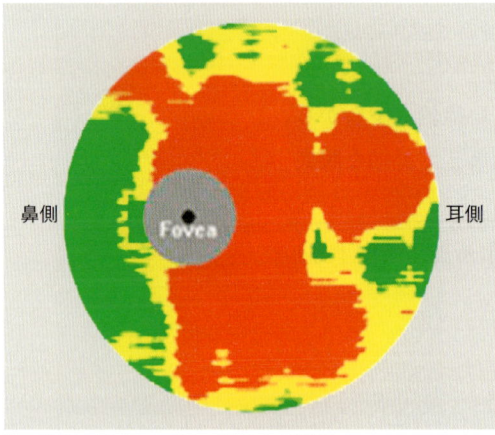

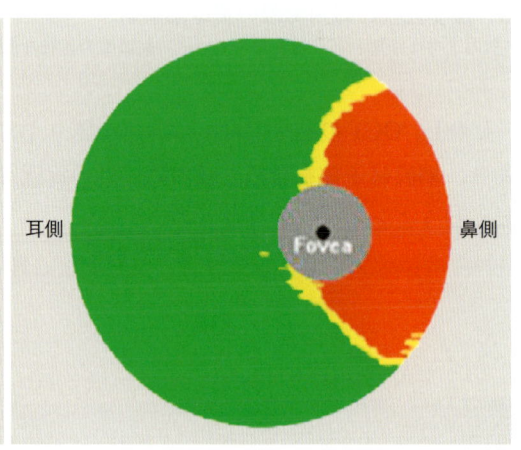

b. GCC（左図：左眼，右図：右眼）

図1 左視索症候群の視野と黄斑部網膜内層厚
a. Goldmann 視野．右同名半盲を認める．
b. RTVue® (Optovue) の ganglion cell complex (GCC) 偏位マップ解析．右眼は耳側半盲に対応して，中心窩より鼻側の GCC が，左眼は鼻側半盲に対応して，中心窩より耳側の GCC が菲薄化している．

(Kanamori A, et al : Spectral domain optical coherence tomography detects optic atrophy due to optic tract syndrome. Graefes Arch Clin Exp Ophthalmol 2013 ; 251 : 591-595.)

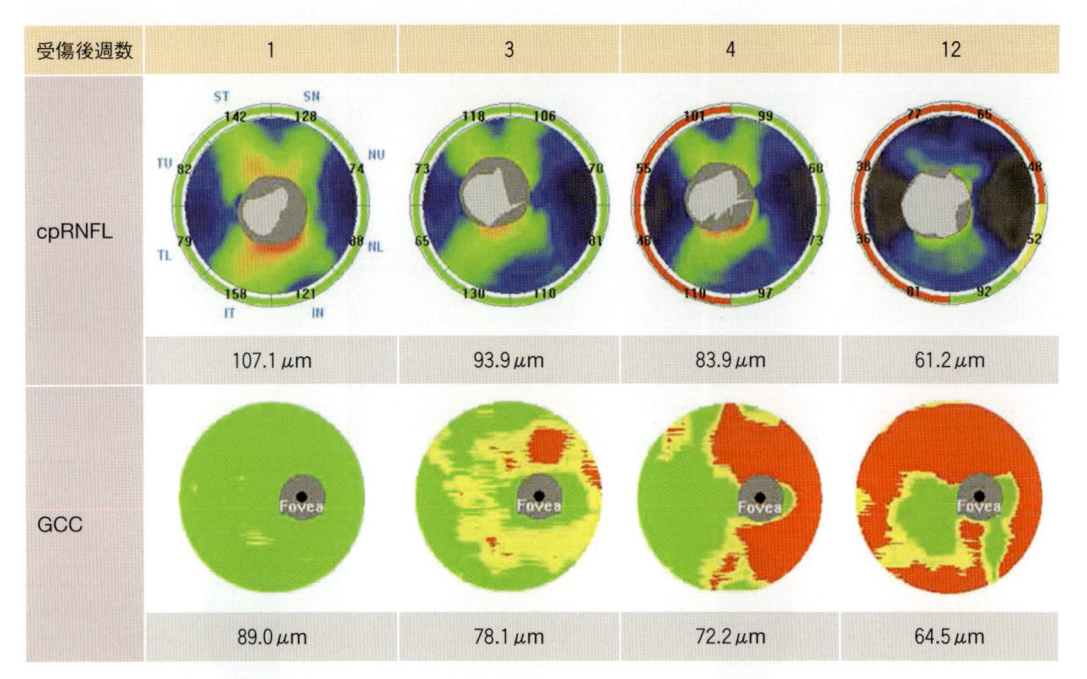

図2 右眼外傷性視神経症における乳頭周囲網膜神経線維層（cpRNFL）厚 (a) と GCC (b) の経時的変化
いずれも平均値は経時的に進行性に菲薄化しているが，正常値を下回るのは GCC のほうが早い．また，乳頭黄斑間の神経線維ならびに GCC が先に障害され，やがて 12 週後には全領域に菲薄化が及んでいる．
(Kanamori A, et al: Longitudinal Study of retinal nerve fiber layer thickness and ganglion cell complex in traumatic optic neuropathy. Arch Ophthalmol 2012；130：1067-1069.)

視神経疾患の検査特性

　光干渉断層計（optical coherence tomography；OCT）は，他項目で詳しく述べられているように，網脈絡膜疾患・緑内障の診断・経過観察・治療効果判定に優れた威力を発揮する．その一方で，視神経疾患は，これらの疾患に適用できる他覚的検査法に乏しいため[*1]，客観性・定量性に優れる OCT を活用しようとする試みがなされている．

網膜神経線維層厚と視神経疾患

　OCT を視神経疾患に適用する場合，視神経乳頭周囲の網膜神経線維層（cpRNFL）厚が主に計測されることが多い．乳頭が腫脹する急性期には cpRNFL も厚くなり，萎縮すると菲薄化することが，さまざまな病因による視神経疾患で示されてきた．視交叉近傍腫瘍による圧迫性視神経症では，視野変化に対応した cpRNFL の菲薄化を伴うと腫瘍摘出術後の視野回復が不良であり，予後の把握に有用で

[*1] 視神経は，網膜神経節細胞の軸索の集合である．したがって，網膜神経節細胞の細胞体ないし，その軸索が中継中枢である外側膝状体に至るまでの経路で障害を受けた場合，視神経萎縮となる．うっ血乳頭，乳頭炎，前部虚血性視神経症のように視神経乳頭にも病変が及べば，急性期・慢性期を問わず，視神経乳頭の境界は不鮮明であり，他覚的に視神経の病変を認識できる．これに対して，球後視神経に病変が局在すると（圧迫性・後部虚血性視神経症など），急性期には検眼鏡的に明らかな異常はない．長期経過後に視神経乳頭の退色が観察される（単性萎縮）ものの，萎縮に至るまでは時間差が生じる．

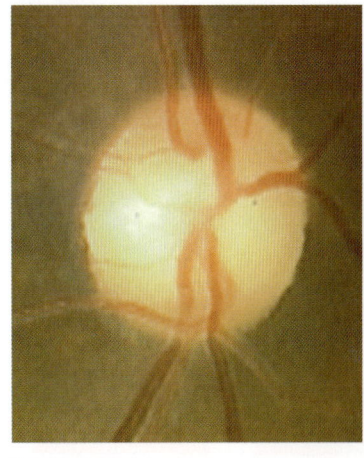

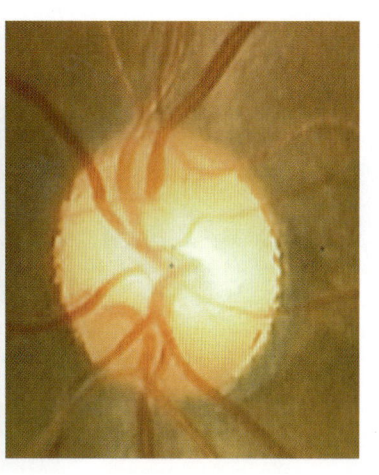

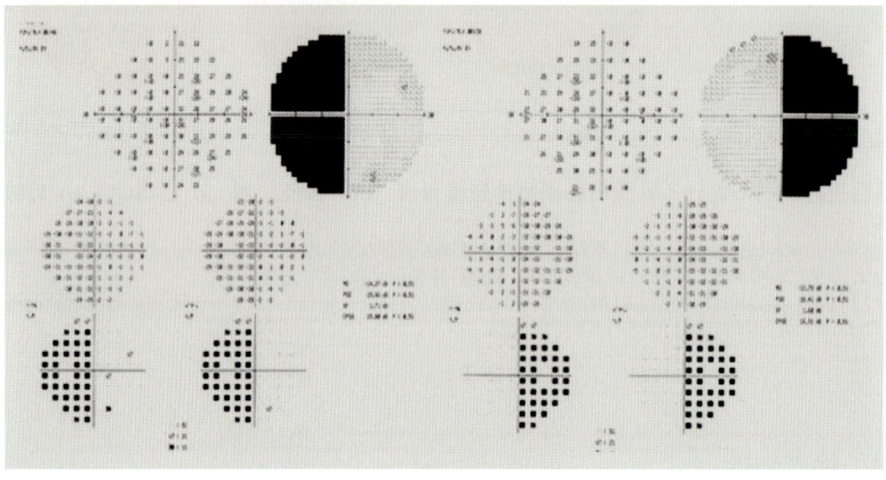

図3 視交叉圧迫（下垂体腺腫）による構造と機能変化
a. 視神経乳頭所見．左図：右眼，右図：左眼．上下より耳鼻側リムの萎縮（帯状萎縮）が顕著．
b. Humphrey視野．両耳側半盲を認める．
(Nakamura M, et al：Better performance of RTVue than Cirrus spectral-domain optical coherence tomography in detecting band atrophy of the optic nerve. Graefes Arch Clin Exp Ophthalmol 2012；250：1499-1507.)

ある[1]．一方，視神経炎においてcpRNFLの菲薄化が一定レベル（おおむね75μm）までにとどまっていれば，視機能はおおむねほぼ完全寛解するのに対し，それ以下まで菲薄していれば恒久的な視機能障害が残存すると予測できるとされる[2]．

文献はp.326参照．

黄斑部内層網膜厚と視神経疾患

最近になり，黄斑部内層網膜（内網状層・神経節細胞層ないし神経線維層）の厚み計測が，視神経障害の定量的評価や経過観察

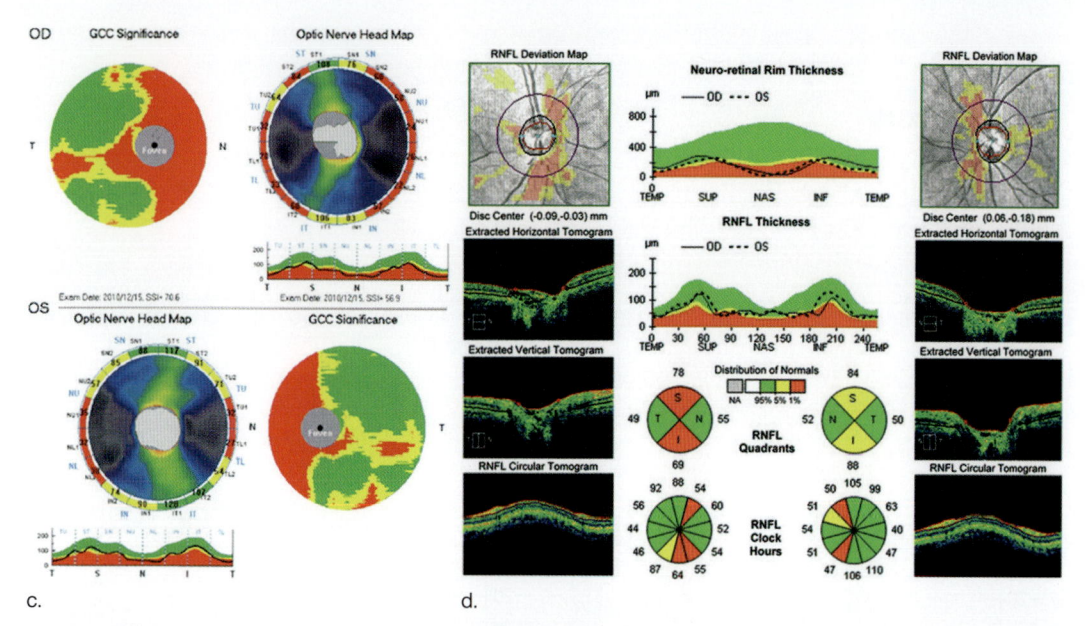

8. 緑内障, 視神経疾患　233

c.

d.

(図3のつづき)
c. RTVue® 所見. 上段は右眼 (左図：GCC, 右図：cpRNFL 厚). 下段は左眼 (左図：cpRNFL 厚, 右図：GCC). 視神経乳頭所見に一致して, 耳鼻側優位の cpRNFL 菲薄化と鼻側優位の GCC 菲薄化を認める.
d. Cirrus™ (Carl Zeiss Meditec) 所見. 乳頭所見と異なり, 上下の cpRNFL の菲薄化が著しい.
(Nakamura M, et al：Better performance of RTVue than Cirrus spectral-domain optical coherence tomography in detecting band atrophy of the optic nerve. Graefes Arch Clin Exp Ophthalmol 2012；250：1499-1507.)

に, cpRNFL 以上に優れている可能性も指摘されるようになった[*2].
たとえば, 視索障害により同名半盲をきたす症例では, これに対応して耳側半盲眼では乳頭中心窩間の内層網膜が, 鼻側半盲眼では中心窩より耳側の内層網膜が菲薄化し, 視神経乳頭変化よりも判定が容易である (図1)[3]. また, 外傷性視神経症では, 視神経萎縮が明らかになる前から, 急速に黄斑部内層網膜が菲薄化するのが観察される (図2)[4].

視神経疾患診療における OCT 応用の注意点

このように, OCT は視神経疾患においても客観的・定量的に有用であるのは疑いがないが, cpRNFL 解析では注意すべき点も存在する. まず, 機種によって計測値が一致しないが, それ自体は網脈絡膜疾患や緑内障でも同様であるから, 仕方がない. しかしながら, 緑内障と異なり, 視神経疾患では鼻側象限の cpRNFL 厚の測定が, 対応する耳側半盲の評価に重要であるにもかかわらず, 機種によってはその計測が苦手な場合がある. たとえば, 両耳側半盲であれば, 視神経は耳側と鼻側は蝶ネクタイ状に萎縮し, これに対応して, cpRNFL も耳側と鼻側が優位に菲薄化しているはずである. RTVue®

[*2] うっ血乳頭や糖尿病乳頭症では, 網膜毛細血管や色素上皮からの漏出がなくても, 急性期に黄斑部に網膜下液が貯留することがあり, 視神経乳頭周囲のグリア細胞も第三の血液網膜関門として働いている可能性が示されている[5]. 視神経疾患に対する黄斑部の OCT 解析はこうした点でも有用である.

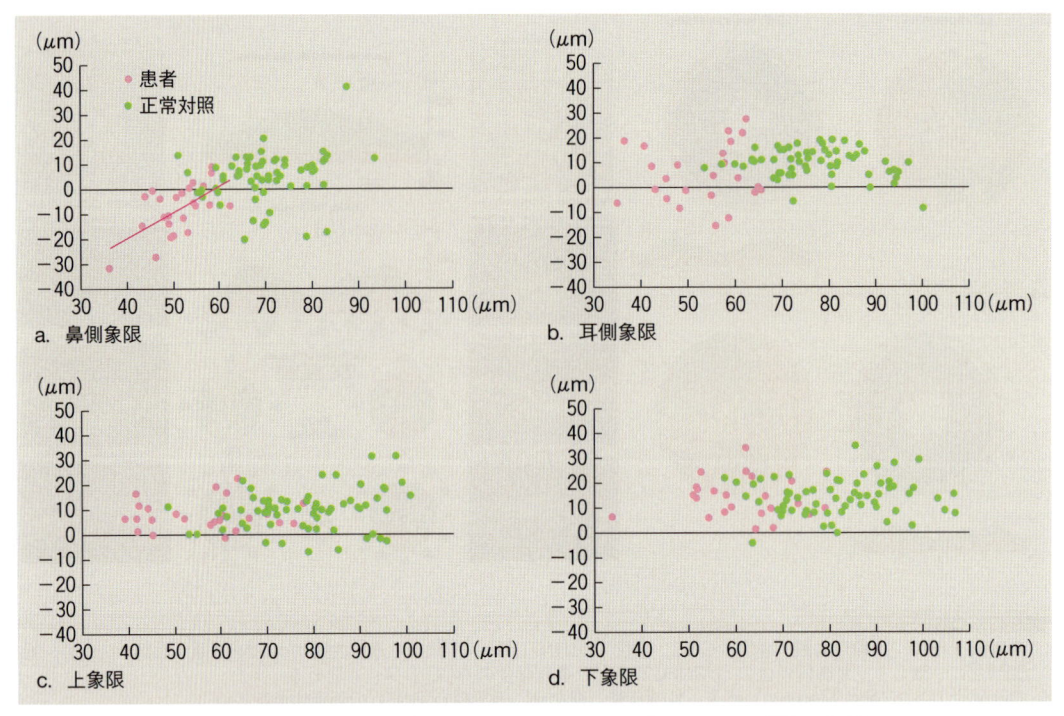

図4　Bland-Altmann 解析による視交叉圧迫症の RTVue® と Cirrus™ の比較

横軸は同一眼における2機種の cpRNFL 厚計測値の平均．縦軸は RTvue® 計測値から Cirrus™ 計測値を引いた値．鼻側象限を除き，患者，正常対照にかかわらず，RTVue® のほうが Cirrus™ より cpRNFL を厚く計測している．一方，鼻側象限では，菲薄化が強まると，むしろ RTVue® の計測値のほうが薄くなる．視交叉圧迫症では鼻側神経線維は菲薄化するので，Cirrus™ より RTVue® のほうがその菲薄化を的確にとらえていることを示している．
(Nakamura M, et al：Better performance of RTVue than Cirrus spectral-domain optical coherence tomography in detecting band atrophy of the optic nerve. Graefes Arch Clin Exp Ophthalmol 2012；250：1499-1507.)

ではこの変化を忠実に反映しているが，Cirrus™ は上下象限が菲薄化しているように計測してしまう（図3, 4）[6]．こうした機種の特性や限界を理解したうえで，OCT を視神経疾患診療に上手に活用したいものである．

（中村　誠）

9. 変性疾患

網膜色素変性

黄斑部変性のOCT所見と進行による変化

網膜色素変性（retinitis pigmentosa；RP）は視細胞，特に杆体の変性による夜盲，周辺視野障害に始まり，進行すると錐体にも変性が及び視力低下をきたす．spectral-domain OCTにより変性に伴う黄斑部の網膜，脈絡膜，硝子体の詳細な観察が可能となり，変性の進行に伴うOCT所見の変化や，視機能との関連なども多く報告され，病態，病理の解明が進んでいる．

定型例では，初期では黄斑部に変性を認めないが，進行に伴い変性が黄斑に向かって進行する．OCTでは，中心窩付近では正常構造を保っているが，その周辺の変性の始まった部位では網膜外層に変化がみられ，錐体視細胞外節先端部（cone outer segment tip；COST），視細胞内節外節接合部（photoreceptor inner segment/outer segment junction；IS/OS），外境界膜（external limiting membrane；ELM），網膜色素上皮（retinal pigment epithelium；RPE）の欠損と網膜，脈絡膜の菲薄化がみられる．特に網膜では，COST，IS/OS，ELM，RPEの欠損の順に求心性に進行し，網膜の菲薄化は視細胞の減少による網膜外層の菲薄化から始まる（図1～3）[1]．

文献はp.327参照．

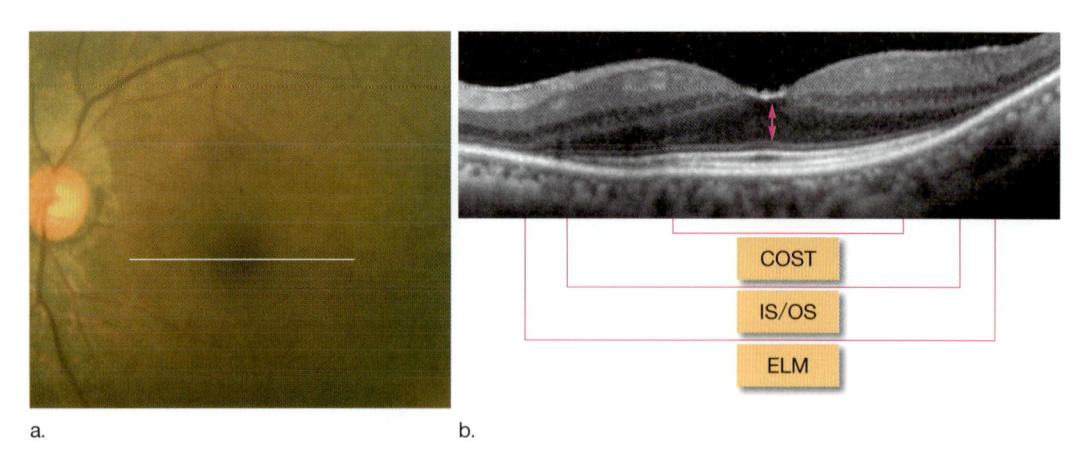

図1 黄斑部に変性が及んでいない症例
70歳，女性．視力1.0．黄斑部中心窩にはCOST，IS/OS，ELM，外顆粒層（outer nuclear layer；ONL）が存在するが，黄斑外では消失している．赤矢印はONL厚，カラー眼底写真の白線はOCTスキャン位置を示す

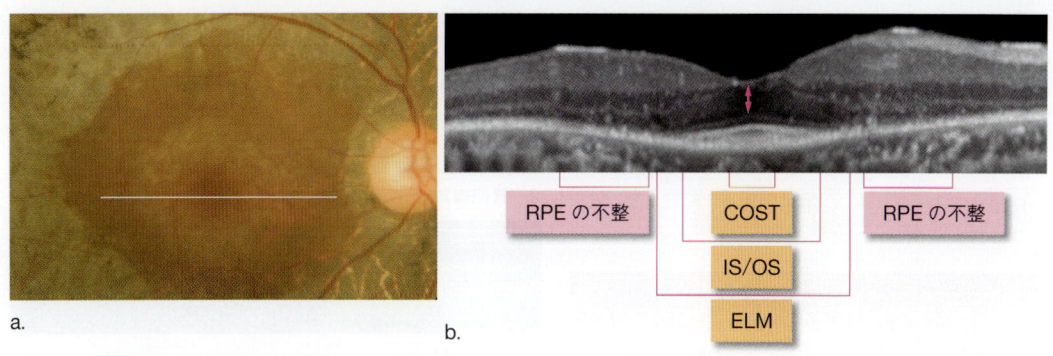

図2 黄斑近傍まで変性が進行した症例
61歳，男性．視力1.2．黄斑部へ周囲からの変性が進行しており，中心窩ではCOST, IS/OS, ELMがみられるが，その長さは著しく短縮している．ONLは中心窩外では菲薄化し，RPEも周辺部では不明瞭となっている．赤矢印はONL厚，カラー眼底写真の白線はOCTスキャン位置を示す．

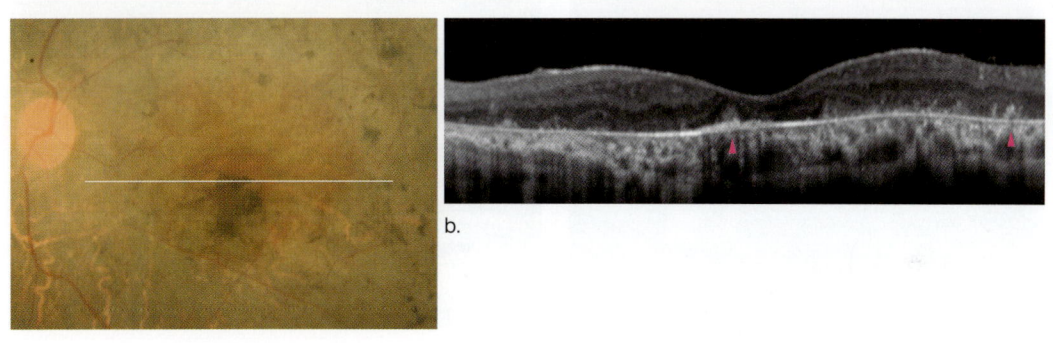

図3 黄斑部に変性を伴う症例
61歳，女性．視力0.02．黄斑部まで変性を認め，COST, IS/OS, ELMは消失．ONLも消失し，網膜厚は菲薄化している．RPEはほぼ消失しており，部分的に塊状となっている（矢頭）．カラー眼底写真の白線はOCTスキャン位置を示す．

　一方，中心型網膜色素変性では初期から黄斑部は変性に陥るため，発症早期より視力低下，中心暗点が出現する．OCTでは黄斑部にCOST, IS/OS, ELM, RPEの欠損，網膜の菲薄化がみられる（図4）．

黄斑合併症

　網膜色素変性では，黄斑病変が合併することが知られている．OCTの出現により，より明瞭に黄斑病変を描出し検出することが可能となった．最も多いのは囊胞様黄斑浮腫であり，過去の報告では約10〜40％の症例にみられる．ほかに黄斑上膜（1.2％），硝子体黄斑牽引症候群（1.2％），黄斑円孔（0.9％）なども合併する（図5）[2,3]．

OCTと視機能

　OCTにて得られる網膜微細構造の変化と視機能との関連は，臨床的に重要である．これまでにIS/OSの有無が，視力や微小視野計で

a. 囊胞様黄斑浮腫

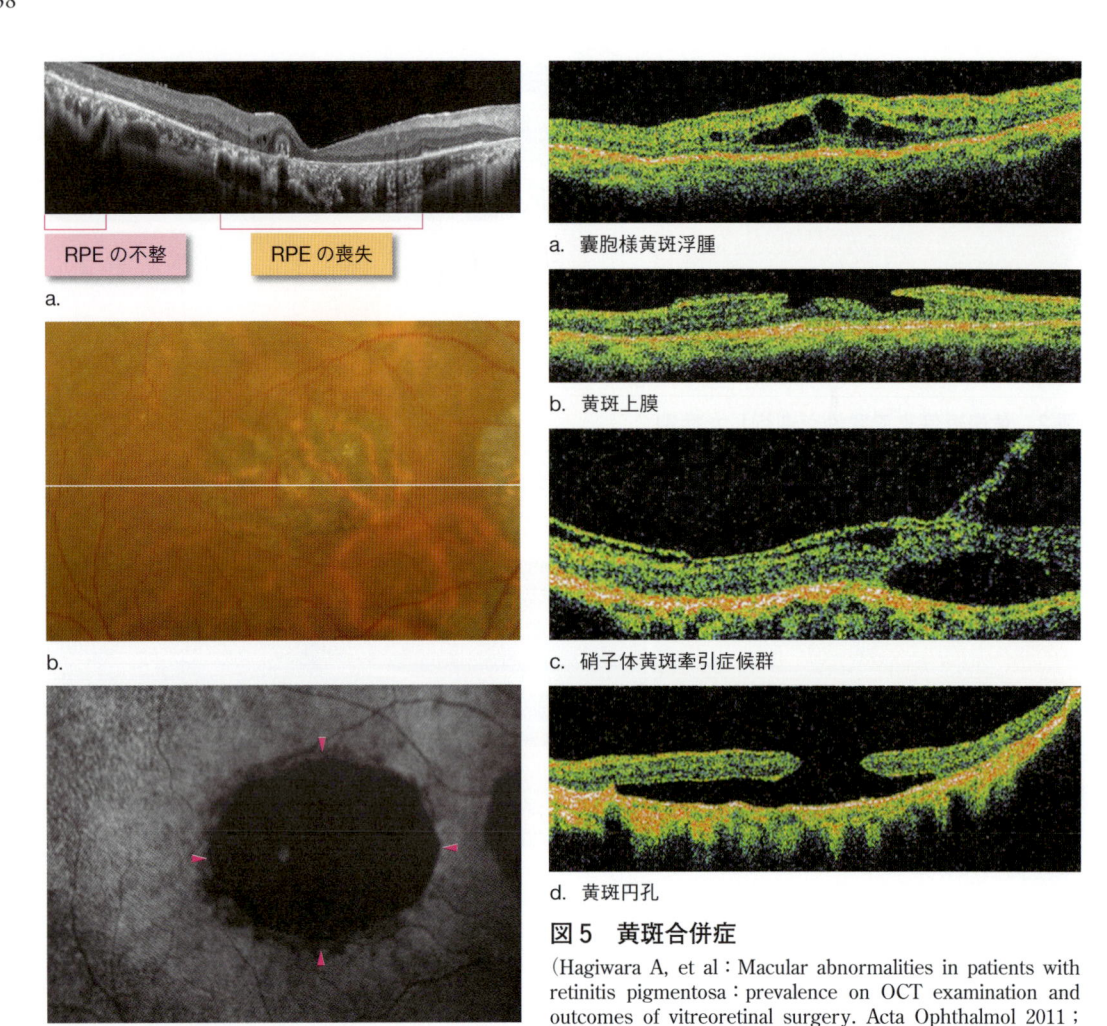

b. 黄斑上膜

c. 硝子体黄斑牽引症候群

d. 黄斑円孔

図5 黄斑合併症
(Hagiwara A, et al：Macular abnormalities in patients with retinitis pigmentosa：prevalence on OCT examination and outcomes of vitreoretinal surgery. Acta Ophthalmol 2011；89：122-125.)

図4 中心型網膜色素変性症
57歳，女性．視力0.1．OCTにてCOST, IS/OS, ELMはみられず，黄斑部ではRPEは欠損している（a）．網膜の菲薄化もみられ，黄斑耳側ではRPEはみられるが不整．FAFではRPE欠損部に一致した自発蛍光欠損（矢頭）がみられ，その外側では自発蛍光はまだらにみえる（c）．カラー眼底写真の白線はOCTスキャン位置を示す（b）．

測定した黄斑部網膜感度と相関することが報告されている[4]．IS/OSの欠損を認める部位では網膜感度が低下しており，欠損の進行と中心視野障害の進行は相関する．特に視力は，中心窩での機能を反映するため中心窩下のIS/OSの有無，性状が強く相関している．

　リポフスチンに由来する眼底自発蛍光（fundus autofluorescence；FAF）は，RPEの機能を強く反映することが知られている．網膜色素変性でのRPEの欠損部位では自発蛍光の欠損を示す．また，定型例では黄斑周辺部にリング状に自発蛍光がみられ，リングの内側境

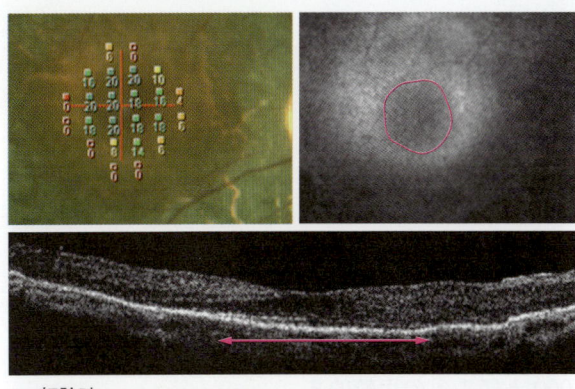

a. 初診時

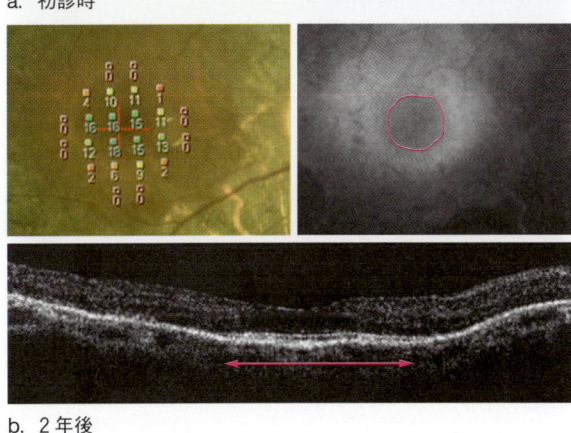

b. 2年後

図6 自然経過における FAF, OCT, 網膜感度の変化
62歳, 女性. 右眼. a, b ともに上左図は網膜感度, 上右図は FAF, 下図は OCT を示す. 2 年間の経過に伴い, OCT では IS/OS（矢印）が短くなり, FAF リングの縮小と網膜感度の低下がみられる. 赤線は FAF リングの内側境界線を示す.
(Aizawa S, et al：Changes of fundus autofluorescence, photoreceptor inner and outer segment junction line, and visual function in patients with retinitis pigmentosa. Clin Experiment Ophthalmol 2010 ; 38 : 597-604.)

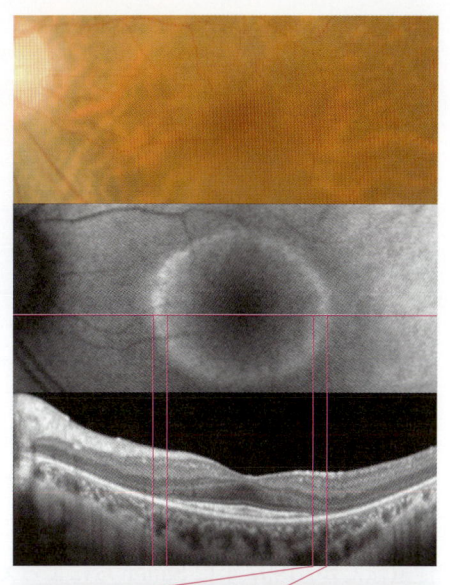

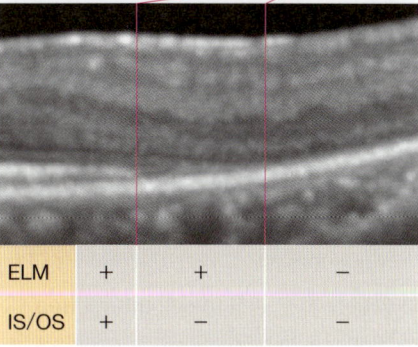

ELM	＋	＋	－
IS/OS	＋	－	－

図7 FAF リングと OCT
黄斑周辺部に FAF の過蛍光リングがみられ, リング内側境界より内側では IS/OS, ELM が存在し, ONL も保たれている. リングに一致する部位では IS/OS は消失, リング外側では ELM も消失し, ONL は菲薄化している. RPE 欠損部位では FAF は低蛍光となる.

界線より内側は外側に比べ有意に網膜感度が高い（**図6**）[5]. このリングの内側境界線は IS/OS 有無の境界線を表しており, この境界線より内側では IS/OS が存在する（**図7**）[6].

外来診療で必須の検査

　従来, 網膜色素変性診療では検眼鏡的検査と視力, 視野検査を中心であった. しかし, OCT により黄斑部の構造変化を明瞭にとらえることが可能となり, 特に網膜外層の変化は病状の進行の評価に有用であるため必須の検査となってきている.

〈萩原　章, 山本修一〉

若年網膜分離症

疾患の概略

　若年網膜分離症は，発症率が5,000〜25,000人に1人の比較的まれな硝子体網膜変性疾患であるが，若年男性の黄斑変性の原因疾患としてよく知られている．両眼性に放射状の皺襞を伴う中心窩網膜分離を示し，それによる視力障害が生じる．遺伝形式はX染色体劣性遺伝だが，1997年にSauerらによって，その原因遺伝子がXp22.2に位置している*RS1*遺伝子であることが判明した[1]．

文献はp.327参照．

病因

　原因遺伝子である*RS1*遺伝子は，網膜外層の視細胞（錐体および杆体），そして網膜内層の双極細胞で発現しており，レチノスキシン（retinoschisin）という分泌蛋白をコードしている．レチノスキシンは細胞接着やcell-to-cell interactionに関与し，細胞機能にとって非常に重要な役割をしている蛋白であるといわれている．*RS1*遺伝子の異常により，正常なレチノスキシンの分泌が減少し，異常なレチノスキシンが細胞内に蓄積することが若年網膜分離症を引き起こすと考えられている[2]．

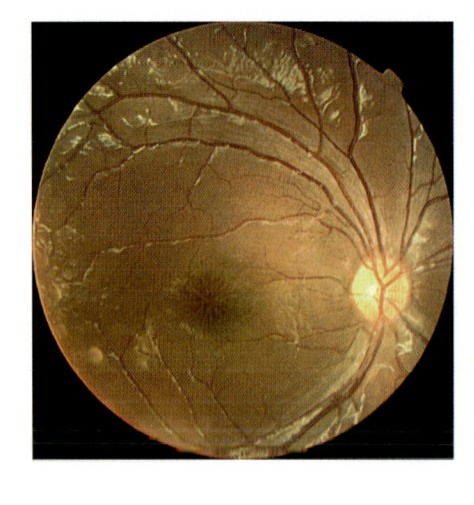

図1　放射状の皺襞を伴う症例（7歳，男児）
中心窩を囲むように放射状の皺襞を伴う網膜分離が特徴的である．

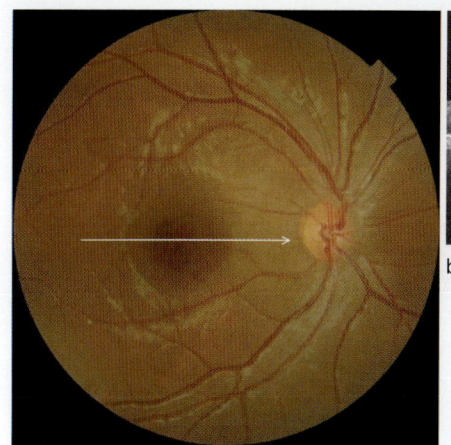

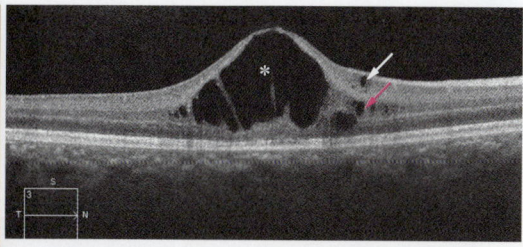

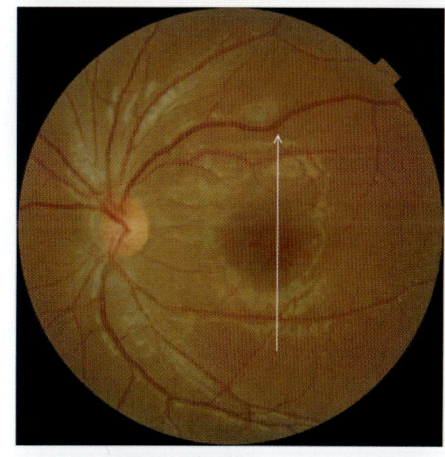

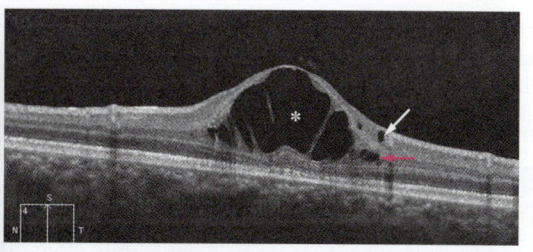

図2　中心窩網膜分離がみられる症例（17歳，男子）
a. 中心窩に比較的大きな囊胞があり，その周囲に小さな囊胞が集まって中心窩網膜分離を構成している．
b. 中心窩の外網状層に大きな囊胞様スペースがある（＊）．その周囲には，神経節細胞層（白矢印）と内顆粒層（赤矢印）に小さな囊胞様スペースがある．
c. 中心窩の囊胞を囲むように放射上に小さな囊胞がみられる．典型的な中心窩網膜分離の所見である．
d. 中心窩には外網状層に大きな囊胞様スペース（＊）があり，その周囲の網膜には神経節細胞層（白矢印）と内顆粒層（赤矢印）に小さな囊胞様スペースがある．

臨床所見

症状：学童期に視力障害で発見されることが多い．屈折異常は軸性遠視が多いため，眼底所見が目立たない症例では屈折性弱視と誤診されることもある．

眼底所見：本疾患では，小さな囊胞が多数集合して形成された放射状の皺襞を伴う中心窩分離（foveal schisis）が特徴的であるが（図1，2a, c），中心窩網膜分離の内層が消失し，分層黄斑円孔様の所見を示すこともある（図3a）．また，本症の約50％で周辺部網膜分離を

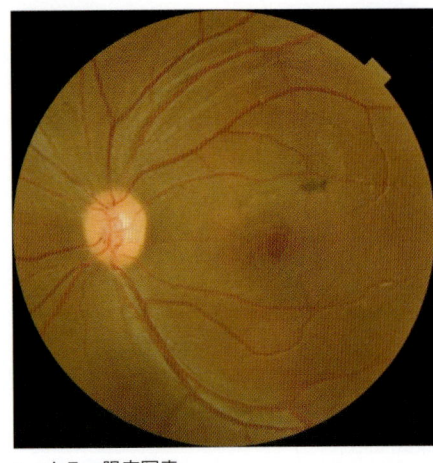

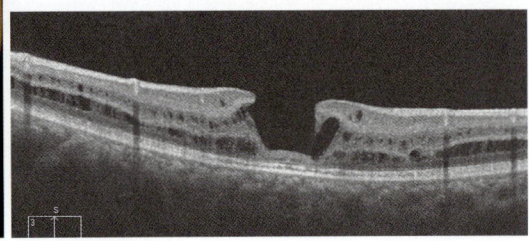

a. カラー眼底写真　　　　　　　　　b. OCT垂直断

図3　分層黄斑円孔がみられる症例（15歳，男子）
a. 中心窩は黄斑円孔様の所見を示し，その周囲に放射状の皺襞があり，さらに小さな囊胞が多数囲んでいる．
b. 中心窩囊胞の内壁が破裂して，内層の分層円孔になったと考えられる．中心窩周囲では神経節細胞層，内顆粒層，外網状層に囊胞様の網膜分離がある．

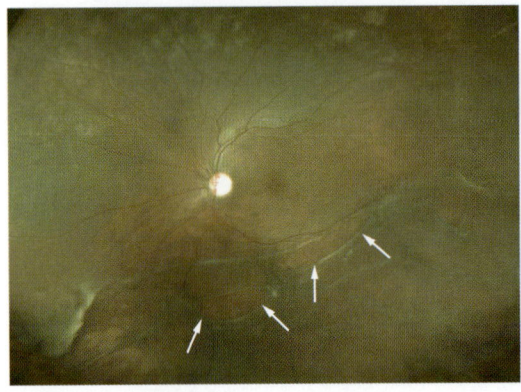

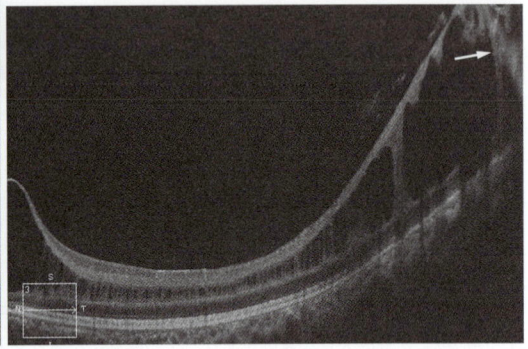

a. 広角カラー眼底写真　　　　　　　b. OCT水平断

図4　周辺部網膜分離を伴う症例（8歳，男児）
a. 下耳側に周辺部網膜分離があり，内層網膜に裂孔がある（矢印）．
b. 中心窩には外網状層に大きな囊胞様スペースがみられる．中心窩より周辺の網膜では内顆粒層と外網状層に網膜分離があるが，内顆粒層で大きく分離している．網膜分離の高さがあるため，測定画面に収まらず画像が反転してしまっている（矢印）．

合併する．通常，周辺部網膜分離は耳側下方に好発し，大きく胞状を示すものもある．分離した網膜内層は薄く透明なベール状で，それが破綻すると内層円孔になる（図4a）．加齢に伴い中心窩の囊胞が癒合し扁平化して，網膜色素上皮の萎縮や広範な色素沈着をきたすと，加齢黄斑変性と似た所見を呈することがある．若い症例でも網膜萎縮がみられる症例もある（図5）．眼底に小口病に似た金箔様の反射がみられることもある（図6）．

電気生理学的所見：フラッシュERG（最大応答）では，a波の振幅

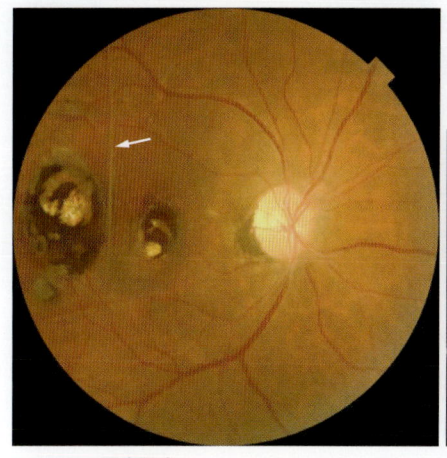

a. カラー眼底写真 b. OCT 垂直断

図5 網膜萎縮を伴う症例（35歳，男性）
a. 黄斑とその耳側に色素沈着を伴う楕円形の網膜萎縮がある．黄斑のすぐ耳側に大きな内層円孔があり，二つの萎縮斑の間に内層円孔の縁がある（矢印）．
b. 中心窩網膜は高度に萎縮している．その周囲の網膜には，内顆粒層に網膜分離がある．網膜内層円孔の縁が硝子体側に立ち上がっている．

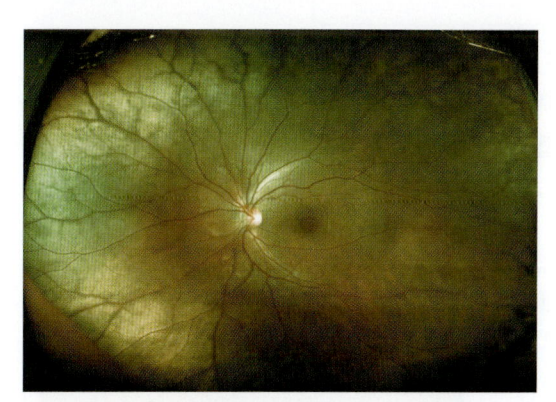

図6 眼底に金箔様の反射がみられる症例（14歳，男子）
広角カラー眼底写真．中心窩に囊胞があり，それを囲むように放射状に小さな囊胞がある．周辺部の網膜は，小口病でみられるような金箔様の反射を呈している．

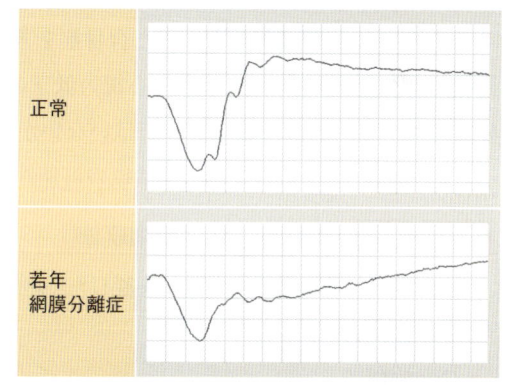

図7 網膜電図（最大応答）
若年網膜分離症では，陰性b波を示すのが特徴的である．

は正常または軽度減弱するが，b波は著しく減弱し，陰性型の波形を示すことが特徴的である（**図7**）．しかし，若年例では陰性b波がみられないこともある．また，杆体と錐体の応答はいずれも減弱する．b波の起源として，従来はMüller細胞の脱分極であるというのが定説であった．しかし，近年，b波は双極細胞の脱分極が起源であるとする報告がされている[3]．

OCT所見：本疾患での網膜分離は，摘出眼での報告から神経線維層に起こるとされていた．しかしながら，OCTの登場により生体で網

膜断層像を観察ができるようになり，さらにその解像度が向上したことで若年網膜分離症での網膜の変化が詳細にわかるようになった．中心窩では外網状層に，中心窩周囲では外網状層，内顆粒層，神経節細胞層に網膜分離が生じていることが判明した（図 2b, d, 3b）[4-6]．そして，周辺部網膜分離は主に内顆粒層に起こることもわかった（図 4b）．OCT 検査は幼児でも検査が比較的容易にできるので，本疾患の診断に大変有用である．

視力予後：その臨床像は多様性に富むため，視力障害の程度もさまざまでかなり幅があるが，若年者では視力は通常 0.2 以上であることが多い．本疾患の重篤な合併症は硝子体出血や網膜剝離であるが，これらの合併症を起こさない限り，視力予後は比較的よいとされている．しかし，70 歳以上の患者では黄斑萎縮のために視力は 0.1 以下に低下するとの報告もある．

治療

硝子体出血や，網膜剝離といった合併症をきたした場合は，硝子体手術やバックリング手術を行う．中心視力低下の原因となる中心窩網膜分離に対する治療法は確立されてはいないが，硝子体手術が有効であるという報告や，将来的な遺伝子治療の可能性を示唆する報告もある．

カコモン読解 第 23 回 臨床実地問題 26

24 歳の男性．視力低下を主訴に来院した．右眼眼底写真と OCT 像とを図 A，B に示す．考えられるのはどれか．

a Coats 病
b 若年網膜分離症
c 錐体ジストロフィ
d 卵黄状黄斑ジストロフィ
e 家族性滲出性硝子体網膜症

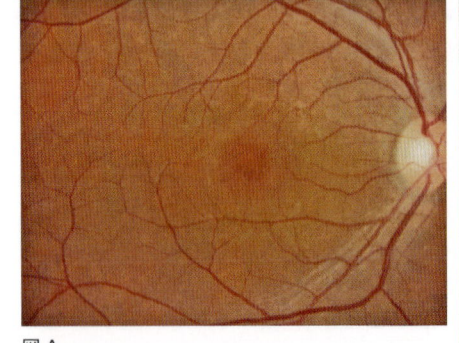

図 A

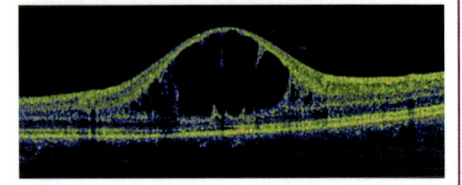

図 B

解説 カラー眼底写真では，中心窩に囊胞が多数あり，OCTの画像では中心窩の外網状層に大きな囊胞様スペースがある．その周囲には内顆粒層に囊胞様スペースがある．これらの所見は，若年網膜分離症の典型的な所見である．

a. **Coats病**：網膜に滲出性病変を呈する疾患で，周辺部網膜に血管の拡張，網膜出血，新生血管，血管瘤などがみられる．病変の周囲を囲むように黄色い滲出斑がみられる．

b. **若年網膜分離症**：所見は前述のとおり．

c. **錐体ジストロフィ**：網膜視細胞の錐体系が主に障害される遺伝性変性疾患である．羞明，視力低下，色覚異常などがみられ，網膜電図で錐体反応の低下がみられる．初期には，眼底は一見正常だが，OCTで黄斑部網膜のIS/OSが消失しているのが特徴的である．本問題のOCTでは，IS/OSの消失はない．

d. **卵黄状黄斑ジストロフィ**：両眼性に黄斑部に0.5〜4乳頭径の境界明瞭な卵黄様の病変がみられるのが特徴的である．網膜電図は正常だが，眼球電図でL/D比が1.5以下に低下する．OCTでは，卵黄様病変に一致して網膜下にドーム状の反射物質の貯留がある．

e. **家族性滲出性硝子体網膜症**：成熟児であるにもかかわらず，その眼底所見が未熟児網膜症に類似していることが特徴である．遺伝性の網膜血管異常で常染色体優性遺伝を示すことが多い．重症例は鎌状剥離を示すが，軽症例では黄斑の耳側偏位がみられることが多い．

模範解答 b

（池田史子）

卵黄状黄斑ジストロフィ（Best病）

疾患概念と臨床症状

卵黄状黄斑ジストロフィ（foveomacular vitelliform dystrophy）は，卵の目玉焼きのような黄斑部病変で知られる遺伝性の黄斑ジストロフィである[*1]．発見者の名前からBest病とも呼ばれることもある[1]．小学生のころに視力低下を主訴に受診することが多いが，中年以降の発症も珍しくない．遺伝形式は基本的には常染色体優性であるが，浸透率は高くないので家系内に発端者以外に患者がないことは珍しくない[*2]．原因遺伝子は VMD2（BEST1）であり[2]，遺伝子検査は本症例の確定診断に非常に有用である．

眼底所見と診断

本症の眼底所見は非常に特徴的で，初期には黄斑部に目玉焼き状の黄色隆起[*3]病変がみられる（図1）．この黄斑部病変は病期の進行に従ってさまざまに変化し，その後，卵黄が崩れて下方に貯留する偽前房蓄膿期や黄色物質がまだら状になる炒り卵期を経て，最終的には萎縮性変化を生じる萎縮期に至る（図1）．視力は卵黄期までは比較的良好で，これが崩れ始めると低下する．フルオレセイン蛍光眼底造影（fluorescein angiography；FA）では，黄色沈着物が貯留している部位はブロックにより低蛍光に，黄色沈着物が崩れた部位ではwindow defectで過蛍光になる（図2）．また，黄色の卵黄状物質は眼底自発蛍光で強い過蛍光となる．

本症の診断には特徴的な眼底所見が重要であるが，卵黄期を過ぎて萎縮性病変となっている場合には，ほかの黄斑ジストロフィとの鑑別が困難である．このような場合には眼球電図（electro-oculogram；EOG）が診断に有用で，本症であればほぼ100％にEOGの異常がみられる[*4]．

卵黄期のOCT所見

図3は32歳の男性の右眼の眼底で，卵黄状黄斑ジストロフィの

[*1] 初診時にすべての症例に卵黄病変がみられるわけではない．筆者らの調査によれば，初診時に典型的な卵黄状病変が左右のどちらかにみられた症例は約半数であった．残りの半数は，両眼とも卵黄期以降の病変であった．

文献は p.327 参照.

[*2] 最近になり，常染色体劣性の家系も報告されてきている[3]．

[*3] この黄色物質は，網膜色素上皮の機能異常によって網膜下に沈着した異常リポフスチンと考えられている．

[*4] このEOGの異常はL/D比が低下するというもので，眼底がまったく正常な保因者でも異常を示す．

9. 変性疾患　247

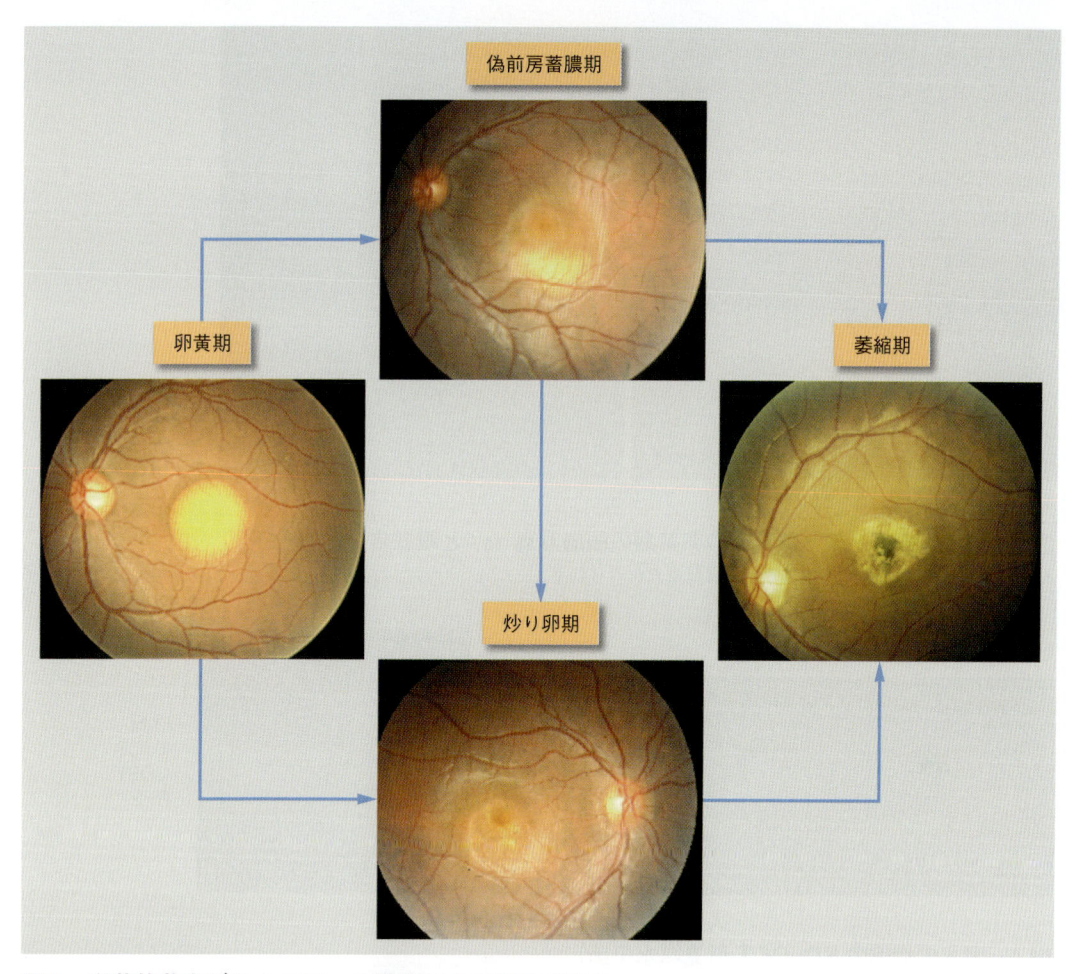

図1　卵黄状黄斑ジストロフィの進行による眼底の変化
卵黄期，偽前房蓄膿期，炒り卵期を経て萎縮期に至る．

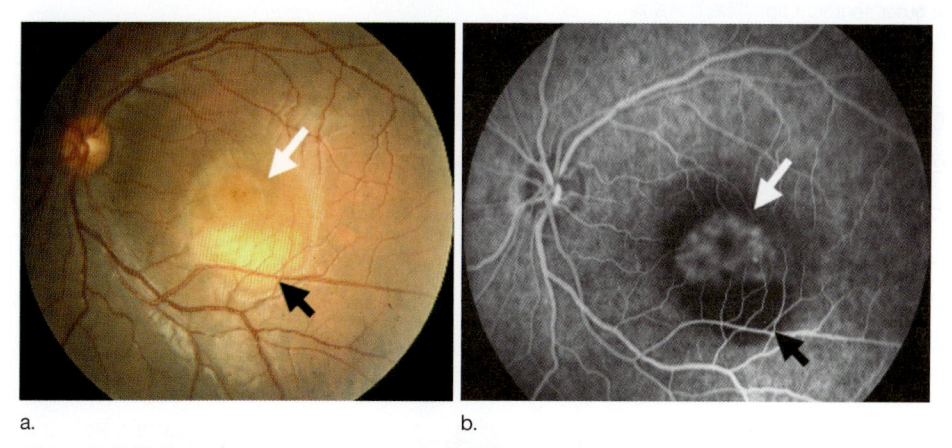

a.　　　　　　　　　　　　b.

図2　卵黄状黄斑ジストロフィ（偽前房蓄膿期）の眼底写真（a）とFA所見（b）
黄色沈着物が貯留している下方部位はブロックにより低蛍光（黒矢印）に，黄色沈着物が崩れた上方部位ではwindow defectで過蛍光になっている（白矢印）．

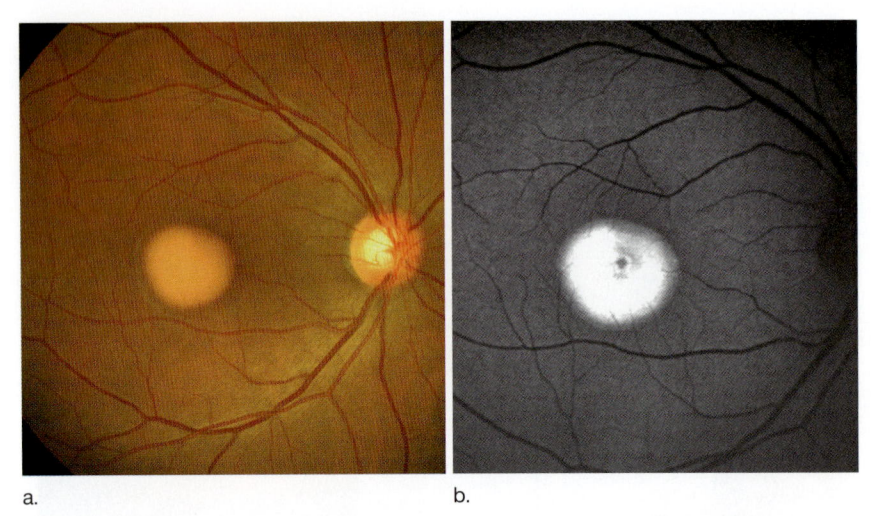

図3 卵黄状黄斑ジストロフィの卵黄期の眼底写真（a）と眼底自発蛍光（b）
32歳，男性．卵黄病変に一致して強い自発蛍光がみられる．

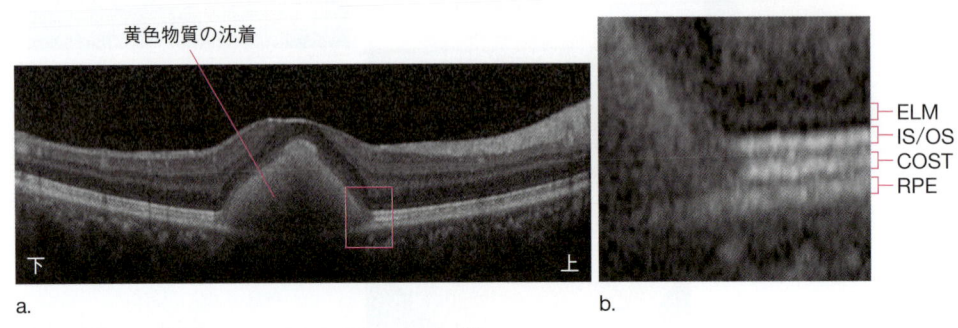

図4 図3の症例のSD-OCT所見（水平断）
網膜下に高反射の沈着物がみられる．bはaの□部分の拡大．
ELM：external limiting membrane（外境界膜）
IS/OS：photoreceptor inner segment/outer segment junction（視細胞内節/外節境界）
COST：cone outer segment tip（視細胞外節端）
RPE：retinal pigment epithelium（網膜色素上皮）

　卵黄期である．黄斑部に境界明瞭な，約1乳頭径大の卵黄状隆起病変がみられる．矯正視力は（1.0）と良好に保たれていて，自覚症状もほとんどない．眼底自発蛍光では，卵黄病変に一致して強い自発蛍光がみられる．

　この症例の黄斑部のSD-OCT所見（水平断）を図4に示す．卵黄状隆起病変に一致して，網膜下に高反射の沈着物がみられる．本症の卵黄病変の沈着部位が網膜色素上皮の上なのか下なのかについては，長く議論の的であった．しかしSD-OCTの登場により，これが網膜色素上皮の上（視細胞と網膜色素上皮の間）であることが確定した[*5]．

[*5] 神経網膜の下に，このような多量の黄色沈着物があるにもかかわらず，どうしてそれほど視力が低下しないのかについては，まだよくわかっていない．

9. 変性疾患 249

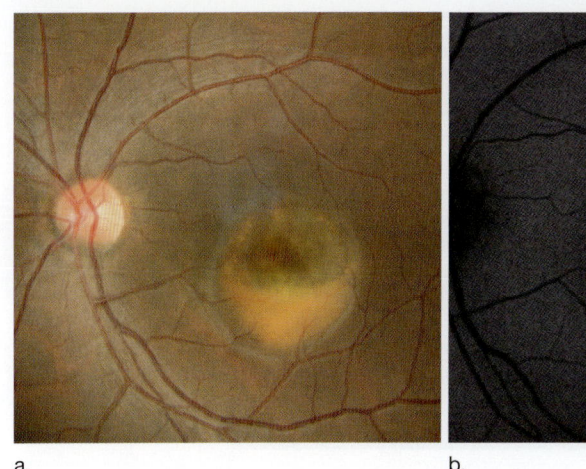

図5 卵黄状黄斑ジストロフィの偽前房蓄膿期の眼底写真 (a) と眼底自発蛍光 (b)
（24歳，女性）

図6 図5の症例のSD-OCT所見（垂直断）
下方の黄色沈着物の部位は高反射，上方の漿液性網膜剥離の部位は低反射になっている．

（OCT図中のラベル：黄色物質の沈着／漿液性網膜剥離／視細胞外節の伸長／網膜色素上皮）

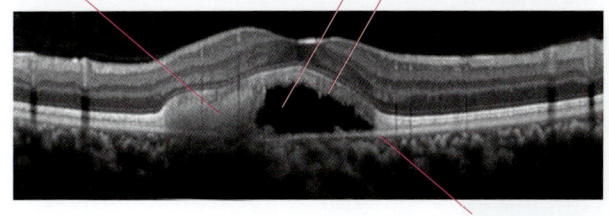

偽前房蓄膿期のOCT所見

図5は24歳の女性の左眼の眼底で，卵黄状黄斑ジストロフィの偽前房蓄膿期である．黄色物質は重力により下方に沈着している[*6]．眼底自発蛍光では，下方の黄色物質部位に強い自発蛍光がみられる．

この症例の黄斑部のSD-OCT所見（垂直断）を図6に示す．下方の黄色沈着物の部位の所見は，卵黄期のものと同じである．上方は漿液性網膜剥離がみられ，中心性漿液性脈絡網膜症などでしばしば観察される．視細胞外節の伸長も観察される．

黄斑出血を生じた場合のOCT所見

図7は25歳の女性の右眼の眼底で，突然の視力低下で受診した卵黄状黄斑ジストロフィの症例である．矯正視力は（0.5）であり，右眼の黄斑部には約1乳頭径大の網膜下出血がみられる（図7a）．FAでは，右眼の出血部位はブロックにより低蛍光を示し，その下方では時間とともに旺盛な色素の漏出がみられた（図7b）．

[*6] 経過とともに黄色物質は吸収されて，その量は減少していくことが多い．

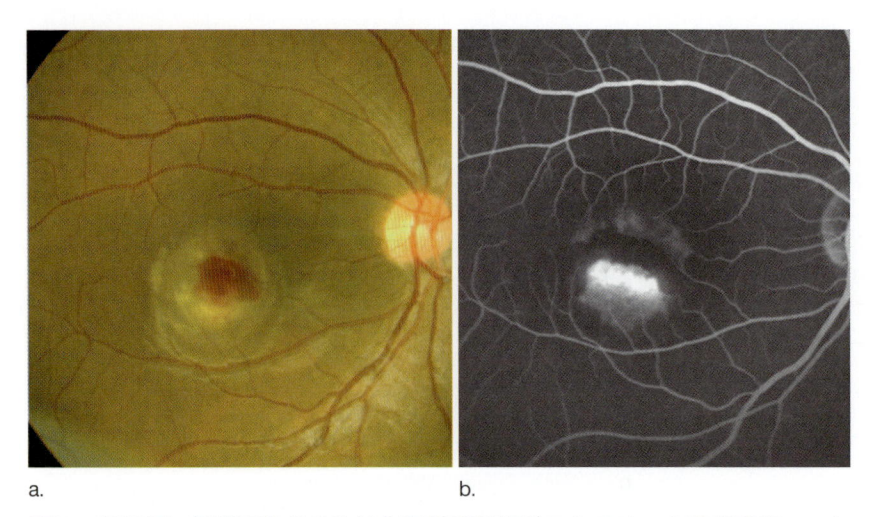

図7 黄斑部に網膜下出血を生じた卵黄状黄斑ジストロフィの眼底写真（a）と FA 所見（b）（25歳，女性）

図8 図7の症例の SD-OCT 所見（垂直断）
網膜色素上皮を貫いて網膜下に突出する脈絡膜新生血管と出血塊がみられる．

（ラベル：脈絡膜新生血管と出血による高反射塊／漿液性網膜剥離／網膜色素上皮）

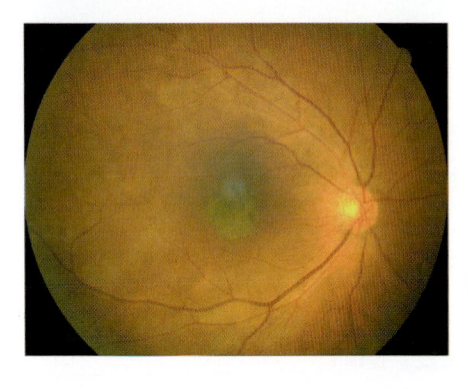

図9 卵黄状黄斑ジストロフィの萎縮期の眼底写真（59歳，男性）

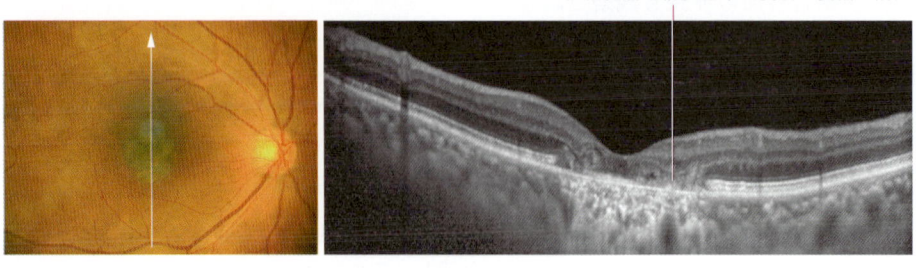

図10 図9の症例の SD-OCT 所見（垂直断）
視細胞層と網膜色素上皮層が萎縮・消失している．

（ラベル：視細胞層と網膜色素上皮層の萎縮・消失）

この症例の SD-OCT をみると，網膜色素上皮を貫いて網膜下に突出する高反射塊がみられ，これは脈絡膜新生血管と出血塊と考えられた（図8）．脈絡膜新生血管のまわりには漿液性網膜剝離もみられた*7.

萎縮期の OCT 所見

図9は59歳の男性の右眼の眼底で，卵黄状黄斑ジストロフィの萎縮期の症例である．矯正視力は（0.05）であり，黄斑部には境界明瞭な網脈絡膜萎縮がみられる*8. EOG は平坦型で，遺伝子検査で診断された．

この症例の SD-OCT（垂直断）を図10に示す．黄斑部の検眼鏡的な萎縮部位に一致して，視細胞層と網膜色素上皮層が萎縮・消失しており，これにより深層の脈絡膜が高反射で観察される．

*7 卵黄状黄斑ジストロフィで急激な視力低下をきたす原因は，ほとんど脈絡膜新生血管による黄斑下出血である．これには，抗VEGF薬の硝子体内注射が著効することが知られている．

*8 両眼が萎縮期になった症例では，ほかの黄斑ジストロフィや加齢黄斑変性の萎縮型との鑑別が困難なことがある．

カコモン読解　第18回 臨床実地問題25

13歳の男子．視力は両眼ともに1.2（矯正不能）．右眼眼底写真を図に示す．左眼も同様である．確定診断に必要な検査はどれか．

a EOG
b ERG
c VEP
d Goldmann 視野検査
e 中心フリッカ検査

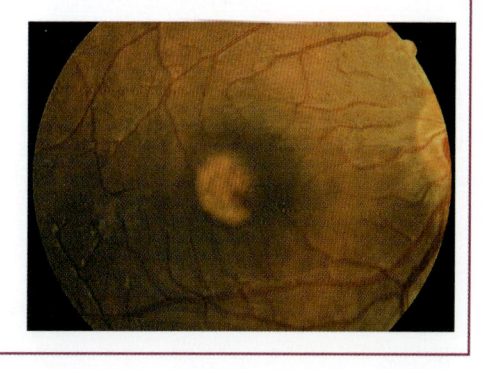

解説 13歳の少年の両眼の黄斑部に境界明瞭な黄色の沈着物がみられる．矯正視力は良好である．若年者の黄斑部のこのような黄色沈着物をみた場合には，まず卵黄状黄斑ジストロフィの可能性を考えなければいけない．いわゆる初期の卵黄期であり，この時期で1.2の視力は珍しいことではない．

確定診断であるが，a の EOG が正解である．卵黄状黄斑ジストロフィであれば EOG の L/D 比が低下する（前述）．b の ERG については，本症は正常あるいは準正常であり，確定診断には役に立たない．c の VEP は，視神経炎などの球後性の視路疾患には有用だが，黄斑疾患の診断には有用ではない．d の視野検査は，視機能の評価

には必要であるが，診断には役立たない．この段階では，ほぼ正常な視野になるであろう．eの中心フリッカ検査は，特に視神経疾患の鑑別や評価に有用で，あまり黄斑部疾患には使われない．

　卵黄状黄斑ジストロフィは眼底所見があまりに特徴的であるので，専門医の試験には何度も出題されている．解答の選択方法もこのパターンがほとんどである．しかし，現在では原因遺伝子（*VMD2*, *BEST1* ともいわれる）も確定されていることから，選択肢に"遺伝子検査"があったらそれも正解にしなければいけない．

[模範解答]　a

（近藤峰生）

Stargardt 病

発見の経緯と疫学

　Stargardt 病は，黄斑変性症のなかで最も頻度が高く変性症の約 7% を占めるといわれている．Stargardt 病は，1909 年にベルリンの眼科医 Stargardt が 2 家系 7 症例の変性疾患として初めて報告した．これとは別に Franceschetti と Francois らは，1965 年に"黄色斑眼底"と呼ばれる，黄白色斑が後極中心に広がる変性疾患を報告した．後に病理学的検討などから，両者はリポフスチンが網膜色素上皮細胞内に蓄積することにより生ずる同一疾患であることが判明した．小児期や 10 歳代での発症が多い．

臨床的特徴

カラー眼底所見：初期には眼底に異常を示さないことも多いが，次第に黄斑部の萎縮や黄色斑を示すようになる（**図 1a, 2a**）．黄色斑のサイズや形状はまちまちで，ドルーゼンに似ているが，丸くなった

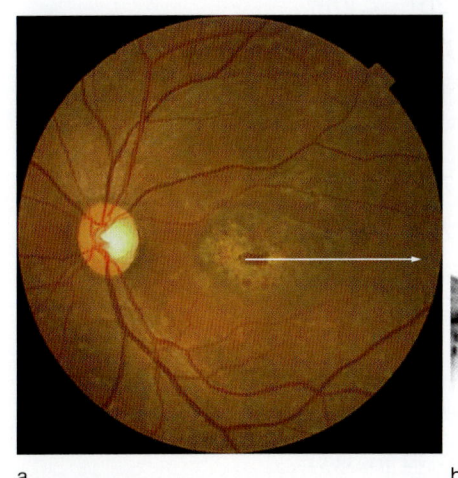

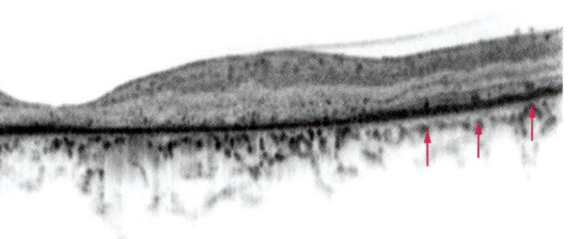

a.　　　　　　　　　　　　　　　b.

図 1　中心窩萎縮と黄色斑がみられる症例
a. カラー眼底所見．中心窩は萎縮し，周囲に黄色斑がみられる．矢印は，b の OCT 撮影位置．
b. 黄色斑の光干渉断層計像．網膜色素上皮から視細胞内節外節境界（IS/OS）に向かう高信号の病変がみられる（矢印）．

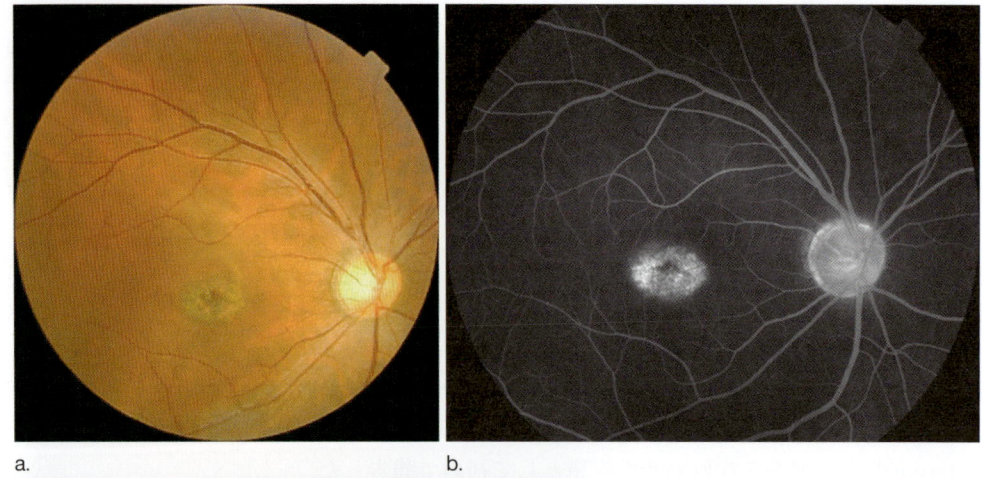

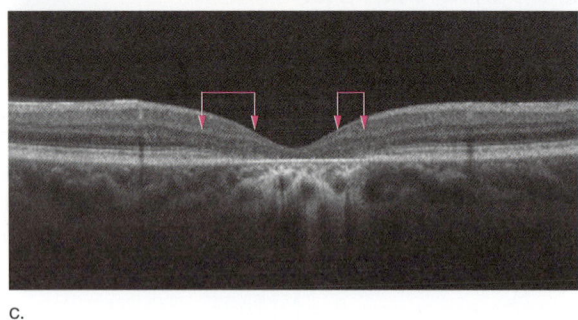

図2 中心窩萎縮がみられる症例
a. カラー眼底所見. 中心窩は萎縮している. 眼底は褐色調が強い.
b. フルオレセイン蛍光眼底造影. 中心窩萎縮病巣は window defect による過蛍光. 背景蛍光輝度は低下しており, いわゆる dark choroid となっている.
c. 中心窩の萎縮病巣の OCT 像. 中心窩では外顆粒層が消失している. 移行帯 (矢印) の部分では, 視細胞内節外節境界 (IS/OS) が消失.

りドーム状になることはない. 黄色斑は, 中間周辺部では網目状を呈することもある. 病期の進行に伴い黄色斑は灰色になり, 消失する. フルオレセイン蛍光眼底造影では, リポフスチンの網膜色素上皮細胞内蓄積により脈絡膜蛍光がブロックされる (**図2b**). この所見は dark choroid と呼ばれ Stargardt 病に特徴的な所見で, 網膜血管陰影は明瞭となり, 毛細血管までよくたどることができるようになる.

視力は年齢とともに低下し, 30歳代で0.1以下の視力となる症例が多い. 視野は中心暗点を示すことが多い. 臨床像は大きく以下の四つに分けられている.

1群：網膜色素上皮に強い色素沈着を認め, 脈絡膜紋理の透見が困難.

2群：中心窩の変性が強く, beaten-metal と呼ばれる所見を呈する例や bull's eye 型の変性パターンを示す例がある. 通常, 黄色斑を伴うことが多いが, 黄色斑がない症例もみられる.

3群：眼底所見は2群に類似するが, 網膜血管狭小化や scotopic ERG (electroretinogram；網膜電図) の消失など, 網膜色素

変性症類似の所見を示す.
4群：後極中心に広がる黄色斑が中心で，中心窩の変性はあっても軽度である．

ERG：通常は正常だが，中心窩が障害される症例では photopic ERG が低下し，周辺まで障害されると scotopic ERG も低下する．障害が広範囲に及ぶ症例では，眼球電図（electro-oculogram；EOG）で Arden ratio[*1] が中等度に低下するといわれている．暗順応が遅延する症例も存在する．

眼底自発蛍光：黄色斑は過蛍光であるが，それを取り囲む網膜色素上皮の萎縮病巣は低蛍光となる．リポフスチン様物質は，検眼鏡的には，正常にみえる網膜色素上皮にも蓄積しているので眼底全体が明るく観察される．中心窩や視神経乳頭の周囲では，輪状に眼底自発蛍光が減弱することが特徴である．中心窩の萎縮病巣は低蛍光となる．

[*1] **Arden ratio**
明順応下で電位が最大となる明極大値と，暗順応下で電位が最小になる暗極小値の比のこと．

病理所見

異常なリポフスチンの存在を示す自発蛍光を有する PAS（periodic acid-Schiff）陽性物質の蓄積により，網膜色素上皮細胞の肥大と過形成がみられる．このような色素が蓄積した細胞は後極に多くみられる．中心窩の萎縮病巣では，網膜色素上皮細胞と網膜外層の消失がみられる．Stargardt 病は，常染色体劣性遺伝の形式を示す例が多いが，優性遺伝を示し家族内発症を示す例もある．遺伝子異常として *ABCA4* や *ELOVL4* の異常が指摘されている．

OCT 所見

黄色斑を OCT で観察すると，網膜色素上皮層から外境界膜まで伸びる，とげ状の高信号の病変がみられる（図 1b）．このような病変は，眼底自発蛍光では過蛍光を示すものが多い．網膜色素上皮層との連続がなく，外顆粒層内の高信号斑として観察される例や，ドルーゼンのように網膜色素上皮下にドーム状にみえる例もある．

中心窩萎縮病巣では，網膜色素上皮層，視細胞内節・外節，外境界膜，外顆粒層の消失が観察される．萎縮巣直下の Bruch 膜および脈絡膜の信号強度は，より強く描出される．萎縮巣辺縁部の移行帯では，網膜色素上皮層は保たれるが，視細胞内節外節境界（IS/OS）は消失している（図 2c）．

（石龍鉄樹）

オカルト黄斑ジストロフィ

三宅による疾患の発見

　網膜色素変性やStargardt病などに代表される網膜ジストロフィは，通常眼底所見に明らかな異常を伴っている．それに対してオカルト黄斑ジストロフィ（occult macular dystrophy）とは，検眼鏡的異常がないにもかかわらず黄斑部の網膜機能が傷害されている特殊な家族性ジストロフィである．障害部位が黄斑部に限局するため全視野ERG（electroretinogram；網膜電図）が正常であり，通常の診察での診断は難しい．名古屋大学の三宅養三らは黄斑部局所ERGの開発によってこの疾患を見いだし，1989年に"眼底所見に異常のみられない家族性黄斑症"として初めて紹介した[1]．その後，正常な眼底所見によって網膜の異常が隠されていることから，オカルト（occult；目に見えない）黄斑ジストロフィと命名された[2]．さらに発見からほぼ20年を経過した2010年には，本疾患の原因遺伝子として8番染色体短腕に*RP1L1*が特定された[3]．この疾患は黄斑部局所ERGの開発からそれによる疾患概念の確立，そして原因遺伝子の解明までをすべて三宅の研究グループによって完結させた疾患であり，"三宅病（Miyake's disease）"とも呼ばれている[4,5]．

文献はp.327参照．

臨床的特徴

　黄斑部，特に中心窩の視細胞機能が局所的に低下するため，視力低下および中心比較暗点が主な症状である．問診のさいに羞明を訴える患者も多い．進行は非常にゆっくりであるため，自覚症状の出るかなり以前から黄斑部の機能低下は始まっていると考えられる．自覚症状を訴える時期は10歳ころから60歳以上までと非常に幅があり，両眼の視力がきわめてゆっくりと低下していく．発症には男女による違いはなく，また屈折にも特に傾向はない．

　両眼がほぼ同時に進行する例が多いが，自覚症状の出現や視力低下の進行が，左右眼で数年から10年近く異なるケースもある．ただし，自覚症状が片眼のみの患者でも，黄斑部におけるERGの振幅

はすでに両眼で低下している．

　根本的な治療法はない．視力低下が進行すると当然識字困難となるが，ほとんどの患者は拡大鏡などを用いることにより日常の読み書きをこなしている．また周辺視機能は末期でも正常に保たれるため，歩行時にはそれほどの困難は生じない．

　常染色体優性遺伝の疾患であるため，典型的な症例では両親のどちらかに同様の症状をもつ者がいる．ただし，後述するように孤発例の報告も多い．

診断に必要な検査

自覚的検査：通常は，矯正視力が運転免許の取得に問題の生じる(0.7)未満に低下してから受診する場合が多い．視力障害は徐々に進行し，最終的に 0.1 から 0.2 程度まで低下することがある．ただし，ほかの黄斑ジストロフィと異なり網膜色素上皮の萎縮をきたすことがないため，最終視力が 0.1 を下回るケースはない．進行には大きな個体差がある．

　羞明を伴うケースでは，電光掲示板を使った通常の視力検査と，手持ちの"字ひとつ視力"による検査で大きく差が出る場合がある．このような患者では，単に視力表の背景光を消したり検査室の照明を暗くしたりするだけで，視力が数段階上がる場合がある．

　視野検査では，中心比較暗点が検出される．ただし Goldmann 動的視野計では，進行例を除いて異常を検出できないことが多い．さらに Humphrey 自動視野計を用いた場合でも，"中心 30-2"プログラムでは中心比較暗点が明瞭に検出できず，"中心 10-2"でようやく暗点が検出される例も多い．本疾患の進行をフォローするには，中心 10°の視野と"中心窩閾値"を参考にするのが望ましい．なお，黄斑部以外の周辺視野は進行例でも正常に保たれている．

他覚的検査：検眼鏡的所見，フルオレセイン蛍光眼底造影，インドシアニングリーン蛍光眼底造影ともにすべて正常である．通常は中心窩反射も明瞭に認められる．高齢に至っても網膜色素上皮の変性が現れることはない．経過中に黄斑部の変性が出現した場合には，診断から除外される．

　全視野 ERG では，杆体系，錐体系反応ともにほぼ正常に記録されるが，黄斑部局所 ERG あるいは多局所 ERG で黄斑部の反応が減弱しており，これがオカルト黄斑ジストロフィの確定診断となる（図 1）．中心窩のごく狭い領域の機能が残存している場合は視力が正常なこともあるが，その場合でも黄斑部局所 ERG や多局所 ERG

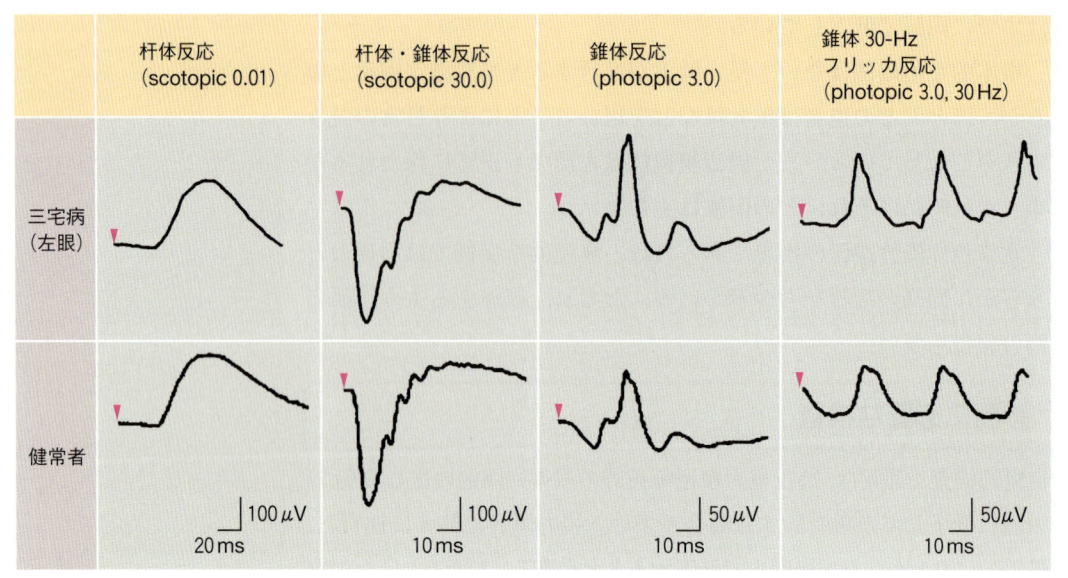

	杆体反応 (scotopic 0.01)	杆体・錐体反応 (scotopic 30.0)	錐体反応 (photopic 3.0)	錐体 30-Hz フリッカ反応 (photopic 3.0, 30 Hz)
三宅病 (左眼)				
健常者				

a. 全視野 ERG

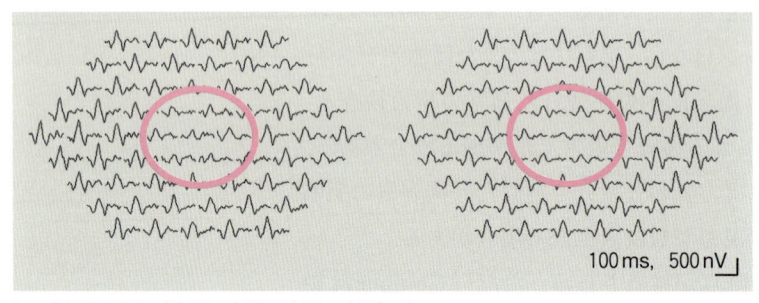

b. 多局所 ERG（左図：右眼，右図：左眼）

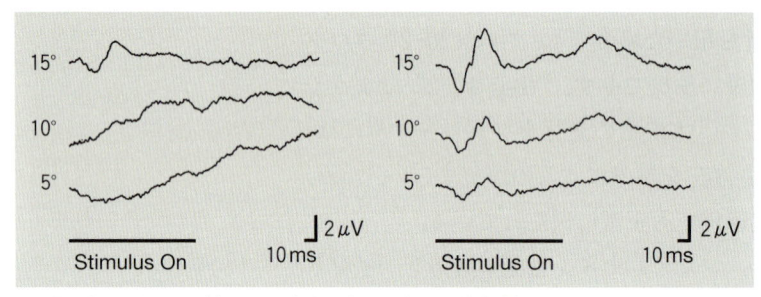

c. 黄斑部局所 ERG（左図：三宅病，左眼，右図：健常者）

図 1 オカルト黄斑ジストロフィ（三宅病）患者の電気生理学的検査所見（28歳，男性，*RP1L1* p.Arg45Trp Heterozygous）

全視野 ERG（a）では，杆体系，錐体系ともに正常反応を示している．多局所 ERG（b）では，黄斑部における振幅低下がみられる（◯で囲まれた部分）．黄斑部局所 ERG（c）では，5°，10°，15°の刺激に対する反応がいずれも減弱している．

では明らかな異常が検出される．

　検眼鏡的所見は正常であるが，spectral-domain OCT で後極部を観察すると，比較的早い時期から網膜外層構造に異常をきたしていることがわかる[4]．初期の変化は，黄斑部における錐体視細胞外節先端部

9. 変性疾患　259

不明瞭な IS/OS ライン　　健常な IS/OS ライン

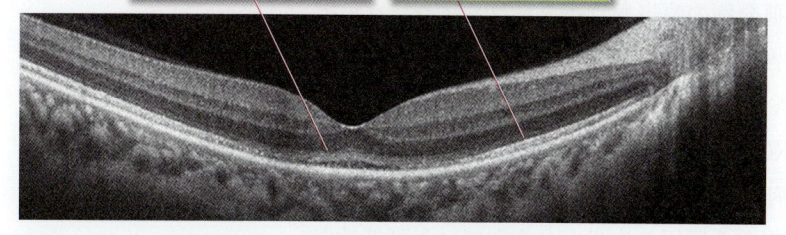

図2　オカルト黄斑ジストロフィの OCT 所見
57歳, 女性. 矯正視力, 右 (0.1). *RP1L1* p.Arg45Trp Heterozygous.

ライン（COST ライン）の消失, 視細胞内節 ellipsoid ライン（IS/OS ライン）の不明瞭化などである（図2）. OCT の所見は発症から長期間経過するにつれて次第に変化し, 長期間経過すると外顆粒層は菲薄化していく. 網膜自発蛍光は正常の場合が多いが, 時に非特異的な弱い過蛍光が中心窩付近にみられることがある[5]. ただし, 錐体・杆体ジストロフィ, Stargardt 病などに特徴的な強い過蛍光や低蛍光の所見, リング状の異常所見などはみられないため, 鑑別は容易である.

鑑別すべき疾患

眼底所見および全視野 ERG が正常であるであるため, 多くの患者が原因不明の視神経疾患, あるいは心因性視力障害などと診断されている. また比較的多いのが, 白内障として眼内レンズ挿入術を施行されたあとに視力が改善せず, 精査を依頼されて見つかるケースである. いずれの場合も, 黄斑部の ERG が局所的に低下していることさえ証明できれば, 診断は容易である. 頭部 CT や MRI を用いる必要はない.

原因遺伝子とは？

2010年に優性遺伝タイプのオカルト黄斑ジストロフィの原因遺伝子として, 8番染色体短腕に位置する *RP1L1*（retinitis pigmentosa 1 like-1）が同定された[3]. これまでに45番目のアルギニンをトリプトファン（p.Arg45Trp）に, 960番目のトリプトファンをアルギニン（p.Trp960Arg）に, 1199番目のセリンをシステイン（p.Ser1199Cys）に置き換える三つのミスセンス変異が見つかっている[3,6]. ヒトにおける *RP1L1* の機能はまだ完全には明らかにされていないが, これまでの研究では, 霊長類では錐体および杆体視細胞の特に内節に発現しており, 視細胞内節・外節の構造維持, 細胞内輸送に大きな役割を果たしていると考えられている.

三宅らが1989年に最初に報告した症例は常染色体優性遺伝の家系であったが，その後は孤発例の報告も時折みられるようになってきている．特に国外の報告の場合，そのほとんどが孤発例であることが多い．もともとオカルト黄斑ジストロフィという病名は，"眼底所見が正常で，全視野ERGが正常かつ黄斑部局所ERGが異常であるジストロフィ"という病態を指していた．このため，一見同じ臨床検査所見を呈していても異なる原因の疾患が含まれている可能性がある．特に孤発例でOCT所見を注意して観察すると，*RP1L1*変異の症例とは明らかに病態が異なると思われるケースがある．この疾患の病態には*RP1L1*以外にも複数の原因が関与していると考えられる．

カコモン読解　第23回 臨床実地問題23

61歳の女性．両眼の視力低下を訴えて来院した．視力は両眼ともに0.2（矯正不能）．両眼の眼底写真と黄斑部OCTおよび多局所ERGの結果を図A，B，Cに示す．考えられるのはどれか．

a 球後視神経炎　　b 網膜色素変性　　c 加齢黄斑変性　　d オカルト黄斑ジストロフィ
e 急性帯状潜在性網膜外層症（AZOOR）

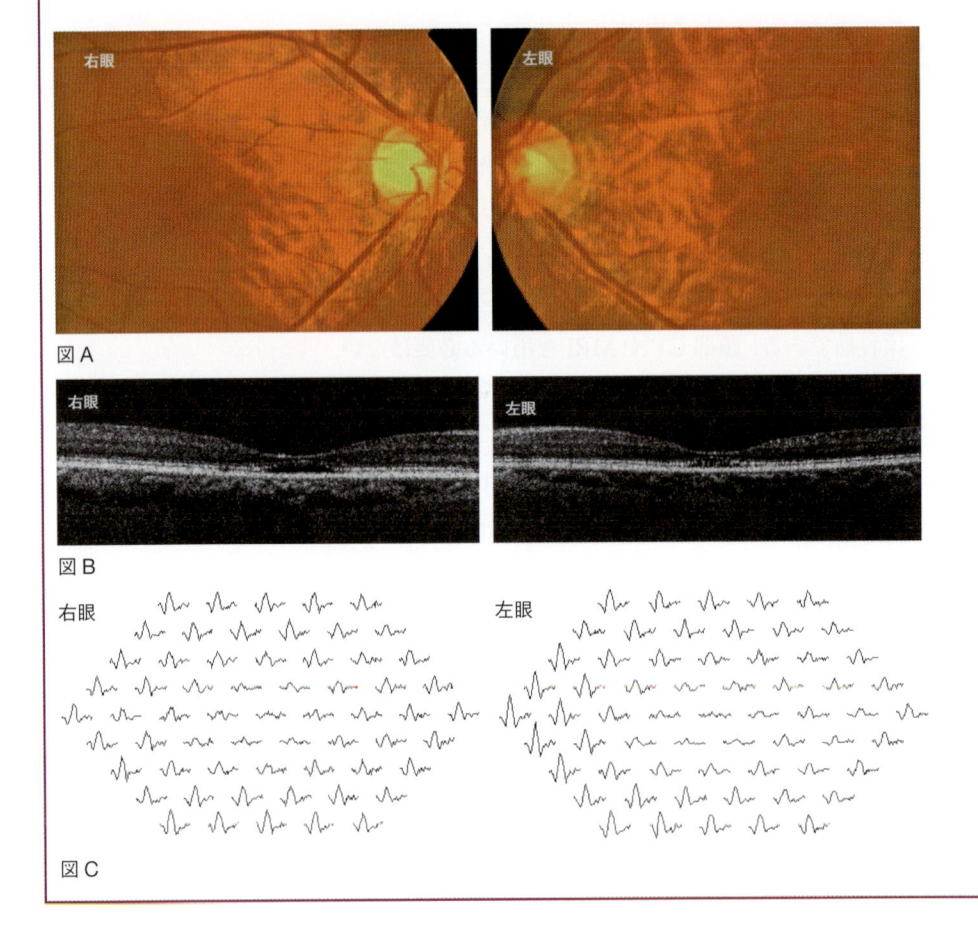

図A

図B

図C

解説 眼底写真では視神経乳頭，黄斑部ともに正常にみえる．黄斑部 OCT は IS/OS ラインが中心窩において不明瞭になっているが，中心窩より周辺ではほぼ正常にみえる．また，中心窩の網膜厚はかなり菲薄化している．さらに網膜色素上皮は全体的に正常にみえる．多局所 ERG では，中心部において反応低下がみられるものの周辺部の反応は良好である．

以上をまとめると，この症例の病変は黄斑部網膜外層に限局して左右同程度に生じており，しかも検眼鏡的検査での異常が明らかではないという特徴がわかる．これに該当する選択肢は d の"オカルト黄斑ジストロフィ"である．

オカルト黄斑ジストロフィの典型例の OCT 所見を図 2 に示す．中心窩の IS/OS ラインが不明瞭になっているが，周辺にいくほど正常化している．COST ラインも黄斑部において消失している．ただし，網膜色素上皮，網膜内層には異常がみられない．

a の球後視神経炎は，通常は急性，片眼発症で，眼球運動痛を伴う．OCT，多局所 ERG での異常はみられない．b の網膜色素変性では，通常は黄斑部以外の ERG が先行して障害される．c の加齢黄斑変性では，通常は眼底検査所見で異常がみられる．d の AZOOR は，通常は片眼において急性に発症し，しばしば光視症を伴う．

模範解答 d

（角田和繁）

小口病

臨床像

　小口病は，1907年に小口忠太により初めて報告された先天停在性夜盲の一型である[1]．常染色体劣性遺伝形式をとることが知られており[1]，ロドプシンの光化学反応に関与するアレスチン（arrestin, S-antigen〈SAG〉）遺伝子の1塩基欠失（1147delA）[2]とロドプシンキナーゼ（rhodopsin kinase, G-protein-coupled receptor kinase 1

文献はp.328参照．

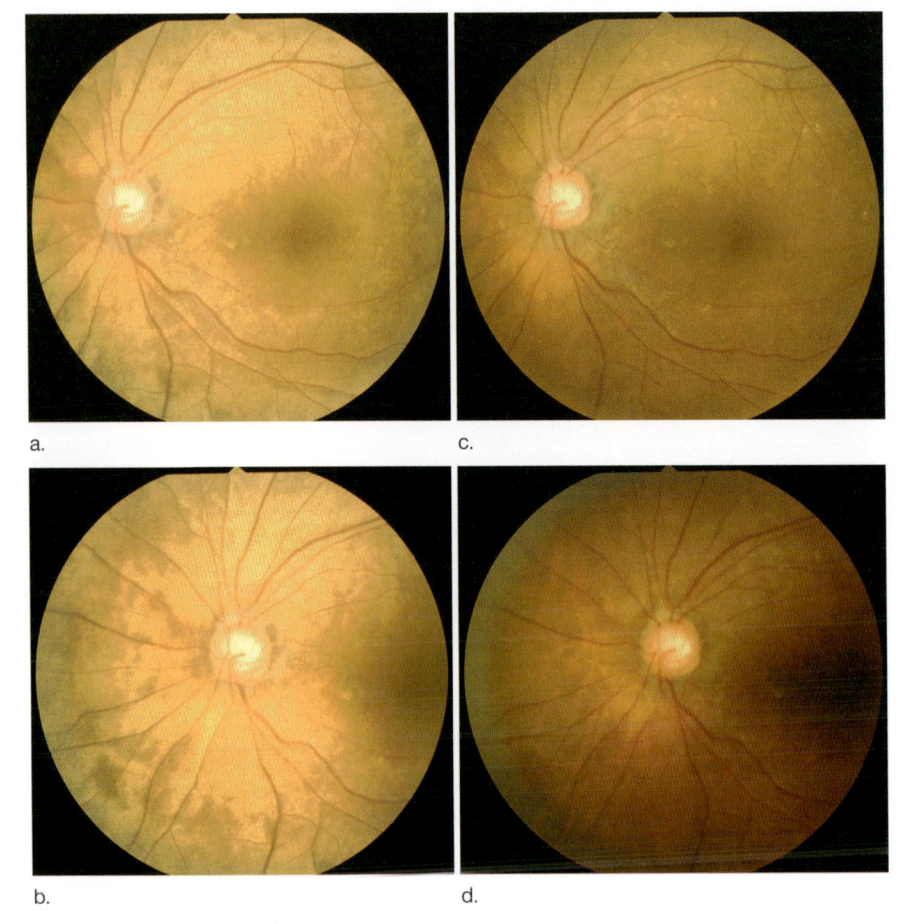

図1　小口病の眼底写真（75歳，女性，左眼．）
a, b：暗順応前，c, d：長時間（4時間）暗順応後．

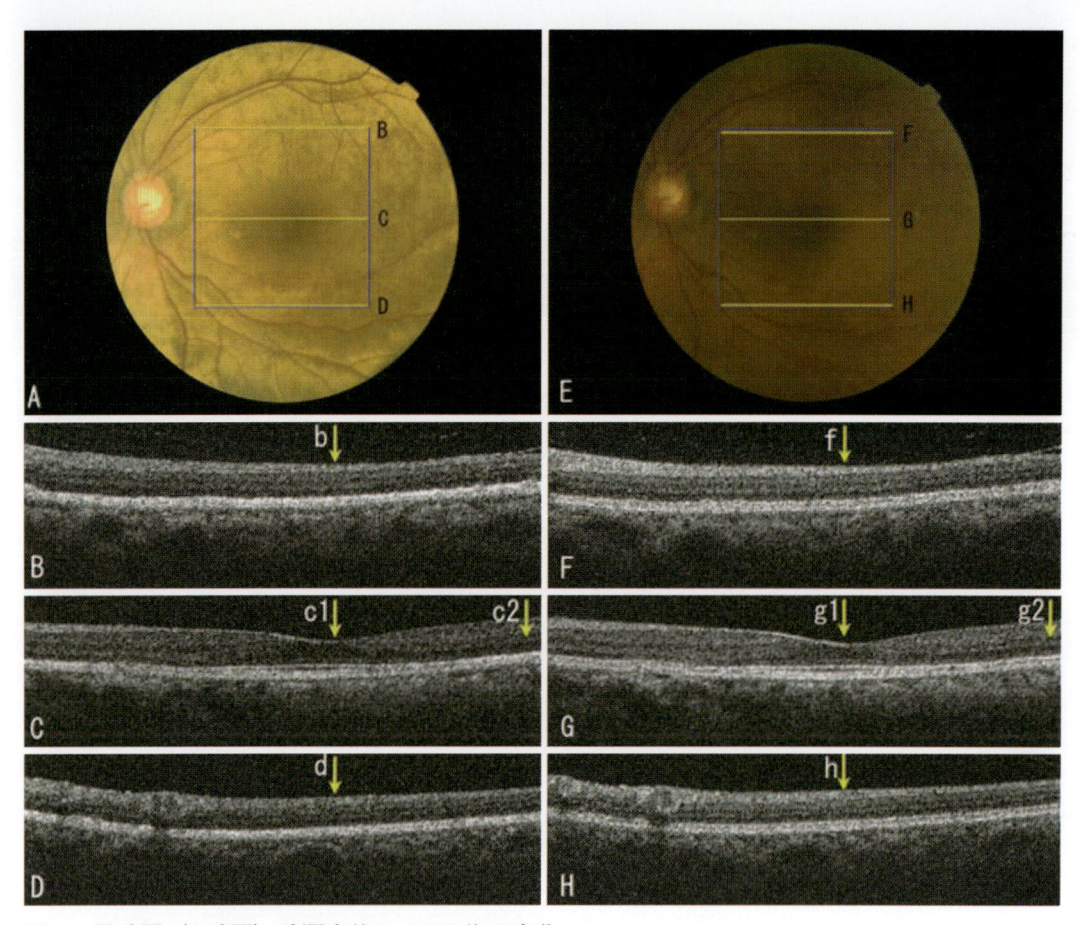

図2 長時間（4時間）暗順応後のOCT像の変化（図1と同一症例）
A～D．暗順応前．黄斑部（c1）ではIS/OSラインが明瞭であるが，傍中心窩（b, c2, d）ではIS/OSラインが不鮮明である．
E～H．長時間（4時間）暗順応後．黄斑部（g1）は暗順応前（c1）と同様であるが，傍中心窩（f, g2, h）ではIS/OSラインが描出される．
(Yamada K, et al：Optical coherence tomographic evaluation of the outer retinal architecture in Oguchi disease. Jpn J Ophthalmol 2009；53：449-451.)

〈GRK1〉）遺伝子変異[3]）が本疾患の発症に関与することが知られている．日本人の小口病の場合，90％以上がアレスチン遺伝子1147delA変異をもつ[4]）とされる．眼底所見としては，"はげかかった金箔様"，"霜降り様"と表現される特徴的な網膜の色調を呈し，長時間の暗順応によってこの眼底所見が正常色調に変化する"水尾-中村現象"も本疾患の特徴[5]）である（図1）．また電気生理学的所見としては，陰性型ERG（長時間暗順応後，ERG正常化），暗順応曲線の異常（杆体の暗順応に長時間要する）である．活性化されたロドプシンを不活化する作用をもつアレスチンとロドプシンキナーゼの活性が低下している本疾患では，杆体外節に存在する活性型ロドプシンを不活化できないために杆体の暗順応に時間を要し[6]），

ERG は a 波が減弱した陰性型[7]を示す．しかし，長時間の暗順応により杆体が十分再生されると a 波の正常化を認め，ERG は正常化すると考えられる．

OCT 所見

　小口病の OCT 所見については，わが国から 3 報の報告があるが，いずれも 1 例報告であり，いまだ詳細は不明である．これまでの報告により確認された OCT 所見を下記にまとめる．

1. 長時間暗順応後の水尾-中村現象に伴い，傍中心窩の視細胞内節外節境界線（IS/OS ライン）が描出されるようになる（**図 2**）[8]．
2. 金箔様反射領域では IS/OS ラインと網膜色素上皮との距離が短くなっており，視細胞外節が短縮している[9]．
3. 金箔様反射部位では，IS/OS ライン，錐体外節の終末端とされる COST（cone outer segment tip）ライン，そして網膜色素上皮が 1 本の太いラインとして描出されるが，水尾-中村現象後の撮像では，おのおの正常の 3 本のラインとして描出される[10]．

（山田喜三郎）

9. 変性疾患

クリニカル・クエスチョン

眼底自発蛍光所見が診断に有用な黄斑変性疾患について教えてください

Answer 眼底自発蛍光は，主にリポフスチンを観察していることから，リポフスチン様物質が沈着するStargardt病や卵黄状黄斑ジストロフィでは特徴的な眼底自発蛍光所見を呈するので，診断の重要な手掛かりになります．

Stargardt病

　黄色斑は，眼底自発蛍光では過蛍光または低蛍光を示す．網膜色素上皮細胞内にリポフスチンが蓄積している部位では過蛍光となり，リポフスチンの蓄積により網膜色素上皮が変性萎縮に陥った部位では低蛍光となると考えられている．過蛍光を示す黄色斑は，発症早期や変性領域の外周よりに多くみられる．中心窩の萎縮部位は，網膜色素上皮細胞の萎縮により低蛍光となる．眼底自発蛍光像は，慢性型中心性漿液性脈絡網膜症，Kearns-Sayre症候群，パターンジストロフィなどと類似しており鑑別が必要である．Stargardt病では，視神経乳頭の周囲の蛍光強度が低下（peripapillary sparing）する特徴があり，他疾患との鑑別に有用であるといわれている（図1）．

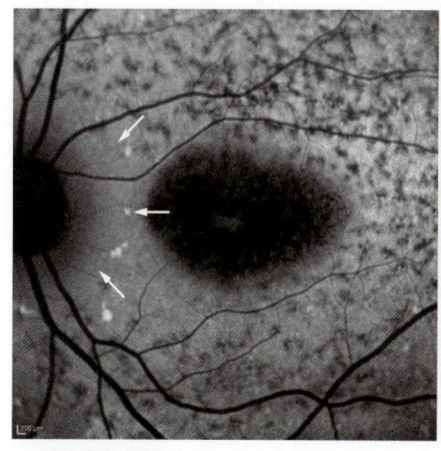

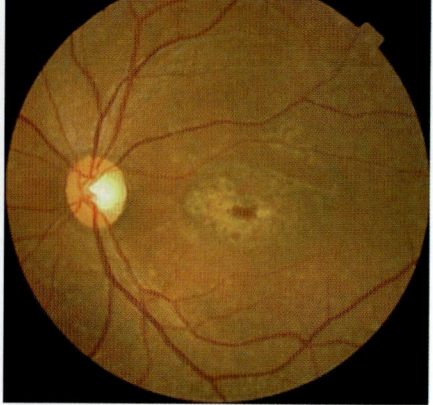

a．眼底自発蛍光　　　　　　　　　　b．カラー眼底写真

図1　Stargardt病の眼底自発蛍光
矢印は，視神経乳頭の周囲の蛍光強度低下（peripapillary sparing）を指す．"Stargardt病"の項の図1（p.253）と同一症例．

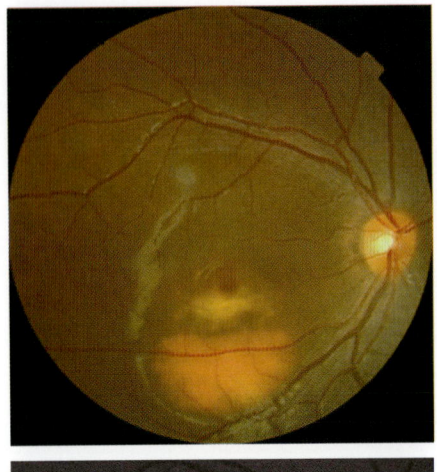

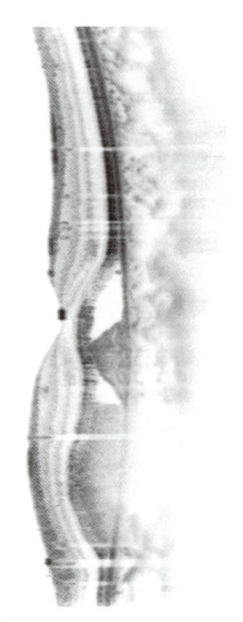

図2 卵黄状黄斑ジストロフィ（偽前房蓄膿期）
a. カラー眼底写真．黄色沈着物が漿液性網膜剥離の下方に蓄積している．
b. 眼底自発蛍光．黄色沈着物に一致した過蛍光がみられる．
c. OCT．黄斑を通る垂直断．黄色沈着物は下方に沈着し，水平面を形成していることがわかる．網膜下面では視細胞外節の延長がみられる．

卵黄状黄斑ジストロフィ（Best病）

　中心窩に黄色沈着物が出現し，網膜色素上皮細胞の萎縮をきたす黄斑変性症である．常染色体優性遺伝が多く，VMD2遺伝子の異常がある．黄色沈着物は，リポフスチンを含み自発蛍光を呈する．前卵黄期，卵黄期，偽前房蓄膿期，炒り卵期，萎縮期などに分けられる．卵黄期，偽前房蓄膿期ではその特徴的な眼底所見から診断は容易だが，炒り卵期，萎縮期では加齢黄斑変性や慢性型中心性漿液性脈絡網膜症との鑑別が必要となる．Best病では，OCTで漿液性網膜剥離がみられる．漿液性網膜剥離の網膜下面には，視細胞外節の延長がみられる．漿液性剥離範囲の眼底自発蛍光は淡い過蛍光を示

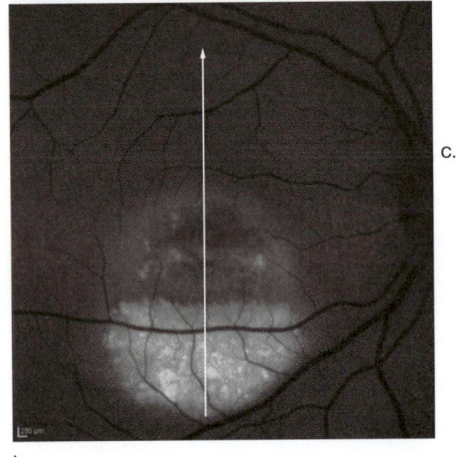

すことから，リポフスチン様物質は延長した視細胞外節に存在すると考えられている（図2）．

その他の黄斑変性

錐体ジストロフィ（cone dystrophy）では，網膜色素上皮の変性により非特異的な過蛍光と低蛍光が入り交じった蛍光がみられる．occult macular dystrophy（Miyake disease）では視細胞障害に一致した淡い過蛍光がみられる．網膜色素線条などでは，線条に一致した低蛍光がみられる．

網膜色素変性は，主に杆体が障害される疾患であるが，進行例では黄斑部に障害が及ぶ．網膜色素変性では，中心窩を取り囲む輪状の自発蛍光がみられる．輪状過蛍光は，視細胞障害に関連するといわれている．

（石龍鉄樹）

> エビデンスの扉

occult macular dystrophyの発見から遺伝子同定まで

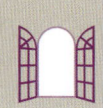

黄斑部局所ERG装置の完成

　occult macular dystrophy (OMD) の一連の研究成果は，今から振り返ると，まさに"運・鈍・根"であった．黄斑部の病態を他覚的に解明したいとの期待のもとに，黄斑部局所ERG (FERG) の研究を始めたのが，1976年に米国Bostonへ留学したときであった．それより以前に，日本でも永田誠先生のFERGの系統立った研究があり，欧米でも2, 3の報告があったが，まだ臨床の場でのルーチンの検査法としては程遠かった．Bostonでは広瀬竜夫先生とFERGの臨床応用を目指したが満足する結果が得られず，1979年に名古屋大学眼科へ帰局した．なんとか日本でこの研究の花を咲かせたいと思い，基礎医学でお世話になった網膜生理の権威である御手洗玄洋教授に相談した．当時キヤノンが赤外線眼底カメラを開発しており，それを利用しようと，御手洗教授がキヤノンに関係が深いことを知って相談したのである（教授の弟の御手洗冨士夫氏は当時USキヤノンの社長，後にキヤノン社長，日本経団連会長を歴任）．教授の口利きによりキヤノン研究所が共同研究に乗り出してくれた．まさに私の研究に"運"があったのである．赤外線眼底カメラで眼底を直視下に記録できる臨床応用可能な装置開発を目指したが，6年後の1986年にようやく理想的な装置が完成した．1976年にこの研究を始めてから実に10年を要したことになり，"鈍・根"の大切さが身にしみた．

　この装置は，錐体系ERGのほぼすべての要素がヒト黄斑部から正確に記録できる世界で最初の装置であり，開発後26年を経た現在もこの装置が名古屋大学の臨床の場で使用されている．後にSutterが開発した多局所ERGは，筆者らのFERGの開発より約10年遅れている．1988年に，筆者は日本眼科学会総会の宿題報告（現在の評議員会指名講演）で『黄斑部局所ERGの研究』という題で講演し一息つき，これから臨床の場でFERGの有用性を示していこうと考えていた時代であり，まさにこの分野では無人の野を闊歩している

気持ちであった．

occult macular dystrophy（OMD）との出合い

　1988年当時，筆者は週一回，愛知県総合保健センターで視力低下症例の診察を行っていた．ある日，原因不明の視力低下を訴える29歳の女性を，当センター眼科部長の塩瀬芳彦先生から紹介された．眼底や蛍光眼底所見にまったく異常はみられず，網膜全体から記録するfull-field ERGの杆体系，錐体系反応ともに正常であった．そのため過去に大学病院を含む多施設で心因性視障害，中枢性視障害，視神経疾患，弱視等々の疑いをもたれた経緯があった．診察の後，時間をとって彼女と病状について話し合った．非常に知性的な女性で，長年にわたる病状の経緯，現在の見えかた等々の説明から，心因性視障害は否定できた．最も印象的だったのは，「白板の上に書かれた黒線の字より，黒板の上に書かれた白線の字が見やすい」という口述であった．これは網膜疾患患者が時に訴える重要な症状である．

　これが網膜の疾患であるとすると，full-field ERGが正常であるため，検眼鏡的にはまったく異常はみられない黄斑部にひょっとしたら目に見えない異常があるのではないかと，とんでもない発想をもったのである．ちょうどFERGにのめり込んでいた矢先であり，彼女を説得してそのまま自分の車に乗せ名古屋大学病院までお連れして，自分でFERGの記録をしてみたところFERGは消失しており，わが目を疑った．さらに18歳の弟も同じような症状であるとのことで，早速検査したところ，彼女とほぼ同じ臨床症状であった．さらに55歳の父親を調べたところ，眼底は正常で視力も左右ともに1.0であったが，FERGに強い異常がみられ，Tuebingen perimetryで黄斑部の感度低下がみられたが，中心窩にあたる非常に小さな領域の機能は残されていた．そのため視力低下はみられなかったのである．後の研究でほかの家系にも，この父親のように視力が正常のOMDの存在がみられることがわかり，FERGが診断の鍵となる疾患であることが思い知らされた．この所見は特に遺伝子解析を行うときに重要であり，正常視力であってもOMDを否定はできず，FERG所見で診断しなければならないことを示している．

　これを契機に眼底が正常でも原因不明の視力低下のある症例には，FERGを記録してみることにした．するとOMDが決して少ない疾患ではないことがわかり，すべての症例が他疾患と誤診されて

いることから，非常に重要な疾患であることが判明した．最初の家系にみられたように，常染色体優性遺伝（AD）が疑われる症例と孤発例とがみられ，2005年に名古屋大学を退官するまでに40例を超す症例を経験した．8家系のADの家系があったため，責任遺伝子の検索に力を入れたが，残念ながら在籍中に発見することはできず，退官後，東京医療センター・国立感覚器センター（感覚器センター）へ移った．

責任遺伝子の同定

感覚器センターには視覚生理学研究室の篠田啓先生，角田和繁先生，花園元先生らが活発な臨床，研究に励んでいた．週1回だけ筆者は隣接する東京医療センター眼科で診療を行っていたが，大出尚郎先生から紹介されたOMD患者から，佐渡島にルーツをもつ大きなAD家系が発見された．角田先生を中心に新潟大学眼科の畑瀬哲尚先生，臼井知聡先生らを加えて，この家系の臨床症状の徹底分析が行われた．同時に感覚器センターの細胞・分子生物研究室の岩田岳先生を中心に，この大家系の遺伝子連鎖解析が行われ，ADタイプのOMDの原因遺伝子として8番染色体短腕に位置する*RP1L1*が同定された．同じ遺伝子異常は上述した最初の家系を含む名古屋大学の3家系にも認められた．

最後に一言

黄斑部局所ERGの重要性を予想して1976年に装置作製に携わってから，それを用いることによりのみ診断できる疾患を見つけ，その遺伝子異常を同定するまで34年の年月を要したことになる．これは長かったというより，むしろ非常に短い時間であったのではなかろうか．それは"運・鈍・根"がうまく作動したからにほかならない．

（三宅養三）

10. 炎症性疾患

Vogt-小柳-原田病

全身所見と眼症状

　Vogt-小柳-原田病（Vogt-Koyanagi-Harada disease；VKH）は，わが国における三大ぶどう膜炎の一つであり両眼性に滲出性網膜剝離をきたし，視機能障害を生じる疾患である．全身的なメラノサイトに対する自己免疫疾患であり，急性期のVogt-小柳-原田病では眼科的には色素細胞を多くもつ虹彩，毛様体，脈絡膜に炎症を生じるため，前眼部および後眼部ぶどう膜炎，すなわち虹彩炎，浅前房，高眼圧，滲出性網膜剝離などの多彩な所見を呈する．慢性期および寛解期では夕焼け眼底がみられることがあり，これは急性期に炎症が強い症例や滲出性網膜剝離が遷延した症例に多いとされる．病理組織学的検討では脈絡膜は肥厚し，脈絡膜内の間質への炎症細胞浸潤が観察され，そのほとんどはリンパ球で占められている．特にメラノサイト周囲への細胞浸潤が著明である[1]．

造影所見

　急性期の造影検査ではフルオレセイン蛍光眼底造影検査（fluorescein angiography；FA）において，初期像で網膜色素上皮レベルからの多数の点状漏出，後期像で網膜剝離に一致した部位の蛍光色素のpoolingや視神経乳頭からの蛍光漏出が観察される（図1）．インドシアニングリーン蛍光眼底造影検査（indocyanine green angiography；IA）においては，初期から多発する斑状低蛍光がみられ，通常，早期から観察される脈絡膜の中大血管が不鮮明になっている（図1）[2]．これらの造影所見から，Vogt-小柳-原田病では脈絡膜への細胞浸潤が脈絡膜循環障害および脈絡膜血管透過性亢進を引き起こし，その影響が脈絡毛細血管板にまで及ぶと網膜色素上皮の外血液網膜関門の破綻が起こり，その結果として滲出性網膜剝離が生じると考えられている．

文献はp.328参照．

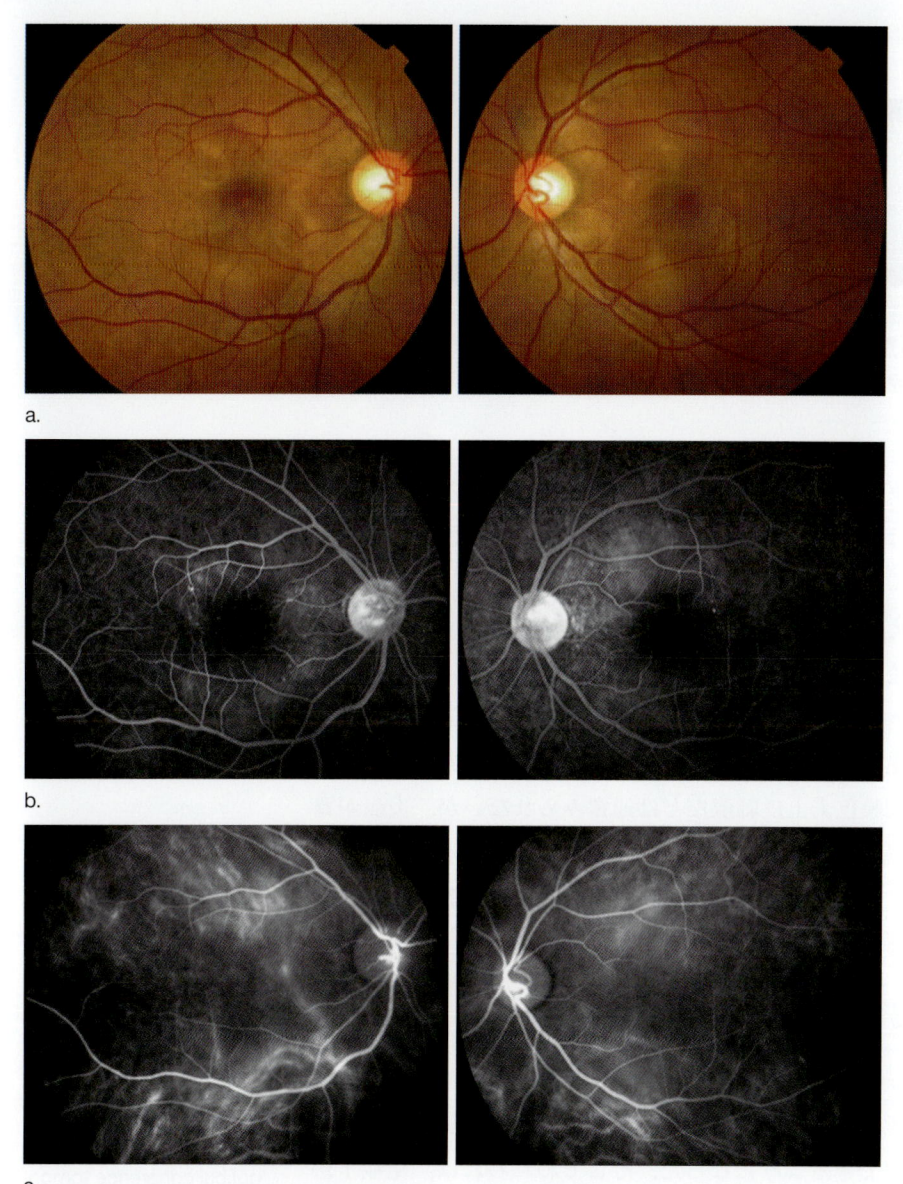

図 1 Vogt-小柳-原田病の眼底造影所見（33 歳，男性）
a. 眼底カラー写真．黄斑部を中心に滲出性網膜剥離がみられる．一部フィブリンと思われる白色病変が観察できる．
b. フルオレセイン蛍光眼底造影検査．両眼性に多発する蛍光漏出点が観察でき，視神経乳頭からの軽度漏出もある．
c. インドシアニングリーン蛍光眼底造影検査．本来みられるべき造影初期の脈絡膜中大血管がはっきりしない．

光干渉断層計所見

　通常の光干渉断層計（OCT）では網膜剥離が観察できるが，中心性漿液性脈絡網膜症でみられるような漿液性網膜剥離とは異なり，

a. 右眼　　　　　　　　　　　　　　　　　b. 左眼

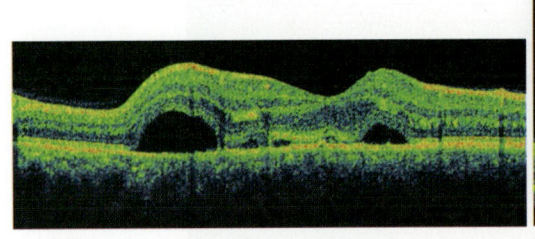

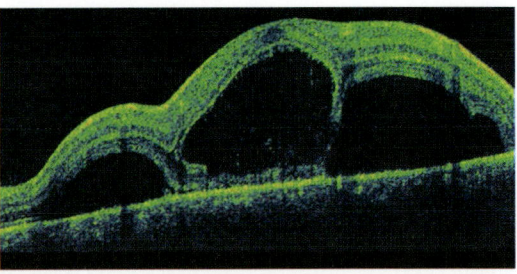

図2　光干渉断層計所見（図1と同一症例）
滲出性網膜剥離がみられ，両眼とも剥離は隔壁で区分けされている．

多房性で網膜下腔は隔壁によって区画分けされているのが観察できる．この隔壁は経過によって変化し，ステロイド治療によって剥離が消失した後には確認できなくなることから炎症性のフィブリンによるものと考えられている（**図2**）[3,4]．また，その他のOCT所見としては，網膜色素上皮のラインが不整で波打ったように観察されることが報告されている[5]．Vogt-小柳-原田病の罹患部位は，後極部では脈絡膜が主体であるため，網膜剥離以外の網膜への影響は少ない．そのため網膜色素上皮剥離などは通常みられないが，炎症が寛解した長期経過後に脈絡膜新生血管を生じることがある．この場合には網膜色素上皮の不整や隆起も観察される（**図3**）．若年者でも発症の可能性があるので注意を要する[6]．

脈絡膜観察

2008年にSpaideらが，市販のOCT装置を用いた脈絡膜を観察する方法としてEDI-OCTの手法を報告した[*1]．この方法により簡便に脈絡膜が観察できるようになった．そこでわれわれは，発症1か月以内の急性期のVogt-小柳-原田病8例16眼の脈絡膜をEDI-OCTの手法で観察した[7]．治療は全例でステロイド大量療法後に漸減療法を実施し，1か月以内には滲出性網膜剥離の消失が得られた．その結果，平均中心窩下脈絡膜厚は805 μm で，ステロイド治療開始3日後に524 μm，1週間後に412 μm，2週間後に341 μm と，治療開始後急速に減少した（**図4**，ただし脈絡膜厚が1,000 μm を超え，脈絡膜と強膜の境界が不鮮明な場合には1,000 μm として計算した）．このことから急性期のVogt-小柳-原田病では，脈絡膜は著しく肥厚しており，治療に伴い脈絡膜が薄くなっていくことが明らかとなった．これはステロイド治療により，炎症細胞浸潤のために

[*1] **EDI-OCT**
enhanced depth imaging optical coherence tomography. 本巻"脈絡膜OCT／EDI-OCT"の項を参照されたい．

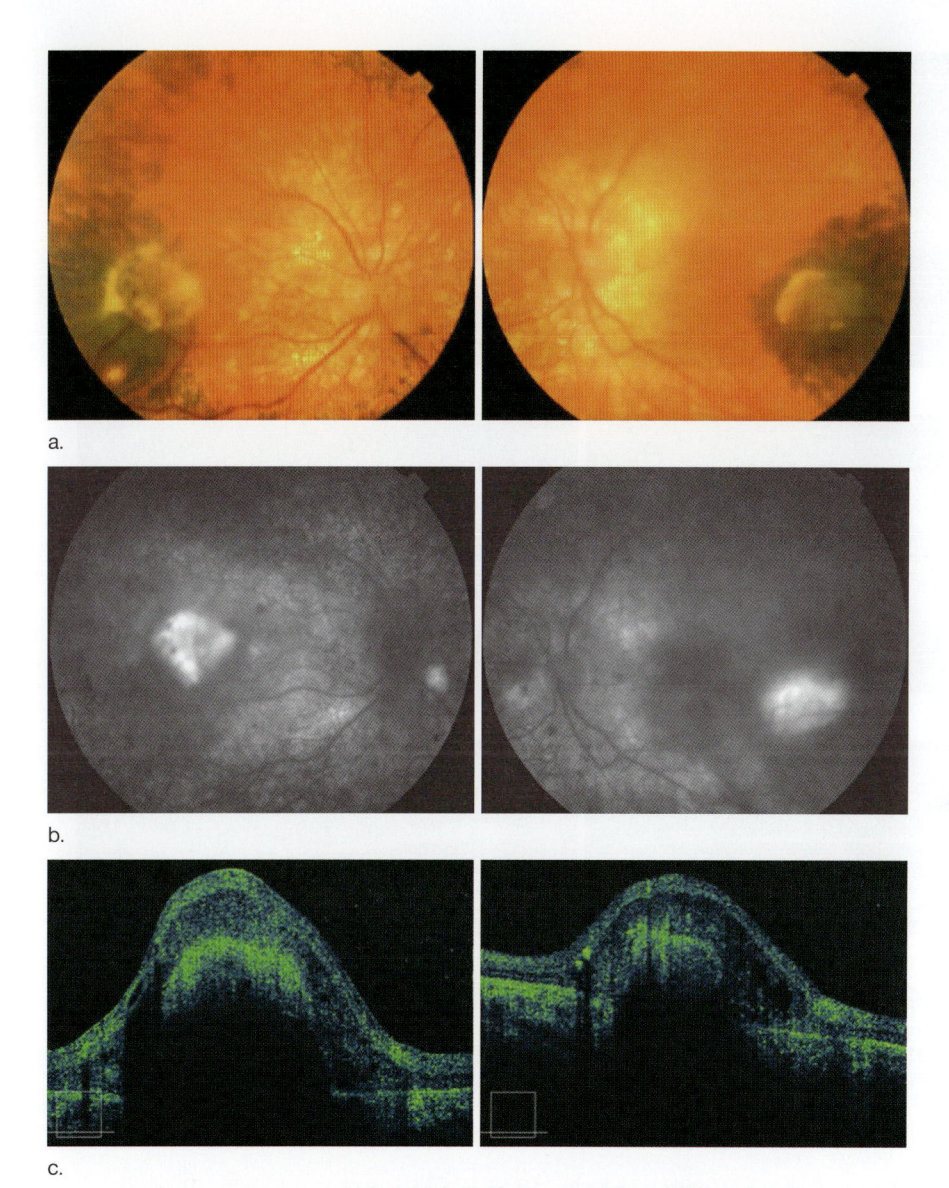

図3 Vogt-小柳-原田病で両眼に脈絡膜新生血管が生じた症例（20歳，女性）
a. 眼底カラー写真．両眼とも夕焼け眼底を呈し，黄斑部に黄白色病変が観察できる．
b. フルオレセイン蛍光眼底造影検査．黄白色病変に一致した過蛍光が観察できる．
c. 光干渉断層計．両眼とも新生血管による網膜の隆起がみられる．

肥厚していた脈絡膜が炎症軽減とともに薄くなることを生体で証明できたことを示している．

　全8例のうち1例では滲出性網膜剥離は片眼にしかみられず，その僚眼にはFAで視神経乳頭からの淡い漏出がみられ，剥離のあるほうが後極部剥離型，視神経乳頭のみに病変があるほうが乳頭浮腫型のVogt-小柳-原田病と診断した．その脈絡膜をみてみると，両眼とも同程度に肥厚していた．自検例ではあるが，その症例を含む乳

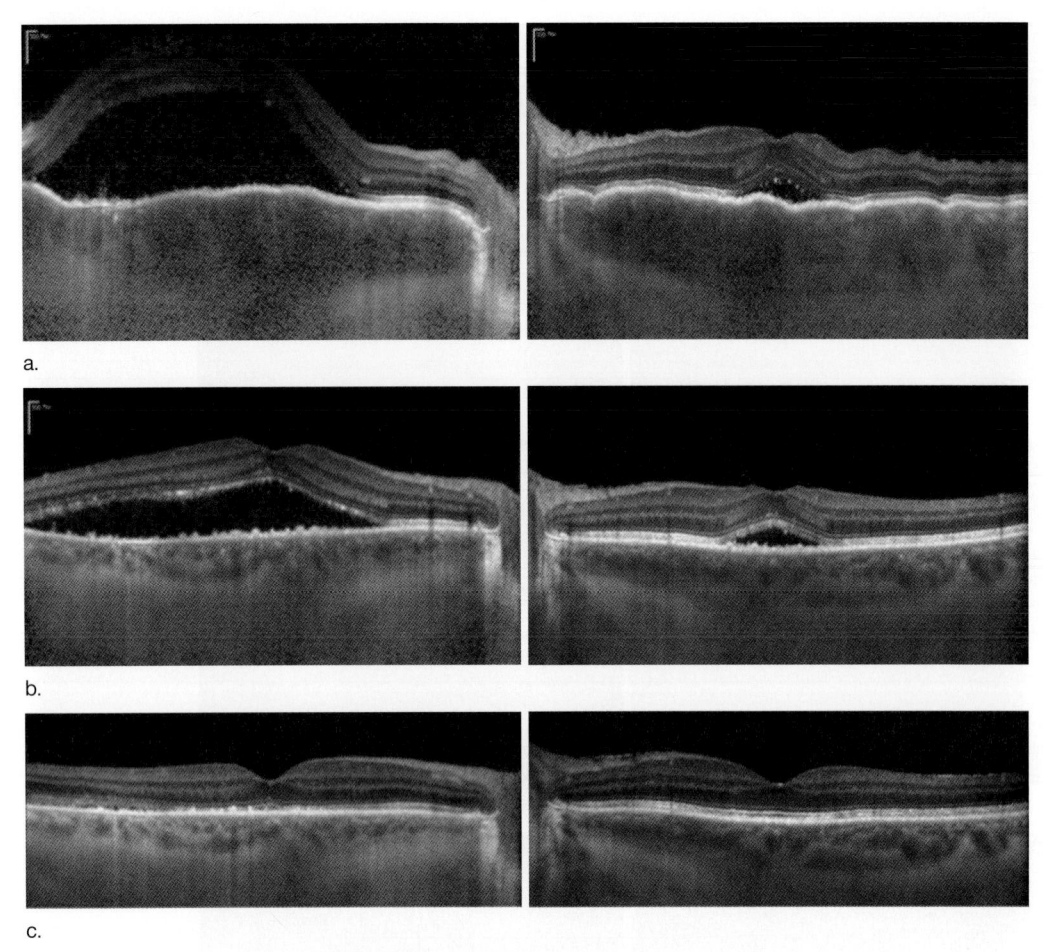

図4 Vogt-小柳-原田病 後極部剝離型の光干渉断層計所見（62歳，男性．左図：右眼，右図：左眼）
a. 治療前．両眼の中心窩を含む滲出性網膜剝離．中心窩下脈絡膜厚はそれぞれ右眼658μm，左眼632μm．
b. ステロイド治療後1週間．網膜剝離は減少，脈絡膜厚もそれぞれ右眼366μm，左眼364μmまで減少．
c. ステロイド治療後1か月．網膜剝離は消失，脈絡膜厚もそれぞれ右眼258μm，左眼276μmまで減少．

頭浮腫型の脈絡膜厚も正常よりも肥厚しており，ステロイド治療により急速に減少していた（unpublished data）．乳頭浮腫型のVogt-小柳-原田病は時に視神経乳頭炎との鑑別が困難であるが，脈絡膜を観察することで診断が容易になると考えられる（図5）．またEDI-OCTは非侵襲的な検査であり，造影検査が困難な症例において診断の一助としても有用と考えられる．

再発症例では，一度薄くなった脈絡膜が再び肥厚していることも示されていることから，Vogt-小柳-原田病で脈絡膜を観察することはその疾患活動性を評価することにも有用と考えられる．ここまでは急性期のVogt-小柳-原田病について解説してきたが，夕焼け眼底を示すような慢性期の脈絡膜は，逆に菲薄化しているとの報告もあ

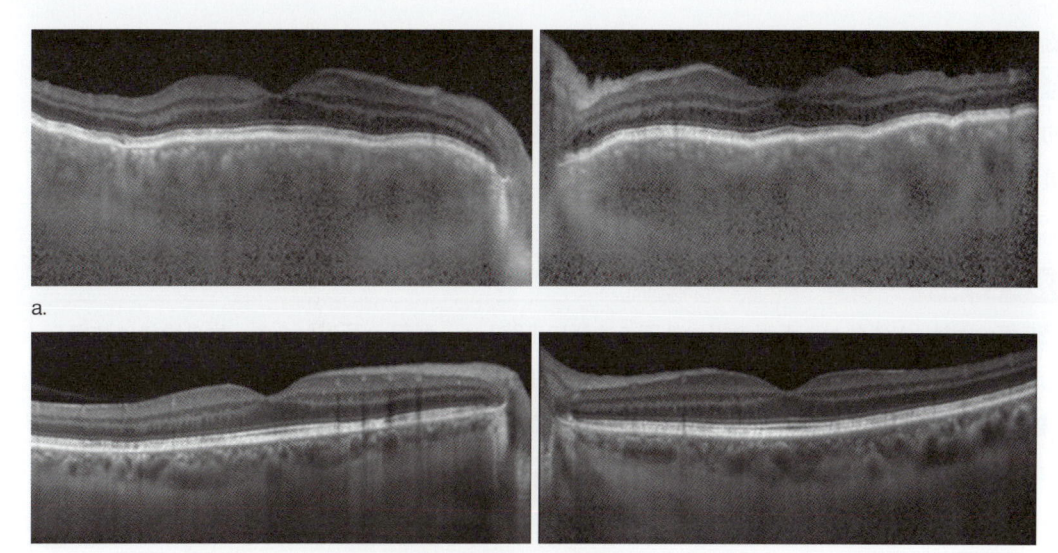

図5　Vogt-小柳-原田病　乳頭浮腫型の光干渉断層計所見（62歳，男性，左図：右眼，右図：左眼）
a. 治療前．脈絡膜に肥厚と網膜色素上皮ラインの波打ち所見がみられる．網膜剝離はない．中心窩下脈絡膜厚は，それぞれ右眼599μm，左眼656μm．
b. ステロイド治療後1か月．網膜色素上皮ラインの波打ち所見はなくなり，脈絡膜も正常化している．中心窩下脈絡膜厚は，それぞれ右眼247μm，左眼286μm．

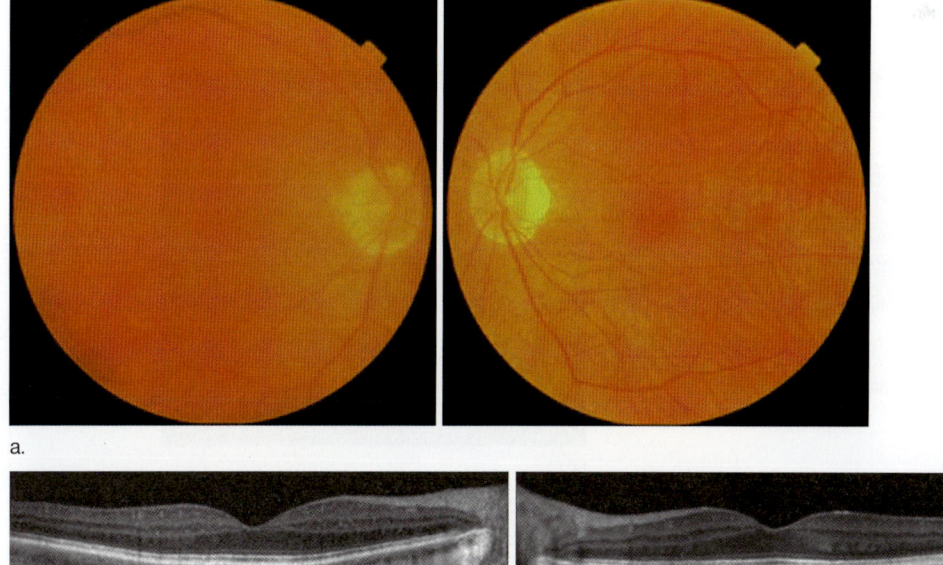

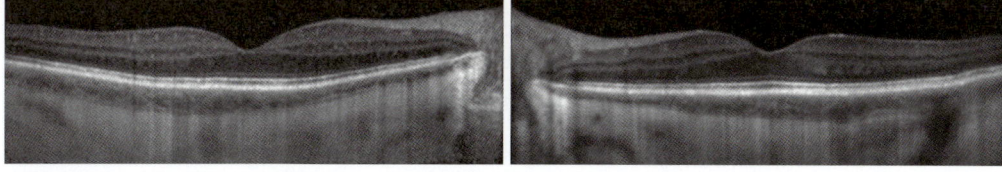

図6　夕焼け眼底の発症2年後の所見（58歳，男性）
a. 眼底カラー写真．両眼とも色素脱失のため眼底は赤色状を呈している．視神経乳頭周囲に傍乳頭萎縮（peripapillary atrophy；PPA）がみられる．
b. 光干渉断層計所見．網膜の層構造は保持され，滲出性網膜剝離もみられないが，脈絡膜が菲薄化している．

る（図6）[8]．このことは急性期の脈絡膜に起こった炎症性変化が遷延化すると，長期的には脈絡膜を萎縮させる可能性を示唆しており，初期治療でしっかり炎症を引かせることが予後をよくするためには重要であると考えられる．

カコモン読解 第23回 臨床実地問題28

38歳の女性．1週前から両眼の視力低下を主訴に来院した．頭痛と耳鳴がある．生来眼鏡は装用したことがない．初診時視力は右0.06（0.8×−4.00D），左0.1（0.7×−3.00D）．初診時の両眼前眼部写真と右眼超音波Bモード写真とを図A，B，Cに示す．適切な治療はどれか．

a 眼鏡処方
b 血栓溶解療法
c 抗菌薬点滴静注
d レーザー虹彩切開
e 副腎皮質ステロイド点滴静注

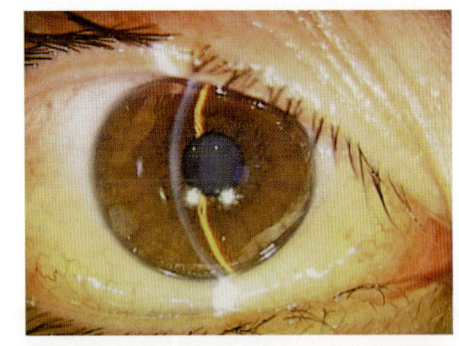

図A

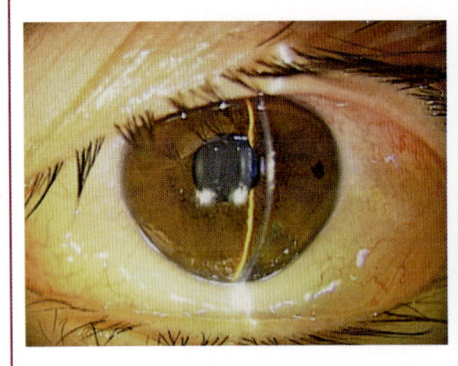

図B

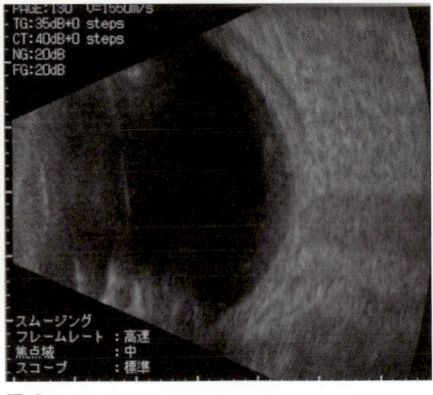

図C

解説 耳鳴があって，両眼性の視力低下を生じ，頭痛もあるとすると，Vogt-小柳-原田病は第一に疑われるべきである．生来眼鏡は装用したことがないにもかかわらず，両眼とも中等度の近視を生じていることは，水晶体の前方移動による近視化が予想され，Vogt-小柳-原田病とは矛盾しない．

図AおよびBでは前房内の炎症ははっきりしないが，狭隅角を示しているようである．図Cの超音波Bモード所見では，脈絡膜肥厚が明瞭に観察できる．これらの所見もVogt-小柳-原田病に矛盾しな

い.

　以上より，本症例の診断はVogt-小柳-原田病であると思われる．専門医認定試験でもVogt-小柳-原田病の脈絡膜肥厚が指摘されていることは興味深い．

　aの眼鏡処方は，急激な近視化に対する対症療法と思われる．今回は，Vogt-小柳-原田病による毛様体・脈絡膜の肥厚によって引き起こされた水晶体の前方移動が近視化の原因と考えられることから根本的な解決にならず，適切でない．bは，血栓形成を生じたとする情報がなく，Vogt-小柳-原田病に対する治療にもならないので適切でない．cについては，Vogt-小柳-原田病の原因は全身のメラノサイトに対する自己免疫反応による炎症と考えられており，抗菌薬の投与は無効である．よって適切でない．dは本症例の狭隅角に対する治療としての選択肢であるが，本症例の狭隅角は虹彩・毛様体・脈絡膜の肥厚に起因しているため，レーザー虹彩切開術は適応にならない．eはVogt-小柳-原田病の急性期に対する治療であり，適切である．

模範解答　e

（丸子一朗）

ぶどう膜炎

ぶどう膜炎診療での OCT の意義

　ぶどう膜は虹彩・毛様体・脈絡膜の総称で，眼球において中膜をなし，全体を通してみるとつながった1枚の"被膜"にみえる．眼球内での占有体積はわずかであるが，コンパクトな部分に豊富な血液が流れていることから炎症の起点となりやすい．さらに，ぶどう膜を起点とする炎症であっても，容易に周辺部位に炎症が拡散する．"ぶどう膜炎"とは狭義にはぶどう膜の炎症であるが，臨床的観点からは"眼内のすべての炎症"を指す．

　ぶどう膜炎の病型はさまざまだが，治療上の問題は炎症それ自体よりもむしろ合併症である．特に脈絡膜・網膜・硝子体腔に炎症主座がある場合，黄斑浮腫，緑内障，網膜剥離といった失明に直結する合併症を起こしやすい．

　ぶどう膜炎診療において，後眼部 OCT は診断と治療効果判定の両方に有用である．病変を容易に検出できるため，治療時期を逃すことが少なくなり臨床的意義が大きい．

黄斑病変の検出

　炎症の影響を最も受けやすいのが黄斑部である．慢性炎症によって周囲組織の血管透過性が亢進し，黄斑部に囊胞様浮腫をきたす．また，血管透過性亢進によりさまざまな物質が沈着する．OCT は，それらの病変の描出に優れる．

サルコイドーシス：全身に非乾酪性肉芽腫を形成する原因不明の病態である．眼も肉芽腫性ぶどう膜炎とそれに伴う持続局所炎症を起こす．眼内炎症細胞浸潤によって，前房混濁・硝子体混濁を生じ，羞明や視力低下を自覚する．主な眼内浸潤細胞は，モノサイト／マクロファージおよびリンパ球である．黄斑浮腫は病初期から形成されることもあり，治療が遅れると不可逆的変性を黄斑部にきたす．黄斑浮腫の OCT 所見は糖尿病網膜症などの他疾患でみられるものと類似し，網膜内に多房性に囊胞がみられる（**図1**）．

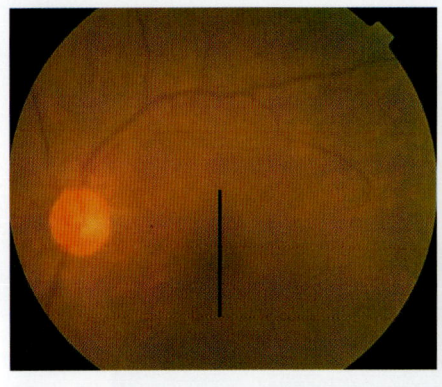

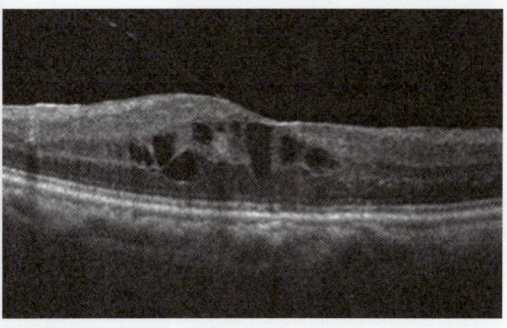

図1 サルコイドーシス患者にみられた囊胞様黄斑浮腫
サルコイドーシス患者でしばしば観察される所見である．また，ぶどう膜炎では黄斑上膜などの黄斑部牽引を伴うことも多い．

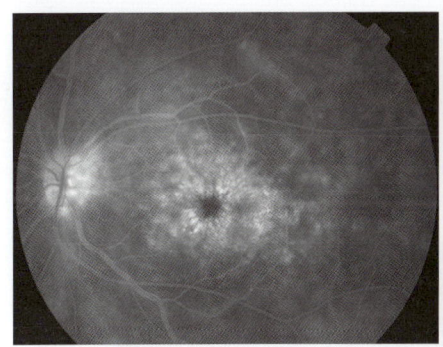

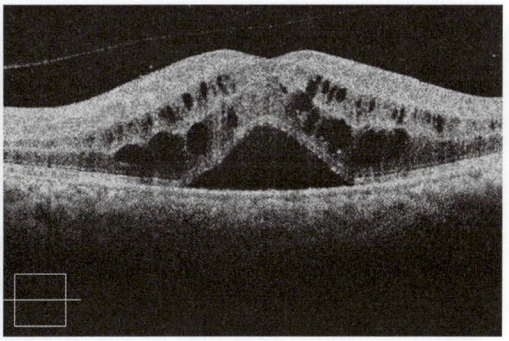

図2 Behçet病患者にみられた黄斑部病変
急性期には，炎症細胞が網膜血管近傍を中心に浸潤する．発作を繰り返す患者では，急性期でなくとも黄斑部浮腫や網膜剥離を合併することがある．

Behçet病：口腔粘膜のアフタ性潰瘍，外陰部潰瘍，皮膚症状，眼症状の四つの症状を主症状とする全身性炎症性疾患である．眼炎症の特徴は"発作と寛解を繰り返すこと"である．発作時症状は一過性であるが再燃しやすく，何度も発作・寛解を繰り返すうちに，徐々に眼内増殖膜形成に伴う牽引性網膜剥離，血管閉塞・網膜虚血に伴う網膜新生血管，視神経萎縮，黄斑変性，白線化網膜血管などの器質的障害により視機能が低下する．発作時は網膜血管から好中球を中心とする炎症細胞の滲出が起こり，内境界膜下にニボーを伴う蓄膿を形成することもある．また，血管透過性亢進が残存することで，寛解期であっても黄斑部浮腫のみ残存することがあり，治療上注意を要する（図2）．

その他OCT所見に特徴のある疾患：OCTによって層別の病変部局在がわかるメリットは大きい．たとえば，重症サルコイドーシスでは脈絡膜から網膜下にわたり結節を認めることがある．眼底所見で

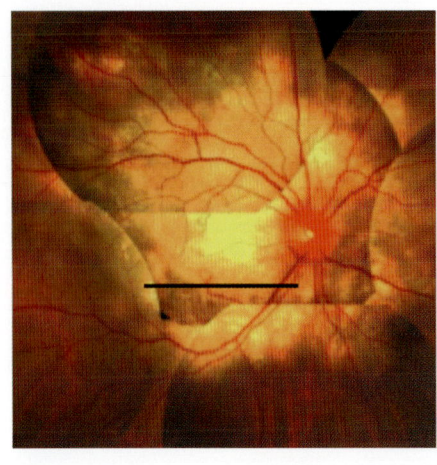

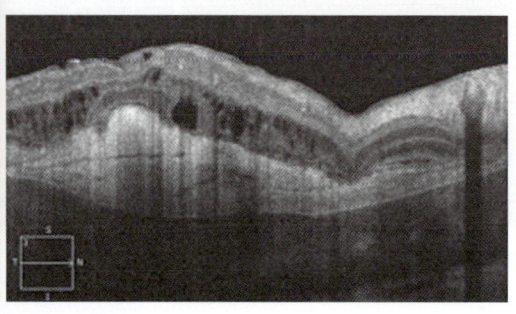

図3　サルコイドーシス患者にみられた網膜下結節

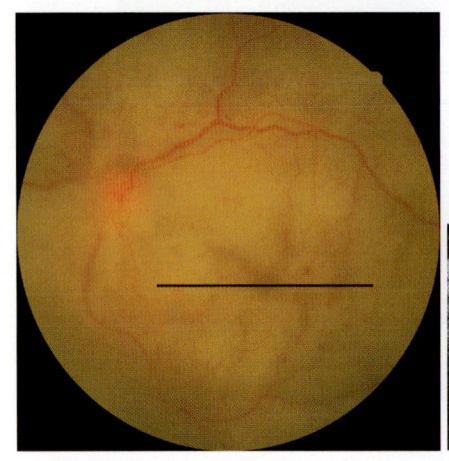

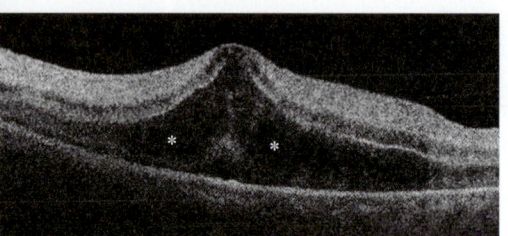

図4　急性進行性外層壊死にみられた黄斑下病変
黄斑部浮腫とは異なり，網膜外層が肥厚し低輝度に描出されている（*）．

は一見サルコイドーシスと思われないようなケースでも，病変の局在を確認して検査を進めることが可能である（図3）．また，進行性網膜外層壊死（progeressive outer retinal necrosis；PORN）は高度の免疫不全患者にみられる壊死性ヘルペス網膜炎であるが，網膜外層が低反射で肥厚し層構造は不明瞭となる（図4）．このように病変の局在が特徴的なぶどう膜炎では，OCT所見から診断に結びつくこともある．

脈絡膜病変の検出

最近は，enhanced depth imaging（EDI）モードを用いることで脈絡膜の描出が可能になった．特にVogt-小柳-原田病で脈絡膜厚が増

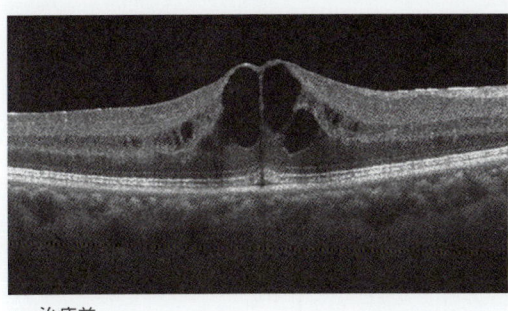

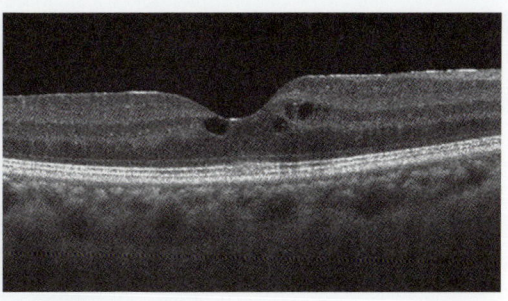

a. 治療前　　　　　　　　　　　　　　　b. 治療後

図5　囊胞様黄斑部浮腫に対する治療効果判定
原因不明ぶどう膜炎で黄斑部浮腫をきたした症例に（a），トリアムシノロンアセトニド40mg後部Tenon囊下注射を行った．1か月後，黄斑部浮腫は著明に減少した（b）．

加するため，診断のみならず治療効果判定にも有用なツールとなってきている．慢性期の後部強膜炎は，一見，眼底の色調が夕焼け状にみえることもあり，眼底所見ではVogt-小柳-原田病と誤診することもあるが，EDIモードで観察すると脈絡膜厚が減少しており，診断の手助けになる．現在のEDIモードはあくまでも脈絡膜厚の測定が主であるが，今後の技術の発展により脈絡膜微細の評価が可能になる可能性もある．

治療への応用

　黄斑部浮腫が遷延化すると，視細胞内節外節接合部（IS/OS）や視細胞錐体外節端（COST）が不明瞭となり，黄斑部浮腫が改善したとしても視力が低下する．黄斑部浮腫の発見が早くなることで，治療の時期が早くなる．黄斑部浮腫に対しては，デポ型ステロイドの後部Tenon囊下注射が治療の基本である．適切な時期に治療を行えば黄斑部浮腫を速やかに解消できる（**図5**）．治療効果を確認する際も，OCTはぶどう膜炎診療において有用なツールである．

（園田康平）

AZOOR complex

呼称の由来

Acute zonal occult outer retinopathy (AZOOR), Multiple evanescent white dot syndrome (MEWDS), Acute idiopathic blind spot

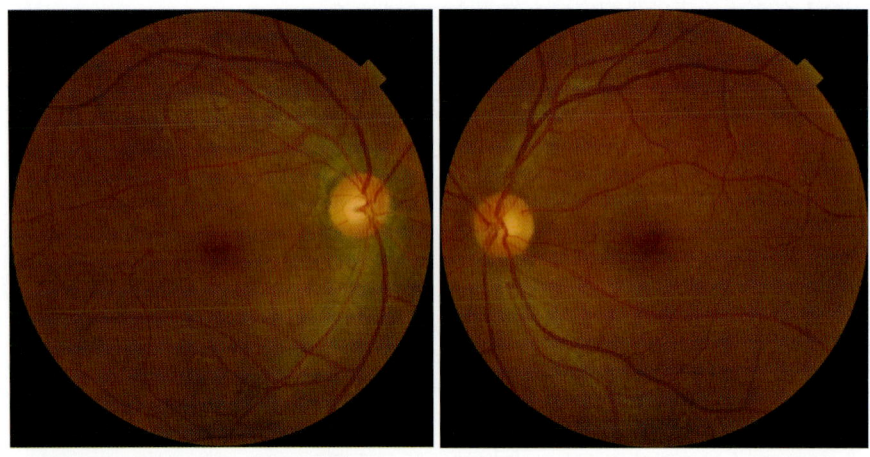

a. 眼底写真（左図：右眼，右図：左眼）

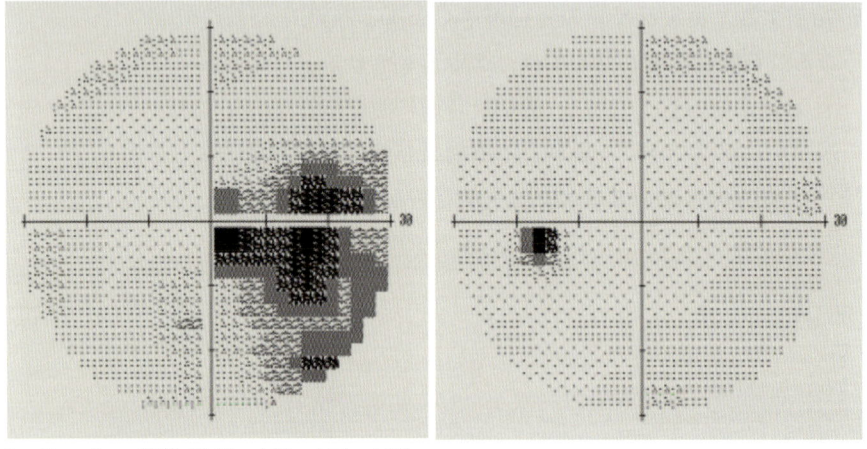

b. Humphrey 視野（左図：右眼，右図：左眼）

図1　AZOOR（32歳，男性）
車の運転中に右眼で見るとスピードメータがちかちかして見えないのに気づいた．視力は両眼 1.2（正視）
a. 眼底は正常である．
b. Humphrey 視野で，右眼に Mariotte 盲点の拡大による耳側暗点がある

a. 右眼　　　　　　　　　　　　　　　　b. 左眼

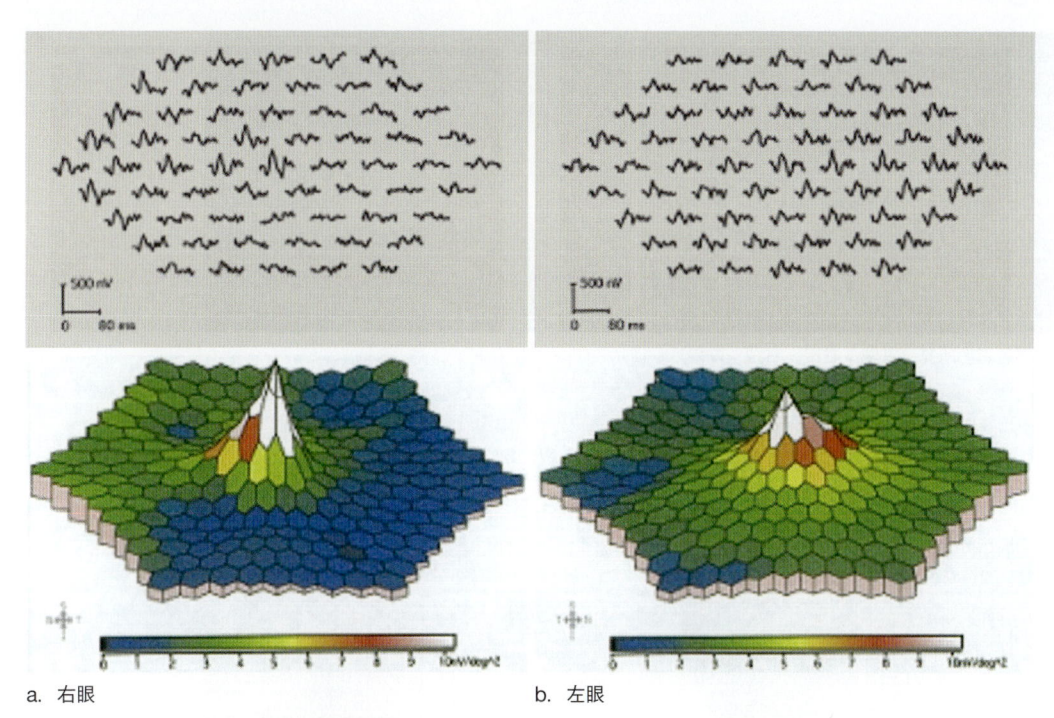

図2　図1の症例の多局所網膜電図
右眼では,耳側暗点に一致した応答密度の低下がある.

a. 右眼

b. 左眼

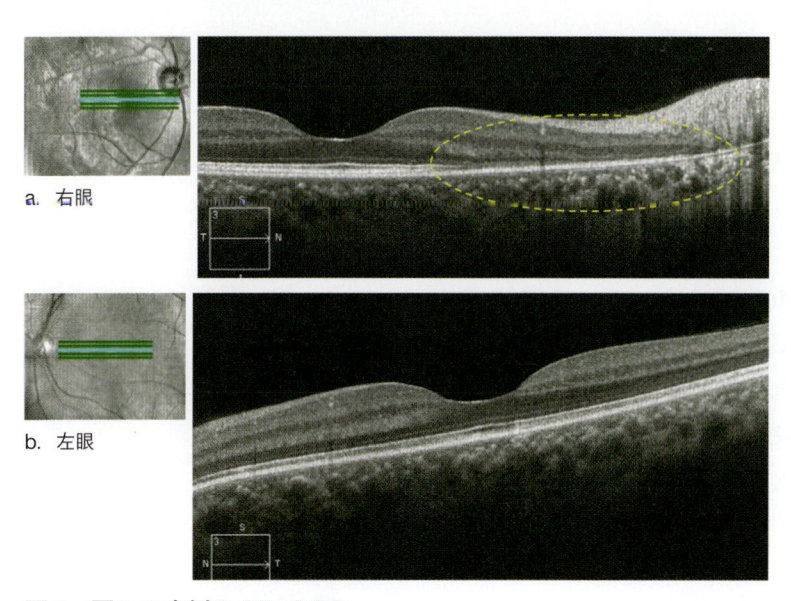

図3　図1の症例のSD-OCT
右眼(a)では耳側暗点に一致した領域(黄色破線)で,IS/OSとCOSTの欠損がある.左眼(b)と比べると,外顆粒層も菲薄化している.

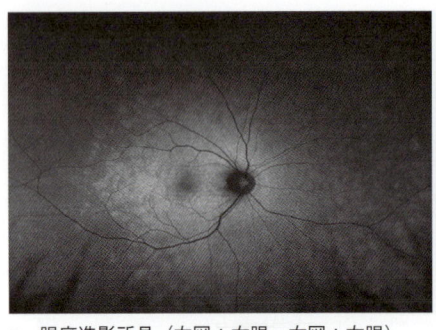

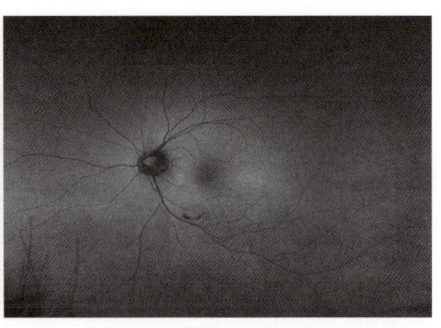

a. 眼底造影所見（左図：右眼，右図：左眼）

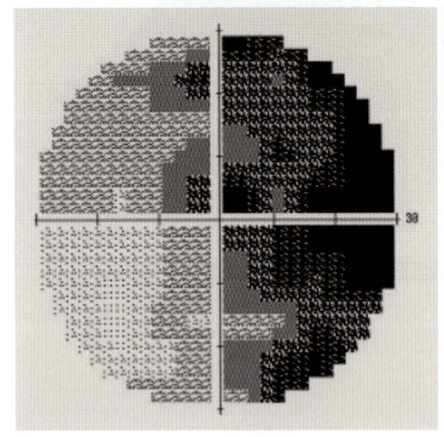

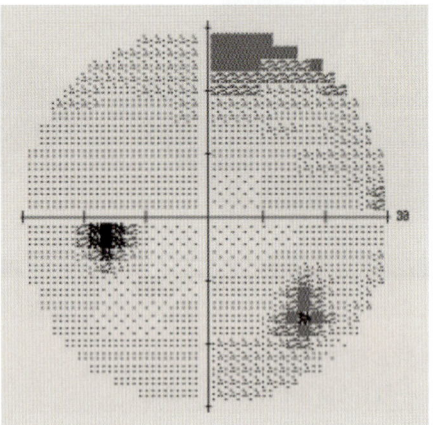

b. Humphrey 視野（左図：右眼，右図：左眼）

図4　MEWDS（48歳，男性）
3日前から右眼に黒い点があり見えづらい．視力右眼 1.2×−6.5D，左眼 1.2×−8.0D．
a. 自発蛍光で右眼の白点状病変がよくわかる．左眼は正常に見える．
b. Humphrey 視野では，黄斑部と Mariotte 盲点を含む耳側暗点がある．左眼でも虫食い状の暗点が検出された．

enlargement（AIBSE），Multifocal chroiditis（MFC），Punctate inner choroidopathy（PIC），Acute macular neuroretinopathy（AMN）は症状がオーバーラップしており，これらは同一疾患のスペクトラム上にあると考えられている．このため AZOOR complex と総称される．ここでは，AZOOR と MEWDS に絞って解説する．

AZOOR

急性帯状潜在性網膜外層症（AZOOR）は，若年の健康な女性の片眼あるいは両眼に好発し，光視症を伴う急激な1か所または数か所に視野欠損の主症状をきたす疾患である[1]．新鮮例では，検眼鏡的に眼底は正常にみえる．視野欠損は Mariotte 盲点の拡大による耳側暗点の形をとることが多い（図1）が，「風車が回っているような」とか，「ちかちかする」という自覚症状があるのが特徴である．中心

文献は p.329 参照．

a. 右眼

b. 左眼

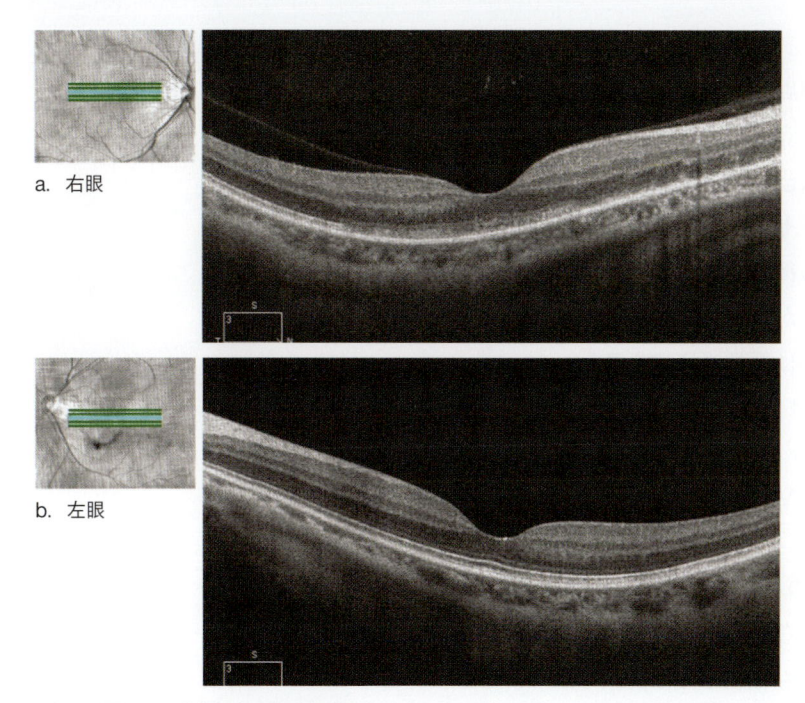

図5　図4の症例のSD-OCT
右眼（a）では，黄斑から鼻側にかけてIS/OSとCOSTのびまん性の破壊がある．外顆粒層は保たれている．左眼（b）は一見，正常である．

暗点型では球後視神経炎と誤診されやすい．周辺暗点型では網膜色素変性に類似する．

最近，OCTにより視細胞外節の破壊が初発病巣であることがわかった[2,3]．視細胞外節は視力の根源であるため，外節が障害された範囲は，視野欠損と多局所網膜電図（multifocal electroretinogram；mfERG）の応答密度の低下した領域ときれいに一致する（**図2**）．特に錐体外節が障害されやすく，症例によっては錐体外節先端（COST）ラインだけが消失する．多くの例ではCOSTだけではなく，IS/OSラインが消失し，さらに視細胞層も菲薄化ないし欠損する（**図3**）．陳旧病巣は網膜色素変性様の変化を呈する．

MEWDS

多発消失性白点症候群（MEWDS）は，近視眼の若年者に好発し，片眼の急激な視力低下や光視症をきたす疾患である[4]．Mariotte盲点の拡大と虫食い状の暗点が特徴的である．網膜深層から網膜色素上皮（retinal pigment epithelium；RPE）レベルに多数の黄白色の白斑が出現する（**図4**）．中心窩は顆粒状変化をきたす．硝子体中に

は炎症細胞がみられる．黄色斑は一過性で，1か月程度でほぼ消失するが，時に視神経乳頭周囲の萎縮や，黄斑，中間周辺部に円形萎縮を残す．視野異常は自覚的には片眼性でも，Goldmann視野では両眼性のことが多い．自己免疫の関与が疑われているが，原因はわかっていない．フルオレセイン蛍光造影では，造影の比較的早期から視神経乳頭の周囲から後極部，あるいは眼底全体に淡い過蛍光斑を認め，徐々に蛍光輝度が増強する．インドシアニングリーン蛍光造影の後期では，白斑部は低蛍光斑になる[5]．

　OCTでは，活動期には視細胞外節がびまん性に破壊されるため，IS/OSが消失する（図5）．炎症が強い例では，外境界膜（external limiting membrane；ELM）もみえなくなる．外節の破壊がところどころであることもある．初期病変は視細胞外節とRPEにあると考えられる．IS/OSラインの不明瞭な範囲と視野欠損や多局所ERGの応答密度低下部が一致しないことから，OCTで検出できない外節の機能障害が患眼と他眼にも存在すると推察される．患眼の半数でところどころにRPE上に高反射塊があり，これは外節の崩壊産物の集積と考えられる．IS/OSラインの破壊は，2か月程度でほぼ修復される[6]．

（岸　章治）

クリニカル・クエスチョン

AZOOR 診断における眼底自発蛍光の有用性について教えてください

Answer 眼底自発蛍光は，検査が容易で患者に対する侵襲が少ないという特徴があります．筆者らは，AZOOR 罹患眼の 89％ において眼底自発蛍光に異常所見があることを報告しました[1]．AZOOR の経過観察中のモニタリングに非常に有用であるのみならず，病気の活動性を知るうえにおいても非常に優れた検査といえます．

文献は p.329 参照．

AZOOR とは

acute zonal occult outer retinopathy（急性帯状潜在性網膜外層症；AZOOR）は 1992 年に Gass が報告した疾患で，中等度近視の若年および中年女性に好発し，光視症の症状で始まり急速に視野異常が進行し，網膜変性をきたす変性疾患である．急性期は網膜色素変性とは異なり網膜変性が急速に進行するが，慢性期は網膜色素変性のように緩徐に進行する．OCT での検討によって，慢性期になると網膜外層のみならず網膜の中・内層にも障害が及ぶことがわかってきた[1]．米国人の AZOOR よりも日本人の AZOOR のほうが眼底所見に乏しい印象がある．

眼底自発蛍光とは

眼底の自発蛍光（fundus autofluorescence；FAF）は，基本的には網膜色素上皮細胞内のリポフスチンに由来するとされる．リポフスチンは網膜色素上皮細胞が視細胞外節を貪食代謝し，その残渣物が網膜色素上皮細胞内に蓄積されたものであり，網膜色素上皮細胞の代謝機能に異常があればリポフスチンは増減する．リポフスチンは青色光に対し自発蛍光を発するので，自発蛍光の変化を調べることにより網膜色素上皮細胞の代謝機能を推測することができる．

AZOOR における眼底自発蛍光

AZOOR は視細胞の障害から病気が始まる．このようなごく初期の段階では眼底は見かけ上異常なく，静的量的視野検査や網膜電図（electroretinogram；ERG）のみで異常をとらえることが可能であ

a.　　　　　　　　　　　　　　　b.

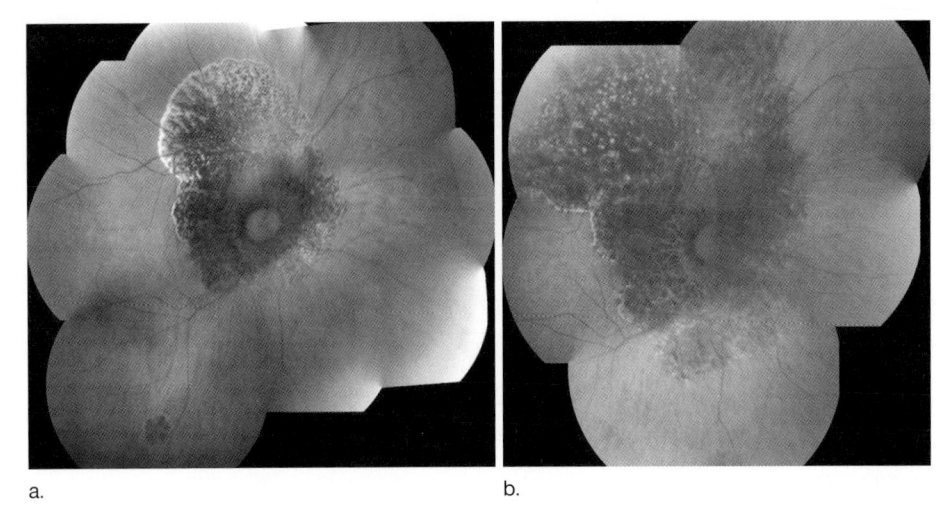

図 1　視神経乳頭周囲型（70歳，男性）
耳側下方中間周辺部に孤発病変も同時にみられる（a）．半年後には，病変の範囲が拡大した（b）．

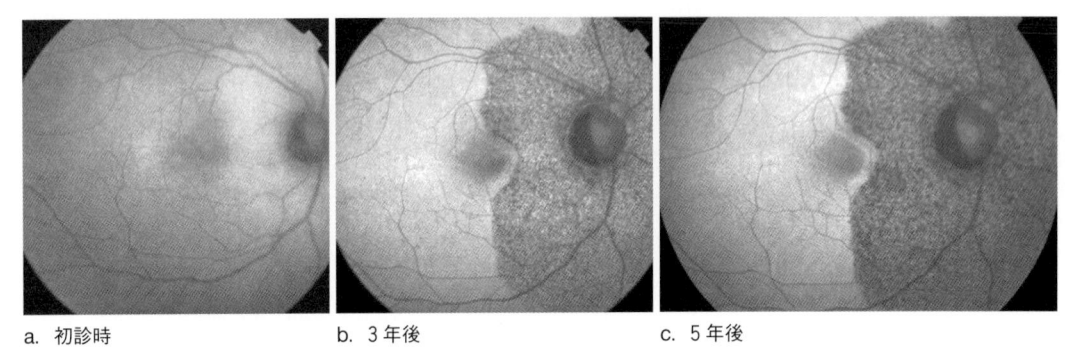

a. 初診時　　　　　b. 3年後　　　　　c. 5年後

図 2　視神経乳頭周囲型（33歳，女性）

り，FAFでは異常所見をきたさない．筆者らの検討[1)]ではAZOOR罹患眼の89％においてFAFで異常所見が検出され，11％では検出されなかった．OCTでは比較的早めの段階で，IS/OS boundary（視細胞内節のellipsoid部位）の異常，網膜外顆粒層（outer nuclear layer；ONL）の軽度の異常として病変をとらえることができる．

FAF所見による分類：AZOORの眼底所見はFAFによって大きく二通りに分けることができる．

1. 視神経乳頭周囲型（peripapillary pattern）（図1，2）：最も多いタイプで視神経乳頭を取り囲むように病変が広がる．筆者らの検討ではFAFで異常をきたしたうちの53％でみられた．
2. 求心狭窄型（peripheral involvement）（図3，4）：視神経乳頭周囲型に続いて多いタイプ．41％でみられた．網膜色素変性に眼底所見が類似するが，網膜色素変性と異なり，発症時には夜盲の症

a. 初診時（右眼）
b. 初診時（左眼）

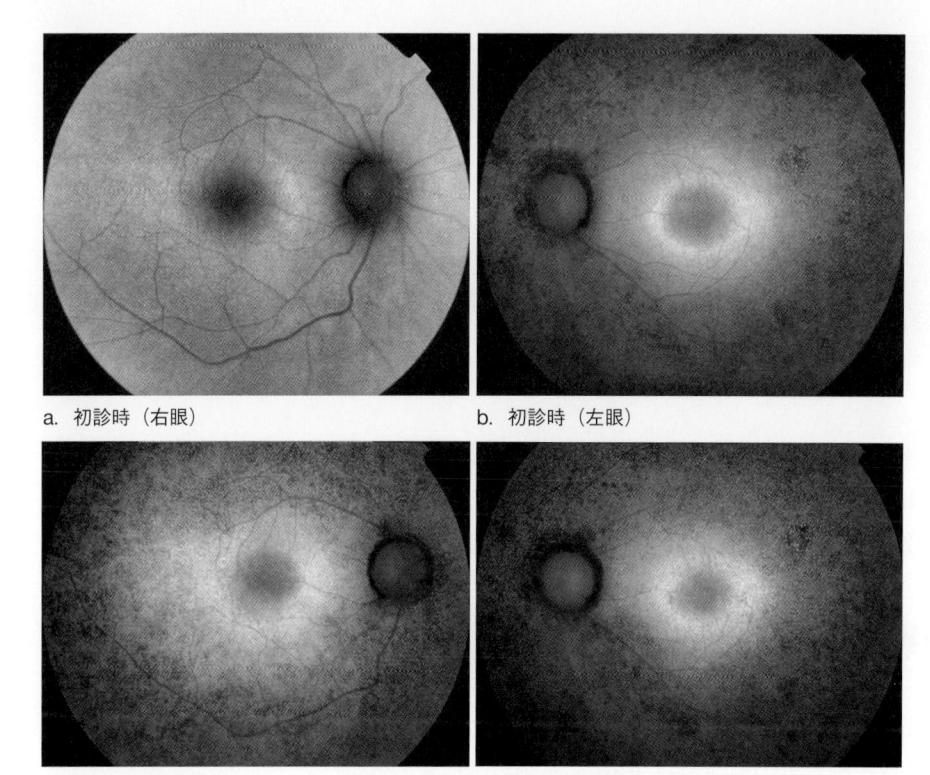

c. 5年後（右眼）
d. 5年後（左眼）

図3 求心狭窄型（43歳, 女性）
右眼に頻回に光視症が出現し（a. 黄斑部の耳側にわずかに顆粒状の過蛍光がみられるが, 明らかではない）, 網膜病変は眼底の周辺部から後極部に向かって急速に進行した（c. 黄斑部を除いて, 領域にびまん性の低蛍光病変がみられる）. 左眼は, 以前にAZOORを発症した既往があり陳旧病変である（b, d）.

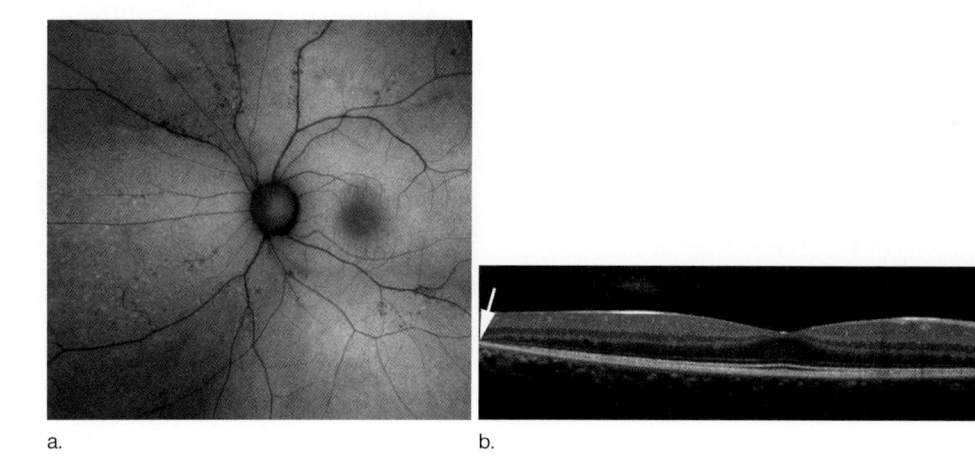

a.
b.

図4 求心狭窄型（24歳, 女性）
症状は頻回の光視症. 顆粒状の過蛍光と低蛍光が混在している（a）. 一見すると, 病変は軽度にみえるが, OCTでは黄斑部以外における網膜外層は強く障害を受けていた. 矢印よりも外側の網膜では, 外顆粒層が消失していた（b）.

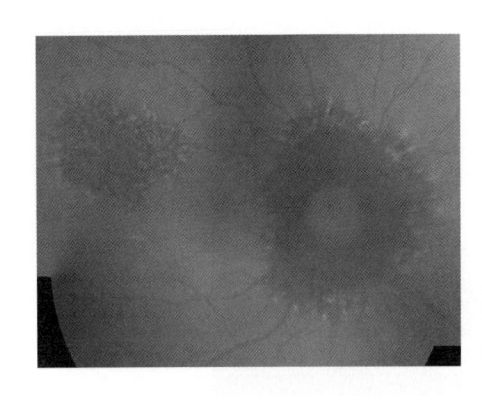

図5 孤発病変（63歳，女性）
視神経乳頭周囲型に加えて孤発病変も伴っている．

状ではなく頻回の光視症を症状とし，網膜病変は眼底の周辺部から後極部に向かって急速に進行する．

3. その他：前述の型に孤発病変を伴う場合がある（図1,5）．18％でみられた．

FAF病変の性質について：多くの例では病変の大部分が低蛍光を呈する（82％）（図2）．その他の例は，過蛍光と低蛍光が混在した顆粒状病変を呈する（図4）．

病変の境界に注目：筆者らの検討ではFAFの境界は11眼（65％）で明瞭で，これらのうち6眼では過蛍光の縁取りを呈した．病変と健常部との境界においてFAFで過蛍光を呈する場合は，AZOORに活動性があり病変がまだ落ち着いておらず，さらに進行する可能性があることを示唆している（図1）．病変の境界部がFAFで過蛍光を呈する例に同部のOCTを行うと，OCTではFAFでみられた異常領域よりも，さらに広い範囲に病変が及んでいることが確認できる．

（藤原貴光）

11. 脈絡膜腫瘍

脈絡膜血管腫

眼底所見の特徴と分類

　脈絡膜血管腫は脈絡膜に生じる過誤腫であり，臨床的に辺縁がはっきりと観察できる限局性と，眼底に広くびまん性発育を示して辺縁が同定できないびまん性に分類される[1-3]．限局性病変は眼底後極に生じる橙赤色病変であり，成人になってから診断されることがほとんどである．一方，びまん性病変は Sturge-Weber 症候群に伴って生じることが多く，トマトケチャップ様眼底とも表現され，小児期に診断されることがほとんどである．両者ともに腫瘍上の網膜や網膜色素上皮障害，隆起による遠視，および腫瘍による漿液性網

文献は p.329 参照.

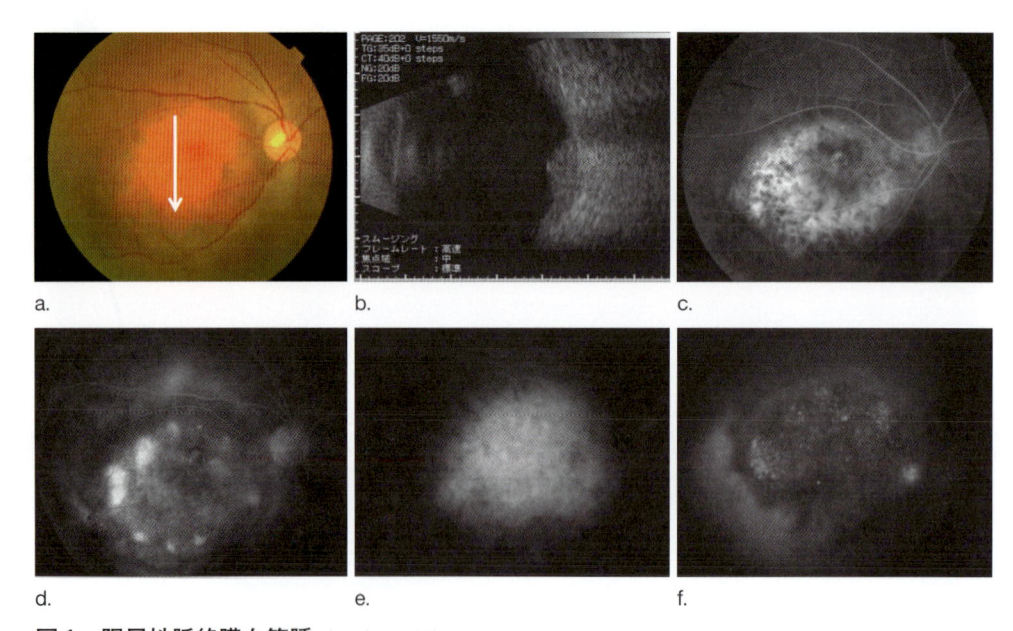

図1　限局性脈絡膜血管腫（61歳，女性）
a. 右眼黄斑に橙赤色ドーム状隆起がある．
b. 超音波断層検査水平断．脈絡膜全層の腫瘤があり，内部は高反射で均一である．腫瘤径は 8mm，腫瘤厚は 3.6mm であった．
c. FA（フルオレセイン蛍光造影）早期像．高度の RPE（網膜色素上皮）変性があるため，早期から過蛍光を示す．
d. FA 後期像．腫瘤の組織染と斑状蛍光漏出がみられる．
e. IA 早期像．早期から過蛍光を示す．通常，RPE 変性の程度にかかわらず過蛍光を示す．
f. IA 後期像．本症例は色素が wash-out されて低蛍光となっている．

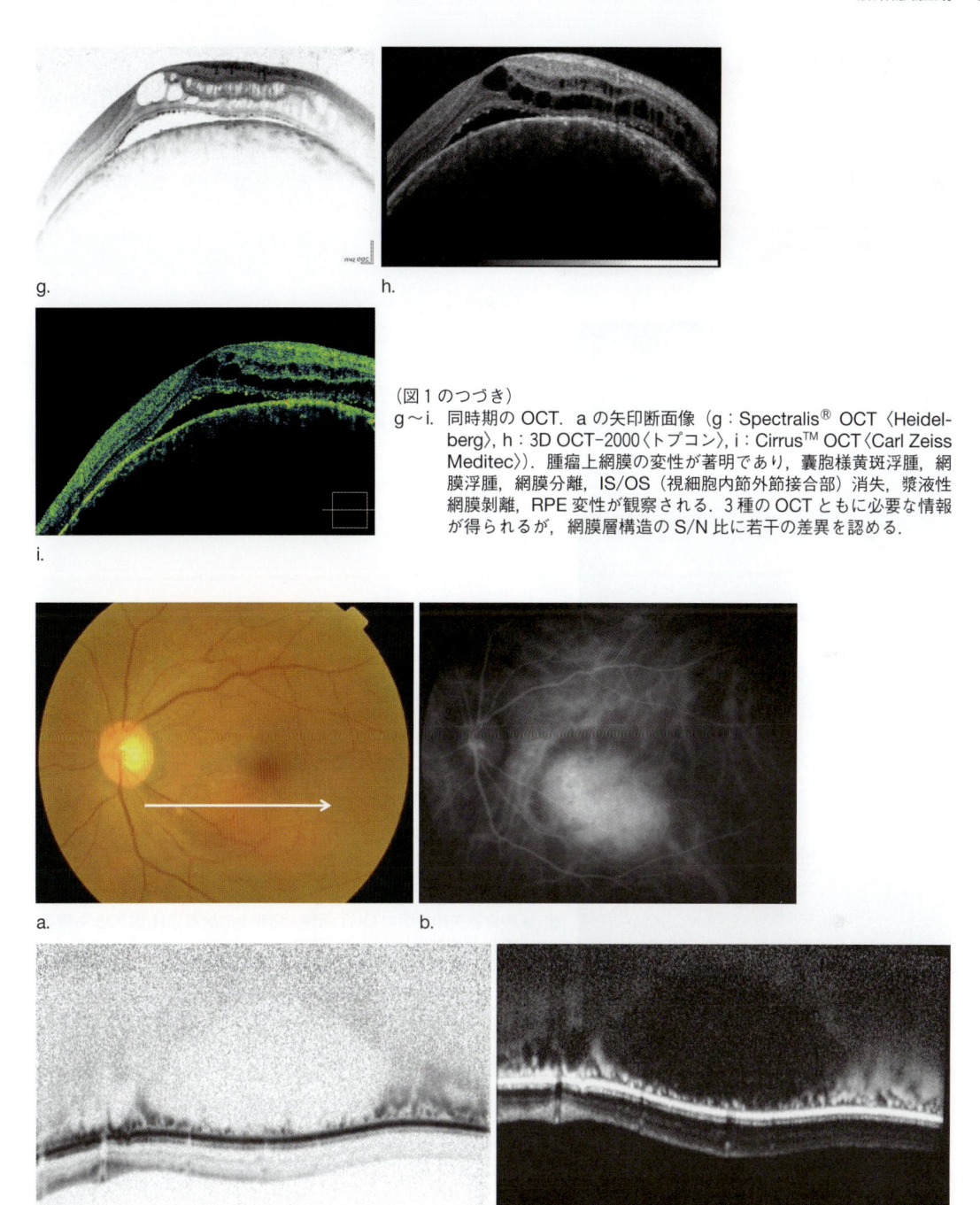

(図1のつづき)
g～i. 同時期のOCT．aの矢印断面像（g：Spectralis® OCT〈Heidelberg〉，h：3D OCT-2000〈トプコン〉，i：Cirrus™ OCT〈Carl Zeiss Meditec〉）．腫瘤上網膜の変性が著明であり，囊胞様黄斑浮腫，網膜浮腫，網膜分離，IS/OS（視細胞内節外節接合部）消失，漿液性網膜剥離，RPE変性が観察される．3種のOCTともに必要な情報が得られるが，網膜層構造のS/N比に若干の差異を認める．

図2　限局性脈絡膜血管腫（63歳，男性）
a. カラー眼底写真．左眼黄斑に橙赤色の隆起がある．
b. IA早期像．早期から過蛍光を示す．
c. enhanced depth imaging（EDI）による脈絡膜強調OCT画像．病変の深部まで観察され，腫瘍の辺縁が明瞭に観察できる．脈絡膜毛細血管板，RPE，神経網膜には障害がみられない．
d. cの画像を白黒反転して表示した画像．色調を反転することにより，より深部の所見が読みやすくなる．

図3 びまん性脈絡膜血管腫(17歳，男性)
a. カラー眼底写真．右眼鼻側に赤色のびまん性隆起があり，皺襞もみられる．
b. IA早期像．早期からびまん性過蛍光を呈する．腫瘤の辺縁は不明瞭である．
c. aの実線矢印断面のEDI-OCT画像．腫瘤がないと思われる部位の脈絡膜にも肥厚がみられる．
d. aの点線矢印断面のOCT画像．病変上の網膜ではIS/OSも確認され，網膜剥離は生じていない．
e. 超音波断層像．脈絡膜血管腫によるびまん性病変が観察される．

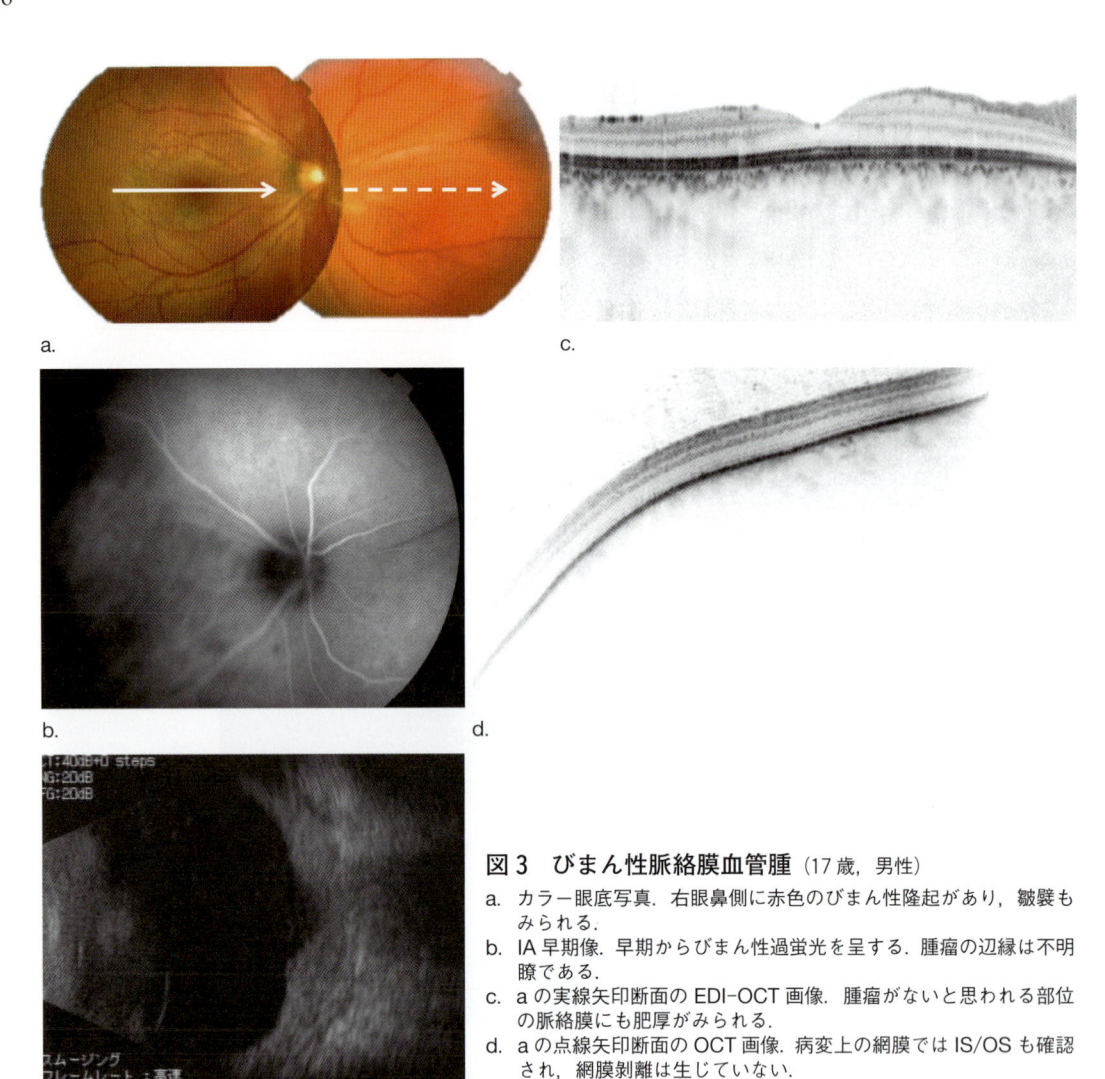

膜剥離などにより，視力が著しく低下する．Sturge-Weber症候群における限局性病変，および，びまん性病変であってもSturge-Weber症候群を伴わないものがまれにみられる．

病理[2,4)]

　脈絡膜血管腫を構成する血管成分は，成熟した内皮細胞をもつcapillary, cavernous, およびそれらが混在するmixedに分類される．これらの血管には平滑筋は存在しない．限局性病変はcavernousが主体で約半数にcapillary成分を認めるが，びまん性病変は全例がmixedであり血管拡張も強く生じている．また，びまん性病変には上強膜や輪部結膜の血管異常を伴い，脈絡膜肥厚や隅角形成不全と

相まって緑内障の原因となる．両病変ともに病変上の網膜や網膜色素上皮の変性をきたす．

眼科検査所見

限局性脈絡膜血管腫（図1, 2）

1. 眼底後極の脈絡膜橙赤色ドーム状隆起性病変．
2. Bモード超音波検査で脈絡膜全層にわたるドーム状高反射腫瘤．
3. インドシアニングリーン蛍光眼底造影（indocyanine green angiography；IA）で，早期から過蛍光．
4. OCT所見[5-7]：漿液性網膜剝離（42％），網膜浮腫（64％），網膜分離（12％），黄斑浮腫（24％），視細胞消失（35％）など．

びまん性脈絡膜血管腫（図3）

1. 辺縁が同定できない脈絡膜赤色びまん性肥厚．
2. Bモード超音波検査で脈絡膜全層にわたる皿状高反射腫瘤．
3. インドシアニングリーン蛍光眼底造影（IA）で，早期から過蛍光．
4. OCT所見[6,8]：漿液性網膜剝離（28％），網膜浮腫（14％），視細胞消失（43％）など．

〔古田　実〕

脈絡膜骨腫

病態

脈絡膜骨腫（choroidal osteoma）は，10代または20代の健康な女性の片眼，時に両眼の脈絡膜に生じることが多い[1]．骨化は骨芽細胞が供給されるような血流豊富な部位であれば，身体のなかのどこでも生じ[1]，眼内でも慢性炎症の持続や眼球癆などで骨化がみられることがある．病理組織学的[*1]には，脈絡膜骨腫は良性の眼内腫瘍である．病因は不明で，先天性の分離腫[*2]，炎症，外傷性，内分泌性，代謝性，環境要因，遺伝性などが考えられている．

症状

視神経乳頭周囲に好発し，視野障害を訴えることもあるが，無症状のことが多い．黄斑部に発生することもあり，漿液性網膜剝離（serous retinal detachment）や脈絡膜新生血管（choroidal neovascularization；CNV）を生じて視力低下をきたすことがある（図1a）．

眼底所見

境界は明瞭なものの，辺縁は凹凸不整であることが多く，円形，楕円形ないし不整形の扁平な隆起性病変としてみられる（図1a, 2）．腫瘍の色調は黄白色のことが多いが，これは骨化した腫瘍の白色の色調が，萎縮した網膜色素上皮（retinal pigment epithelium；RPE）を通して透見されるためである．骨化の進んでいない腫瘍周辺部位では，血流に富む赤みの強い橙色の腫瘍が，比較的正常なRPEを通して透見されることがある（図2）[2]．

フルオレセイン（FA）／インドシアニングリーン（IA）蛍光眼底写真

骨化した腫瘍本体の黄白色部分は，FA早期には網膜色素上皮萎縮のために顆粒状過蛍光像，後期にはstainingによる過蛍光像を示す（図1b）．IAでは，周囲の正常脈絡膜よりも低蛍光を示すことが多

文献はp.329参照．

[*1] 病理組織は，無色素性脈絡膜悪性黒色腫との鑑別が困難なため，摘出された眼球で調べられた．緻密な骨梁と，内皮細胞で裏打ちされた海綿状構造を示し，骨芽細胞，骨細胞，破骨細胞を含んでいた．

[*2] 分離腫（choristoma）は，胎生期に細胞塊あるいは組織の一部が，正常組織との連結を失って分離し，本来存在しないほかの組織中で腫瘤を形成したものを指す．

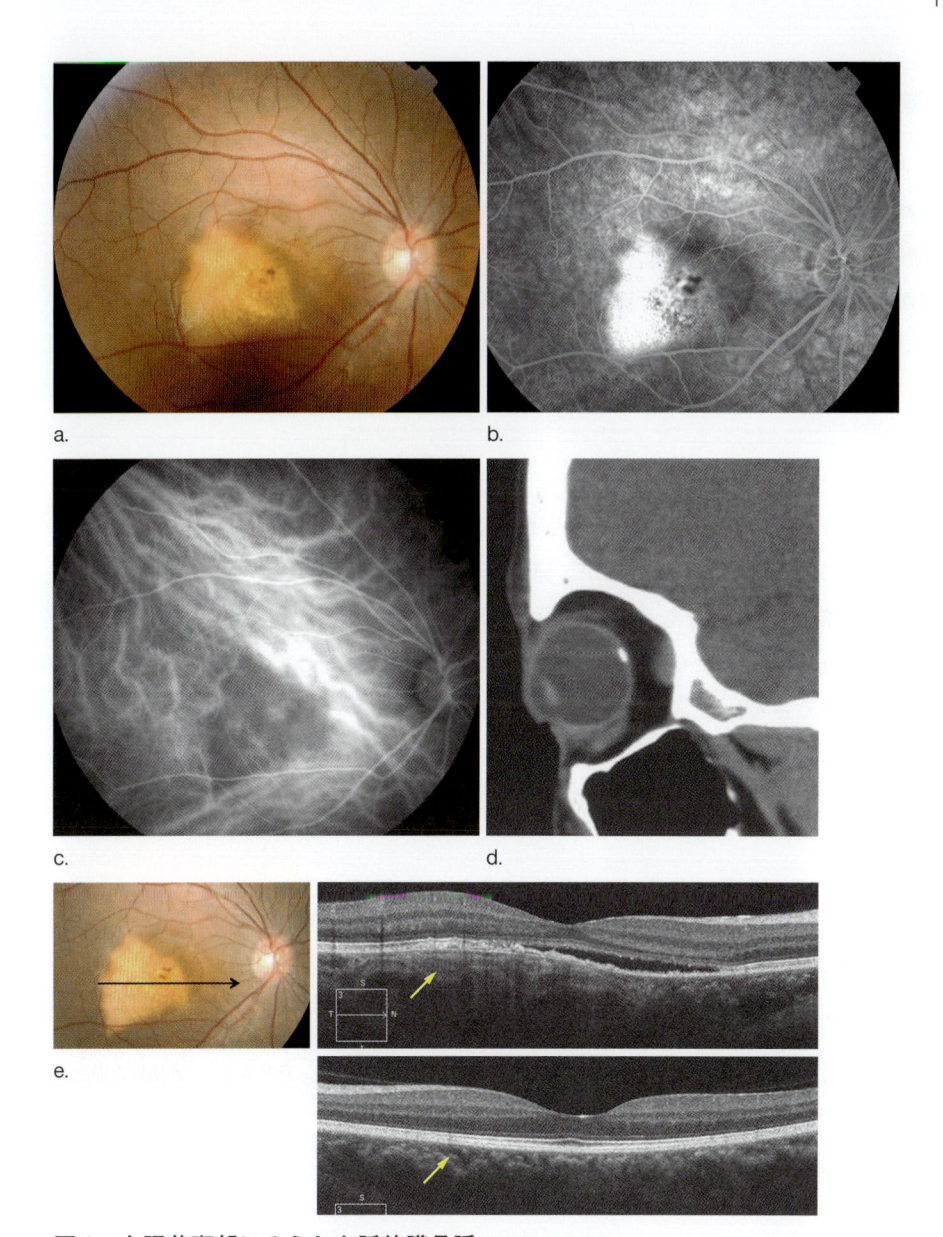

図1　右眼黄斑部にみられた脈絡膜骨腫（28歳，女性）

a. カラー眼底写真．中心比較暗点の訴えで受診した．中心窩を含む三角形の黄白色病変がみられる薄い漿液性網膜剝離が鼻側に広がっていて，矯正視力は（0.9）．
b. FA画像（5分）．カラー眼底の黄白色病巣に一致して，蛍光染色による過蛍光像がみられる．
c. IA画像（4分）．カラー眼底の黄白色病巣に一致する低蛍光像がみられる．
d. CT矢状断．眼球後壁に骨と同等の吸収像がみられる．
e. SD-OCT像（Cirrus™ HD-OCT, HD 5 Line Raster像）．左図は，OCTの挿入眼底写真でOCTスキャンラインを示す．下図は同年齢，同条件の正常眼底OCT像（右図）．矢印の脈絡膜腫瘍部分は，下図の正常脈絡膜でみられる脈絡膜血管構造に由来するまだらな反射像を欠如して，比較的均質な反射像を示している．腫瘍表面から鼻側にかけて薄い漿液性網膜剝離がみられる．

い（図1c）．脈絡膜新生血管を生じると，異常血管像と網膜下液によるpoolingの過蛍光像がみられる．

その他の画像所見

超音波 B モードエコーでは，軽度隆起性の眼底病変としてとらえられ，ゲインを減衰させた後でも高反射像が残る眼球壁病変として描出される．単純 X 線写真や CT 像では，骨と同等の高吸収像を示す扁平な腫瘍像が眼球壁にみられる（図 1d）．MRI では T1 強調にて高信号，T2 強調にて低信号の像を示し，ガドリニウムでエンハンスされる．

OCT 所見

time-domain OCT（TD-OCT）では，脈絡膜が萎縮している黄白色部位で骨腫の断面の OCT 像が観察されるが，健常な RPE を残す橙赤色部位では，OCT 像は不明瞭であった[3]．

通常の spectral-domain OCT（SD-OCT）では，RPE 下の脈絡膜表層の構造がある程度観察できる．正常脈絡膜は，脈絡膜血管での反射を反映して，まだらな高反射像を示す（図 1e 右下図）が，成熟して黄白色を示す脈絡膜骨腫では，比較的均質な反射像を示す（図 1e 右上図）．

脈絡膜内の構造をさらに鮮明にとらえることができる高侵達 OCT[*3]において，正常の脈絡膜では脈絡膜中大血管像が描出できるが，脈絡膜骨腫の部位では腫瘍に置換されるため，脈絡膜中大血管像はみられないとされる[4]．一方，腫瘍自体の OCT 像は，進行度の違いによる腫瘍内部構造の均質性の変化によって，低反射～高反射とさまざまであることが報告されている[5]．

漿液性網膜剝離を生じた場合は，低反射の網膜下液や延長する視細胞外節像がみられ（図 1e 右上図），脈絡膜新生血管を生じていれば，滲出型加齢黄斑変性同様，フィブリンとともに網膜下腔内の高反射像として確認できる．

経過

脈絡膜骨腫は数年をかけて拡大することがある．特に橙色病巣[*4]が骨化による黄白色病巣周囲を取り囲むような症例では，橙色病巣が数か月〜数年をかけて黄白色病巣に置き換わっていく（図 2）．さらに黄白色の骨化部位が脱灰（decalcification）して，RPE と脈絡膜の萎縮を伴う瘢痕を残すこともある[1]．

[*3] 通常の眼底 OCT は 840 nm の中心波長を採用しているが，高侵達 OCT では 1,050 nm 付近の波長を利用するため深さ方向の感度減衰が少なく，脈絡膜の描出に優れる．

[*4] 橙色病巣は骨化が十分でなく，血流が豊富なために脈絡膜血管腫同様の橙色を示す部分と考えられる．RPE 萎縮も軽度のため，FA では window defect を示さないことが多い．

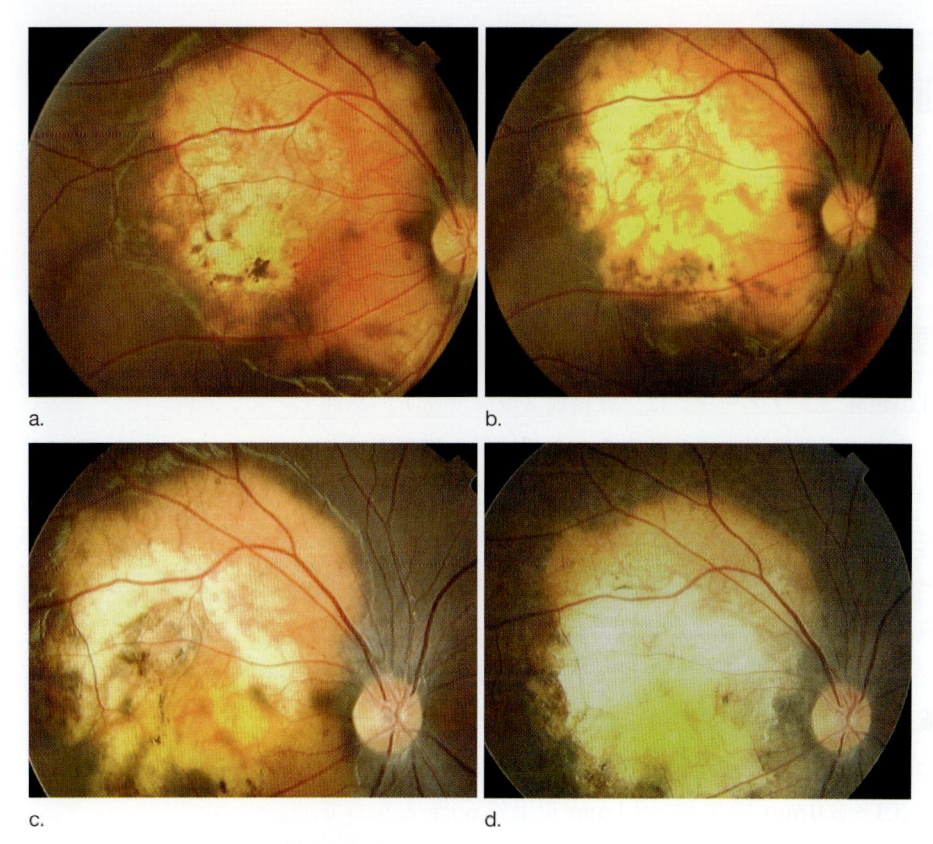

図2 右眼にみられた脈絡膜骨腫（22歳，女性）
初診時（a）矯正視力は（0.8），2年後（b）は（0.3），3年後（c）は（0.3），5年後（d）は（0.01）。
腫瘍中央の黄白色病巣を取り囲む周囲の橙色病巣が，黄白色病巣に置き換わっていく様子がわかる．
(Fukasawa A, et al：Optical coherence tomography of choroidal osteoma. Am J Ophthalmol 2002；133：419-421.)

治療

腫瘍自体に対する治療はないが，脈絡膜新生血管を生じた場合には抗VEGF薬硝子体内注射，光線力学的療法，光凝固治療などが行われている．

〔飯島裕幸〕

脈絡膜悪性黒色腫

疾患の概要

　脈絡膜悪性黒色腫（メラノーマ）は，脈絡膜メラノサイトの悪性腫瘍であり，成人の原発性眼内悪性腫瘍のなかでは最も高頻度である．腫瘍内のメラニン色素の量によって典型的な黒色だけでなく白色や色調が混在する可能性もある．また，発育形態は最も典型的なマッシュルーム状だけでなく，ドーム状やびまん性病変を呈することもあり，意外にバリエーションが豊富である[1]．一般に腫瘍厚が大きいほどマッシュルーム状を呈する傾向があり，硝子体出血や網膜剝離の頻度も増加する[2]．腫瘍厚は遠隔転移のリスクにかかわる最も明らかな因子であり，10年遠隔転移率は厚みが3mm以下のもので約10％，3.1～8.0mmで25％，8.1mm以上で50％となっており[3]，早期診断早期治療が生命予後を改善させる唯一の手段である．小さなメラノーマは放射線学的な診断が不可能で，細胞診も技術的な難易度が高いため，眼科医のスキルを駆使して検眼鏡所見とOCTや蛍光眼底造影で診断することになる．大きな脈絡膜母斑と小さなメラノーマの鑑別は，過去の膨大なデータをもとに抽出された悪性化のリスクファクターを使って，確率的に行うのがよい．OCTはメラノーマの早期診断の根幹をなす検査になると考えられ，診断

文献はp.330参照．

表1　メラノーマ発症のハザード比

覚え方	所見	ハザード比
To	Thickness＞2mm	2
Find	Fluid	3
Small	Symptoms	2
Ocular	Orange pigment	3
Melanoma	Margin≦3mm to disc	2
Using helpful	Ultrasonographic hollowness	3
Hints	Halo absence	6

(Shields CL, et al : Choroidal nevus transformation into melanoma. Analysis of 2514 consecutive cases. Arch Ophthalmol 2009 ; 127 : 981-987.)

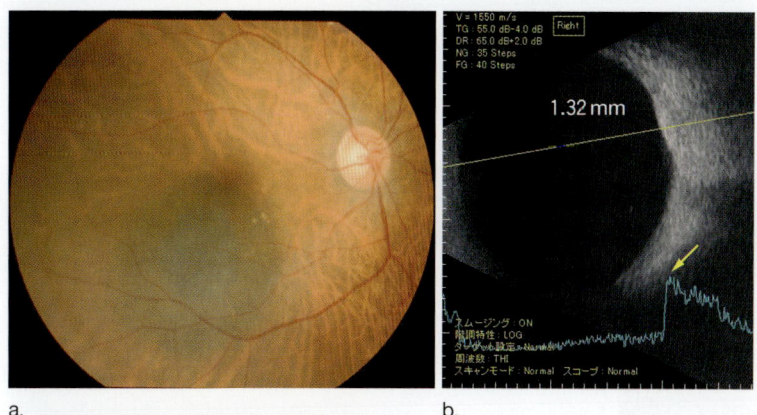

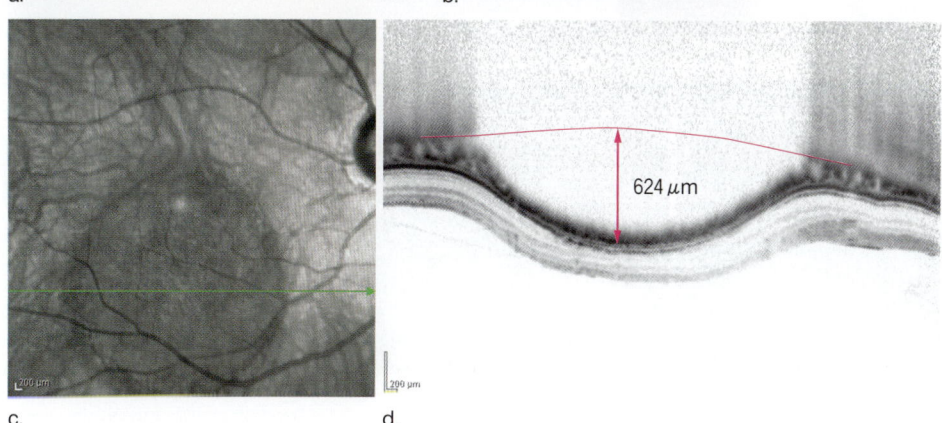

図 1 脈絡膜母斑における腫瘍厚計測
85 歳,女性.視力低下のある右眼脈絡膜母斑.
a. カラー眼底写真.中心窩から下方に直径 5 mm の色素性ドーム状腫瘍があり,腫瘍の辺縁は視神経乳頭まで 2.5 mm,網膜剝離なし,オレンジ色素なし,腫瘍細胞の空胞変性(halo)なし.
b. 超音波断層像.A モード波形(矢印)から腫瘍内は高反射を示す(ultrasonographic hollowness なし).腫瘍厚は 1.32 mm であった.
c. 腫瘍は赤外光観察により辺縁がよりはっきりと描出される.
d. EDI-OCT 像.色素性腫瘍の多くは光学陰影のために強膜が確認できない.本例の場合,超音波画像で眼球壁の変形がみられないことから仮想強膜面を設定して腫瘍厚を計測すると,624 μm であった.リスクファクターは symptoms と margin≦3 mm to disc のみであった.

法の要点と代表的所見を解説する.

脈絡膜母斑と脈絡膜メラノーマを見分ける七つのリスクファクター[4]

表 1 のハザード比は,おのおのの所見によってメラノーマ発症の危険性が何倍増加するかを示したものである.呈する所見の組み合わせでハザード比は異なるが,中央値をとると,上記リスクファクター 1〜2 個でハザード比 3(すなわち 3 倍悪性化しやすい),3〜4 個で 5,5〜6 個で 9,7 個すべてで 21 となる.最も高値となるハザード比は 31 で,組み合わせは symptoms, orange pigment, margin

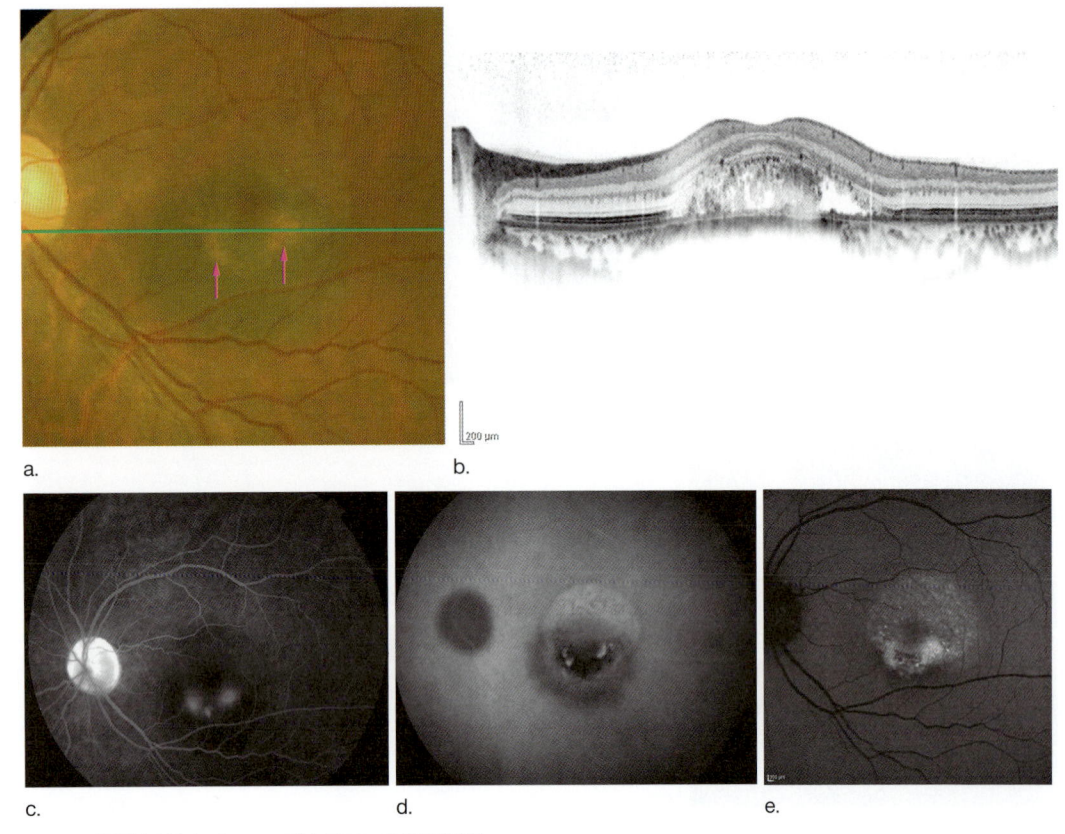

図2 網膜剝離とオレンジ色素のOCT所見

38歳，男性．視力低下のある左眼脈絡膜母斑（脈絡膜悪性黒色腫との鑑別を要する状態）．
a. カラー眼底写真．中心窩下を含む直径3mm，腫瘍厚1.2mm（超音波での計測値）の色素性腫瘍があり，腫瘍辺縁は視神経乳頭まで1.5mm，網膜剝離あり，オレンジ色素が中心窩近傍にあり（赤矢印），halo なし．
b. OCT像．網膜剝離，多量の網膜下沈着物の蓄積があり，視細胞層と網膜内に高反射の粒状陰影がみられる．脈絡毛細血管板の菲薄，IS/OSの途切れ，視細胞層の途切れ，ELMの途切れなどが確認できる．
c. FA後期像．オレンジ色素の部分から蛍光漏出がみられる．
d. IA後期像．オレンジ色素の部分に組織染がみられる．
e. 青色自発蛍光像．オレンジ色素に一致して強い自発蛍光を認める．この自発蛍光はリポフスチンによって生じる．漿液性網膜剝離の範囲に粒状過蛍光があり，メラノファージによるものと考えられる．

near disc，ultrasonographic hollowness，halo absence であった．

リスクファクターのなかで，特にOCTが有用なファクターについて解説する．

OCT検査で有用なファクター（1）腫瘍厚

脈絡膜メラノーマの腫瘍厚を測る確立された方法は，Bモード超音波検査である．メラノーマだけでなく母斑も脈絡膜全層性病変であるため，網膜表面から強膜面までの距離を測定する．小さな腫瘍の場合には測定誤差や検出困難などの問題があったが，EDI（enhanced depth imaging）-OCTを用いることにより小病変の約半数で腫瘍厚が計測可能で，計測値は超音波による値の約1/2であっ

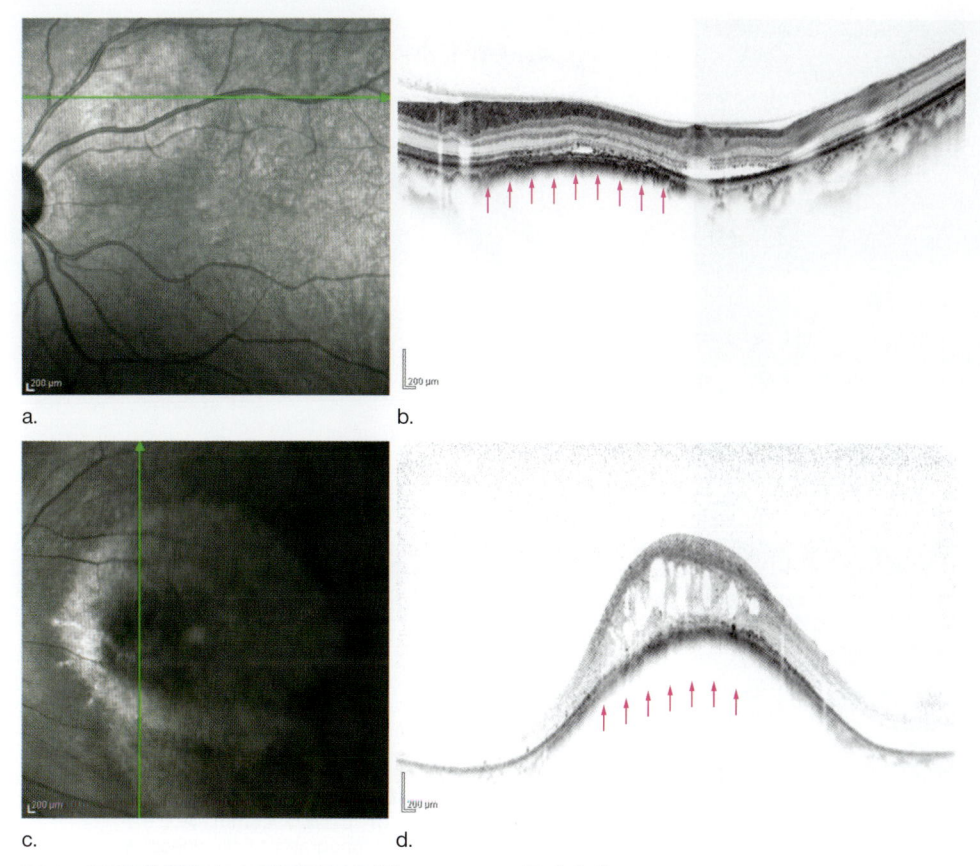

図3 脈絡膜母斑および悪性黒色腫にみられる網膜変化

a, b. 59歳，男性．左眼脈絡膜母斑．5年の経過で再発吸収を繰り返す網膜剥離があり，腫瘍の範囲（矢印）に一致して脈絡毛細血管板の菲薄，RPEとIS/OSの不整が生じている．網膜剥離があっても網膜下沈着物は少なめである．ELMから網膜内層にかけての異常はない．OCT所見から少なくとも新鮮例でないことが推測される．

c, d. 57歳，女性．腫瘍厚2.2mmの左眼脈絡膜母斑．腫瘍上の（矢印）の範囲でRPEは消失している．この部分の網膜は，高度に障害されており囊胞様変性となっている．相当の長期にわたり，腫瘍や網膜剥離が存在した可能性がある．

た[5]．腫瘍内のメラニン量が多い場合には光学陰影のため測定不可能であるが，有用な方法である．腫瘍厚2mmの指標は超音波による計測値であり，OCT計測では1,000μm前後と考えてよい（**図1**）．

OCT検査で有用なファクター（2）漿液性網膜剥離とオレンジ色素

母斑やメラノーマに伴って生じる網膜剥離は漿液性であり，滲出性は非常にまれである．滲出性であった場合には，脈絡膜新生血管を伴った場合や網膜色素上皮腫の可能性を考える．網膜剥離はメラノーマのほとんどで生じ，母斑であっても約10％に生じ，黄斑病変は約30％に達する[6]．オレンジ色素は持続する網膜剥離で増殖した網膜色素上皮（retinal pigment epithelium；RPE）内に蓄積したリポフスチン

e.
f.

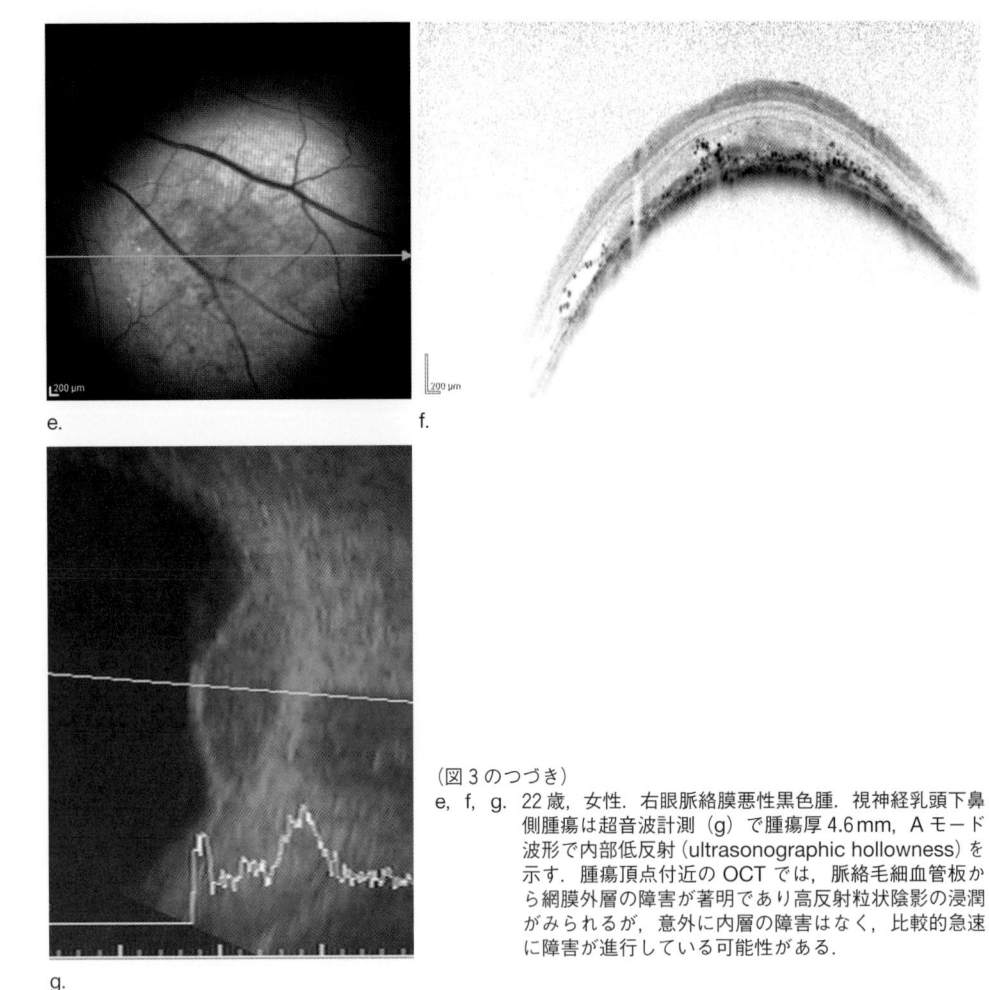

(図3のつづき)
e, f, g. 22歳,女性.右眼脈絡膜悪性黒色腫.視神経乳頭下鼻側腫瘍は超音波計測（g）で腫瘍厚4.6mm,Aモード波形で内部低反射（ultrasonographic hollowness）を示す.腫瘍頂点付近のOCTでは,脈絡毛細血管板から網膜外層の障害が著明であり高反射粒状陰影の浸潤がみられるが,意外に内層の障害はなく,比較的急速に障害が進行している可能性がある.

g.

であり,RPEや腫瘍自体からのメラニン色素と視細胞外節がマクロファージによって貪食される,いわゆるメラノファージの集塊とともに自発蛍光を有する[7].オレンジ色素のあるところには,必ず網膜剝離と蛍光造影剤の漏出がある（**図2**）.その他のOCTで読みとれる腫瘍随伴所見として,脈絡毛細血管板の菲薄,RPE萎縮,視細胞層の途切れ,外境界膜（external limiting membrane；ELM）の途切れ,網膜浮腫や網膜内層の障害も生じる（**図3**）[5].これらの所見はメラノーマで高頻度であるものの,母斑でもみられることがあり,OCTのみで母斑とメラノーマを鑑別するのは今のところ困難である.しかし,メラノーマでは腫瘍境界付近での組織破壊や炎症が持続するため,母斑よりは急速に強くRPEを含めた網膜障害が生じると考えられ,OCTによる詳細な観察は診断の確定に貢献すると考えられる.

（古田　実）

眼内悪性リンパ腫

疾患の概要

分類と病態：眼内（悪性）リンパ腫には，全身や視神経以外の眼窩リンパ腫の経過中に眼内に病変が生じる場合と，眼-中枢神経系に原発するタイプがある．全身からの転移，眼球をとり囲むようなリンパ腫病変から眼内に浸潤する病変で，多くは脈絡膜に生じる．ぶ

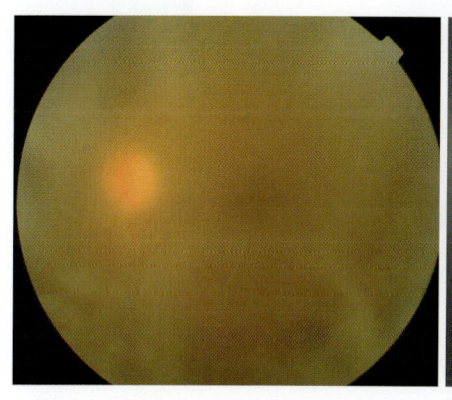

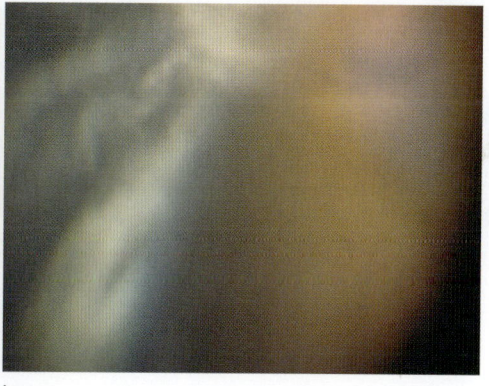

図1　原発性眼内リンパ腫の例（51歳，男性）
a. カラー眼底写真．左眼の硝子体混濁を認める．
b. 細隙灯顕微鏡写真．濃い索状混濁が多数みられる．

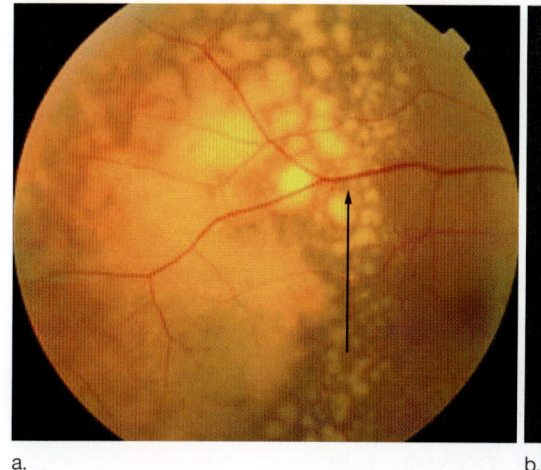

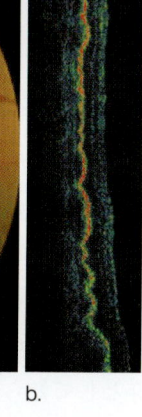

図2　原発性眼内リンパ腫の例
（63歳，女性）
a. カラー眼底写真．右眼耳側に黄白色網膜下斑状病変，およびそれらが癒合して生じたと考えられる大きな病変がある．
b. OCT（aの矢印断面）．網膜色素上皮下に多発性隆起病変がある．網膜には異常がみられない．

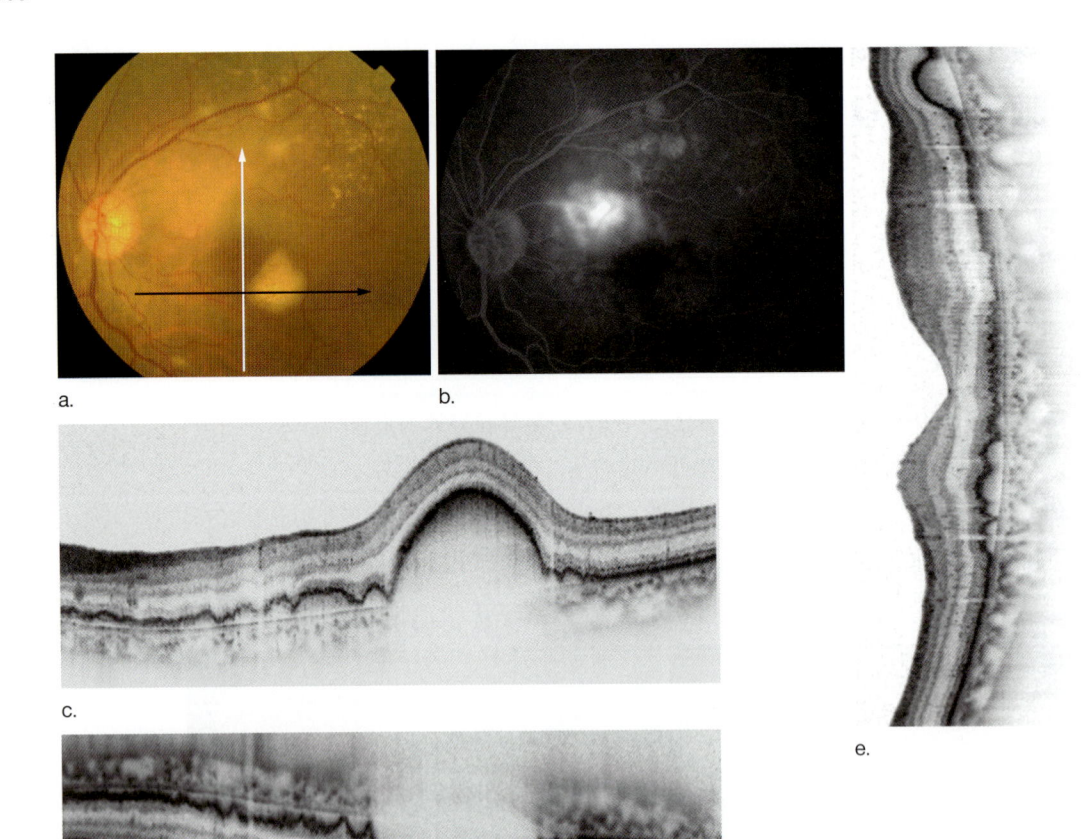

図3　原発性眼内リンパ腫の例（75歳，女性）

a. カラー眼底写真．左眼中心窩下耳側に黄白色網膜下病変があり，病変上には黒褐色点状所見がみられる．中心窩上方には，斑状病巣とびまん性網膜病変が混在している．
b. フルオレセイン蛍光造影写真（後期）．中心窩下耳側病変は淡い組織染を呈し，上方病変は強い過蛍光を示す．
c. OCT（aの黒矢印断面）．網膜色素上皮とBruch膜の間に病変がある．カラー眼底写真では確認できない小さな病変があり，RPEは不整で一部萎縮している．
d. EDI（enhanced depth imaging）-OCT（aの黒矢印断面）．黄白色隆起病変の深部には脈絡膜肥厚はない．黄白色病変は高反射で，内部は均一であることが予想される．
e. OCT（aの白矢印断面）．中心窩上方の網膜内層の層構造が不明瞭で，網膜も肥厚している．網膜への腫瘍細胞浸潤により障害されていると考えられる．

どう膜に原発するリンパ腫はまれである．後者は眼-中枢神経系リンパ腫と呼ばれ，リンパ腫のなかでも特殊な病型でかつ，高悪性度である[1,2]．近年，中枢神経系リンパ腫の発症率は増加傾向にあることが報告されており[3]，眼内リンパ腫も増加傾向にあると考えられる．病変は硝子体内，網膜，ぶどう膜および視神経のいかなる部位にも原発し，その眼底所見は眼内炎症性疾患との鑑別を要し，非常に多彩な所見を呈するため仮面症候群として知られている．診断に

文献はp.330参照．

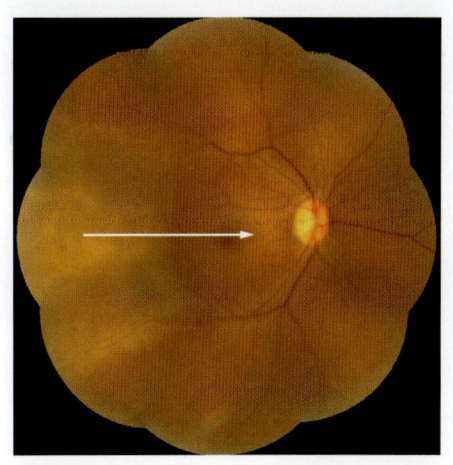

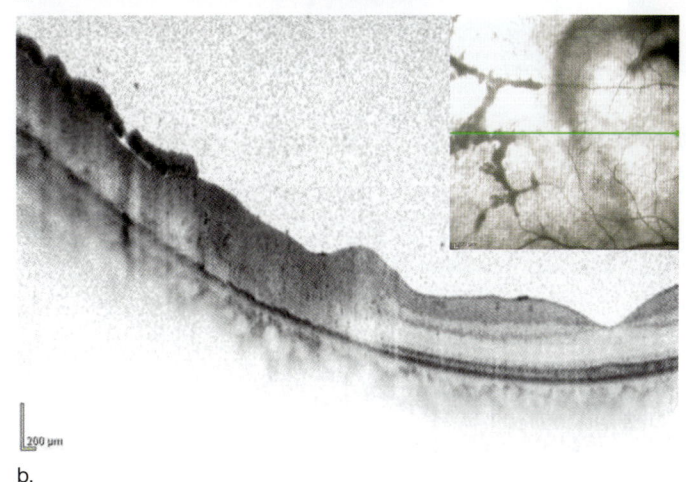

図4 原発性眼内リンパ腫の例
（38歳，女性）

a. カラー眼底写真．右眼耳側に白濁した網膜がみられ，区画性に急性網膜壊死が生じているように観察される．網膜血管は不規則に拡張し白鞘化している．
b. OCT（aの矢印断面）．拡張した網膜血管が耳側網膜表面に浮き出ている．網膜血管に腫瘍細胞が浸潤し，閉塞していると考えられる．網膜は層構造が完全に消失し，内部に高反射の顆粒がみられる．網膜が腫瘍細胞によって置換されている可能性がある．

際して眼科医が重要な役割を果たす眼-中枢神経系リンパ腫は，経過中に60～80％が平均29か月で中枢神経病変を発症し，反対に中枢神経系リンパ腫の20％は眼内リンパ腫を発症する[4]．近年の報告では中枢神経病変を合併する症例の無再発生存率は10か月（中央値）であり，2年無再発生存率は34％である[5]．

診断[*1]：硝子体手術による硝子体採取，細胞診，硝子体中のサイトカインであるインターロイキン（IL)-10/IL-6計測[6]，免疫グロブリン遺伝子再構成検査やフローサイトメトリなどが必須である[1]．

[*1] 診断的治療としてのステロイド全身投与やTenon囊下投与は，初期病変をマスクし診断確定を遅らせてしまうので，注意を要する．

眼底所見

最も高頻度にみられるのは硝子体炎（90％）であり，最も特徴的な所見は黄白色網膜下斑状病変（30％）である．そのほか，網膜血管炎や網膜炎（20％）を呈することもある[7]．これらの病変は病状の進行によって多彩に変化するが，臨床的には硝子体型と眼底型，

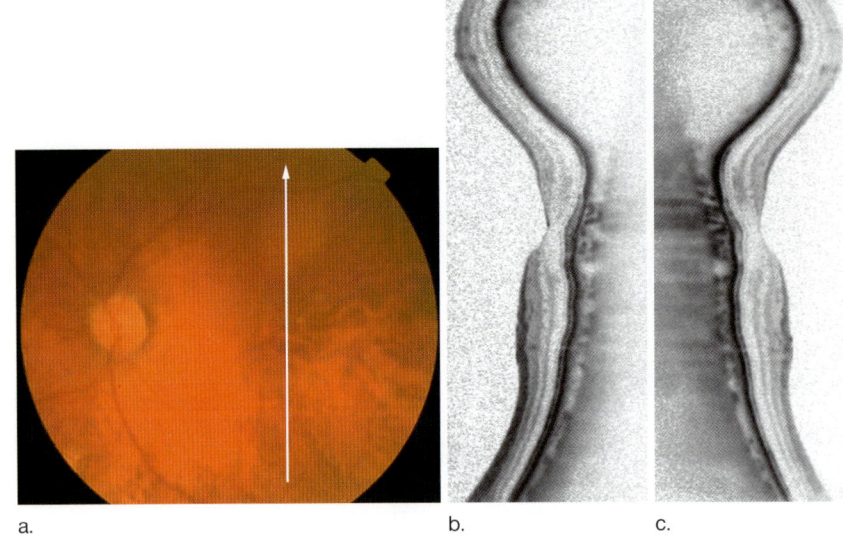

図5 全身リンパ腫の脈絡膜転移例（87歳，男性）
a. カラー眼底写真．左眼の中心窩上方に白色の隆起があり，辺縁は明瞭ではない．
b. OCT（aの矢印断面）．網膜および網膜色素上皮には異常なく，脈絡膜に腫瘤を認める．
c. EDI-OCT（bと同じ断面）．正常部位の脈絡膜は薄い．腫瘤は脈絡膜全層にわたり存在し，内部はほぼ均等な反射で，浸潤性発育を示しているために腫瘍境界における脈絡膜組織の圧迫はなく，内部の血管構造も判別が不可能である．強膜の輪郭が判別可能であった．

およびその混在型に大別される．

硝子体炎，硝子体混濁（図1）：リンパ腫細胞が小さな白色の集塊を形成し硝子体内にびまん性に分布するが，硝子体の性状によってはオーロラ状や索状混濁として観察される．

網膜下斑状病変（図2, 3）：黄白色斑状病巣が散在性にみられ，癒合・拡大傾向を示し，大きな病巣を形成することもあるが，厚みはあまり増加しない．黄白色病変は網膜色素上皮（retinal pigment epithelium；RPE）とBruch膜の間に存在すると考えられ，腫瘍の表面には茶褐色の不規則な斑点が観察される[8,9]．

網膜血管炎，網膜炎（図4）：リンパ腫細胞の網膜血管浸潤により，主に網膜動脈の白鞘化や網膜動脈閉塞が生じ，急性網膜壊死様の所見を呈する．血管病変が生じた付近の網膜には，リンパ腫細胞が直接浸潤していることが多い[10]．

脈絡膜病変（図5）：眼-中枢神経系リンパ腫では発症初期にみられることは，ほとんどない．病期の進行により脈絡膜に進行することはある．一般的に脈絡膜病変は眼外組織からの血行性転移により生じると考えられており，病変の辺縁は明瞭ではなくなる．

（古田　実）

12. 機種一覧

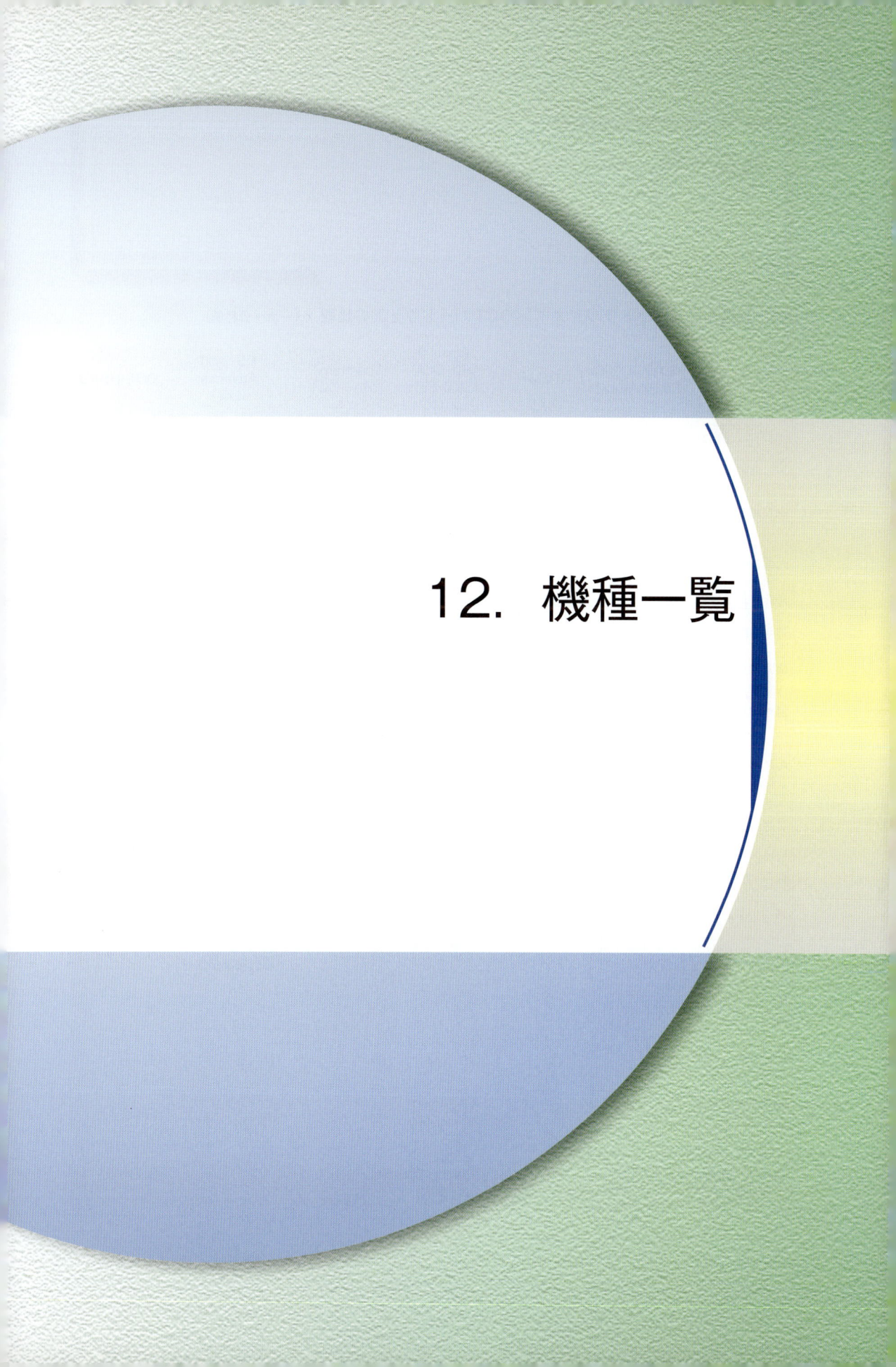

機種一覧

表1 国内市販スペクトラルドメインOCTハードウェアの比較（メーカー公称値）

	3D OCT-2000 ST/FA/FAplus	RTVue®-100	Cirrus™ HD-OCT 5000/500 (photo)	Spectralis® HRA+OCT	RS-3000 Advance (Lite)	OCT-HS100
メーカー（製造元）	トプコン	Optovue	Carl Zeiss Meditec	Heidelberg Engineering	ニデック	キヤノン
販売元	トプコン	中央産業貿易	Carl Zeiss Meditec Japan	JFCセールスプラン	ニデック	キヤノンライフケアソリューションズ
光源中心波長	840 nm	840 nm	840 nm	870 nm	880 nm	855 nm
光源波長帯域	50 nm	45 nm	50 nm	35 nm	50 nm	100 nm
深さ方向分解能	～6 μm	～5 μm	～5 μm	～7 μm	7 μm	3 μm
横方向分解能	<20 μm	<20 μm	<20 μm	14 μm	20 μm	20 μm
最小瞳孔径	ϕ3.3 mm（眼底撮影）	3 mm		≧2.5 mm	ϕ2.5 mm	ϕ3 mm
Aスキャン速度（Hz）	50,000	26,000	27,000/68,000 (27,000)	40,000	切り替え（53,000, 26,500, 13,250）Liteは13,250なし	70,000
スキャン長幅	3～9 mm	2～12 mm	3～9 mm	3～9 mm	3～12 mm	3～10 mm
3Dスキャン長幅	3～12 mm	4 mm/7 mm	6 mm	3～9 mm	3～12 mm	3～10 mm
スキャン深度	2.3 mm	3 mm	2 mm	1.9 mm	2.1 mm	2.0 mm
眼球運動追尾	リアルタイム（3Dを除く）	リアルタイム	リアルタイム（なし）	リアルタイム	リアルタイム（撮影後画像処理）	リアルタイム
フォローアップ機能	あり	あり	あり	あり	あり	あり
Bスキャン画像加算平均枚数	50	120	20（20）	100	120（50）	50
撮影用眼底モニター	IR	IR	LSO/OCT Enface (IR)	SLO	SLO（OCTフェイズファンダス）	SLO
撮影後眼底像	カラー眼底	IR	LSO/OCT Enface (カラー眼底)	SLO	SLO（OCTフェイズファンダス）	SLO

(表1のつづき)

	3D OCT-2000 ST/FA/FAplus	RTVue®-100	Cirrus™ HD-OCT 5000/500 (photo)	Spectralis® HRA+OCT	RS-3000 Advance (Lite)	OCT-HS100
同時撮影可能な画像	IR, カラー眼底, デジタルレッドフリー, FA, FAF撮影(モデルによる)	IR	IR (IR, カラー眼底 red free, FA, FAF, IA〈オプション〉)	IR, FA, IA, red free, Blue Laser FAF	IR	SLO (IR)
EDI-OCT	可能(choloidal mode)	可能(choloidal mode)	可能(不可)	可能	可能(不可)	可能
撮影検者位置	対面座り	対面座り	横座り(対面座り)	対面 or 横座り(選択可)	対面座り	対面・正面・45°・90°座り
本体サイズ W(幅)×D(奥行)×H(高さ)cm	W55×D54×H60(ベース部含む)	W48×D48×H53	W44×D65×H53 (W38.5×D48×H69)	W31×D39×H56	W38×D52×H52	W39×D50×H47

IR：infra red, SLO：scanning laser ophthalmoscope, LSO：line scanning ophthalmoscope

表2 国内市販スペクトラルドメインOCT疾患解析ソフトの比較

		3D OCT-2000	RTVue®-100	Cirrus™ HD-OCT	Spectralis® HRA+OCT	RS-3000 Lite RS-3000 Advance	OCT-HS100
正常眼データベース	国内仕様で使用される人数	185〜320人(スキャンパターンにより異なる)	ONH-555人(全人種) GCC-545人(全人種)	384人	201人	220人(全人種)	準備中
	国内仕様で使用される人種	日本人のみ	日本人, 中国人などから選択	日本人を含むアジア人	白人(日本人取得予定)	日本人(Asian) 白人(Caucasian)	日本人(Asian) 白人 ヒスパニック 黒人
	自動診断で考慮される因子	人種・年齢・性	人種・年齢・視神経乳頭径	人種・年齢	年齢	人種・年齢	人種・年齢
セグメンテーション		ILM NFL/GCL IPL/INL IS/OS OS/RPE BM	網膜硝子体界面 RNFL外縁 IPL外縁 RPE中間	ILM RNFL GCL+IPL RPE	ILM RNFL後縁 BM	ILM NFL/GCL IPL/INL OPL/ONL IS/OS RPE/BM Manual	ILM NFL/GCL GCL/IPL IPL/INL INL/OPL OPL/ONL IS/OS OS/RPE RPE/Choroid BM
中心窩自動検出機能		あり	あり	あり	なし	なし	あり
Disc中心自動検出機能		あり	あり	あり	なし	あり	あり

（表2のつづき）

		3D OCT-2000	RTVue®-100	Cirrus™ HD-OCT	Spectralis® HRA＋OCT	RS-3000 Lite RS-3000 Advance	OCT-HS100
緑内障診断ソフト	Disc margin 自動検出参照基準	RPE＋脈絡膜	3Dデータ擬似SLO画像	Bruch膜終結点	なし	RPE/BM	SLO画像＋RPE結点
	cpRNFL解析用スキャン	3Dサークルスキャン	RNFL3.45 ONH	Optic Disc Cube	12°サークルスキャン100回加算平均	乳頭マップサークルスキャン ※Liteは乳頭マップのみ	3D
	黄斑パラメータ	RNFL, GCL＋(GCL＋IPL), GCC (RNFL＋GCL＋IPL)	GCC	Macular Thickness, GCL＋IPL	ILM〜Bruch膜上下半球・左右眼の非対称性分析	GCC（NFL＋GCL＋IPL）	RNFL, RNFL＋GCL＋IPL
	黄斑解析範囲	直径6mm円内	直径6mm円内	6×6mmキューブ内	30°×25°	直径9mm円内	直径6mm円内
	確立マップによるNFLD検出	あり		あり	あり	あり	あり
	進行解析機能（名称）	トレンド解析	Progression Report	Guided progression analysis	RNFL Trend Report	あり（名称なし）	Progression
網膜診断用ソフト	ドルーゼン検出（名称）	ドルーゼン解析	EMM5 MM5 BCA（Bruch膜の体積変化の検出）今後リリース予定	Advanced RPE Analysis	なし	なし	なし
	他	比較解析（説明）参照画像インポート機能		Change Analysis（2検査間差異比較解析）網膜厚[ETDRS]・黄斑部GCL＋IPL厚・RNFL厚4分割12分割数値データエクスポート		厚みデータCSVファイル出力 任意層間の厚みマップ表示 6層サーフェイスマップ	眼底画像インポート機能 9層サーフェイスマップ（3DCG）

IR：infra red, SLO：scanning laser ophthalmoscope, LSO：line scanning ophthalmoscope

　ここに示す性能は現時点のものである．各社の努力により，今後さらに進歩するのはまちがいない．

（板谷正紀）

文献

項目起始頁	文献番号	文献
		■ OCT 技術の種類
2	1	Wojtkowski M：High-speed optical coherence tomography：basics and applications. Appl Opt 2010；49：D30-61.
2	2	Wojtkowski M, et al：Three-dimensional retinal imaging with high-speed ultrahigh-resolution optical coherence tomography. Ophthalmology 2005；112：1734-1746.
2	3	Hangai M, et al：Ultrahigh-resolution versus speckle noise-reduction in spectral-domain optical coherence tomography. Opt Express 2009；17：4221-4235.
2	4	Drexler W, et al：Ultrahigh-resolution ophthalmic optical coherence tomography. Nat Med 2001；7：502-507.
2	5	Ohno-Matsui K, et al：Acquired optic nerve and peripapillary pits in pathologic myopia. Ophthalmology 2012；119：1685-1692.
		■ 脈絡膜 OCT／EDI-OCT
16	1	Spaide RF, et al：Enhanced depth imaging spectral-domain optical coherence tomography. Am J Ophthalmol 2008；146：496-500.
16	2	Imamura Y, et al：Enhanced depth imaging optical coherence tomography of the choroid in central serous chorioretinopathy. Retina 2009；29：1469-1473.
16	3	Maruko I, et al：Subfoveal choroidal thickness after treatment of central serous chorioretinopathy. Ophthalmology 2010；117：1792-1799.
16	4	Maruko I, et al：Subfoveal choroidal thickness following treatment of Vogt-Koyanagi-Harada disease. Retina 2011；31：510-517.
16	5	Spaide RF：Age-related choroidal atrophy. Am J Ophthalmol 2009；147：801-810.
16	6	Spaide RF：Enhanced depth imaging optical coherence tomography of retinal pigment epithelial detachment in age-related macular degeneration. Am J Ophthalmol 2009；147：644-652.
16	7	Chung SE, et al：Choroidal thickness in polypoidal choroidal asculopathy and exudative age-related macular degeneration. Opthalmology 2011；118：840-845.
16	8	Koizumi, et al：Subfoveal choroidal thickness in typical age-related macular degeneration and polypoidal choroidal vasculopathy. Graefes Arch Clin Exp Ophthalmol 2011；249：1123-1128.
16	9	Maruko I, et al：Subfoveal retinal and choroidal thickness after verteporfin photodynamic therapy for polypoidal choroidal vasculopathy. Am J Ophthalmol 2011；151：594-603. e1.
16	10	Fujiwara T, et al：Enhanced depth imaging optical coherence tomography of the choroid in highly myopic eyes. Am J Ophthalmol 2009；148：445-450.
16	11	Vance SK, et al：The effects of sildenafil citrate on choroidal thickness as determined by enhanced depth imaging optical coherence tomography. Retina 2011；31：332-335.
		■ 脈絡膜 OCT／高侵達 OCT
21	1	Yun SH, et al：High-speed optical frequency-domain imaging. Opt Express 2003；11：2953-2963.
21	2	Spaide RF, et al：Enhanced depth imaging spectral-domain optical coherence tomography. Am J Ophthalmol 2008；146：496-500.

文献番号：アラビア数字（1，2，3…）は本文中に参照位置のある文献，ローマ数字（i, ii, iii…）は項目全体についての参考文献であることを示します。

項目起始頁	文献番号	文献
21 – 3		Klein T, et al：Megahertz OCT for ultrawide-field retinal imaging with a 1050 nm Fourier domain mode-locked laser. Opt Express 2011；19：3044-3062.
		■ ドップラ OCT と偏光 OCT
26 – 1		Wojtkowski M：High-speed optical coherence tomography：basics and applications. Appl Opt 2010；49：D30-61.
26 – 2		Drexler W, et al：State-of-the-art retinal optical coherence tomography. Prog Retin Eye Res 2008；27：45-88.
26 – 3		Wang Y, et al：Pilot study of optical coherence tomography measurement of retinal blood flow in retinal and optic nerve diseases. Invest Ophthalmol Vis Sci 2011；52：840-845.
26 – 4		Makita S, et al：Optical coherence angiography. Opt Express 2006；14：7821-7840.
26 – 5		Miura M, et al：Three-dimensional visualization of ocular vascular pathology by optical coherence angiography in vivo. Invest Ophthalmol Vis Sci 2011；52：2689-2695.
26 – 6		Pircher M, et al：Polarization sensitive optical coherence tomography in the human eye. Prog Retin Eye Res 2011；30：431-451.
		■ 術中 OCT
31 – 1		Puliafito CA：Optical coherence tomography：a new tool for intraoperative decision making. Ophthalmic Surg Lasers Imaging 2010；41：6.
31 – 2		Ide T, et al：Intraoperative use of three-dimensional spectral-domain optical coherence tomography.Ophthalmic Surg Lasers Imaging 2010；41：250-254.
31 – 3		Tao YK, et al：Intraoperative spectral domain optical coherence tomography for vitreoretinal surgery. Opt Lett 2010；35：3315-3317.
31 – 4		Binder S, et al：Feasibility of intrasurgical spectral-domain optical coherence tomography. Retina 2011；31：1332-1336.
31 – 5		Hayashi A, et al：Intraoperative changes in idiopathic macular holes by spectral-domain optical coherence tomography. Case Report Ophthalmol 2011；2：149-154.
31 – 6		Hahn P, et al：The use of optical coherence tomography in intraoperative ophthalmic imaging. Ophthalmic Surg Lasers Imaging 2011；42 Suppl：S85-94.
31 – 7		Ray R, et al：Intraoperative microscope-mounted spectral domain optical coherence tomography for evaluation of retinal anatomy during macular surgery. Ophthalmology 2011；118：2212-2217.
		■ functional OCT
35 – 1		Maheswari RU, et al：Implementation of optical coherence tomography (OCT) in visualization of functional structures of cat visual cortex. Opt Comm 2002；202：47-54.
35 – 2		Maheswari RU, et al：Novel functional imaging technique from brain surface with optical coherence tomography enabling visualization of depth resolved functional structure *in vivo*. J Neurosci Methods 2003；124：83-92.
35 – 3		Cohen L：Changes in neuron structure during action potential propagation and synaptic transmission. Physiol Rev 1973；53：373-418.
35 – 4		Harary H, et al：Rapid light-induced changes in near infrared transmission of rods in Bufo marinus. Science 1978；202：1083-1085.
35 – 5		Grinvald A, et al：Functional architecture of cortex revealed by optical imaging of intrinsic signals. Nature 1986；324：361-364.

項目起始頁	文献番号	文献
35 - 6		Tsunoda K, et al : Mapping cone- and rod-induced retinal responsiveness in macaque retina by optical imaging. Invest Ophthalmol Vis Sci 2004 ; 45 : 3820-3826.
35 - 7		Hnazono G, et al : Intrinsic signal imaging in macaque retina reveals different types of flash-induced light reflectance changes of different origins. Inves Ophthal Sci 2007 ; 48 : 2903-2912.
35 - 8		Bizheva K, et al : Optophysiology : depth-resolved probing of retinal physiology with functional ultrahigh-resolution optical coherence tomography. Proc Natl Acad Sci USA 2006 ; 103 : 5066-5071.
35 - 9		Srinivasan VJ, et al : *In vivo* measurement of retinal physiology with high-speed ultrahigh-resolution optical coherence tomography. Opt Lett 2006 ; 31 : 2308-2310.

■ 健常所見の基礎

40 - 1		岸　章治：OCT眼底診断学 第2版．東京：エルゼビア・ジャパン；2010.
40 - 2		Fernández EJ, et al : Ultrahigh resolution optical coherence tomography and pancorrection for cellular imaging of the living human retina. Opt Express 2008 ; 16 : 11083-11094.
40 - 3		Srinivasan VJ, et al : Characterization of outer retinal morphology with high-speed, ultrahigh-resolution optical coherence tomography. Invest Ophthalmol Vis Sci 2008 ; 49 : 1571-1579.
40 - 4		Hangai M, et al : Ultrahigh-resolution versus speckle noise-reduction in spectral-domain optical coherence tomography. Opt Express 2009 ; 17 : 4221-4235.
40 - 5		Spaide RF, et al : Anatomical correlates to the bands seen in the outer retina by optical coherence tomography : literature review and model. Retina 2011 ; 31 : 1609-1619.

■ 網膜外層所見と視力の関連について教えてください

47 - 1		Hogan M, et al. Histology of the Human Eye. Philadelphia : WB Saunders ; 1971. p.491-492.
47 - 2		Gass JDM : Normal macula. Stereoscopic atlas of macular diseases. Diagnosis and treatment 4th ed. St Louis : CV Mosby ; 1997. p.3.
47 - 3		Grading diabetic retinopathy from stereoscopic color fundus photographs--an extension of the modified Airlie House classification. ETDRS report number 10. Early Treatment Diabetic Retinopathy Study Research Group. Ophthalmology 1991 ; 98 : 786-806.
47 - 4		Klein R, et al : The Wisconsin age-related maculopathy grading system. Ophthalmology 1991 ; 98 : 1128-1134.
47 - 5		Srinivasan VJ, et al : Characterization of outer retinal morphology with high-speed, ultrahigh-resolution optical coherence tomography. Invest Ophthalmol Vis Sci 2008 ; 49 : 1571-1579.
47 - 6		Fernández EJ, et al : Ultrahigh resolution optical coherence tomography and pancorrection for cellular imaging of the living human retina. Opt Express 2008 ; 16 : 11083-11094.
47 - 7		Spaide RF, et al : Anatomical correlates to the bands seen in the outer retina by optical coherence tomography : literature review and model. Retina 2011 ; 31 : 1609-1619.

■ アーチファクトと読影の落とし穴について教えてください

53 - 1		Gabriele ML, et al : The effect of axial scan location on signal quality and thickness measurements obtained with spectral domain optical coherence tomograph. ARVO 2008 (Suppl). p.312.
53 - 2		Sadda SR, et al : Errors in retinal thickness measurements obtained by optical coherence tomography. Ophthalmology 2006 ; 113 : 285-293.
53 - 3		Ray R, et al : Evaluation of image artifact produced by optical coherence tomography of retinal pathology. Am J Ophthalmol 2005 ; 139 : 18-29.
53 - 4		Gabriele ML, et al : Optical coherence tomography scan circle location and mean retinal nerve fiber layer measurement variability. Invest Ophthalmol Vis Sci 2008 ; 49 : 2315-2321.

項目起始頁	文献番号	文献
53 − 5		Stein DM, et al：Effect of corneal drying on optical coherence tomography. Ophthalmology 2006；113：985-991.
		■ 加齢によってOCT所見はどのように変化するのか教えてください
59 − 1		Ooto S, et al：Three-dimensional profile of macular retinal thickness in normal Japanese eyes. Invest Ophthalmol Vis Sci 2010；51：465-473.
59 − 2		Ooto S, et al：Effects of age, sex, and axial length on the three-dimensional profile of normal macular layer structures. Invest Ophthalmol Vis Sci 2011；52：8769-8779.
59 − 3		Kishi S, et al：Posterior precortical vitreous pocket. Arch Ophthalmol 1990；108：979-982.
59 − 4		Itakura H, et al：Aging changes of vitreomacular interface. Retina 2011；31：1400-1404.
59 − 5		Margolis R, et al：A pilot study of enhanced depth imaging optical coherence tomography of the choroid in normal eyes. Am J Ophthalmol 2009；147：811-815.
59 − 6		Ikuno Y, et al：Choroidal thickness in healthy Japanese subjects. Invest Ophthalmol Vis Sci 2010；51：2173-2176.
59 − 7		Song WK, et al：Macular thickness variations with sex, age, and axial length in healthy subjects：a spectral domain-optical coherence tomography study. Invest Ophthalmol Vis Sci 2010；51：3913-3918.
59 − 8		Koizumi H, et al：Subfoveal choroidal thickness in typical age-related macular degeneration and polypoidal choroidal vasculopathy. Graefes Arch Clin Exp Ophthalmol 2011；249：1123-1128.
		■ 特発性黄斑円孔
64 − 1		Gass JD：Idiopathic senile macular hole. Its early stages and pathogenesis. Arch Ophthalmol 1988；106：629-639.
64 − 2		Kelly NE, et al：Vitreous surgery for idiopathic macular holes. Results of a pilot study. Arch Ophthalmol 1991；109：654-659.
64 − 3		Kishi S, et al：The role of the premacular liquefied pocket and premacular vitreous cortex in idiopathic macular hole development. Am J Ophthalmol 1996；122：622-628.
64 − 4		Gass JD：Reappraisal of biomicroscopic classification of stages of development of a macular hole. Am J Ophthalmol 1995；119：752-759.
64 − 5		Hangai M, et al：Three-dimensional imaging of macular holes with high-speed optical coherence tomography. Ophthalmology 2007；114：763-773.
		■ 黄斑円孔の自然治癒について教えてください
68 − 1		Yuzawa M, et al：Observation of idiopathic full-thickness macular holes. Follow-up observation. Arch Ophthalmol 1994；112：1051-1056.
68 − 2		Takahashi H, et al：Optical coherence tomography images of spontaneous macular hole closure. Am J Ophthalmol 1999；128：519-520.
68 − 3		Inoue M, et al：Long-term outcome of macular microstructure assessed by optical coherence tomography in eyes with spontaneous resolution of macular hole. Am J Ophthalmol 2012；153：687-691.
		■ ガス下での円孔閉鎖の確認法について教えてください
71 − 1		Masuyama K, et al：Posturing time after macular hole surgery modified by optical coherence tomography images：a pilot study. Am J Ophthalmol 2009；147：481-488.

項目起始頁	文献番号	文献
71 - 2		Sano M, et al：Ability to determine postoperative status of macular hole in gas-filled eyes by spectral-domain optical coherence tomography. Clin Experiment Ophthalmol 2011；39：885-892.
71 - 3		Goto K, et al：Factors affecting imaging of spectral-domain optical coherence tomography in gas-filled eyes after macular-hole surgery. Jpn J Ophthalmol 2012；56：236-244.
71 - 4		Yamashita T, et al：Early imaging of macular hole closure：A diagnostic technique and its quality for gas-filled eyes with spectral domain optical coherence tomography. Ophthalmologica 2013；229：43-49.
71 - 5		Yamakiri K, et al：Early diagnosis of macular hole closure of a gas-filled eye with Watzke-Allen slit beam test and spectral domain optical coherence tomography. Retina 2012；32：767-772.

■ 黄斑上膜，偽黄斑円孔

73 - 1		Okada M, et al：Histological and immunohistochemical study of idiopathic epiretinal membrane. Ophthalmic Res 1995；27：118-128.
73 - 2		Fish RH, et al：Macular pseudoholes. Clinical features and accuracy of diagnosis. Ophthalmology 1992；99：1665-1670.
73 - 3		Michalewski J, et al：Morphologically functional correlations of macular pathology connected with epiretinal membrane formation in spectral optical coherence tomography（SOCT）. Graefes Arch Clin Exp Ophthalmol 2007；245：1623-1631.
73 - 4		Inoue M, et al：Inner segment/outer segment junction assessed by spectral-domain optical coherence tomography in patients with idiopathic epiretinal membrane. Am J Ophthalmol 2010；150：834-839.
73 - 5		Ooto S, et al：High-resolution imaging of the photoreceptor layer in epiretinal membrane using adaptive optics scanning laser ophthalmoscopy. Ophthalmology 2011；118：873-881.

■ 硝子体黄斑牽引症候群

77 - 1		Hikichi T, et al：Course of vitreomacular traction syndrome. Am J Ophthalmol 1995；119：55-61.
77 - 2		Yamada N, et al：Tomographic features and surgical outcomes of vitreomacular traction syndrome. Am J Ophthalmol 2005；139：112-117.
77 - 3		Shinoda K, et al：Ultrastructural and immunohistochemical findings in five patients with vitreomacular traction syndrome. Retina 2000；20：289-293.

■ 後部硝子体が病態に関与する黄斑疾患はありますか？

80 - 1		Nasrallah FP, et al：The role of the vitreous in diabetic macular edema. Ophthalmology 1988；95：1335-1339.
80 - 2		Diabetic Retinopathy Clinical Research Network Writing Committee：Vitrectomy outcomes in eyes with diabetic macular edema and vitreomacular traction. Ophthalmology 2010；117：1087-1093.
80 - 3		Krebs I, et al：Posterior vitreomacular adhesion：a potential risk factor for exudative age-related macular degeneration? Am J Ophthalmol 2007；144：741-746.
80 - 4		Robinson CD, et al：Vitreomacular adhesion in active and end-stage age-related macular degeneration. Am J Ophthalmol 2009；148：79-82.
80 - 5		Lee SJ, et al：Effect of vitreomacular adhesion on anti-vascular endothelial growth factor treatment for exudative age-related macular degeneration. Ophthalmology 2011；118：101-110.

項目起始頁	文献番号	文献
		■ DONFL
83	1	Tadayoni R, et al：Dissociated optic nerve fiber layer appearance of the fundus after idiopathic epiretinal membrane removal. Ophthalmology 2001；108：2279-2283.
83	2	石川　太ら：特発性黄斑円孔と特発性黄斑上膜に対する内境界膜剝離後の網膜神経線維層欠損様所見．臨床眼科 2001；55：1539-1544.
83	3	Mitamura Y, et al：Optical coherence tomographic findings of dissociated optic nerve fiber layer appearance. Am J Ophthalmol 2004；137：1155-1156.
83	4	Mitamura Y, et al：Relationship of dissociated optic nerve fiber layer appearance to internal limiting membrane peeling. Ophthalmology 2005；112：1766-1770.
83	5	Alkabes M, et al：En face optical coherence tomography of inner retinal defects after internal limiting membrane peeling for idiopathic macular hole. Invest Ophthalmol Vis Sci 2011；52：8349-8355.
		■ 中心性漿液性脈絡網膜症
86	1	Fujimoto H, et al：Morphologic changes in acute central serous chorioretinopathy evaluated by fourier-domain optical coherence tomography. Ophthalmology 2008；115：1494-1500.
86	2	Matsumoto H, et al：Elongation of photoreceptor outer segment in central serous chorioretinopathy. Am J Ophthalmol 2008：45：162-168.
86	3	Kon Y, et al：The optical coherence tomography-ophthalmoscope for examination of central serous chorioretinopathy with precipitates. Retina 2008：28：864-869.
86	4	Saito M, et al：Ring-shaped subretinal fibrinous exudate in central serous chorioretinopathy. Jpn J Ophthalmol 2005：49：516-519.
86	5	Hussain N, et al：Optical coherence tomographic pattern of fluorescein angiographic leakage site in acute central serous chorioretinopathy. Clin Experiment Ophthalmol 2006：34：137-140.
86	6	Matsumoto H, et al：Outer nuclear layer thickness at the fovea determines visual outcomes in resolved central serous chorioretinopathy. Am J Ophthalmol 2009：148：105-110.
86	7	Iida T, et al：Cystoid macular degeneration in chronic central serous chorioretinopathy. Retina 2003：23：1-7.
86	8	Spaide RF, et al：Enhanced depth imaging spectral-domain optical coherence tomography. Am J Ophthalmol 2008：146：496-500.
86	9	Imamura Y, et al：Enhanced depth imaging optical coherence tomography of the choroid in central serous chorioretinopathy. Retina 2009：29：1469-1473.
86	10	Maruko I, et al：Subfoveal choroidal thickness after treatment of central serous chorioretinopathy. Ophthalmology 2010：117：1792-1799.
		■ 裂孔原性網膜剝離
92	1	Nakanishi H, et al：Spectral-domain optical coherence tomography imaging of the detached macula in rhegmatogenous retinal detachment. Retina 2009；29：232-242.
92	2	Shimoda Y, et al：Restoration of photoreceptor outer segment after vitrectomy for retinal detachment. Am J Ophthalmol 2010；149：284-290.
92	3	Wakabayashi T, et al：Foveal microstructure and visual acuity after retinal detachment repair：imaging analysis by Fourier-domain optical coherence tomography. Ophthalmology 2009；116：519-528.
92	4	川島裕子ら：裂孔原性網膜剝離復位後における視細胞外節の回復過程の検討．日本眼科学会雑誌 2011：115：374-381.

項目起始頁	文献番号	文献
92 - 5		Shiragami C, et al：Unintentional displacement of the retina after standard vitrectomy for rhegmatogenous retinal detachment. Ophthalmology 2010；117：86-92.
92 - 6		Wong R：Longitudinal study of macular folds by spectral-domain optical coherence tomography. Am J Ophthalmol 2012；153：88-92.

■ RRDとCSCの違いについて教えてください

項目起始頁	文献番号	文献
97 - 1		Hagimura N, et al：Optical coherence tomography of the neurosensory retina in rhegmatogenous retinal detachment. Am J Ophthalmol 2000；129：186-190.
97 - 2		Lecleire-Collet A, et al：Predictive visual outcome after macula-off retinal detachment surgery using optical coherence tomography. Retina 2005；25：44-53.
97 - 3		Nakanishi H, et al：Spectral-domain optical coherence tomography imaging of the detached macula in rhegmatogenous retinal detachment. Retina 2009；29：232-242.
97 - 4		Iida T, et al：Evaluation of central serous chorioretinopathy with optical coherence tomography. Am J Ophthalmol 2000；129：16-20.
97 - 5		Piccolino FC, et al：The foveal photoreceptor layer and visual acuity loss in central serous chorioretinopathy. Am J Ophthalmol 2005；139：87-99.
97 - 6		Furuta M, et al：Foveal thickness can predict visual outcome in patients with persistent central serous chorioretinopathy. Ophthalmologica 2009；223：28-31.
97 - 7		Matsumoto H, et al：Elongation of photoreceptor outer segment in central serous chorioretinopathy. Am J Ophthalmol 2008；145：162-168.
97 - 8		Ojima Y, et al：Three-dimensional imaging of the foveal photoreceptor layer in central serous chorioretinopathy using high-speed optical coherence tomography. Ophthalmology 2007；114：2197-2207.
97 - 9		Maruko I, et al：Morphologic changes in the outer layer of the detached retina in rhegmatogenous retinal detachment and central serous chorioretinopathy. Am J Ophthalmol 2009；147：489-494.
97 - 10		Mervin K, et al：Limiting photoreceptor death and deconstruction during experimental retinal detachment：the value of oxygen supplementation. Am J Ophthalmol 1999；128：155-164.
97 - 11		Sakai T, et al：The ability of hyperoxia to limit the effects of experimental detachment in cone-dominated retina. Invest Ophthalmol Vis Sci 2001；42：3264-3273.

■ 乳頭ピット黄斑症候群

項目起始頁	文献番号	文献
100 - 1		Hirakata A：Macular surgery secondary to optic nerve disease. In：Quiroz-Mercado H, et al, editors. Macular Surgery. Philadelphia：Lippincott Williams & Wilkins；2000. p.310-324.
100 - 2		平形明人：視神経乳頭の先天異常に伴う網膜剝離．日本眼科学会雑誌 2010；114：643-656.
100 - 3		Lincoff H, et al：Retinoschisis associated with optic nerve pits. Arch Ophthalmol 1988；106：61-67.
100 - 4		Rutledge BK, et al：Optical coherence tomography of macular lesions associated with optic nerve head pits. Ophthalmology 1996；103：1047-1053.
100 - 5		平形明人：乳頭ピット黄斑症候群．田野保雄編．眼科プラクティス 21 眼底画像所見を読み解く．東京：文光堂；2008. p.298-305.
100 - 6		Hirakata A, et al：Vitrectomy without laser treatment or gas tamponade for macular detachment associated with an optic disc pit. Ophthalmology 2012；119：810-818.
100 - 7		Hiraoka T, et al：Infrared and fundus autofluorescence imaging in eyes with optic disc pit maculopathy. Clin Experiment Ophthalmol 2010；38：669-677.

項目起始頁	文献番号	文献
		■ 軟性ドルーゼン，網膜色素上皮剥離
108	1	高橋寛二ら：加齢黄斑変性の分類と診断基準．日本眼科学会雑誌 2008；112：1076-1084.
108	2	Sato T, et al：Tomographic features of branching vascular networks in polypoidal choroidal vasculopathy. Retina 2007；27：589-594.
108	3	Tsujikawa A, et al：Pigment epithelial detachment in polypoidal choroidal vasculopathy. Am J Ophthalmol 2007；143：102-111.
		■ ポリープ状脈絡膜血管症
116	1	Sato T, et al：Tomographic features of branching vascular network in polypoidal choroidal vasculopathy. Retina 2007；27：589-594.
116	2	Tsujikawa A, et al：Pigment epithelial detachment in polypoidal choroidal vasculopathy. Am J Ophthalmol 2007；143：102-111.
116	3	Sato T, et al：Correlation of optical coherence tomography with angiography in retinal pigment epithelial detachment associated with age-related macular degeneration. Retina 2004；24：910-914.
116	4	尾辻 剛ら：自然経過中に classic 脈絡膜新生血管の所見を示したポリープ状脈絡膜血管症の検討．日本眼科学会雑誌 2006；110：451-461.
116	5	Khan S, et al：Polypoidal choroidal vasculopathy. Simultaneous indocyanine green angiography and eye-tracked spectral domain optical coherence tomography findings. Retina 2012；32：1057-1068.
116	6	Chung SE, et al：Choroidal thickness in polypoidal choroidal vasculopathy and exudative age-related macular degeneration. Ophthalmology 2010；118：840-845.
116	7	小笠原雅也ら：加齢黄斑変性に対するラニビズマブ硝子体内注入後の網脈絡膜厚変化．日本眼科学会雑誌 2012；116：643-649.
		■ 網膜血管腫状増殖
127	1	Yannuzzi LA, et al：Retinal angiomatous proliferation in age-related macular degeneration. Retina 2001；21：416-434.
127	2	Shiragami C, et al：Recurrence after surgical ablation for retinal angiomatous proliferation. Retina 2007；27：198-203.
127	3	Saito M, et al：Combined intravitreal bevacizumab and photodynamic therapy for retinal angiomatous Proliferation. Am J Ophthalmol 2008；146：935-941.
127	4	Gross NE, et al：Nature and risk of neovascularization in the fellow eye of patients with unilateral retinal angiomatous proliferation. Retina 2005；25：713-718.
		■ 萎縮型加齢黄斑変性
133	1	Hartmann KI, et al：Scanning laser ophthalmoscope imaging stabilized microperimetry in dry age-related macular degeneration. Retina 2011；31：1323-1331.
133	2	Oshima Y, et al：Prevalence of age related maculopathy in a reprentative Japanese population：the Hisayama study. Br J Ophthalmol 2001；85：1153-1157.
133	3	Fleckenstein M, et al：Imaging diagnostics of geographic atrophy. Ophthalmologe 2010；107：1007-1015.
133	4	Fleckenstein M, et al：High-resolution spectral domain-OCT imaging in geographic atrophy associated with age-related macular degeneration. Invest Ophthalmol Vis Sci 2008；49：4137-4144.

項目起始頁	文献番号	文献
133	5	Schmitz-Valckenberg S, et al：Optical coherence tomography and autofluoreence findings in areas with geographic atrophy due to ag-related macular degeneration. Invest Ophthalmol Vis Sci 2011；52：1-6.
		■ 黄斑下血腫がみられる疾患の鑑別について教えてください
144	i	丸尾敏夫ら：眼科学．東京：文光堂；2011．p.408-409, 454-466.
144	ii	岸　章治ら：OCT眼底診断学．東京：エルゼビア・ジャパン；2006．p.127-130, 179-208.
144	iii	吉村長久ら：OCTアトラス．東京：医学書院；2012．p.133-137, 181-214.
		■ 特発性脈絡膜新生血管
148	1	Ho AC, et al：The Natural History of Idiopathic Subfoveal Choroidal Neovascularization. Ophthalmology 1995；102：782-789.
148	2	Iida T, et al：Optical coherence tomographic features of idiopathic submacular choroidal neovascularization. Am J Ophthalmol 2000；130：763-768.
		■ 網膜色素線条
152	i	Angioid streaks. Macular Dystrophies. RETINA Vol.2 Medical Retina. St. Louis：Elsevier Mosby；2006．p.1195-1196.
152	ii	Charbel Issa P, et al：Multimodal imaging including spectral domain OCT and confocal near infrared reflectance for characterization of outer retinal pathology in pseudoxanthoma elasticum. Invest Ophthalmol Vis Sci 2009；50：5913-5918.
		■ 糖尿病網膜症
158	1	Otani T, et al：Improved visualization of Henle fiber layer by changing the measurement beam angle on optical coherence tomography. Retina 2011；31：497-501.
158	2	Otani T, et al：Correlation between optical coherence tomography and fluorescein angiography findings in diabetic macular edema. Ophthalmology 2007；114：104-107.
158	3	Otani T, et al：Patterns of diabetic macular edema with optical coherence tomography. Am J Ophthalmol 1999；127：688-693.
158	4	Bolz M, et al：Optical coherence tomographic hyperreflective foci：a morphologic sign of lipid extravasation in diabetic macular edema. Ophthalmology 2009；116：914-920.
158	5	Otani T, et al：Tomographic findings of foveal hard exudates in diabetic macular edema. Am J Ophthalmol 2001；131：50-54.
158	6	Spaide RF, et al：Anatomical correlates to the bands seen in the outer retina by optical coherence tomography：literature review and model. Retina 2011；31：1609-1619.
		■ 汎網膜光凝固後の網膜・黄斑部変化について教えてください
168	1	Shimura M, et al：Panretinal photocoagulation induces pro-inflammatory cytokines and macular thickening in high-risk proliferative diabetic retinopathy. Graefes Arch Clin Exp Ophthalmol 2009；247：1617-1624.
168	2	Shimura M, et al：Quantifying alterations of macular thickness before and after panretinal photocoagulation in patients with severe diabetic retinopathy and good vision. Ophthalmology 2003；110：2386-2394.
168	3	Shimura M, et al：Visual dysfunction after pan-retinal photocoagulation in patients with severe diabetic retinopathy and good vision. Am J Ophthalmol 2005；140：8-15.
168	4	Shimura M, et al：Posterior sub-Tenon's capsule injection of triamcinolone acetonide prevents panretinal photocoagulation-induced visual dysfunction in patients with severe diabetic retinopathy and good vision. Ophthalmology 2006；113：381-387.

項目起始頁	文献番号	文献
168 - 5		Shimura M, et al：Drug reflux during posterior subtenon infusion of triamcinolone acetonide in diffuse diabetic macular edema not only brings insufficient reduction but also causes elevation of intraocular pressure. Graefes Arch Clin Exp Ophthalmol 2009；247：907-912.
		■ 網膜静脈閉塞症
172 - 1		Yamaike N, et al：Three-dimensional imaging of cystoid macular edema in retinal vein occlusion. Ophthalmology 2008；115：355-362.
172 - 2		Tsujikawa A, et al：Serous retinal detachment associated with retinal vein occlusion. Am J Ophthalmol 2010；149：291-301.
172 - 3		Ogino K, et al：Characteristics of optical coherence tomographic hyperreflective foci in retinal vein occlusion. Retina 2012；32：77-85.
172 - 4		Ota M, et al：Foveal photoreceptor layer in eyes with persistent cystoid macular edema associated with branch retinal vein occlusion. Am J Ophthalmol 2008；145：273-280.
		■ 網膜動脈閉塞症
177 - 1		Sharma S, et al：Retinal artery occlusion. In：Ryan SJ, ed. Retina. Philadelphia：Elsevier；2006. p.1323-1338.
177 - 2		Ehlers JP, et al：The Wills Eye Manual：Office and emergency room diagnosis and treatment of the eye disease. Philadelphia：Lippincott Williams & Wilkins；2008. p.282-285.
177 - 3		吉村長久ら：OCTアトラス．東京：医学書院；2012. p.119-124.
177 - 4		岸　章治：OCT眼底診断学第2版．東京：エルゼビア・ジャパン；2010. p.212-220.
177 - 5		Ritter M, et al：In vivo identification of alteration of inner neurosensory layers in branch retinal artery occlusion. Br J Ophthalmol 2012；96：201-207.
177 - 6		Takahashi H, et al：Sectoral thinning of the retina after branch retinal artery occlusion. Jpn J Ophthalmol 2009；53：494-500.
		■ 高血圧網膜症
182 - 1		Spaide RF, et al：Serous detachment of the retina. Retina 2003；23：820-846.
182 - 2		Iida T, et al：Choroidal vascular abnormalities in preeclampsia. Arch Ophthalmol 2002；120：1406-1407.
182 - 3		Maruko I, et al：Subfoveal choroidal thickness after treatment of central serous chorioretinopathy. Ophthalmology 2010；117：1792-1799.
182 - 4		Maruko I, et al：Subfoveal choroidal thickness after treatment of Vogt-Koyanagi-Harada disease. Retina 2011；31：510-517.
		■ 網膜細動脈瘤
187 - 1		Tsujikawa A, et al：Retinal structural changes associated with retinal arterial macroaneurysm examined with optical coherence tomography. Retina 2009；29：782-792.
		■ 黄斑部毛細血管拡張症
191 - 1		Gass JD, et al：Idiopathic juxtafoveolar retinal telangiectasis. Update of classification and follow-up study. Ophthalmology 1993；100：1536-1546.
191 - 2		Yannuzzi LA, et al：Idiopathic macular telangiectasia. Arch Ophthalmol 2006；124：450-460.
191 - 3		Paunescu LA, et al：Idiopathic juxtafoveal retinal telangiectasis：new findings by ultrahigh-resolution optical coherence tomography. Ophthalmology 2006；113：48-57.

項目起始頁	文献番号	文献
191	4	Koizumi H, et al：Morphologic features of group 2A idiopathic juxtafoveolar retinal telangiectasis in three-dimensional optical coherence tomography. Am J Ophthalmol 2006；142：340-343.
191	5	Gaudric A, et al：Optical coherence tomography in group 2A idiopathic juxtafoveolar retinal telangiectasis. Arch Ophthalmol 2006；124：1410-1419.
191	6	Maruko I, et al：Early morphological changes and functional abnormalities in group 2A idiopathic juxtafoveolar retinal telangiectasis using spectral domain optical coherence tomography and microperimetry. Br J Ophthalmol 2008；92：1488-1491.

■近視網膜，強度近視

198	1	Morgan IG, et al：Myopia. Lancet 2012；379：1739-1748.
198	2	Ohno-Matsui K, et al：Long-term development of significant visual field defects in highly myopic eyes. Am J Ophthalmol 2011；152：256-265.
198	3	Fujiwara T, et al：Enhanced depth imaging optical coherence tomography of the choroid in highly myopic eyes. Am J Ophthalmol 2009；148：445-450.
198	4	Imamura Y, et al：Enhanced depth imaging optical coherence tomography of the sclera in dome-shaped macula. Am J Ophthalmol 2011；151：297-302.
198	5	Maruko I, et al：Morphologic analysis in pathologic myopia using high-penetration optical coherence tomography. Invest Ophthalmol Vis Sci 2012；53：3834-3838.
198	6	Nishida Y, et al：Choroidal thickness and visual acuity in highly myopic eyes. Retina 2012；53：1229-1236.
198	7	Spaide RF：Age-related choroidal atrophy. Am J Ophthalmol 2009；147：801-810.
198	8	Imamura Y, et al：Frequency of glaucoma in central serous chorioretinopathy：a case-control study. Retina 2010；30：267-270.
198	9	Usui S, et al：Evaluation of the choroidal thickness using high-penetration optical coherence tomography with long wavelength in highly myopic normal-tension glaucoma. Am J Ophthalmol 2012；153：10-16.

■近視性脈絡膜新生血管

207	1	Yoshida T, et al：Myopic choroidal neovascularization：a 10-year follow-up. Ophthalmology 2003；110：1297-1305.
207	2	Hayashi K, et al：Long-term pattern of progression of myopic maculopathy. Ophthalmology 2010；117：1595-1611.
207	3	Baba T, et al：Optical coherence tomography of choroidal neovascularization in high myopia. Acta Ophthalmol Scand 2002；80：82-87.
207	4	Shimada N, et al：Development of macular hole and macular retinoschisis in eyes with myopic choroidal neovascularization. Am J Ophthalmol 2008；145：155-161.
207	5	Shimada N, et al：Macular detachment after successful intravitreal bevacizumab for myopic choroidal neovascularization. Jpn J Ophthalmol 2011；55：378-382.
207	6	Moriyama M, et al：Correlation between visual prognosis and fundus autofluorescence and optical coherence tomographic findings in highly myopic eyes with submacular hemorrhage and without choroidal neovascularization. Retina 2011；31：74-80.

■正視眼にみられる黄斑円孔網膜剝離について教えてください

213	i	上村昭典ら：正視眼の黄斑円孔網膜剝離．眼科臨床医報 1995；7：997-1000.
213	ii	向井規子ら：正視眼に発症した黄斑円孔網膜剝離の1例．眼科 2003；45：515-518.

項目起始頁	文献番号	文献
		■ OCTによる乳頭解析
216	1	富所敦男：視神経乳頭スペクトラルドメインOCTの原理と有用性．臨床眼科 2009；63：123-128.
216	2	富所敦男：眼画像診断の進歩　画像解析による緑内障眼の形態的特長の評価と診断法の確立．日本眼科学会雑誌 2011；115：276-295.
216	3	Hu Z, et al：Automated segmentation of neural canal opening and optic cup in 3D spectral optical coherence tomography volumes of the optic nerve head. Invest Ophthalmol Vis Sci 2010；51：5708-5717.
216	4	Hirasawa H, et al：Peripapillary retinal nerve fiber layer thickness determined by spectral-domain optical coherence tomography in ophthalmologically normal eyes. Arch Ophthalmol 2010；128：1420-1426.
216	5	富所敦男：光干渉断層計（OCT）の緑内障への応用，トプコンOCTによる緑内障の評価．あたらしい眼科 2011；28：795-800.
		■ 網膜神経線維層厚測定
222	1	Sommer A, et al：The nerve fiber layer in the diagnosis of glaucoma. Arch Ophthalmol 1977；95：2149-2156.
222	2	Hanson S, et al：Observer experience and Cup：Disc ratio assessment. Optom Vis Sci 2001；78：701-705.
222	3	Hirasawa H, et al：Peripapillary retinal nerve fiber layer thickness determined by spectral-domain optical coherence tomography in ophthalmologically normal eyes. Arch Ophthalmol 2010；128：1420-1426.
222	4	Knight OJ, et al：Effect of race, age, and axial length on optic nerve head parameters and retinal nerve fiber layer thickness measured by Cirrus HD-OCT. Arch Ophthalmol 2012；130：312-318.
222	5	Mohamed El-Ashry, et al：The effect of phacoemulsification cataract surgery on the measurement of retinal nerve fiber layer thickness using optical coherence tomography. Curr Eye Res 2006；31：409-413.
222	6	Cheng CS, et al：Comparison of the influence of cataract and pupil size on retinal nerve fibre layer thickness measurements with time-domain and spectral-domain optical coherence tomography. Clin Experiment Ophthalmol 2011；39：215-221.
		■ 視神経疾患におけるOCTの有用性と注意点を教えてください
230	1	Danesh-Meyer HV, et al：In vivo retinal nerve fiber layer thickness measured by optical coherence tomography predicts visual recovery after surgery for parachiasmal tumors. Invest Ophthalmol Vis Sci 2008；49：1879-1885.
230	2	Costello F, et al：Tracking retinal nerve fiber layer loss after optic neuritis：A prospective study using optical coherence tomography. Mult Scler 2008；14：893-905.
230	3	Kanamori A, et al：Spectral-domain optical coherence tomography detects optic atrophy due to optic tract syndrome. Graefes Arch Clin Exp Ophthalmol 2013；251：591-595.
230	4	Kanamori A, et al：Longitudinal Study of retinal nerve fiber layer thickness and ganglion cell complex in traumatic optic neuropathy. Arch Ophthalmol 2012；130：1067-1069.
230	5	Nakamura M, et al：Serous macular detachment due to diabetic papillopathy detected using optical coherence tomography. Arch Ophthalmol 2009；127：105-107.
230	6	Nakamura M, et al：Better performance of RTVue than Cirrus spectral-domain optical coherence tomography in detecting band atrophy of the optic nerve. Graefes Arch Clin Exp Ophthalmol 2012；250：1499-1507.

■ 網膜色素変性

項目起始頁	文献番号	文献
236 - 1		Hagiwara A, et al：Photoreceptor impairment on optical coherence tomographic images in patients with retinitis pigmentosa. Br J Ophthalmol 2013；97：237-238.
236 - 2		Hagiwara A, et al：Macular abnormalities in patients with retinitis pigmentosa：prevalence on OCT examination and outcomes of vitreoretinal surgery. Acta Ophthalmol 2011；89：122-125.
236 - 3		Hajali M, et al：The prevalence of cystoid macular oedema in retinitis pigmentosa patients determined by optical coherence tomography. Br J Ophthalmol 2008；92：1065-1068.
236 - 4		Aizawa S, et al：Correlation between visual function and photoreceptor inner/outer segment junction in patients with retinitis pigmentosa. Eye 2009；23：304-308.
236 - 5		Aizawa S, et al：Changes of fundus autofluorescence, photoreceptor inner and outer segment junction line, and visual function in patients with retinitis pigmentosa. Clin Experiment Ophthalmol 2010；38：597-604.
236 - 6		Luiz HL, et al：Structural Assessment of hyperautofluorescent ring in patients with retinitis pigmentosa. Retina 2009；29：1025-1031.

■ 若年網膜分離症

240 - 1		Sauer CG, et al：Positional cloning of the gene associated with X-linked juvenile retinoschisis. Nat Genet 1997；17：164-170.
240 - 2		Wang T, et al：Intracellular retention of mutant retinoschisin is pathological mechanism underlying X-linked retinoschisis. Hum Mol Genet 2002；11：3097-3105.
240 - 3		Green DG, et al：A dissection of the electroretinogram from the isolated rat retina with microelectrodes and drugs. Vis Neurosci 1999；16：727-741.
240 - 4		Ozdemir H, et al：Optical coherence tomography findings in familial foveal retinoschisis. Am J Ophthalmol 2004；137：179-181.
240 - 5		Brucker AJ, et al：Optical coherence tomography of X-linked retinoschisis. Retina 2004；24：151-152.
240 - 6		岸　章治：OCT眼底診断学第2版．東京：エルゼビア・ジャパン；2010．p.262-268.

■ 卵黄状黄斑ジストロフィ（Best病）

246 - 1		Best F：Ueber eine hereditaere Makulaaffection. Beitraege zur Vererbungslehre. Zschr Augenheilk 1905；13：199-212.
246 - 2		Petrukhin K, et al：Identification of the gene responsible for Best macular dystrophy. Nat Genet 1998；19：241-247.
246 - 3		Burgess R, et al：Biallelic mutation of BEST1 causes a distinct retinopathy in humans. Am J Hum Genet 2008；82：19-31.

■ オカルト黄斑ジストロフィ

256 - 1		Miyake Y, et al：Hereditary macular dystrophy without visible fundus abnormality. Am J Ophthalmol 1989；108：292-299.
256 - 2		Miyake Y, et al：Occult macular dystrophy. Am J Ophthalmol 1996；122：644-653.
256 - 3		Akahori M, et al：Dominant mutations in *RP1L1* are responsible for occult macular dystrophy. Am J Hum Genet 2010；87：424-429.
256 - 4		Tsunoda K, et al：Clinical characteristics of occult macular dystrophy in family with mutation of *RP1L1* gene. Retina 2012；32：1135-1147.

項目起始頁	文献番号	文献
256	5	Fujinami K, et al：Fundus autofluorescence in autosomal dominant occult macular dystrophy. Arch Ophthalmol 2011；129：597-602.
256	6	Kabuto T, et al：A new mutation in the *RP1L1* gene in a patient with occult macular dystrophy associated with a depolarizing pattern of focal macular electroretinograms. Mol Vis 2012；18：1031-1039. Epub 2012 Apr 24.
■ 小口病		
262	1	小口忠太：夜盲症ノ一種ニ就テ．日本眼科学会雑誌 1907；11：123-134.
262	2	Fuchs S, et al：A homozygous 1-base pair deletion in the arrestin gene is a frequent cause of Oguchi disease in Japanese. Nat Genet 1995；10：360-362.
262	3	Yamamoto S, et al：Defects in the rhodopsin kinase gene in the Oguchi form of stationary night blindness. Nat Genet 1997；15：175-178.
262	4	和田祐子：遺伝性網膜変性疾患の原因解明のための分子生物学的研究．東北医学雑誌 2000；110：100-104.
262	5	水尾源太郎：小口氏病ノ本態併ニ暗處調應機能ニ関スル一新知見ニ就テ．日本眼科学会雑誌 1913；17：1148-1150.
262	6	Dryja TP：Molecular genetics of Oguchi disease, fundus albipunctatus, and other forms of stationary night blindness：LVII Edward Jackson Memorial Lecture. Am J Ophthalmol 2000；130：547-563.
262	7	水口勇臣ら：小口氏病の ERG に関する 2, 3 の知見について．日本眼科学会雑誌 1963；67：1854-1859.
262	8	Yamada K, et al：Optical coherence tomographic evaluation of the outer retinal architecture in Oguchi disease. Jpn J Ophthalmol 2009；53：449-451.
262	9	Hashimoto H, et al：Shortening of the rod outer segment in Oguchi disease. Graefes Arch Clin Exp Ophthalmol 2009；247：1561-1563.
262	10	Takada M, et al：Spectral-domain optical coherence tomography findings in the Mizuo-Nakamura phenomenon of Oguchi disease. Retina 2011；31：626-628.
■ Vogt-小柳-原田病		
272	1	Rao NA：Pathology of Vogt-Koyanagi-Harada disease. Int Ophthalmol 2007；27：81-85.
272	2	Spaide RF, et al：Serous detachment of the retina. Retina 2003；23：820-846.
272	3	Tsujikawa A, et al：Retinal cystoid spaces in acute Vogt-Koyanagi-Harada syndrome. Am J Ophthalmol 2005；139：670-677.
272	4	Yamaguchi Y, et al：Tomographic features of serous retinal detachment with multilobular dye pooling in acute Vogt-Koyanagi-Harada disease. Am J Ophthalmol 2007；144：260-265.
272	5	Gupta V, et al：Spectral-domain cirrus optical coherence tomography of choroidal striations seen in the acute stage of Vogt-Koyanagi-Harada disease. Am J Ophthalmol 2009；147：148-153.e2.
272	6	伊勢重ら：両眼性の脈絡膜新生血管を伴う Vogt-小柳-原田病の 1 例．臨床眼科 2009；63：1738-1741.
272	7	Maruko I, et al：Subfoveal choroidal thickness following treatment of Vogt-Koyanagi-Harada disease. Retina 2011；31：510-517.
272	8	Nakai K, et al：Choroidal observations in Vogt-Koyanagi-Harada disease using high-penetration optical coherence tomography. Graefes Arch Clin Exp Ophthalmol 2012；250：1089-1095.

項目起始頁	文献番号	文献
		■ AZOOR complex
284	1	Gass JD, et al：Acute zonal occult outer retinopathy：a long-term follow-up study. Am J Ophthalmol 2002；134：329-339.
284	2	Li D, et al：Loss of photoreceptor outer segment in acute zonal occult outer retinopathy. Arch Ophthalmol 2007；125：1194-1200.
284	3	Spaide RF, et al：Photoreceptor outer segment abnormalities as a cause of blind spot enlargement in acute zonal occult outer retinopathy-complex diseases. Am J Ophthalmol 2008；146：111-120.
284	4	Jampol LM, et al：Multiple evanescent white dot syndrome；I. Clinical findings. Arch Ophthalmol 1984；102：671-674.
284	5	Ikeda N, et al：Location of lesions in multiple evanescent white dot syndrome and the cause of the hypofluorescent spots observed by indocyanine green angiography. Graefes Arch Clin Exp Ophthalmol 2001；239：242-247.
284	6	Li D, et al：Restored photoreceptor outer segment damage in multiple evanescent white dot syndrome. Ophthalmol 2009；116：762-770.
		■ AZOOR 診断における眼底自発蛍光の有用性について教えてください
289	1	Fujiwara T, et al：Fundus autofluorescence and optical coherence tomographic findings in acute zonal occult outer retinopathy. Retina 2010；30：1206-1216.
		■ 脈絡膜血管腫
294	1	Gass JDM：Stereoscopic atlas of macular diseases. In：Diagnosis and treatment, 4th ed. St. Louis：Mosby；1997. p.208-213.
294	2	Shields JA, et al：Atlas of intraocular tumors. Philadelphia：Lippincott Williams & Wilkins；1999. p.170-179.
294	3	Shields CL, et al：Circumscribed choroidal hemangioma：clinical manifestations and factors predictive of visual outcome in 200 consecutive cases. Ophthalmology 2001；108：2237-2248.
294	4	Witschel H, et al：Hemangioma of the choroid. A clini-copathologic study of 71 cases and a review of the literature. Surv Ophthalmol 1976；20：415-431.
294	5	Torres VL, et al：Optical coherence tomography enhanced depth imaging of choroidal tumors. Am J Ophthalmol 2011；151：586-593.
294	6	Ramasubramanian A, et al：Autofluorescence of choroidal hemangioma in 34 consecutive eyes. Retina 2010；30：16-22.
294	7	Boixadera A, et al：Prospective clinical trial evaluating the efficacy of photodynamic therapy for symptomatic circumscribed choroidal hemangioma. Ophthalmology 2009；116：100-105.
294	8	Tsipursky MS, et al：Photodynamic therapy of choroidal hemangioma in Sturge-Weber syndrome, with a review of treatments for diffuse and Circumscribed choroidal hemangiomas. Surv Ophthalmol 2011；56：68-85.
		■ 脈絡膜骨腫
298	1	Shields CL, et al：Choroidal osteoma. In：Ryan SJ, ed. Retina. Philadelphia：Elsevier；2006. p.819-828.
298	2	飯島裕幸：VIII. 脈絡膜腫瘍　4. 脈絡膜骨腫. 田野保雄編. 眼科プラクティス 21 眼底画像所見を読み解く. 東京：文光堂；2008. p.376-380.
298	3	Fukasawa A, et al：Optical coherence tomography of choroidal osteoma. Am J Ophthalmol 2002；133：419-421.

項目起始頁	文献番号	文献
298 – 4		長谷川優実ら：高侵達光干渉断層計による脈絡膜骨腫の観察．日本眼科学会雑誌 2011；115：1036-1042.
298 – 5		Freton A, et al：Spectral domain-optical coherence tomography analysis of choroidal osteoma. Br J Ophthalmol 2012；96：224-228.
■ 脈絡膜悪性黒色腫		
302 – 1		Shields JA：Choroidal melanoma. In：Yanuzzi LA, editor. The Retinal Atlas. New York：Saunders；2010. p.674-682.
302 – 2		Collaborative Ocular Melanoma Study Group, et al：Baseline echographic characteristics of tumors in eyes of patients enrolled in the Collaborative Ocular Melanoma Study：COMS report no. 29. Ophthalmology 2008；115：1390-1397.
302 – 3		Shields CL, et al：Metastasis of uveal melanoma millimeter-by-millimeter in 8033 consecutive eyes. Arch Ophthalmol 2009；127：989-998.
302 – 4		Shields CL, et al：Choroidal nevus transformation into melanoma. Analysis of 2514 consecutive cases. Arch Ophthalmol 2009；127：981-987.
302 – 5		Shields CL, et al：Enhanced depth imaging optical coherence tomography of small choroidal melanoma. Comparison with choroidal nevus. Arch Ophthalmol 2012；130：850-856.
302 – 6		Shields CL, et al：Visual acuity in 3422 consecutive eyes with choroidal nevus. Arch Ophthalmol 2007；125：1501-1507.
302 – 7		Ramon L, et al：The nature of the orange pigment over choroidal melanoma. Histochemical and electron microscopical observations. Arch Ophthalmol 1974；91：359-362.
■ 眼内悪性リンパ腫		
307 – 1		Coupland SE, et al：Understanding intraocular lymphoma. Clin Experiment Ophthalmol 2008；36：564-578.
307 – 2		Chan CC, et al：Intraocular lymphoma：update on diagnosis and management. Cancer Control 2004；11：285-295.
307 – 3		Schabet M：Epidemiology of primary CNS lymphoma. J Neurooncol 1999；43：199-201.
307 – 4		Akpek EK, et al：Intraocular-central nervous system lymphoma：clinical features, diagnosis, and outcomes. Ophthalmology 1999；106：1805-1810.
307 – 5		Ferreri AJ, et al：Relevance of intraocular involvement in the management of primary central nervous system lymphomas. Ann Oncol 2002；13：531-538.
307 – 6		Chan CC, et al：Interleukin-10 in the vitreous of patients with primary intraocular lymphoma. Am J Ophthalmol 1995；120：671-673.
307 – 7		Hoffman PM, et al：Intraocular lymphoma：a series of 14 patients with clinicopathological features and treatment outcomes. Eye 2003；17：513-521.
307 – 8		Ishida T, et al：Fundus autofluorescence patterns in eyes with primary intraocular lymphoma. Retina 2010；30：23-32.
307 – 9		Fardeau C, et al：Retinal fluorescein, indocyanine green angiography, and optic coherence tomography in non-Hodgkin primary intraocular lymphoma. Am J Ophthalmol 2009；147：886-894.
307 – 10		大口泰治ら：急性網膜壊死様の眼底所見を示した悪性リンパ腫の1例．眼科 2010；52：1217-1222.

索引

あ 行

アーチファクト	36, 53
アイトラッキング機能	17
アイリーア®	137
青色自発蛍光像	304
悪性黒色腫	302, 305
圧迫性視神経症	231
アフタ性潰瘍	281
アフリベルセプト	137, 139
アポトーシス	222
アマクリン細胞	40-42, 49
アライメント画面	72
アレスチン	262
萎縮型加齢黄斑変性	108, 132, 133
萎縮期	247, 250
椅子-OCT装置の高さ調整	10
炒り卵期	247
インドシアニングリーン（蛍光眼底造影）	16, 86, 113, 116, 129, 139, 148, 152, 173, 187, 272, 297, 298
インドシアニングリーン血管造影	198
液体パーフルオロカーボン	96
壊死性強膜	29
壊死性ヘルペス網膜炎	282
エリプソイド	43, 51, 164
遠隔転移率	302
円錐角膜	29
黄斑	48
黄斑円孔	32, 64, 68, 80, 83, 201, 237, 238
黄斑円孔型	203, 205
黄斑円孔の自然閉鎖	67
黄斑円孔網膜剝離	203, 213
黄斑下血腫	144
黄斑合併症	237
黄斑偽円孔	80
黄斑近傍	237
黄斑牽引	167
黄斑牽引症候群	213
黄斑上膜	73, 75, 83, 95, 96, 237, 238, 281
黄斑前膜	69, 77
黄斑囊胞	66
黄斑の耳側偏位	245
黄斑剝離型	203, 204
黄斑バックル	204, 206
黄斑バックル術後	206

か 行

黄斑パラメータ	314
黄斑部	236
黄斑部局所ERG	256, 268
黄斑部牽引	281
黄斑浮腫	83, 158, 171-173, 175, 186, 187
黄斑部漿液性網膜剝離	184
黄斑部内層網膜	230, 232
黄斑部囊胞様変化	78
黄斑部毛細血管拡張症	132, 191
黄斑部網膜厚	60
黄斑部網膜内層厚	230
黄斑分離型	203, 204
オカルト黄斑ジストロフィ	256
小口病	242, 262
オレンジ色素	304, 306
外陰部潰瘍	281
外顆粒層	41, 44-46, 60, 93, 135, 166, 178, 236, 291
外境界膜	41, 42, 46, 47, 49, 66, 92, 134, 164, 166, 178, 236, 248, 288, 306
外傷性黄斑円孔	32
外傷性視神経症	231, 233
外層円孔	66
外側血液網膜関門	182
外網状層	22, 41, 44-46, 48, 60, 135, 160, 180, 190, 244
火炎状出血	146
可干渉性	2
加算平均	17
加算枚数増加	13
下垂体腺腫	232
ガスタンポナーデ	71, 204
仮想強膜面	303
家族性滲出性硝子体網膜症	245
褐色細胞腫	183
鎌状赤血球	152
鎌状剝離	245
仮面症候群	308
顆粒層	42
加齢黄斑変性	17, 30, 75, 82, 91, 108, 127, 137, 189, 242, 261
陥凹	216
陥凹乳頭径比	221
眼球運動追尾	25, 312
眼球電図	246, 255
眼球破裂	34

眼球マッサージ	179
眼虚血症候群	186
眼軸延長	203, 214
眼軸長	198
干渉光	3
完全後部硝子体剝離	80
杆体	99
杆体細胞	41, 42
杆体ジストロフィ	259
杆体の暗順応	263
杆体反応	258
杆体優位の波長	36
眼底自発蛍光	103, 200, 238, 265, 289
眼内悪性リンパ腫	307
眼内リンパ腫	307
眼内レンズ	259
偽黄斑円孔	33, 73
偽前房蓄膿期	247, 249, 266
機能的OCT	35
キャリバー機能	17
求心狭窄型	290, 291
球後視神経炎	261
急性進行性外層壊死	282
急性帯状潜在性網膜外層症	286, 289
急性網膜壊死	309
共焦点走査型レーザー検眼鏡	152
強度近視	17, 19, 198, 213, 229
局所性浮腫	158
虚血性黄斑症	164
虚血性視神経炎	27
虚血性視神経症	231
虚血性浮腫	178
虚血網膜	173
近視性CNV	207
近視性牽引黄斑症	207
近視性中心窩分離症	203, 204
近視性脈絡膜新生血管	198, 207
近視網膜	198
近赤外反射光	152
近赤外分光法	35
筋肉線維	28
金箔様の反射	243
金箔様反射部位	264
偽classic病巣	120, 122
屈折性弱視	241
クリスタリン様物質	192, 194
血圧コントロール	184
血管内皮増殖因子	82, 137, 154
血管れん縮網膜症	182, 184
血栓性血小板減少性紫斑病	182

ケナコルト-A® 32
牽引性黄斑症 206
牽引性網膜剝離 146, 147
限局性脈絡膜血管腫 297
限局性網膜剝離 94
原発性眼内リンパ腫 307
抗VEGF治療 154, 176
抗VEGF薬 172, 251
抗VEGF療法 82, 121, 137, 148, 207, 210
光異性化反応 37
後極部剝離型 276
後極部脈絡膜萎縮 213
高血圧 187
高血圧眼底 182
高血圧脈絡膜症 182
高血圧網膜症 182
光源中心波長 312
光源波長帯域 312
高脂血症 187
光視症 286
甲状腺機能亢進症 183
高侵達OCT 21
硬性白斑 54, 114, 145−147, 158, 163−165, 173, 184, 188, 190, 192, 193
光線力学的療法 86, 121
後嚢下白内障 10
後部Tenon囊下注射 283
後部硝子体 80
後部硝子体剝離 59, 60, 65, 68, 73, 77, 103, 173, 213, 225
後部硝子体皮質前ポケット 64, 73, 77
後部硝子体膜 214
後部ぶどう腫 12, 75, 198, 199, 203, 213, 214, 228, 229
骨芽細胞 298
骨細胞 298
孤発病変 292
コヒーレンス 2
コラーゲン線維 29

さ行

サークルスキャン法 223
最小瞳孔径 312
細胞接着 240
佐渡島 270
サルコイドーシス 79, 91, 280, 282
軸性遠視 241
視交叉圧迫（症） 232, 234
視細胞外節 36, 60, 87, 166
視細胞外節端 248
視細胞錐体外節端 283
視細胞層 41, 46
視細胞内節 36, 60
視細胞内節外節境界 248, 253
視細胞内節外節接合部 22, 47, 49, 52, 66, 97, 108, 134, 164, 166, 176, 236, 283, 295
視索症候群 230

篩状板 23
視神経疾患 230
視神経乳頭形 220
視神経乳頭形状編集機能 221
視神経乳頭周囲型 290
視神経乳頭パラメータ 217
実用視力 14
若年性黄斑変性 133
若年網膜分離症 240, 245
シャンプーキャップ 31
収差 8
周中心窩硝子体剝離 64
周辺部網膜脈絡膜萎縮斑 154
終末糖化産物 80
受光素子 15
手術顕微鏡装着OCT 26
出血性PED 145
出血性網膜色素上皮剝離 108
術中OCT 31
腫瘍厚 304
瞬目 13
漿液性網膜色素上皮剝離 108, 119, 130
漿液性網膜剝離 54, 77, 79, 86, 99, 114, 130, 148, 150, 162, 165, 166, 173, 182, 183, 187, 190, 249, 266, 273, 294, 295, 297, 298−300, 305
小視症 86
硝子体炎 310
硝子体黄斑牽引症候群 34, 77, 80, 213, 237, 238
硝子体混濁 55, 225, 226, 310
硝子体手術 204, 244
硝子体剝離 77
硝子体皮質前ポケット 61
上方Bjerrum領域 224
シリコーンオイルタンポナーデ 32
視力低下 86
シルデナフィル 20
神経節細胞 42, 49
神経節細胞層 45, 46, 48, 60, 232
神経線維 28
神経線維層 22, 36, 40, 45, 46
神経線維束欠損 222
滲出型加齢黄斑変性 108, 113, 144, 146, 300
滲出性網膜剝離 19, 272, 274, 277
進行性網膜外層壊死 282
錐体30-Hz 258
錐体オプシン 99
錐体外節先端 287
錐体外節端 47, 50
錐体外節の先端 44
錐体細胞 41, 42
錐体細胞外節終端 44
錐体視細胞外節先端部 236, 258
錐体ジストロフィ 245, 259, 267
錐体先端 66
錐体反応 258
錐体優位の波長 36
水平細胞 41, 42, 49

スウェプトソースOCT 2, 5, 7, 9, 21, 122
スーパールミネセントダイオード 5
スキャン深度 312
スキャンスピード 15
ステロイド 283, 309
ステロイド大量療法 274
スペクトラルドメインOCT 2, 4, 9, 16, 21
スペックルノイズ除去 6
正常眼データベース 313
静的視野検査 225
静的量的視野検査 289
星芒状白斑 182−186
生理的陥凹 221, 226
セグメンテーション 53, 313
セグメンテーションエラー 14, 55
切迫黄斑円孔 68
線維性瘢痕 108
全視野ERG 256
線状出血 186
全身リンパ腫 310
全層円孔 66
全層黄斑円孔 68, 70
先天停在性夜盲 262
双極細胞 40−42, 49
走査レーザー検眼鏡 13, 83, 100
増殖糖尿病網膜症 27, 146, 167
組織プラスミノーゲンアクチベータ 179

た行

帯状萎縮 232
タイムドメインOCT 2, 4, 21
タイムドメイン検出方式 2
多局所網膜電図 287
脱灰 300
多発消失性白点症候群 287
単純型黄斑部出血 211, 212
弾性線維 29, 152
弾性線維性仮性黄色腫 152
短波長レーザー 83
タンポナーデ 32
チェリーレッドスポット 178, 181
地図状萎縮 108, 133
中心10-2プログラム 257
中心30-2プログラム 257
中心暗点 86
中心窩 36, 48
中心窩萎縮 254
中心窩下脈絡膜厚 198
中心型網膜色素変性 238
中心窩囊胞 68
中心窩分離 241
中心窩脈絡膜新生血管 137
中心窩網膜分離 241
中心小窩 47, 51
中心性漿液性脈絡網膜症 10, 17, 18, 86, 91, 97, 99, 106, 109, 185, 199, 249, 265, 266, 273

中心フリッカ検査	252	パターンジストロフィ	265	脈絡膜	9, 23, 36, 185, 236
チューナブルレーザー	5	波長掃引光源	21	脈絡膜 OCT	16, 21
長波長 SS-OCT	23	波長掃引レーザー	5	脈絡膜悪性黒色腫	302
チロシンキナーゼ	137	バックリング手術	244	脈絡膜-強膜境界	18
テガダーム™	31	播種性血管内凝固症候群	182	脈絡膜血管腫	294
糖尿病黄斑症	80	汎網膜光凝固	168	脈絡膜厚	274
糖尿病黄斑浮腫	33	光干渉断層計	86	脈絡膜骨腫	298
糖尿病網膜症	33, 91, 131, 158, 168, 169	光凝固	161, 166, 168	脈絡膜新生血管	108, 109, 127, 148, 154, 199, 275, 298
動脈狭細化	182	非乾酪性肉芽腫	280	脈絡膜肥厚	90, 123
動脈硬化	187	久山町スタディ	133	脈絡膜母斑	303, 305
動脈硬化性網膜症	182	皮質前ポケット	61	脈絡膜モード	12
特発性黄斑円孔	64, 68, 71, 76, 214	ビタミン A	99	脈絡毛細血管板	182, 306
特発性黄斑上膜	73, 75, 76	びまん性浮腫	158, 160	三宅病	256
特発性脈絡膜新生血管	148	びまん性脈絡膜血管腫	297	メガヘルツ	25
ドップラ OCT	9, 26, 35	びまん性網膜病変	308	メラニン色素	306
トマトケチャップ様眼底	295	病的近視	198	メラノーマ	302
トリアムシノロン	171, 214	フィブリン	88, 115, 120, 122, 140, 273, 300	メラノサイト	302
トリアムシノロンアセトニド	95, 283	フィブリン析出	88	メラノファージ	306
ドルーゼン	114, 133, 152, 253, 255, 314	フーリエドメイン	2	毛細血管腫	159
ドルーゼン様色素上皮剥離	133	フォーカス	10	網状層	42
		複屈折	9, 29	網膜色素上皮剥離	111, 112
な 行		ぶどう膜	307	網膜外顆粒層	290
内因性信号計測	35	ぶどう膜炎	272, 280, 281	網膜下液	206, 300
内顆粒層	41, 45, 46, 48, 52, 60, 160, 180, 244, 245	フラッシュ ERG	242	網膜下結節	282
内境界膜	40, 46, 187, 188	フリッカ反応	258	網膜下出血	148, 250
内層円孔	242, 243	ブルーフィルタ	83	網膜下新生血管	127
内層分層円孔	209	フルオレセイン（蛍光眼底造影）	20, 86, 100, 113, 120, 131, 138, 148, 152, 173, 187, 191, 209, 246, 272, 298	網膜下斑状病変	310
内側血液網膜関門	182	プレシピテート	87, 88, 99, 102	網膜感度	239
内網状層	22, 40, 45, 46, 60, 180, 232	分層円孔	74	網膜血管	54
梨子地眼底	152-155	分層黄斑円孔	242	網膜血管腫状増殖	127
軟性ドルーゼン	108, 128, 129, 133	平均加算	11, 14	網膜血管微小瘤襞	206
軟性白斑	147, 173, 183, 184, 186	ペガプタニブ	137, 143	網膜血流計測	27
乳頭外縁	218	偏光	9	網膜厚	179
乳頭陥凹	216	偏光 OCT	9, 26	網膜厚マップ	159
乳頭コロボーマ	100	偏光解消性	29	網膜細動脈瘤	156, 187
乳頭周囲網膜神経線維層	231	変視	76	網膜細動脈瘤破裂	144
乳頭重心	217	変視症	86, 101	網膜色素上皮	22, 27, 44, 114, 116, 117, 148, 153, 216, 236, 248, 264, 287, 294, 298, 306, 310
乳頭ピット	100	傍中心窩	48	網膜色素上皮-Bruch 膜複合体	135
乳頭ピット黄斑症候群	100	傍中心窩後部硝子体剥離	60	網膜色素上皮萎縮	55
乳頭浮腫	182	傍中心窩網膜毛細血管拡張症	132	網膜色素上皮層	36, 41, 46, 50
乳頭浮腫型	277	傍乳頭網脈絡膜萎縮	221	網膜色素上皮剥離	30, 108, 109, 111, 112, 116, 118, 127, 145, 151
乳頭前グリア環	66	ポジトロン断層法	35	網膜色素線条	152, 155, 267
妊娠高血圧症候群	183	補償光学	8, 75	網膜色素変性	236, 261
妊娠高血圧腎症	182	補償光学 OCT	26	網膜出血	54
ノイズ	13	補償光学超高解像スペクトラルドメイン OCT	50	網膜静脈分枝閉塞（症）	27, 132, 172, 175, 176
脳梗塞	179	補償光学適用走査型レーザー検眼鏡	90	網膜静脈閉塞症	172, 182
嚢胞様黄斑浮腫	56, 77, 95, 96, 128, 129, 131, 148, 163, 190, 193, 237, 238, 281, 283, 295	ポリープ状病巣	116	網膜神経節細胞死	222
		ポリープ状脈絡膜血管（症）	27, 44, 111, 116, 125, 143, 156, 189	網膜神経線維層	60, 83, 216, 222
嚢胞様黄斑変性	89, 90			網膜神経線維層厚	222, 230
嚢胞様腔	176	**ま 行**		網膜前膜	80
嚢胞様変化	160, 192, 193, 195	マイクロペリメーター	84	網膜中心静脈閉塞（症）	33, 91, 146, 172, 174, 175
は 行		マキュエイド®	32, 171	網膜電図	243, 254, 256, 289
白内障	10, 14, 259	マクジェン®	137	網膜動脈分枝閉塞症	177
破骨細胞	298	水尾-中村現象	264	網膜動脈閉塞症	177
				網膜内血管腫状増殖	131

網膜内新生血管	127	
網膜囊胞	210	
網膜剝離	304	
網膜微小皺襞	206	
網膜浮腫	182, 184, 294, 297	
網膜分離	75, 201, 209, 210, 240, 242, 295	
網脈絡膜萎縮	198, 201, 207	
網脈絡膜萎縮斑	155	
網脈絡膜血管三次元画像	27	
網脈絡膜血管吻合	156	
網脈絡膜吻合	127	

や行

夜盲	290
優位の波長	36
融合性ドルーゼン	133
夕焼け眼底	20, 272, 276, 277

ら行

ラスタスキャン	6
ラニビズマブ	122, 124, 125, 137
卵黄期	247, 248
卵黄状黄斑ジストロフィ	245, 246, 265, 266
リポフスチン	133, 238, 253, 265, 289, 304, 306
リム	216, 232
リム厚	220
リム乳頭径比	221
リム幅	217
両耳側半盲	233
緑内障	27
緑内障眼	229
緑内障性視野障害	224
緑内障性変化	201
輪状硬性白斑	186
ルセンティス®	137
レチナール	99
レチノイドサイクル	99
レチノスキシン	240
裂孔原性網膜剝離	76, 92, 97
ロドプシン	41, 99, 262
ロドプシンキナーゼ	262

わ行

ワイスリング	66, 69, 225

数字

3Dスキャン長幅	312
3Dスキャン法	223
3D網膜厚マップ	74
3D OCT-1000	2
3D OCT-2000	216, 217, 223, 226, 295, 312
IV型コラーゲン	40

A–E

A-スキャン	3, 21
Aスキャン速度	312
a波	242
ABCA4	255
ABCC6	152
aberration	8
abnormal vascular network	116
Acute idiopathic blind spot enlargement	284
Acute macular neuroretinopathy	286
acute zonal occult outer retinopathy	284, 289
adaptive optics	8, 75
adaptive optics-scanning laser ophthalmoscopy	90
advanced glycation end-products	80
age-related choroidal atrophy	17, 19, 202
age-related macular degeneration	108, 127
AIBSE	286
AMD	108, 127
AMN	286
aneurysmal telangiectasia	192
angioid streaks	152
angiospastic retinopathy	184
AO	8, 75
AO-OCT	8, 75
AO-SLO	90
AO UHR SD-OCT	50
Arden ratio	255
arrestin	262
AS	152
ATP-binding cassette transporter	152
axial resolution	6
AZOOR	261, 284, 289
AZOOR complex	284
B-スキャン	3, 21, 223, 312
Bスキャン像	72, 225
Bモード超音波検査	297, 304
beaten-metal	254
Behçet病	281
Best病	246, 266
BEST1	246, 252
bidirectional Doppler OCT	27
Bland-Altmann解析	234
branch retinal artery occlusion	177
branch retinal vein occlusion	172
BRAO	177, 179
Bruch膜	27, 44, 108, 111, 114, 116, 117, 122, 134, 135, 152, 153, 156, 198, 212, 216, 219, 255, 308, 310, 314
Bruch膜断裂	156
BRVO	172
bull's eye	254
capillary	296
capillary free zone	47, 51
cavernous	296
CCD	3
C/D比	221
cell-to-cell interaction	240
central retinal artery occlusion	178
central retinal vein occlusion	172
central serous chorioretinopathy	86, 97, 109, 185, 199
CFZ	47
charge coupled device	3
chorio-scleral interface	18
choristoma	298
choroidal neovascularization	109, 127, 137, 148, 154, 298
choroidal osteoma	298
Cirrus™	232–234, 294, 299, 312
Cirrus™ HD-OCT	17, 40, 71, 90, 177, 178, 180, 217, 219
classic CNV	121, 149
classic pattern	122
Cloquet管	105
CME	77, 79, 95, 129, 131, 148, 149
CNV	109, 127, 137, 140, 148, 154, 210, 298
Coats病	245
cone dystrophy	267
cone outer segment tip	43, 44, 50, 236, 248, 264
cone sheath	50
confocal scanning laser ophthalmoscope	152
COST	43, 44, 47, 50, 236, 248, 259, 264, 283, 287
cpRNFL	231, 314
CRAO	178, 180
CRVO	172
CSC	86, 97, 109, 185, 199
CSI	18
cSLO	152
cup-to-disc ratio	221
Curtin分類	202
cystoid macular degeneration	89
cystoid macular edema	77, 95, 129, 131, 148, 149
dark choroid	254
decalcification	300
DIC	182
dipping sign	88
Disc margin	314
disseminated intravascular coagulation	182
dissociated optic nerve fiber layer appearance	83
dome-shaped macula	199
DONFL	83
double circular scanmethod	27
double layer sign	44, 116, 123, 124
double line	102
DRI-OCT1	25
DRI-OCT1 Atlantis	7
drusenoid PED	108, 111

drusenoid pigment epithelial detachment	133	
dry type	133	
Early Treatment Diabetic Retinopathy Study Research Group	48	
EDI	10, 23, 89, 90, 185, 282, 295	
EDI-OCT	16, 59, 122, 198, 274, 303, 304, 308, 313	
Ehlers-Danlos 症候群	152	
electro-oculogram	246, 255	
electroretinogram	254, 256, 289	
ellipsoid	50, 259, 290	
ELM	47, 49, 92, 134, 164, 236, 248, 288, 306	
ELOVL4	255	
Elschnig 斑	182	
en face SD-OCT	84	
enhanced depth imaging	10, 23, 89, 90, 185, 282, 295, 305, 308	
enhanced depth imaging OCT	59, 198	
enhanced depth imaging optical coherence tomography	274	
enhanced depth imaging optical coherencetomography	16	
EOG	246	
ERG	256, 263, 268, 289	
ETDRS セクターチャート	48	
external limiting membrane	49, 92, 134, 164, 236, 248, 288, 306	
eye tracking system	25	

F-J

FA	20, 86, 100, 113, 120, 131, 138, 148, 152, 173, 187, 191, 209, 246, 272, 298	
FAF	104, 238, 239, 289	
FD type	203	
FERG	268	
fibrovascular PED	114, 115	
fluorescein angiography	20, 86, 100, 113, 120, 131, 138, 148, 152, 173, 187, 191, 209, 246, 272	
Fourier 変換	23	
Fourier-domain	2, 26	
Fourier-domain OCT	35	
fovea	48	
foveal schisis	241	
foveola	47	
foveomacular vitelliform dystrophy	246	
FS type	203, 204	
Fuchs 斑	207	
full-field ERG	269	
functional OCT	26, 35	
fundus autofluorescence	104, 238, 289	
fusiform 型	148	
ganglion cell complex	230	
ganglion cell layer	60, 226	
Gass 分類	191, 192, 207	

GCC	230	
GCL	60, 226	
GDx	9, 29	
geographic atrophy	133	
Goldmann 視野	230, 288	
Goldmann 動的視野計	257	
G-protein-coupled receptor kinase 1	262	
GRK1	263	
Grönblad-Strandberg 症候群	152	
HD 5 line raster	72	
Heidelberg Retina Tomograph	216	
Henle 線維層	44, 160, 162	
Henle 層	48, 185	
Henle's layer	24	
high penetration OCT	200	
hot spot	131	
HRT	216	
Humphrey 自動視野計	257	
Humphrey 視野	232, 284	
hyperreflective foci	163, 164, 173	
hypertensive choroidopathy	182	
hypertensive retinopathy	182	
IA	16, 86, 113, 116, 131, 139, 148, 152, 187, 198, 272, 297, 298	
ICAM-1	170	
ICNV	148	
idiopathic choroidal neovascularization	148	
idiopathic juxtafoveolar retinal telangiectasis	191	
idiopathic macular telangiectasia	191	
idiopathic PCV	116	
IJRT	191	
IL-6	170	
IL-8	170	
IL-10/IL-6	309	
IMT	191	
indocyanine green angiography	16, 86, 113, 116, 129, 139, 148, 152, 187, 198, 272, 297	
INL	60	
inner blood-retinal barrier	182	
inner nuclear layer	60	
inner plexiform layer	22, 60	
inner segment	60	
interface between inner and outer segments of the photoreceptors	22	
intraretinal neovascularization	127	
intravitreal ranibizumab	138	
IPL	22, 60	
IR	313	
IRN	127	
IS	60	
IS/OS	22, 43, 46, 47, 50, 66, 68, 71, 90, 92, 97, 98, 103, 108, 134, 151, 164, 178, 195, 211, 236, 245, 248, 253, 259, 264, 283, 287, 288, 290, 295, 296	
IS/OS junction	75	
IVR	138, 141	

K-O

Kearns-Sayre 症候群	265	
Keith-Wagener 分類	182	
K-W 分類	182	
lacquer crack(s)	156, 198, 212	
laser Doppler velocimetry	26	
lateral resolution	8	
L/D 比	245, 251	
Linear CDR	216	
line scanning ophthalmoscope	313	
LSO	313	
macular atrophy	207	
macular detachment associated with optic disc pit	100	
macular hole	71	
macular hole and retinal detachment	203	
Mariotte 盲点	284, 286	
MCP-1	170	
MEWDS	284, 287	
MF	203	
MFC	286	
mfERG	287	
MH	71	
MHRD	203	
MH type	203, 205	
MHz	25	
minimally classic CNV	138	
Miyake's disease	256, 267	
mottled fundus	153	
MP-1®	84	
MRP6	152	
MTM	207	
Müller 細胞	40-42, 49, 65, 75, 84, 95, 195, 243	
multidrug resistance-associated protein 6	152	
multifocal chroiditis	286	
multifocal electroretinogram	287	
multiple evanescent white dot syndrome	284	
myopic choroidal neovascularization	207	
myopic foveoschisis	203	
myopic traction maculopathy	207	
near-infrared reflectance	152	
near-infrared spectroscopy	35	
nerve fiber layer	22	
nerve fiber layer defect	222	
NFL	22	
NFLD	222, 226, 314	
NIR	152	
NIRS	35	
non-exudative	133	
nonproliferative stage	192, 194	
notch	111	
occult CNV	141, 142	
occult macular dystrophy	256, 267, 268	

occult pattern	122
occult with no classic CNV	138, 140
OCT angiography	27
OCT-HS100	312
OMD	268
ONL	60, 135, 236, 290
OPL	22, 60, 135
optical coherence tomography	86
optical Doppler tomography	26
optical imaging	35
OS	60
outer blood-retinal barrier	182
outer nuclear layer	60, 135, 236, 290
outer plexiform layer	22, 60, 135
outer segment	60

P-T

Paget 病	152
panretinal photocoagulation	168
parafovea	48
PAS	255
PCV	44, 116, 117, 125, 143
PCV with fibrin	120, 122
PDT	86, 121, 207
peau d'orange	153
PED	108, 109, 111, 113, 116, 118, 127, 130, 145, 151
perfluorocarbon liquid	96
perifovea	48
perifoveal PVD	64, 68, 77
perifoveal telangiectasia	192
periodic acid-Schiff	255
peripapillary atrophy	277
peripapillary pattern	290
peripapillary sparing	265
peripheral involvement	290
PET	35
PFCL	96
photoacoustic OCT	35
photodynamic therapy	86, 121, 207
photopic ERG	255
photoreceptor inner segment/outer segment junction	49, 164, 236, 248
photoreceptor-RPE-Bruchchorio-capillaris complex	80
PIC	286
polarization	9
polarization-sensitive OCT	9
polypoidal choroidal vasculopathy	44, 116, 143
polypoidal lesion	116
pooling	111, 299
PORN	282
positron emission tomography	35
posterior vitreous detachment	65, 69, 77, 103
PPA	277
precipitates	102
predominantly classic CNV	138
preeclampsia	182
progeressive outer retinal necrosis	282
proliferative stage	192, 195
PrONTO	139
protruding 型	148
PRP	168
pseudoxanthoma elasticum	152
PS-OCT	9
Punctate inner choroidopathy	286
PVD	65, 77, 103
PXE	152
RANTES	170
RAO	177
RAP	127
RCA	127
R/D 比	216, 217, 221
retinal angiomatous proliferation	127
retinal arteriolar macroaneurysm	187
retinal artery occlusion	177
retinal nerve fiber layer	60, 83, 216, 222
retinal pigment epithelial detachment	108, 113, 116, 118, 127, 145, 151
retinal pigment epithelium	22, 114, 116, 117, 148, 153, 236, 248, 287, 298, 306, 310
retinal-retinal anastomosis	128
retinal vein occlusion	172
retinitis pigmentosa	236
retinitis pigmentosa 1 like-1	259
retinochoroidal anastomosis	127
retinoschisin	240
RFNL	83
rhegmatogenous retinal detachment	92, 97
rhodopsin kinase	262
right angle venules	193
RNFL	60, 216, 222, 224, 228
RNFL 厚	216, 226
roof	68
RP	236
RP1L1	256, 259, 270
RPE	22, 114, 116, 117, 148, 153, 236, 248, 287, 294, 298, 306, 310
RRA	128
RRD	92, 97
RS1	240
RS-3000	217, 220, 312
RS-3000 Advance	15
RTVue®	17, 27, 230, 233, 234
RTVue®-100	216, 217, 218, 312
SAG	262
S-antigen	262
Satler's layer	24
scanning laser Doppler flowmetry	26
scanning laser ophthalmoscope	13, 83, 100, 313
Scheie 分類	182
scotopic ERG	254
SD	2, 16, 21, 23
SD-OCT	10, 22, 40, 53, 60, 84, 92, 97, 122, 149, 158, 248, 287, 299, 300
segment junction	50
serous retinal detachment	77, 148, 149, 162, 182, 298
signal loss	53
Significance Map	224
SLD	5
SLO	13, 83, 100, 313
S/N 比	11
spectral-domain	2, 16, 21, 23, 53, 86
spectral-domain OCT	10, 12, 40, 45, 60, 84, 92, 97, 122, 149, 158, 185, 216, 236, 258, 300
Spectralis®	13, 16, 51, 90, 154, 295, 312
spectroscopic OCT	26
SRD	148, 149, 162
SRF	206
SRN	127
SS	2, 5, 21, 24
SS-OCT	7, 23, 122
star figure	185
Stargardt 病	253, 265
Stratus OCT	22
Sturge-Weber 症候群	296
subretinal fluid	206
subretinal neovascularization	127
superluminescent diode	5
Sutter	268
swept-source	2, 5, 21, 23
swept-source OCT	7, 106, 185, 198
TA	95
TD	21, 23
TD-OCT	2, 22, 40, 59, 83, 92, 300
Tenon 囊下投与	171, 309
thickened and taut	80
Thickness Map	224
thrombotic thrombocytopenic purpura	182
time-domain	21, 23, 86
time-domain OCT	2, 40, 59, 83, 92, 148, 223, 300
tomographic notch sign	111, 114, 119
treat and exend	138
treat and observe	138
triamcinolone acetonide	95
TruTrack™	13
TSNIT	220, 223
TTP	182
Tuebingen perimetry	269
tunable laser	5
Type 1 CNV	113, 116
Type 1 IMT	192
Type 2 CNV	113, 121, 123, 148, 154
Type 2 IMT	192, 194, 195
Type 3 neo vascularization	128

U-Z

ultrahigh-resolution OCT	2, 43
ultrasonographic hollowness	303, 306

undulation 93	VISION 143	Watzke-Allen slit beam test 72
vascular endothelial growth factor 82, 137, 154, 172, 207	vitreomacular traction syndrome 77	Weiss ring 66, 69, 225
vascularized PED 131	VKH 272	white on black 92
VEGF 82, 137, 154, 170, 172, 176, 210	*VMD2* 246, 252, 266	window defect 91, 246, 254
VEGF$_{125}$ 143	VMTS 77	Wisconsin age-related maculopathy grading system 48
video disc baseline 219	Vogt-小柳-原田病 17, 19, 185, 272, 278	Yannuzzi 分類 191, 194
	Vogt-Koyanagi-Harada disease 272	

専門医のための眼科診療クオリファイ　18
眼底OCTのすべて

2013年8月1日　初版第1刷発行 ©〔検印省略〕

シリーズ総編集………大鹿哲郎
　　　　　　　　　　大橋裕一

編集………………飯田知弘

発行者……………平田　直

発行所……………株式会社　中山書店
　　　　　　〒113-8666　東京都文京区白山 1-25-14
　　　　　　TEL 03-3813-1100（代表）　振替 00130-5-196565
　　　　　　http://www.nakayamashoten.co.jp/

本文デザイン・装丁……藤岡雅史（プロジェクト・エス）

印刷・製本………中央印刷株式会社

ISBN 978-4-521-73476-7
Published by Nakayama Shoten Co., Ltd.　　　　Printed in Japan
落丁・乱丁の場合はお取り替えいたします

・本書の複製権・上映権・譲渡権・公衆送信権（送信可能化権を含む）は株式会社
　中山書店が保有します．

・JCOPY ＜（社）出版者著作権管理機構　委託出版物＞
本書の無断複写は著作権法上での例外を除き禁じられています．複写される
場合は，そのつど事前に，（株）日本著作出版権管理システム（電話 03-3817-
5670，FAX 03-3815-8199，e-mail: info@jcls.co.jp）の許諾を得てください．

本書をスキャン・デジタルデータ化するなどの複製を無許諾で行う行為は，
著作権法上での限られた例外（「私的使用のための複製」など）を除き著作権
法違反となります．なお，大学・病院・企業などにおいて，内部的に業務上
使用する目的で上記の行為を行うことは，私的使用には該当せず違法です．
また私的使用のためであっても，代行業者等の第三者に依頼して使用する本
人以外の者が上記の行為を行うことは違法です．

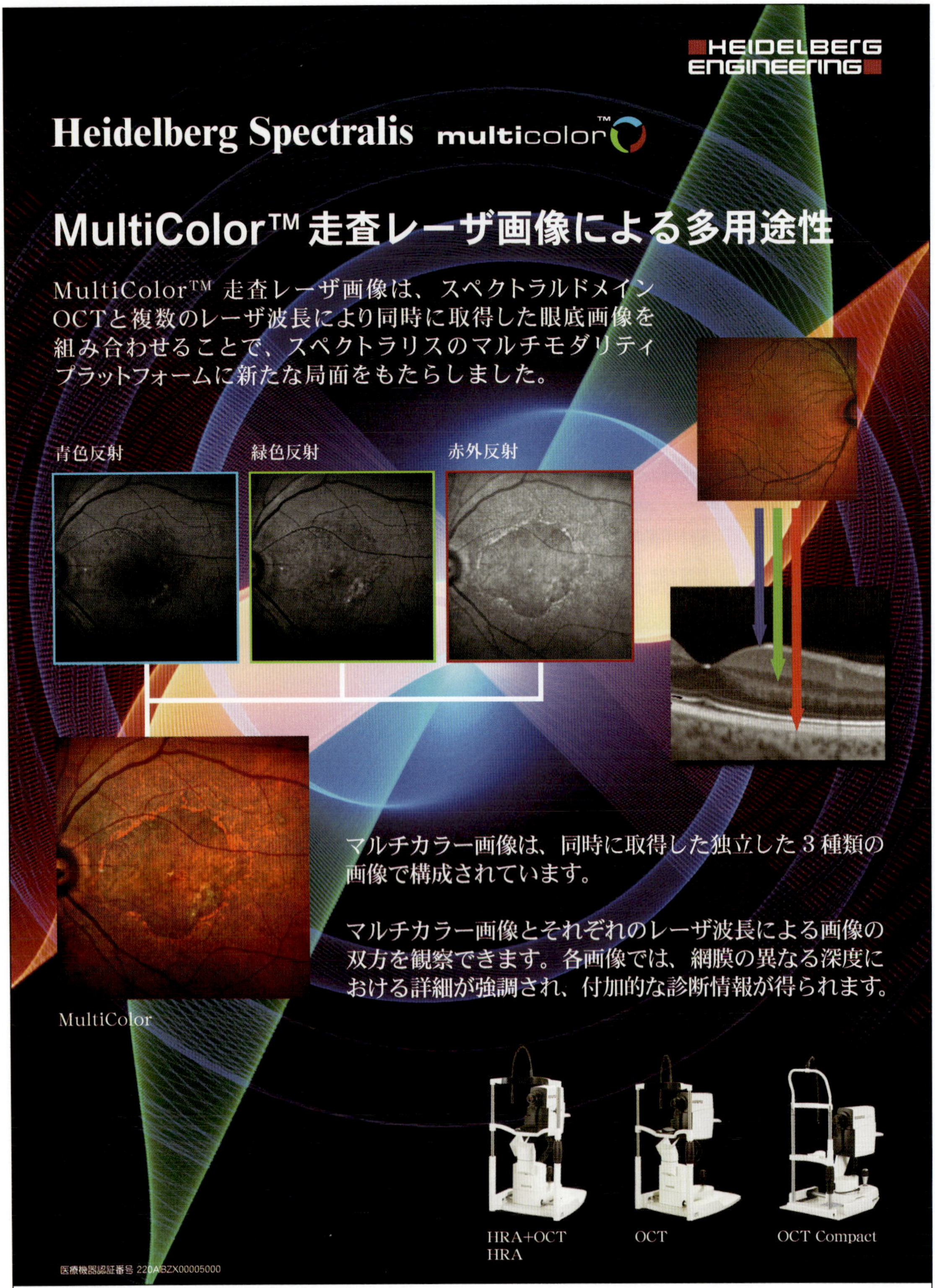

HEIDELBERG ENGINEERING

Heidelberg Spectralis multicolor™

MultiColor™ 走査レーザ画像による多用途性

MultiColor™ 走査レーザ画像は、スペクトラルドメインOCTと複数のレーザ波長により同時に取得した眼底画像を組み合わせることで、スペクトラリスのマルチモダリティプラットフォームに新たな局面をもたらしました。

青色反射　　緑色反射　　赤外反射

MultiColor

マルチカラー画像は、同時に取得した独立した3種類の画像で構成されています。

マルチカラー画像とそれぞれのレーザ波長による画像の双方を観察できます。各画像では、網膜の異なる深度における詳細が強調され、付加的な診断情報が得られます。

HRA+OCT　　OCT　　OCT Compact
HRA

医療機器認証番号 220AIBZX00005000

製造販売元　JFC ジャパンフォーカス株式会社
本社／〒113-0033 東京都文京区本郷 4-37-18（IROHA-JFCビル）☎03(3815)2611
大阪／〒541-0053 大阪市中央区本町 4-6-7（本町スクウェアビル）☎06(6262)1099
URL：http://www.japanfocus.co.jp

総発売元　株式会社 JFCセールスプラン
本社／〒113-0033 東京都文京区本郷 4-3-4（明治安田生命本郷ビル）☎03(5684)8531（代）
大阪 ☎06(6271)3341　名古屋 ☎052(261)1931　福岡 ☎092(414)7360
URL：http://www.jfcsp.co.jp

製造元　Heidelberg Engineering GmbH, Heidelberg Germany

13W1C

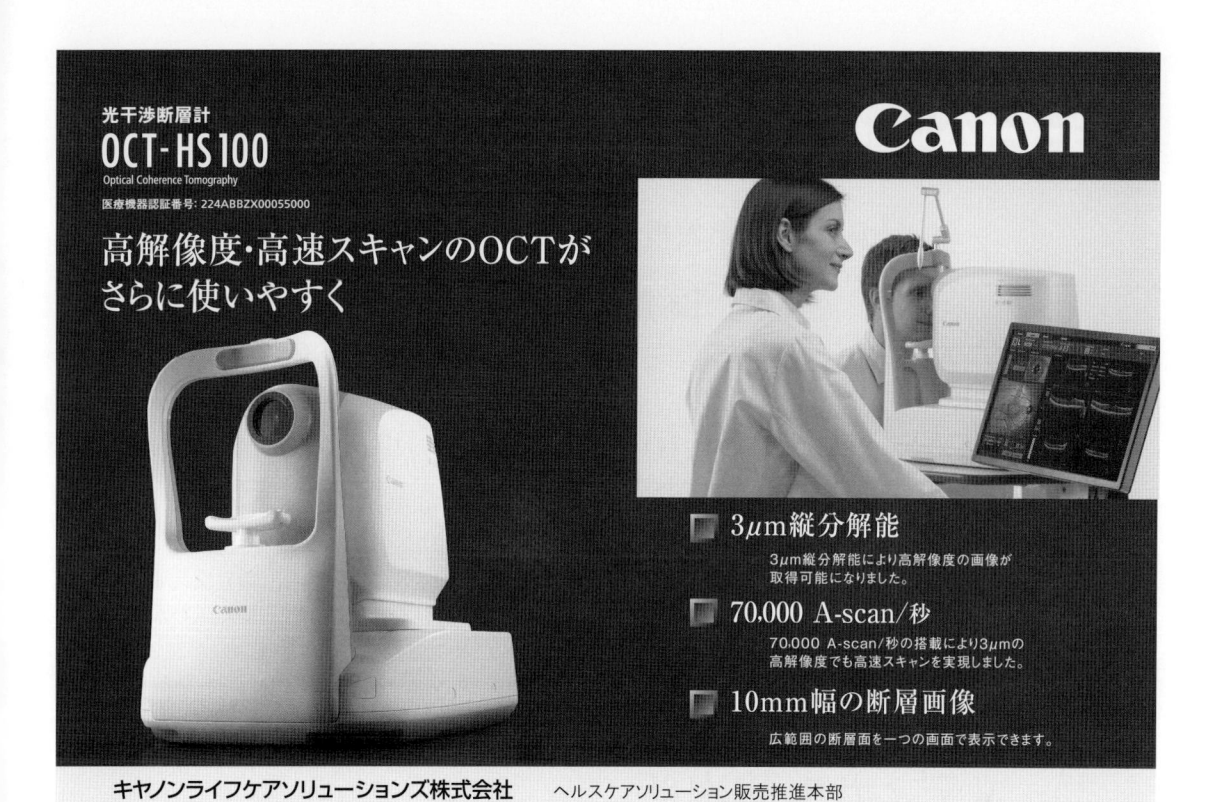

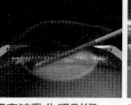

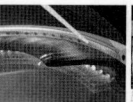

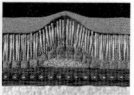

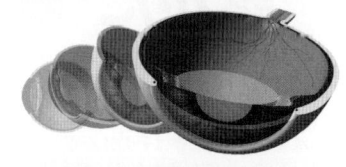

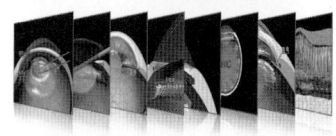

硝子体手術の基本を，やさしく，わかりやすく助言します！

硝子体手術のワンポイントアドバイス

大阪医科大学教授　池田恒彦　著

【本書の特色】

- "ワンポイントアドバイス" ならではのエッセンスが凝縮！
- 初級編，中級編，上級編の3部構成で理解もステップアップ！
- 左頁に解説，右頁にカラー写真とイラストで，見開き・読み切り！
- 鮮明なカラー写真，イラストを満載！

著者の手術に対する philosophy は，「初回で確実な手術を行い再手術にならないように最善を尽くす」ことであり，今まで手術で自分の症例を若い人に執刀させ，その横で助手をしながら，適宜交代する教育方針をとり，育成してきた経験から，"これだけは伝えたい" と考えるポイントをやさしく，わかりやすくアドバイスしたのが本書です．全項目見開き2ページで，短時間で読み切れます．

B5判　上製　208頁　初級編39項目，中級編40項目，上級編19項目　　定価（本体12,000円＋税）

株式会社 メディカル葵出版
〒113-0033 東京都文京区本郷2-39-5 片岡ビル5F
電話（03）3811-0544（代）　FAX（03）3811-0637
http://www.medical-aoi.co.jp

外臓器異常から，重篤疾患は見逃さず，Common Disease は確実に治す！

見逃せない，よくある 外臓疾患の

内臓だけが臓器じゃない!!

眼／耳／鼻／口・のど／皮膚／泌尿器／運動器

診かた・みつけかた

【編集】野村英樹（金沢大学）／伴信太郎（名古屋大学）

眼, 耳, 鼻, 口・のど, 皮膚, 泌尿器, 運動器などの（内臓疾患に対して）外臓疾患は, 患部を覗くことから診察が始まることが多く, 臨床研修が必須でないこともあり, 苦手とする医師が多い. 本書はその外臓疾患診療に役立つ検査・手技を解説し, 各主要症候から診断・治療を進めるノウハウを詳述したテキスト.

contents
1. 眼を診る（眼底鏡検査，眼圧測定，白内障，眼底出血，ドライアイなど）
2. 耳を診る（耳鏡，眼振検査，難聴，めまい，耳鳴りなど）
3. 鼻を診る（鼻鏡，鼻汁好酸球検査，アレルギー性鼻炎，副鼻腔炎，鼻出血など）
4. 口・のどを診る（唾液腺触診，扁頭炎，摂食嚥下障害など）
5. 皮膚を診る（KOH直接鏡検法，アトピー性皮膚炎，疥癬，白癬，湿疹など）
6. 泌尿器を診る（経直腸前立腺触診，前立腺肥大，尿失禁など）
7. 運動器を診る（X線検査，関節穿刺，五十肩，椎間板ヘルニアなど）

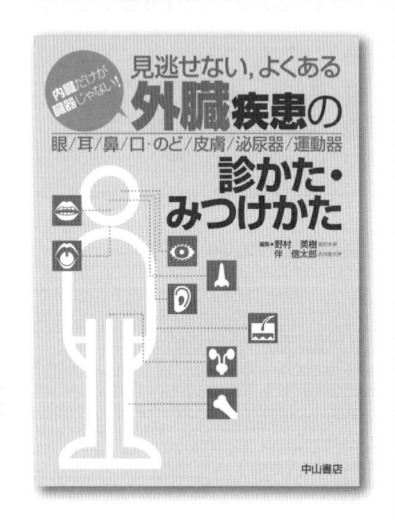

ISBN978-4-521-73451-4
B5変型判／並製／380頁
定価7,980円（本体7,600円＋税）

中山書店　〒113-8666 東京都文京区白山1-25-14　TEL 03-3813-1100　FAX 03-3816-1015
http://www.nakayamashoten.co.jp/

創意にみちたクリニカルガイド
眼科診療のコツと落とし穴

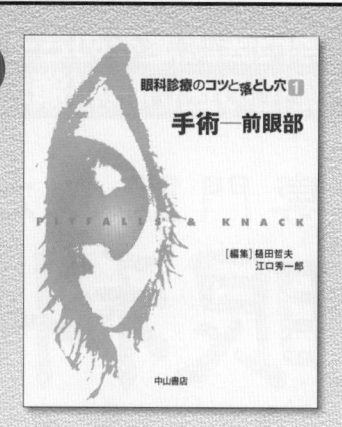

AB判／並製／平均240頁

編集●樋田哲夫(杏林大学前教授) 江口秀一郎(江口眼科病院院長)

眼科臨床の最前線で活躍する医師らが，めざましく進歩する診療技術を日常臨床のなかでいかに取り入れ，どのように工夫しているか，そのコツと落とし穴を開示．

① 手術―前眼部

CONTENTS
- 1章 手術器具・材料
- 2章 眼瞼
- 3章 結膜・角膜・強膜
- 4章 白内障
- 5章 緑内障
- 6章 屈折

AB判／並製／236頁
定価10,500円（本体10,000円＋税） ISBN978-4-521-73053-0

② 手術―後眼部・眼窩・付属器

CONTENTS
- 1章 手術器具・材料
- 2章 網膜・硝子体
- 3章 レーザー
- 4章 眼窩
- 5章 付属器（斜視）
- 6章 付属器（涙道）
- 7章 その他

AB判／並製／236頁
定価10,500円（本体10,000円＋税） ISBN978-4-521-73068-4

③ 検査・診断

CONTENTS
- 1章 眼瞼
- 2章 結膜・角膜・強膜
- 3章 虹彩・毛様体
- 4章 白内障
- 5章 緑内障
- 6章 網膜・脈絡膜・硝子体
- 7章 眼腫瘍・眼窩・外傷
- 8章 斜視・弱視
- 9章 神経眼科
- 10章 遺伝性疾患
- 11章 屈折
- 12章 その他

AB判／並製／280頁
定価11,550円（本体11,000円＋税） ISBN978-4-521-73069-1

④ 薬物療法

CONTENTS
- 1章 結膜・角膜・強膜疾患
- 2章 白内障
- 3章 緑内障
- 4章 ぶどう膜疾患
- 5章 網膜・脈絡膜・硝子体疾患
- 6章 眼精疲労
- 7章 その他

AB判／並製／184頁
定価9,450円（本体9,000円＋税） ISBN978-4-521-73062-2

中山書店　〒113-8666　東京都文京区白山1-25-14　TEL 03-3813-1100　FAX 03-3816-1015
http://www.nakayamashoten.co.jp/

専門医認定をめざす，専門医の資格を更新する眼科医必携！
変化の速い眼科領域の知見をプラクティカルに解説

専門医のための 眼科診療クオリファイ

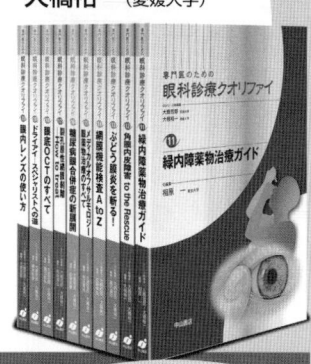

第Ⅱ期（全10巻）

●シリーズ総編集
大鹿哲郎（筑波大学）
大橋裕一（愛媛大学）

パンフレットございます！

●第Ⅱ期｜各巻の構成と編集

⑪ 緑内障薬物治療ガイド　　相原　一（四谷しらと眼科）
　定価（本体14,000円＋税）

⑫ 角膜内皮障害 to the Rescue　　大橋裕一（愛媛大学）
　定価（本体14,500円＋税）

⑬ ぶどう膜炎を斬る！　　園田康平（山口大学）
　定価（本体14,500円＋税）

⑭ 網膜機能検査 A to Z　　近藤峰生（三重大学）
　定価（本体14,500円＋税）

⑮ メディカルオフサルモロジー 眼薬物治療のすべて　　村田敏規（信州大学）
　定価（本体21,000円＋税）

⑯ 糖尿病眼合併症の新展開　　白神史雄（岡山大学）
　定価（本体14,000円＋税）

⑰ 裂孔原性網膜剥離―How to treat　　瓶井資弘（大阪大学）
　定価（本体14,500円＋税）

⑱ 眼底OCTのすべて　　飯田知弘（東京女子医科大学）
　定価（本体14,000円＋税）

⑲ ドライアイ―スペシャリストへの道　　横井則彦（京都府立医科大学）
　本体予価13,500円

⑳ 眼内レンズの使いかた　　大鹿哲郎（筑波大学）
　本体予価13,500円

※配本順，タイトルは諸事情により変更する場合がございます。
※白抜き数字は既刊。

おトク!! 第Ⅱ期（全10冊）セット価格

本体予価合計
148,000円＋税
↓ セット価格
120,000円＋税
28,000円 off!!

※送料サービス
※お支払は前金制
※お申し込みはお出入りの書店または直接中山書店までお願いします

2013年10月第Ⅲ期（21～30巻）刊行開始

●第Ⅲ期｜各巻の構成

㉑ 眼救急疾患スクランブル
㉒ 弱視・斜視の診療
㉓ 眼科診療と関連法規
㉔ 前眼部の画像診断
㉕ 角膜混濁のすべて
㉖ ロービジョンケアの実際
㉗ 視野検査とその評価
㉘ 近視の病態とマネジメント
㉙ 眼形成手術
㉚ 眼の発生と解剖・機能

第Ⅲ期 購読申込受付中!! おトクで確実です!!

第Ⅲ期（全10冊）本体予価合計
135,000円＋税
↓ セット価格
120,000円＋税
15,000円 off!!

※配本順，タイトルなど諸事情により変更する場合がございます。

中山書店　〒113-8666　東京都文京区白山1-25-14　TEL 03-3813-1100　FAX 03-3816-1015
http://www.nakayamashoten.co.jp/